系統看護学講座

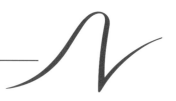

専門分野

呼吸器

成人看護学 2

朝倉　　啓介	慶應義塾大学教授
浅野浩一郎	東海大学教授
梅村美代志	聖徳大学准教授
川村　　雅文	帝京大学教授
志田　　　幸	慶應義塾大学病院看護部主任
長谷川直樹	慶應義塾大学教授
福永　　興壱	慶應義塾大学教授
政井　　恭兵	慶應義塾大学講師
水野谷悦子	慶應義塾大学病院看護部看護師長
吉村　　仁菜	前慶應義塾大学病院看護部

医学書院

発行履歴

1968 年 3 月 25 日　第 1 版第 1 刷	1994 年 2 月 1 日　第 8 版第 3 刷
1969 年 8 月 15 日　第 1 版第 3 刷	1995 年 3 月 1 日　第 9 版第 1 刷
1970 年 1 月 1 日　第 2 版第 1 刷	1998 年 2 月 1 日　第 9 版第 4 刷
1972 年 9 月 1 日　第 2 版第 6 刷	1999 年 1 月 6 日　第 10 版第 1 刷
1973 年 1 月 15 日　第 3 版第 1 刷	2002 年 8 月 1 日　第 10 版第 5 刷
1974 年 9 月 1 日　第 3 版第 3 刷	2003 年 2 月 15 日　第 11 版第 1 刷
1976 年 2 月 1 日　第 4 版第 1 刷	2006 年 2 月 1 日　第 11 版第 5 刷
1978 年 2 月 1 日　第 4 版第 3 刷	2007 年 1 月 15 日　第 12 版第 1 刷
1979 年 2 月 1 日　第 5 版第 1 刷	2010 年 9 月 1 日　第 12 版第10刷
1982 年 8 月 1 日　第 5 版第 6 刷	2011 年 1 月 6 日　第 13 版第 1 刷
1983 年 1 月 6 日　第 6 版第 1 刷	2014 年 2 月 1 日　第 13 版第 4 刷
1985 年 10 月 1 日　第 6 版第 4 刷	2015 年 1 月 6 日　第 14 版第 1 刷
1987 年 1 月 6 日　第 7 版第 1 刷	2018 年 2 月 1 日　第 14 版第 4 刷
1991 年 4 月 1 日　第 7 版第 6 刷	2019 年 1 月 6 日　第 15 版第 1 刷
1992 年 1 月 6 日　第 8 版第 1 刷	2023 年 2 月 1 日　第 15 版第 5 刷

系統看護学講座　専門分野

成人看護学[2]　呼吸器

発　　　行　2024 年 1 月 6 日　第 16 版第 1 刷©

著者代表　　川村雅文
かわむらまさふみ

発 行 者　　株式会社　医学書院
　　　　　　代表取締役　金原　俊
　　　　　　〒113-8719　東京都文京区本郷 1-28-23
　　　　　　電話　03-3817-5600（社内案内）
　　　　　　　　　03-3817-5657（販売部）

印刷・製本　三美印刷

はしがき

● 発刊の趣旨

　1967 年から 1968 年にかけて行われた看護学校教育課程の改正に伴って，新しく「成人看護学」という科目が設けられた。

　本教科のねらいとするところは，「看護の基礎理論としての知識・技術・態度を理解し，これを応用することによって，病気をもつ人の世話あるいは健康の維持・増進を実践・指導し，看護の対象であるあらゆる人の，あらゆる状態に対応していくことができる」という，看護の基本的な理念を土台として，「成人」という枠組みの対象に対する看護を学ぶことにある。

　したがって，看護を，従来のように診療における看護といった狭い立場からではなく，保健医療という幅広い視野のなかで健康の保持・増進という視点においてとらえ，一方，疾患をもった患者に対しては，それぞれの患者が最も必要としている援助を行うという看護本来のあり方に立脚して学習しなければならない。

　本書「成人看護学」は，以上のような考え方を基礎として編集されたものである。

　まず「成人看護学総論」においては，成人各期の特徴を学び，対象である成人が，どのような状態のもとで正常から異常へと移行していくのか，またそれを予防し健康を維持していくためには，いかなる方策が必要であるかを学習し，成人の全体像と成人看護の特質をつかむことをねらいとしている。

　以下，「成人看護学」の各巻においては，成人というものの概念を把握したうえで，人間の各臓器に身体的あるいは精神的な障害がおこった場合に，その患者がいかなる状態におかれるかを理解し，そのときの患者のニーズを満たすためにはどのようにすればよいかを，それぞれの系統にそって学習することをねらいとしている。

　したがって，「成人看護学」の学習にあたっては，従来のように診療科別に疾病に関する知識を断片的に習得するのではなく，種々の障害をあわせもつ可能性のある 1 人ひとりの人間，すなわち看護の対象としての人間のあらゆる変化に対応できる知識・技術・態度を学びとっていただきたい。

　このような意味において，学習者は対象の健康生活上の目標達成のために，より有効な援助ができるような知識・技術を養い，つねに研鑽を続けていかなければならない。

　以上の趣旨のもとに，金子光・小林冨美栄・大塚寛子によって編集された「成人看護学」であるが，日進月歩をとげる医療のなかで，本書が看護学の確立に向けて役だつことを期待するものである。

● カリキュラムの改正

　わが国の看護・医療を取り巻く環境は，急速な少子高齢化の進展や，慢性疾患の増加などの疾病構造の変化，医療技術の進歩，看護業務の複雑・多様化，医療安全に関する意識の向上など，大きく変化してきた。それに対応するために，看護教育のカリキュラムは，1967 年から 1968 年の改正ののち，1989 年に全面的な改正が行われ，1996 年には 3 年課

程，1998 年には 2 年課程が改正された。さらに 2008 年，2020 年にも大きく改正され，看護基礎教育の充実がはかられるとともに，臨床実践能力の強化が盛り込まれてきた。

● 改訂の趣旨

　今回の「成人看護学」の改訂では，カリキュラム改正の意図を吟味するとともに，1999 年に発表され，直近では 2022 年に改定された「看護師国家試験出題基準」の内容をも視野に入れ，内容の刷新・強化をはかった。また，日々変化する実際の臨床に即し，各系統において統合的・発展的な学習がともに可能となるように配慮した。

　序章「この本で学ぶこと」では，事例を用いて，これから学ぶ疾患をかかえた患者の姿を示した。また，本書で扱われている内容およびそれぞれの項目どうしの関係性が一見して把握できるように「本書の構成マップ」を設けている。

　第 1 章「呼吸器の看護を学ぶにあたって」では，系統別の医療の動向と看護を概観したあと，患者の身体的，心理・社会的特徴を明確にし，看護上の問題とその特質に基づいて，看護の目的と機能が具体的に示されている。

　第 2〜5 章では，疾患とその医学的対応という視点から，看護の展開に必要とされる医学的な基礎知識が選択的に示されている。既習知識の統合化と臨床医学の系統的な学習のために，最新の知見に基づいて解説されている。今改訂では第 5 章の冒頭に「A. 本章で学ぶ呼吸器疾患」を新設し，第 5 章で学習する疾患の全体像をつかめるように工夫をこらした。

　第 6 章「患者の看護」では，第 1〜5 章の学習に基づいて，経過別，症状別，検査および治療・処置別，疾患別に看護の実際が提示されている。これらを看護過程に基づいて展開することにより，患者の有する問題が論理的・総合的に理解できるように配慮されている。とくに経過別については「A. 疾患をもつ患者の経過と看護」として，事例を用いて患者の姿と看護を経過別に示すとともに，それらの看護と，疾患別の看護などとの関係を示してある。

　第 7 章「事例による看護過程の展開」では，1〜3 つの事例を取り上げ，看護過程に基づいて看護の実際を展開している。患者の有するさまざまな問題を提示し，看護の広がりと問題解決の過程を具体的に学習できるようにしている。

　また，昨今の学習環境の変化に対応するために，成人看護学においても積極的に動画教材を用意し，理解を促すようにした。

　巻末には適宜付録を設け，各系統別に必要となる知識を整理し，学習の利便性の向上をはかっている。

　今回の改訂によって看護の学習がより効果的に行われ，看護実践能力の向上，ひいては看護の質的向上に資することをせつに望むものである。ご活用いただき，読者の皆さんの忌憚のないご意見をいただければ幸いである。

　2023 年 11 月

著者ら

目次

序章　この本で学ぶこと

梅村美代志

呼吸器疾患をもつ患者の姿 ……………… 2　　本書の構成マップ ……………………… 4

第1章　呼吸器の看護を学ぶにあたって

梅村美代志

A 医療の動向と看護 …………………… 6
　1 肺がん ………………………………… 7
　2 慢性閉塞性肺疾患（COPD） ………… 8
　3 結核 …………………………………… 9
　　plus　結核対策の歴史と現在 ………… 9
　4 新型コロナウイルス感染症 ………… 10
B 患者の特徴と看護の役割 …………… 10
　1 身体的な問題とその援助 …………… 10
　　1 全身への影響 ……………………… 10
　　2 日常生活への影響 ………………… 11

　　3 安楽な呼吸へ向けての支援 ……… 11
　　4 自己管理へ向けての支援 ………… 11
　　5 再発・合併症予防への支援 ……… 12
　　6 日常生活への支援 ………………… 12
　2 心理社会的な問題とその援助 …… 13
　　1 身体の変調による不安 …………… 13
　　2 アドバンスケアプランニングとその
　　　支援 ………………………………… 13
　3 家族への援助 ……………………… 14
　　plus　在宅医療と災害時の対応 …… 14

第2章　呼吸器の構造と機能

川村雅文・浅野浩一郎

A 呼吸器の構造 ………… 川村雅文 18
　1 肺の構造 …………………………… 18
　2 気管・気管支の構造 ……………… 19
　3 気道のクリアランス ……………… 23
　4 縦隔の構造 ………………………… 23
　5 肺と胸郭・胸腔・胸膜の関係 …… 24

　6 横隔膜 ……………………………… 26
B 呼吸の生理 ………… 浅野浩一郎 27
　1 呼吸調節 …………………………… 29
　2 換気運動 …………………………… 29
　3 ガス交換 …………………………… 31
　4 酸塩基平衡 ………………………… 33

第3章　症状とその病態生理

長谷川直樹・福永興壱

A 自覚症状 ………… 長谷川直樹 38
　1 咳嗽 ………………………………… 38
　　1 咳嗽の発生機序 …………………… 38
　　2 咳嗽の観察所見と考えられるおもな
　　　疾患 ……………………………… 39

　　3 咳嗽の治療 ………………………… 39
　2 喀痰 ………………………………… 41
　　1 喀痰の発生機序 …………………… 41
　　2 喀痰の観察所見と考えられるおもな
　　　疾患 ……………………………… 42

　　3 血痰・喀血 ················· 42
　　　1 血痰・喀血の観察所見と考えられる
　　　　おもな疾患 ············ 43
　　　2 吐血との鑑別 ·········· 44
　　　3 血痰・喀血時の対応 ···· 44
　　4 胸痛 ····················· 45
　　　1 胸痛の問診 ············ 45
　　　2 胸痛の伝導路 ·········· 45
　　　3 胸痛の発生源と考えられるおもな疾患
　　　　························· 46
　　5 呼吸困難 ················· 47
　　　1 呼吸困難の発生機序 ···· 48
　　　2 呼吸困難の分類 ········ 48
　　　3 呼吸困難の問診 ········ 48
　　　4 呼吸困難の考えられるおもな疾患 49
　B 他覚症状 ··················· 51

　　1 チアノーゼ ··············· 51
　　　1 中枢性チアノーゼ ······ 52
　　　2 末梢性チアノーゼ ······ 52
　　2 ばち指 ··················· 52
　　3 発熱 ····················· 53
　　　1 発熱をきたす呼吸器疾患 54
　　　2 発熱への対応 ·········· 54
　　4 呼吸の異常 ··············· 54
　　　1 呼吸運動の異常 ········ 55
　　　2 呼吸数と深さの異常 ···· 55
　　　3 呼吸のリズムの異常 ···· 55
　　　4 呼吸音の異常 ·········· 57
　　5 声の異常 ················· 59
　　6 いびき ··········· 福永興壱 60
　　7 意識障害 ········· 長谷川直樹 60

第4章 検査と治療・処置

浅野浩一郎・長谷川直樹・川村雅文・福永興壱・朝倉啓介

　A 診察と診断の流れ ······· 浅野浩一郎 64
　　1 問診 ····················· 64
　　2 身体所見 ················· 64
　　　1 視診・触診 ············ 64
　　　2 打診 ················· 65
　　　3 聴診 ················· 65
　　3 検査 ····················· 65
　B 検査 ················· 長谷川直樹 65
　　1 血液検査 ················· 65
　　　1 白血球 ················· 66
　　　2 赤血球・ヘモグロビン値 66
　　　3 血漿成分 ············ 66
　　　4 血清成分 ············ 67
　　2 喀痰検査 ················· 67
　　　1 検体採取 ············ 67
　　　2 喀痰の性状検査 ········ 67
　　　3 喀痰を用いる検査 ······ 68
　　　　◆結晶成分の分析 ······ 68
　　　　◆微生物学的検査 ······ 68
　　　　◆細胞学的検査 ········ 69
　　3 鼻咽頭ぬぐい液・鼻腔ぬぐい液検査 ···· 70

　　　1 鼻咽頭ぬぐい液の採取 ···· 70
　　　2 鼻腔ぬぐい液の採取 ···· 70
　　4 胸水検査 ················· 70
　　　1 画像所見 ············ 71
　　　2 胸水の特徴 ·········· 71
　　　3 胸水の鑑別 ·········· 72
　　　　◆ライトの基準 ········ 72
　　　　◆生化学的検査 ········ 72
　　　　◆細胞診 ············ 72
　　　　◆細菌学的検査 ········ 73
　　5 画像診断 ········· 川村雅文 73
　　　1 X線検査 ············ 73
　　　　◆胸部単純X線撮影 ···· 73
　　　　◆胸部CT ············ 73
　　　　◆肺血管造影検査 ······ 75
　　　2 超音波検査 ······· 長谷川直樹 76
　　　3 磁気共鳴画像法（MRI） ··· 川村雅文 77
　　　4 陽電子放出断層撮影（PET） ···· 78
　　6 内視鏡検査 ··············· 79
　　　1 気管支鏡 ············ 79
　　　　◆硬性気管支鏡 ········ 80

◆気管支鏡 …………………… 80
◆超音波気管支鏡 …………… 80
◆気管支鏡による検査 ……… 81
◆適応と禁忌，合併症 ……… 83
2 胸腔鏡 ………………………… 84
3 縦隔鏡 ………………………… 84
7 生検 ……………………………… 84
1 細胞診 ………………………… 84
2 組織診 ………………………… 85
3 遺伝子診断 …………………… 86
4 免疫学的診断 ………………… 87
8 呼吸機能検査 ……… 浅野浩一郎 87
1 換気機能検査 ………………… 87
◆肺活量 ……………………… 87
◆1 秒量 ……………………… 88
◆ピークフロー ……………… 89
◆フローボリューム曲線 …… 90
◆肺気量分画 ………………… 91
2 ガス交換機能検査 …………… 91
◆動脈血ガス分析 …………… 91
◆一酸化炭素拡散能（DLco）… 97
9 睡眠時呼吸モニタリング ……… 福永興壱 98
C 治療・処置 ……………………… 99
1 吸入療法 ……………………… 99
1 吸入療法の利点と欠点 ……… 99
2 吸入器具の種類 ……………… 99
◆ネブライザ ………………… 99
◆定量噴霧器 ………………… 100
3 吸入療法の適応 ……………… 100
2 酸素療法 ……………………… 101
1 酸素療法の目標値 …………… 101
2 酸素投与法 …………………… 101
3 在宅酸素療法（HOT）……… 102
3 人工呼吸療法 ………………… 104
1 人工呼吸の方法 ……………… 104

2 換気方法 ……………………… 104
3 呼気終末陽圧換気 …………… 106
4 合併症 ………………………… 108
4 呼吸リハビリテーション ……… 108
1 コンディショニング ………… 108
◆呼吸トレーニング ………… 109
◆呼吸筋・胸郭のリラクセーション・
ストレッチングなど ……… 109
◆排痰手技 …………………… 109
2 ADL トレーニング ………… 109
3 全身持久力・筋力トレーニング … 109
4 運動耐容能の評価法 ………… 110
5 禁煙治療 ……………………… 110
6 気道確保 …………… 川村雅文 111
1 肩枕 …………………………… 111
2 エアウェイ …………………… 111
3 輪状甲状間膜（・靱帯）穿刺 … 112
4 気管挿管 ……………………… 113
5 気管切開 ……………………… 113
7 胸腔ドレナージ ………………… 114
plus　3 槽式水封式ドレナージの原理 … 116
8 呼吸器外科の手術 …… 朝倉啓介 118
1 開胸術と肺切除 ……………… 119
◆開胸術 ……………………… 119
◆肺切除 ……………………… 120
2 呼吸器外科手術に伴うおもな合併症と
その対策 …………………… 121
◆肺炎 ………………………… 121
◆無気肺 ……………………… 121
◆不整脈 ……………………… 122
◆肺血栓塞栓症 ……………… 122
◆皮下気腫 …………………… 122
3 胸腔鏡手術（VATS）………… 122
4 ロボット支援下手術（RATS）… 124

第 5 章 **疾患の理解**

浅野浩一郎・長谷川直樹・福永興壱・朝倉啓介・川村雅文・政井恭兵

A 本章で学ぶ呼吸器疾患 …… 浅野浩一郎 128
1 感染症 ………………………… 128

2 呼吸器領域特有の疾患 ………… 129
1 間質性肺疾患 ………………… 129

　　2 気道疾患 …………………… 129
　　3 肺循環疾患 ………………… 130
　　4 呼吸不全 …………………… 130
　3 肺腫瘍 ……………………… 130
　4 胸膜・縦隔・横隔膜の疾患 … 131
B 感染症 ……………… 長谷川直樹 131
　1 かぜと急性気管支炎 ………… 131
　　a かぜ症候群 ………………… 131
　　　1 原因・症状 ……………… 131
　　　2 治療 ……………………… 132
　　b 急性気管支炎 ……………… 132
　　　1 原因・症状 ……………… 132
　　　2 検査・治療 ……………… 132
　2 インフルエンザ …………… 132
　　　1 病態生理 ………………… 132
　　　2 症状 ……………………… 133
　　　3 診断 ……………………… 133
　　　4 治療 ……………………… 133
　　　5 予防 ……………………… 134
　　　事例　インフルエンザの典型的な例 … 135
　3 新型コロナウイルス感染症
　　（COVID-19） ……………… 135
　4 肺炎 ………………………… 136
　　　1 病状把握 ………………… 136
　　　2 検査 ……………………… 136
　　　3 治療 ……………………… 137
　　　4 分類 ……………………… 138
　　　　◆肺炎がおこる場所による分類 …… 138
　　　　◆免疫低下状態の肺炎の特徴 … 140
　　　5 肺炎各論 ………………… 141
　　　　◆細菌性肺炎 ……………… 141
　　　　◆非定型肺炎 ……………… 142
　　　　◆肺真菌症 ………………… 143
　　　　◆ウイルスによる肺炎 …… 144
　　　　◆誤嚥性肺炎 ……………… 144
　　　　◆肺化膿症 ………………… 146
　5 結核（TB） ………………… 146
　　　1 病態生理 ………………… 146
　　　2 診断と検査 ……………… 148
　　　3 分類 ……………………… 150
　　　4 治療 ……………………… 150

　　　5 院内感染対策 …………… 153
　　　6 予防 ……………………… 154
　　　事例　結核の典型的な例 ………… 155
　6 非結核性抗酸菌症 ………… 155
　　　1 疫学・原因 ……………… 155
　　　2 検査 ……………………… 156
　　　3 治療 ……………………… 156
C 間質性肺疾患 ……… 浅野浩一郎 156
　1 特発性間質性肺炎 ………… 157
　　　1 特発性肺線維症 ………… 157
　　　事例　特発性肺線維症の典型的な例 … 159
　　　2 特発性肺線維症以外の特発性間質性
　　　　肺炎 ……………………… 159
　2 サルコイドーシス ………… 160
　3 過敏性肺炎 ………………… 161
　4 塵肺 ………………………… 162
　　　1 珪肺 ……………………… 162
　　　2 石綿肺 …………………… 163
　5 膠原病に伴う肺病変（間質性肺炎） …… 163
　6 薬剤性肺炎 ………………… 163
　7 放射線肺炎 ………………… 163
　8 好酸球性肺疾患（PIE） …… 164
　　　1 急性好酸球性肺炎（AEP） … 164
　　　2 慢性好酸球性肺炎（CEP） … 164
　　　3 アレルギー性気管支肺アスペルギルス
　　　　症（ABPA） ……………… 165
　　　4 好酸球性多発血管炎性肉芽腫症
　　　　（EGPA） ………………… 165
D 気道疾患 ……………………… 166
　1 気管支喘息（BA） ………… 166
　　　1 病型 ……………………… 167
　　　　◆アトピー型喘息 ………… 167
　　　　◆非アトピー型喘息 ……… 167
　　　2 診断 ……………………… 167
　　　3 治療 ……………………… 168
　　　　◆慢性安定期 …………… 168
　　　　◆急性喘息発作時 ……… 170
　　　事例　喘息の典型的な例 ……… 170
　　　4 アスピリン喘息 ………… 170
　2 気管支拡張症（BE） … 長谷川直樹 171
　　　1 症状 ……………………… 171

②診断 ……………………… 171
③治療 ……………………… 172
　3 慢性閉塞性肺疾患（COPD）
　　……………… 浅野浩一郎 172
　　①病態生理 ………………… 172
　　②診断 ……………………… 174
　　③治療と管理 ……………… 175
　　事例　慢性閉塞性肺疾患の典型的な例 … 177
E 肺循環疾患 ………… 福永興壱 177
　1 肺血栓塞栓症（PTE）……… 177
　　①症状 ……………………… 178
　　②診断 ……………………… 178
　　③治療 ……………………… 179
　　④予防 ……………………… 179
　　事例　肺血栓塞栓症の典型的な例 … 180
　2 肺高血圧症 ……………… 180
　　①分類 ……………………… 180
　　②症状 ……………………… 180
　　③診断 ……………………… 181
　　④治療 ……………………… 181
F 呼吸不全 …………………… 181
　1 呼吸不全の病態生理 …… 181
　　①肺胞低換気とガス交換障害 … 181
　　　◆肺胞低換気 …………… 182
　　　◆ガス交換障害 ………… 182
　　②急性呼吸不全と慢性呼吸不全 … 182
　　　◆急性呼吸不全 ………… 182
　　　◆慢性呼吸不全 ………… 182
　　　◆慢性呼吸不全の急性増悪 … 183
　2 急性呼吸窮迫症候群（ARDS）… 183
　　①発症誘因 ………………… 183
　　②症状 ……………………… 183
　　③治療 ……………………… 183
　　事例　急性呼吸窮迫症候群の典型的な例 … 184
　3 肺性心 …………………… 184
　　①原因 ……………………… 184
　　②症状 ……………………… 184
　　③治療 ……………………… 185
G 呼吸調節に関する疾患 …… 185
　1 過換気症候群 …………… 185
　　①診断 ……………………… 186

②治療 ……………………… 186
　2 睡眠時無呼吸症候群（SAS）… 186
　　①症状 ……………………… 186
　　②診断 ……………………… 186
　　③治療 ……………………… 187
　　事例　睡眠時無呼吸症候群の典型的な例 … 187
H 肺腫瘍 …………… 朝倉啓介 188
　1 良性腫瘍 ………………… 188
　2 悪性腫瘍 ………………… 188
　ⓐ 原発性肺がん ………… 188
　　①病理 ……………………… 189
　　　◆扁平上皮がん ………… 189
　　　◆腺がん ………………… 190
　　　◆大細胞がん …………… 190
　　　◆小細胞がん …………… 191
　　　◆その他の低悪性度腫瘍 … 191
　　　◆胸膜播種 ……………… 191
　　②症状 ……………………… 191
　　　◆血痰・咳嗽・発熱・喀痰 … 191
　　　◆胸痛 …………………… 191
　　　◆嗄声 …………………… 192
　　　◆上大静脈症候群 ……… 192
　　　◆上腕痛・運動障害 …… 192
　　　◆ホルネル症候群 ……… 192
　　　◆その他の症状 ………… 192
　　　◆肺がんの転移に伴うおもな症状 … 192
　　③検査 ……………………… 193
　　　◆肺がんの診断のための検査 … 193
　　　◆肺がんの広がりをみるための検査
　　　………………………………… 193
　　　◆肺がんの病期（TNM分類）… 194
　　　◆全身の機能検査 ……… 194
　　　◆腫瘍マーカー ………… 195
　　④治療 ……………………… 196
　　　◆肺がんの局所療法 …… 196
　　　◆肺がんの全身療法 …… 198
　ⓑ 転移性肺腫瘍 ………… 201
I 肺・肺血管・胸郭の形成異常 …… 202
　1 肺分画症 ………… 川村雅文 202
　2 肺動静脈瘻 ……………… 202
　3 漏斗胸 …… 政井恭兵・朝倉啓介 202

J 胸膜・縦隔・横隔膜の疾患 …… 川村雅文 204
　1 胸膜の疾患 …………………………… 204
　　1 胸膜炎 ……………………………… 204
　　2 膿胸 ………………………………… 205
　　3 自然気胸 …………………………… 205
　　事例　自然気胸の典型的な例 ……… 208
　　4 巨大肺囊胞 ………………………… 208
　　5 胸膜腫瘍 …………………………… 208
　2 縦隔の疾患 …………………………… 209
　　1 縦隔炎 ……………………………… 209
　　2 縦隔気腫 …………………………… 209

　　3 縦隔腫瘍 …………………………… 209
　3 横隔膜の疾患 ………………………… 210
　　1 吃逆(しゃっくり) ………………… 210
　　2 横隔膜麻痺 ………………………… 211
　　3 横隔膜ヘルニア …………………… 211
K 肺移植 ………………………………… 212
L 胸部外傷 ……………………………… 212
　1 肋骨骨折 ……………………………… 213
　2 横隔膜破裂 …………………………… 213
　3 肺損傷 ………………………………… 213
　4 気管・気管支損傷 …………………… 214

第6章　患者の看護

梅村美代志・志田幸

A 疾患をもつ患者の経過と看護
……………………………… 梅村美代志 216
　1 慢性閉塞性肺疾患(COPD)患者の
　　経過と看護 …………………………… 216
　　1 慢性期の患者の看護 ……………… 216
　　　◆慢性期①：安定期 ……………… 216
　　　◆慢性期②：急性増悪期 ………… 217
　　2 終末期の患者の看護 ……………… 219
　　3 患者の経過と看護のまとめ ……… 220
　2 肺がん患者の経過と看護 …………… 221
　　1 急性期の患者の看護 ……………… 221
　　2 回復期の患者の看護 ……………… 223
　　3 患者の経過と看護のまとめ ……… 224
B 症状に対する看護 …………………… 225
　1 咳嗽・喀痰のある患者の看護 ……… 225
　　1 アセスメント ……………………… 226
　　2 看護目標 …………………………… 226
　　3 看護活動 …………………………… 226
　2 血痰・喀血のある患者の看護 ……… 227
　　1 アセスメント ……………………… 227
　　2 看護目標 …………………………… 228
　　3 看護活動 …………………………… 229
　3 胸痛のある患者の看護 ……………… 230
　　1 アセスメント ……………………… 230
　　2 看護目標 …………………………… 230
　　3 看護活動 …………………………… 230

　4 呼吸困難のある患者の看護 ………… 231
　　1 アセスメント ……………………… 232
　　2 看護目標 …………………………… 232
　　3 看護活動 …………………………… 233
C 検査を受ける患者の看護 …………… 234
　1 内視鏡検査を受ける患者の看護 …… 234
　a 気管支鏡検査 ………………………… 234
　　1 検査前の看護 ……………………… 235
　　2 検査中の看護 ……………………… 235
　　3 検査後の看護 ……………………… 236
　b 縦隔鏡検査 …………………………… 236
　　1 検査前の看護 ……………………… 236
　　2 検査中の看護 ……………………… 237
　　3 検査後の看護 ……………………… 237
　2 肺組織の生検を受ける患者の看護 …… 237
　a 経気管支肺生検(TBLB) ……………… 237
　b 胸腔穿刺 ……………………………… 237
　　1 検査前の看護 ……………………… 237
　　2 検査中の看護 ……………………… 238
　　3 検査後の看護 ……………………… 238
　c CTガイド下肺生検(経胸壁針生検) …… 239
　　1 検査前の看護 ……………………… 239
　　2 検査中の看護 ……………………… 239
　　3 検査後の看護 ……………………… 239
　d 胸腔鏡下肺生検 ……………………… 239

D 治療・処置を受ける患者の看護 ………… 240
　1 吸入療法を受ける患者の看護 ……… 240
　　■看護活動 ……………………… 241
　2 酸素療法を受ける患者の看護 ……… 242
　ⓐ 酸素吸入による酸素療法 …………… 242
　　■看護活動 ……………………… 242
　ⓑ 在宅酸素療法 ………………………… 244
　　■看護活動 ……………………… 244
　3 人工呼吸療法を受ける患者の看護 …… 246
　　1 人工呼吸器のメカニズム ……… 246
　　　◆人工呼吸器の基本構造 ……… 246
　　　◆人工呼吸器による陽圧呼吸が生体
　　　　に及ぼす影響 ………………… 247
　　2 アセスメント ………………… 249
　　3 看護目標 ……………………… 249
　　4 看護活動 ……………………… 250
　　　◆安楽な呼吸への援助 ………… 250
　　　◆苦痛の緩和と不安への援助 … 252
　　　◆安寧を促す環境の調整 ……… 253
　　　◆コミュニケーションへの援助 … 253
　　　◆合併症の予防 ………………… 254
　　　◆人工呼吸器からの離脱
　　　　（ウィーニング）への援助 …… 256
　　　◆非侵襲的陽圧換気療法（NPPV） … 257
　4 気管切開を受ける患者の看護 ……… 258
　ⓐ 気管切開術前の看護 ………………… 259
　　1 アセスメント ………………… 259
　　2 看護目標 ……………………… 259
　　3 看護活動 ……………………… 259
　　　◆説明と同意への援助 ………… 259
　　　◆不安・恐怖への援助 ………… 260
　　　◆気管切開を行うための援助 … 260
　ⓑ 気管切開術後の看護 ………………… 260
　　1 アセスメント ………………… 260
　　2 看護目標 ……………………… 261
　　3 看護活動 ……………………… 262
　　　◆安楽な呼吸と安心へのケア … 262
　　　◆コミュニケーションへの援助 …… 262
　　　◆合併症の予防 ………………… 263
　　　◆ライフスタイルの変化への適応と
　　　　自己管理への援助 …………… 264

　5 胸腔ドレナージを受ける患者の看護 … 265
　　1 ドレーン挿入前・挿入中の看護 …… 265
　　2 ドレーン挿入後の看護 ……… 266
　　3 ドレーン抜去時・抜去後の看護 … 267
　6 手術を受ける患者の看護 …… 志田幸 267
　ⓐ 手術前の看護 ………………………… 268
　　1 アセスメント ………………… 268
　　　◆術前アセスメント ………… 268
　　　◆せん妄リスクアセスメント … 268
　　2 看護目標 ……………………… 269
　　3 看護活動 ……………………… 269
　　　◆インフォームドコンセント … 269
　　　◆術前オリエンテーション …… 269
　　　◆合併症予防のための身体的準備 … 269
　　　◆不安の緩和 ………………… 273
　　　◆手術前日の準備 …………… 274
　　　◆手術当日の準備 …………… 274
　ⓑ 手術後の看護 ………………………… 274
　　　◆開胸術 ……………………… 274
　　　◆胸腔鏡手術（VATS） ……… 275
　　　◆肺の切除範囲 ……………… 275
　　1 アセスメント ………………… 275
　　2 看護目標 ……………………… 275
　　3 看護活動 ……………………… 276
　　　◆呼吸状態の観察と酸素療法 … 276
　　　◆気道の清浄化 ……………… 276
　　　◆循環管理 …………………… 277
　　　◆胸腔ドレナージの観察と管理 …… 277
　　　◆創痛の緩和 ………………… 278
　　　◆神経痛の緩和 ……………… 279
　　　◆手術創の管理 ……………… 280
　　　◆早期離床 …………………… 280
　　　◆肩と上肢の運動 …………… 280
　　　◆日常生活の援助 …………… 280
　　　◆術後合併症の予防 ………… 281
　　　◆術後の不安緩和 …………… 281
　ⓒ 回復期の看護 ………………………… 281
　　1 アセスメント ………………… 282
　　2 看護目標 ……………………… 283
　　3 看護活動 ……………………… 283
　　　◆日常生活指導 ……………… 283

　　◆継続治療・継続看護 ……………… 284
　　◆社会復帰 ………………………………… 284
E 疾患をもつ患者の看護 …… 梅村美代志 **284**
　1 肺炎患者の看護 ……………………… 284
　　1アセスメント ……………………… 285
　　2看護目標 ………………………………… 285
　　3看護活動 ………………………………… 285
　　　◆急性期の看護 ……………………… 286
　　　◆回復期の看護 ……………………… 287
　2 間質性肺炎患者の看護 …………… 288
　　1アセスメント ……………………… 289
　　2看護目標 ………………………………… 289
　　　◆急性期の看護 ……………………… 289
　　　◆回復期の看護 ……………………… 289
　3 結核患者の看護 …………………… 291
　　1アセスメント ……………………… 291
　　2看護目標 ………………………………… 291
　　3看護活動 ………………………………… 293
　　　◆急性期の看護 ……………………… 293
　　　◆慢性期の看護 ……………………… 298
　4 気管支喘息患者の看護 …………… 299
　　1アセスメント ……………………… 300
　　2看護目標 ………………………………… 300
　　3看護活動 ………………………………… 301
　　　◆急性期(喘息発作時)の看護 …… 301
　　　◆慢性期(安定期)の看護 ………… 302
　5 慢性閉塞性肺疾患(COPD)患者の看護
　　　……………………………………………… 305
　　1アセスメント ……………………… 305

　　2看護目標 ………………………………… 305
　　3看護活動 ………………………………… 306
　　　◆慢性期(急性増悪期)の看護 …… 306
　　　◆慢性期(安定期)の看護 ………… 310
　　　◆終末期の看護 ……………………… 316
　6 肺血栓塞栓症患者の看護 ………… 317
　　1アセスメント ……………………… 317
　　2看護目標 ………………………………… 318
　　3看護活動 ………………………………… 318
　7 急性呼吸窮迫症候群患者の看護 … 320
　　1アセスメント ……………………… 321
　　2看護目標 ………………………………… 321
　　3看護活動 ………………………………… 321
　8 睡眠時無呼吸症候群患者の看護 … 323
　　1アセスメント ……………………… 323
　　2看護目標 ………………………………… 323
　　3看護活動 ………………………………… 324
　9 肺がん患者の看護 ………………… 325
　　1アセスメント ……………………… 325
　　2看護目標 ………………………………… 325
　　3看護活動 ………………………………… 326
　　　◆全身療法:薬物療法 …………… 326
　　　◆局所療法:放射線療法 ………… 329
　　　◆日常生活への援助 ……………… 331
　10 自然気胸患者の看護 ……………… 334
　　1アセスメント ……………………… 335
　　2看護目標 ………………………………… 335
　　3看護活動 ………………………………… 335

第7章 事例による看護過程の展開

梅村美代志・水野谷悦子・吉村仁菜

A 慢性閉塞性肺疾患の急性増悪により
緊急入院した患者の看護 …… 梅村美代志 **338**
　1 患者についての情報 ……………… 338
　2 看護過程の展開 …………………… 341
　　1アセスメント ……………………… 341
　　　◆栄養状態 ……………………………… 341
　　　◆日常生活 ……………………………… 341

　　　◆自己の存在の苦痛と今後への不安
　　　……………………………………………… 342
　　2看護問題の明確化 ………………… 342
　　3看護目標と看護計画 ……………… 343
　　4実施と評価 …………………………… 346
　3 事例のふり返り …………………… 348

B 肺がんの胸腔鏡手術を受ける患者の
看護 ……………… 水野谷悦子・吉村仁菜 348
　1 患者についての情報 …………… 348
　2 看護過程の展開 ………………… 351
　　1 アセスメント ………………… 351
　　　◆入院までの準備 …………… 351
　　　◆呼吸機能 …………………… 351
　　　◆全身麻酔 …………………… 351
　　　◆手術侵襲 …………………… 352

　　　◆術後の安静 ………………… 352
　　　◆術前身体機能 …………… 352
　　　◆精神的側面 ………………… 352
　　　◆社会的側面 ………………… 352
　　2 看護問題の明確化 ………… 352
　　3 看護目標と看護計画 ……… 353
　　4 実施と評価 ………………… 354
　3 事例のふり返り ……………… 355

・参考文献 ………………………………………………………………………… 356
・巻末資料 ………………………………………………………………………… 357
・動画一覧 ………………………………………………………………………… 359
・索引 ……………………………………………………………………………… 361

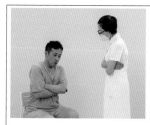

◎図 6-20　排痰に効果的な咳嗽方法の説明
1. 胸郭を両手で抱え、深く息を吸い込む。
2. 胸郭をしぼるようにしながら息を吐く。
3. 痰がからむ感じがしたら咳をして痰を出す。

（1）痰・気道内分泌物の位置と性状、呼吸状態についてアセスメントする。
（2）動脈血ガス分析値、SaO₂ をモニタする。

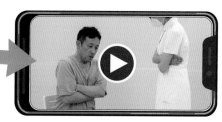

本文中または，巻末の動画一覧の
Q Rコードから動画を視聴するこ
とができます

序 章

この本で学ぶこと

呼吸器疾患をもつ患者の姿

　この本では，呼吸器に疾患をもち，その機能に障害のある患者に対する看護を学ぶ。呼吸器に疾患をもつ患者とは，どのような人なのだろうか。ある患者の例について，考えてみよう。

　Ｋさんは，自動車メーカーで人事グループの係長として勤務している30歳。妻（28歳）と2人暮らし。新入社員の採用試験や社員研修の準備などで忙しくなる時期もあるが，現在の部署に異動して3年がたち，一連の業務にも慣れてきた。

　1月某日，就職合同説明会に採用担当者として参加した。リクルートスーツを着た学生で会場内がごった返すなか，Ｋさんは自社の魅力をアピールするために声をはりあげた。説明ブースに来た学生がときおり咳込んでいるが，会社の顔であるＫさんはいやな顔ひとつ見せない。

　数日後，朝起きるとのどの痛みを感じ，体温をはかると38.5℃であった。かぜをひいたと判断したＫさんは，その日を含む2日間会社を休み，水分補給に気をつけて安静にしていた。かぜ様の症状は同日夕方にピークを迎えたのち，軽快していった。まだ咳は出ていたが，「これ以上休めない，もうだいじょうぶだろう」と判断し，マスクを着用して翌日出社した。

　定時に仕事を終え，いつもより早く就寝したＫさんだが，明け方に突然目をさました。息を吐くたびに「ゼーゼー」「ヒューヒュー」という音がしている。咳もとまらず苦しい。隣室で寝ていた妻もＫさんの異変に気づいて，心配そうにしている。なんとかベッドに横になれるが，起きて座っていたほうがらくになる。妻がＫさんの背中をさすってくれている。

　「つらいだろう。わたしがかわってあげられたらいいのに」。Ｋさんが小学生のとき，きまって明け方，息がしづらくて苦しくなった。そのとき，母親が寄り添い，Ｋさんの背中をさすりながら言った言葉が思い出される。当時は喘息による発作と診断されたが，中学に上がるころに発作はまったくみられなくなっていた。「もう治ったと思っていたのに」。

　朝を迎え，近隣の病院を受診した。明け方の症状と喘息の既往を伝えると，喘息治療の吸入薬を処方された。看護師から吸入方法と毎回吸入後はうがいをするよう教わり，実行した。それ以来，夜中に息苦しくて目がさめることはない。

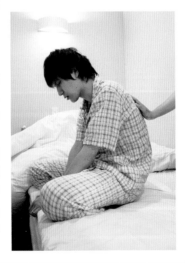

　読者の皆さんが看護師になったとき，Kさんのような患者に出会うことがあるかもしれない。そのとき，看護師はなにをすることができるのだろうか。

> ▌**Kさんや家族に対して，看護師はなにをすることができるだろうか。**
>
> - Kさんや家族が，症状や治療について理解できるよう援助する。
> - Kさんだけでなく家族の不安も軽減できるように援助する。
> - 喘息発作や症状が生じない状態を維持するための具体的な注意点・方法を説明する。
> - 喘息発作や症状が生じた場合の対処方法について説明する。

　ほかにも，看護師ができることはなにかを考えてみよう。

　Kさんのように呼吸器疾患をもつ患者に適切な看護を実践していくためには，以下の項目をはじめとする，さまざまな知識や技術，考え方を身につけていくことが大切である。

> ▌**Kさんの看護を実践するために，以下のようなものを学んでいこう。**
>
> - 呼吸器の構造と機能
> - 呼吸器疾患のおもな症状とその病態生理
> - 呼吸器疾患に対して行われるおもな検査・治療・処置
> - 呼吸器疾患の病態・診断・治療
> - 患者の身体面・心理面・社会面のアセスメント
> - 看護活動を展開するための方法論，看護技術

　医療の標準化が進み，確立された検査や治療が行われる一方で，それぞれの患者は1人ひとりが異なる身体的および社会・心理的背景をもっている。看護師はこのような患者のかかえる健康上の問題を明らかにして，個別性をふまえた全人的な看護を行っていかなければならない。

　本書では，このような呼吸器疾患をもつ患者の看護を学ぶために，次ページに示すような構成になっている。本書を読み終わったときに，なぜ必要なのか，根拠をもって看護実践を考えられるように学習を進めてほしい。

本書の構成マップ

第1章　呼吸器の看護を学ぶにあたって
A 医療の動向と看護　　B 患者の特徴と看護の役割

第2章　呼吸器の構造と機能
A 呼吸器の構造
B 呼吸の生理

第3章　症状とその病態生理
A 自覚症状
B 他覚症状

第4章　検査と治療・処置
A 診察と診断の流れ
B 検査
C 治療・処置

第5章　疾患の理解
A 本章で学ぶ呼吸器疾患
B 感染症
C 間質性肺疾患
D 気道疾患
E 肺循環疾患
F 呼吸不全
G 呼吸調節に関する疾患
H 肺腫瘍
I 肺・肺血管・胸郭の形成異常
J 胸膜・縦隔・横隔膜の疾患
K 肺移植
L 胸部外傷

第6章　患者の看護
A 疾患をもつ患者の経過と看護
　① 慢性閉塞性肺疾患（COPD）患者の経過と看護
　② 肺がん患者の経過と看護

B 症状に対する看護
　① 咳嗽・喀痰のある患者の看護
　② 血痰・喀血のある患者の看護
　③ 胸痛のある患者の看護
　④ 呼吸困難のある患者の看護

C 検査を受ける患者の看護
　① 内視鏡検査を受ける患者の看護
　② 肺組織の生検を受ける患者の看護

D 治療・処置を受ける患者の看護
　① 吸入療法を受ける患者の看護
　② 酸素療法を受ける患者の看護
　③ 人工呼吸療法を受ける患者の看護
　④ 気管切開を受ける患者の看護
　⑤ 胸腔ドレナージを受ける患者の看護
　⑥ 手術を受ける患者の看護

E 疾患をもつ患者の看護
　① 肺炎患者の看護
　② 間質性肺炎患者の看護
　③ 結核患者の看護
　④ 気管支喘息患者の看護
　⑤ 慢性閉塞性肺疾患患者の看護
　⑥ 肺血栓塞栓症患者の看護
　⑦ 急性呼吸窮迫症候群患者の看護
　⑧ 睡眠時無呼吸症候群患者の看護
　⑨ 肺がん患者の看護
　⑩ 自然気胸患者の看護

第7章　事例による看護過程の展開
A 慢性閉塞性肺疾患の急性増悪により緊急入院した患者の看護　　B 肺がんの胸腔鏡手術を受ける患者の看護

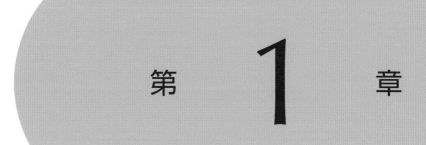

第 **1** 章

呼吸器の看護を学ぶにあたって

本章の目標	□ 近年の呼吸器疾患の動向を理解する。
	□ 呼吸器疾患をもつ患者の身体的・心理的・社会的特徴について理解を深める。
	□ 呼吸器疾患をもつ患者の特徴をふまえ，看護の目的と役割について学ぶ。

　人体を構成する細胞が生きていくためには，酸素を必要とする。酸素は体内に貯蔵できないので，たえず供給しつづける必要があり，そのための重要な役割を担っているのが呼吸器である。

　私たちは，産声を上げたときから死ぬときまで当然のごとく呼吸をしている。しかし，ひとたび呼吸器疾患や外傷などにより呼吸機能が障害されると，生きていくために必要な酸素が十分に供給されなくなるため，全身に重大な影響を及ぼし，ときには致命的な状態になる。さらに呼吸機能低下による息苦しさなどの身体的な症状の影響は，心理的・社会的問題を伴う。呼吸機能に障害のある人の看護は，最後までゆたかな人生が過ごせるよう，自己管理の確立へ向けて支援し，QOL の維持・向上をはかることを目標としている。

A　医療の動向と看護

　世界の死因順位(2019 年)第 10 位まで(▶表 1-1)のなかに，呼吸器に関連した疾患として，慢性閉塞性肺疾患(第 3 位)，下気道感染症❶(第 4 位)，肺がん(気管・気管支のがん：第 6 位)が含まれている。下気道感染症は依然として多くの命を奪っているが減少傾向にある。一方，第 6 位の肺がん(気管・気管支のがん)は増加傾向にある。

　同様にわが国の死因順位(2021 年)第 10 位まで(▶表 1-2)をみると，第 1 位

NOTE

❶**下気道感染症**
　下気道(声門から気管・気管支〜終末細気管支)の感染症であり，具体的な疾患として気管支炎や肺炎などがある。

▶表 1-1　世界の死因順位(2019 年)

順位	死因
第 1 位	虚血性心疾患
第 2 位	脳卒中
第 3 位	慢性閉塞性肺疾患
第 4 位	下気道感染症
第 5 位	新生児の異常
第 6 位	気管・気管支・肺がん
第 7 位	認知症
第 8 位	下痢性疾患
第 9 位	糖尿病
第 10 位	腎疾患

(WHO：Global Health Estimates による)

▶表 1-2　日本の死因順位(2021 年)

順位	死因(男女計)	死因(男性)	死因(女性)
第 1 位	悪性新生物	悪性新生物	悪性新生物
第 2 位	心疾患	心疾患	心疾患
第 3 位	老衰	脳血管疾患	老衰
第 4 位	脳血管疾患	肺炎	脳血管疾患
第 5 位	肺炎	老衰	肺炎
第 6 位	誤嚥性肺炎	誤嚥性肺炎	誤嚥性肺炎
第 7 位	不慮の事故	不慮の事故	不慮の事故
第 8 位	腎不全	腎不全	アルツハイマー病
第 9 位	アルツハイマー病	慢性閉塞性肺疾患	血管性等の認知症
第 10 位	血管性等の認知症	間質性肺疾患	腎不全

(厚生労働省：人口動態統計による)

●表1-3　悪性新生物の部位別死亡順位（2021 年）

順位	男女計		男性		女性	
	部位	死亡数	部位	死亡数	部位	死亡数
第 1 位	肺	76,212	肺	53,278	大腸	24,338
第 2 位	大腸	52,418	大腸	28,080	肺	22,934
第 3 位	胃	41,624	胃	27,196	膵	19,245
第 4 位	膵	38,579	膵	19,334	乳房	14,803
第 5 位	肝	24,102	肝	15,913	胃	14,428

（厚生労働省：人口動態統計による）

は悪性新生物（死亡総数の 26.5％）であり，一貫して増加傾向にある。悪性新生物のうち，男性の第 1 位・女性の第 2 位は肺がんであり（●表 1-3），悪性新生物死亡全体に占める割合は男性 23.9％，女性 14.4％となっている。また，第 5 位は肺炎（死亡総数の 5.1％），第 6 位は誤嚥性肺炎（死亡総数の 3.4％）である。これまで全死因 10 位以内にあった慢性閉塞性肺疾患は男性の第 9 位にあり，男性の第 10 位は間質性肺疾患となっている。

　呼吸器疾患には，かぜなど日常的に経験するものや，生活習慣と関連する慢性閉塞性肺疾患，肺炎や結核などの呼吸器感染症など，その種類と病態は多様である。ここでは，代表的な呼吸器疾患の動向を示し，社会や環境の変化を視野に入れた看護について述べる。

1 　肺がん

　肺がんの症状として咳嗽や喀痰がある。これらはほとんどの人が罹患した経験のあるかぜ様症状であることから，自覚症状が受診行動に結びつかないことが多い。逆に「がんだったら」という不安から受診できない場合もある。腫瘍が小さい場合はむしろ症状がないことが多いため，定期検診で偶然見つかる，あるいは比較的進行した段階で発見されることが多いのが肺がんの特徴の 1 つである。

　肺がんの 5 年相対生存率は，腫瘍が限局している場合は 83.5％と良好だが，領域リンパ節への転移があるか隣接臓器・組織に浸潤している場合は 31.1％と不良であり，さらに進展している場合（遠隔）は 6.4％ときわめて不良になる[1]ことから，早期発見・診断・治療が重要となる。そして，がんと診断されたすべての人ががんサバイバーとして充実した日々を過ごせるように支援する。

1）国立がん研究センター：がん情報サービス　がん種別統計情報　肺.（https://ganjoho.jp/reg_stat/statistics/stat/cancer/12_lung.html）（参照 2023-05-18）

② 慢性閉塞性肺疾患 chronic obstructive pulmonary disease (COPD)

慢性閉塞性肺疾患(COPD)は，生活習慣とおもに喫煙により有害物質を長期に吸入することで肺に炎症が生じ，気流閉塞をもたらす疾患である。世界的にみると COPD の患者数は約 2 億人，年間死亡者は 320 万人と推定されている。WHO は，緊急のタバコ対策などを行わなかった場合，COPD による死亡が今後 10 年間に 30％増加し，2030 年には死因順位第 3 位になると推定していたが，2019 年の時点ですでに第 3 位になった（◉6 ページ，表 1-1）。わが国の死因統計分類によると，2017（平成 29）年に死亡数は増加したがその後減少に転じ，2021 年の死因順位では男性の第 9 位である（◉6 ページ，表 1-2）。

2013（平成 25）年に「国民の健康の増進の総合的な推進を図る基本的な方針（2003 年）」が改正され，「健康日本 21（第二次）」が策定された。そのなかで COPD は，がん・循環器疾患・糖尿病とならんで対策を必要とする主要な生活習慣病とされ，国民の健康寿命の延伸をはかるうえで重要な課題として取り上げられた。疫学調査研究 NICE スタディ（2001 年発表）によると，日本人 40 歳以上の COPD 有病率は 8.6％，患者数は約 530 万人，70 歳以上の約 210 万人が罹患していると推定された❶。一方，2012（平成 24）年の厚生労働省の患者調査によると，COPD 患者数は 20 数万人前後で推移しており，推計格差から診断されていない患者が多数存在していると考えられた。タバコ煙を主とする有害物質の長期吸入曝露により生じた炎症は動脈硬化を促進し，全身性炎症・心血管疾患・栄養障害などの併存症を誘発すると考えられ，全身への影響が懸念された。そこで一般市民の認知率を高めることを通して早期発見・早期治療に結びつけ，健康寿命の延伸と COPD 死亡数の減少に寄与することが期待された。

2022（令和 4）年 10 月発表の「健康日本 21（第二次）」最終評価報告書のなかで，COPD の認知度向上は「C（変わらない）」であった。広告などメディアで広く禁煙への啓発は行われ，一時的に認知率は上昇したが，その後逆戻りして目標値には到達しなかった。しかし，COPD による症候や病態は国民の半数以上に認知されていた。

COPD の発症予防と進行の阻止には禁煙が重要であり，早期に禁煙するほど有効性は高いとされている。全体の喫煙率はこの 10 年で有意に低下しているが，現在習慣的に喫煙している人の割合が最も高い年代・性別は 40 代男性，ついで 30 代男性である。今後の健康への影響を含めた喫煙による COPD のリスクや正しい知識について，健康教育・保健指導・喫煙者個別健康教育などのあらゆる機会を通して普及啓発活動を継続していく必要がある。同時に，新型コロナウイルス感染症の重症化因子であることを周知し，認知度を向上させて受診行動に結びつけることの重要性はきわめて高い。

NOTE

❶COPD 患者の推計
　治療患者数 17 万 3 千人に対して推計患者数 530 万人であり，95％以上が未診断または他疾患と誤って診断されている。

治療患者数17万3千人

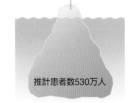

推計患者数530万人

3 結核

　結核は結核菌による慢性感染症であり，わが国の主要な感染症の1つである。2021年の結核罹患率は（人口10万対）9.2となり，はじめて低結核蔓延の水準である罹患率10.0以下となった[1]。しかし，毎年約1万人以上の新規患者が発生し，約1,300人が死亡している。受診が遅れた（症状発現から受診までの期間が2か月以上）患者の割合は増加している。これは新型コロナウイルス感染症による受診控えが影響していることも考えられ，静観できない。

　わが国の結核患者は，高齢者層と社会的貧困層という2つの集団に偏在してきている。また，外国生まれの結核患者の割合は全体の約10％だが，活動が活発な若年層（20〜29歳）の割合が70％をこえている。近年，抗結核薬に耐性を有する多剤耐性結核の発生，高齢者による再発，住所不定者・外国人の感染などの課題がある。

　「日本版21世紀型DOTS❶対策戦略」は，入院中から確実な服薬指導などの患者教育を含め，DOTSカンファレンス（患者の利便性・地域実情を考慮した退院後の個別支援計画の作成），退院後のDOTS実施，評価・見直しなど，治療終了までの一貫した支援，地域医療連携体制を構築することが位置づけられ，実施されている。低蔓延国となったが，今後も患者のセルフケア能力や家族の支援能力・生活環境，発病に伴う役割遂行上の問題や不安などをアセスメントし，忍耐強く患者に応じた健康教育や有症状時の受診へ向けての支援などこまやかなケアを継続していくことが期待されている。

❶DOTS
directly observed treatment, short courseの略。直接服薬確認下短期化学療法と訳される。看護師など医療従事者が服薬を直接確認して，決められた期間内（短期間 short-course）で治療を終了できるようにする方法をいう。

---

plus	結核対策の歴史と現在

　わが国では1950（昭和25）年まで結核が死因の第1位であった。1951（昭和26）年に「結核予防法」が制定され，医療費の公費負担制度が確立し，1955（昭和30）年以降は抗菌薬の開発，検査法・診断法の進歩などとともにサーベイランスを実施し，死亡率・罹患率などは低下しつづけてきた。1992（平成4）年には，治療を含む患者管理，患者発見・治療成績報告，薬剤供給，巡回指導，検査室支援など，実際の患者発見と治療の場での対策業務の指針が示され，1994（平成6）年に「効果的な結核対策のための枠組み」が打ち出された。

　しかし，1997（平成9）年から新規結核登録患者数と罹患率が上昇に転じ，1999（平成11）年には「結核緊急事態宣言」が出された。2007（平成19）年には，「感染症の予防及び感染症の患者に対する医療に関する法律」（感染症法）第11条の規定により「結核に対する特定感染症予防指針」が作成され，予防のための施策が総合的に実施されてきた。現在，罹患率は低下傾向にある。

1）厚生労働省：2021年結核登録者情報調査年報．

4　新型コロナウイルス感染症

　世界各国・地域への人・物の移動が活発になり，開発などによる環境変化から，一地区での感染症の流行が世界的な規模で広がりやすく，「対岸の火事」ではすまなくなった。

　2019 年末中国で発生した新型コロナウイルスはまたたく間に世界中に広がり，2020 年 1 月 30 日，世界保健機関（WHO）は「国際的に懸念される公衆衛生上の緊急事態」に該当すると発表した。新型コロナウイルス感染症は，咽頭痛・発熱・咳嗽・味覚障害などさまざまな症状を示し，数％が肺炎を併発して低酸素血症を伴う呼吸不全により死亡する。また，新型コロナウイルス感染症の罹患後症状（後遺症）は多彩であり，その病態は不明な点が多い。

　日本国内では 2020 年 1 月 16 日に第 1 例となる患者が報告された。新型コロナウイルス感染症は感染症における分類で 2 類相当とされ，4 月 7 日には緊急事態宣言が発出された。2021 年 2 月から医療者向けにワクチンの先行接種が始まり，順次対象者を拡大して進められた。感染者数の急増と収束は繰り返され，2023 年 5 月に「感染症法」上の 5 類になった。こうした経験から，科学的根拠に基づいた医療・看護の立場から社会へ向けての情報発信，「感染症法」に基づいて入院した患者・家族，医療従事者の人権・プライバシーの保護，新しい感染症を視野に入れた保健・医療・健康教育を実践していくことが期待されている。

B　患者の特徴と看護の役割

1　身体的な問題とその援助

1　全身への影響

　人間は酸素を体内に貯蔵できないので，全身の組織に酸素が十分に供給されない場合は全身の機能が低下し，組織の障害（機能不全）がおきる。急性呼吸不全では，換気量や心拍出量の増加とともに脳などの重要臓器への血流分布が増加するなどの代償機構がはたらく。しかし，生存のための内呼吸ができずにいると生命の危機となる。

　また，急性の経過をたどる場合は，適切な処置により治癒するものもあるが，短時間に症状が悪化し，脳に酸素が供給されないことによる不可逆性の変化をまねくことがある。

　呼吸器疾患は，発症様式にもよるが一般には慢性の経過をたどり，悪化と寛解を繰り返し，加齢とともに徐々に進行する。慢性の呼吸器疾患患者は，呼吸によるエネルギー消費量の増大に伴って栄養状態の低下などにより免疫

機能が低下し，感染を契機に急性増悪をきたしやすい。病態が慢性化・長期化してくると，体重減少(やせ)，樽状胸郭，チアノーゼなど外見上に特有の変化があらわれるようになる。

2 日常生活への影響

　呼吸機能が低下している呼吸器疾患患者は，呼吸することそのもの，あるいは咳嗽・発熱などでエネルギー消費量が増大する。身体活動に必要とされるエネルギーの産生は，糖質(グリコーゲン)や脂質を酸素で分解する有酸素性エネルギー代謝によって行われるため，酸素は不可欠である。

　内呼吸の障害により酸素化に問題がある場合は，十分な酸素供給がむずかしくなり，エネルギー不足が生じ，ADL が低下しやすい。身体を動かさない状態では，筋肉・骨の代謝が低下する。筋肉は身体の支持や運動とともに熱の産生にも関与しているため，熱産生ができなくなることで体温が低下すると，免疫機能は低下する。

　たとえば頻回の咳嗽は，睡眠を妨げ身体を消耗させ，エネルギー消費量の増大に伴う栄養状態の低下につながる。また，発熱や息苦しさのため，栄養・代謝，排泄，活動・運動，休息といったセルフケア行動に影響を及ぼし，いままでできていたことができなくなることから自尊感情が低下し，気力が衰え，心身の状態を悪化させ，感染症や合併症をおこしやすくなるという悪循環につながる。

3 安楽な呼吸へ向けての支援

　的確な観察に基づく判断と行動により，すみやかに呼吸困難とそれに伴う苦痛を緩和する。患者が安楽になるような呼吸方法や体位を伝え，病室環境を整える。同時に，看護師の言動が患者・家族に与える影響を考え，落ち着いた態度で根拠に基づいた援助を行う。

　また，患者は安楽な呼吸に向けて，在宅酸素療法・非侵襲的陽圧換気療法・人工呼吸器など酸素や器械を使用することがある。患者は生命を維持するための治療であることを承知しているが，器械を使用することや他者から支援を受けなければ生きられないことによる自尊感情の低下，コントロール感の喪失，死への不安とともに生きている。看護師はこのような患者の状況を理解し，生きることを支援する。

4 自己管理へ向けての支援

　患者は長期間あるいは生涯にわたって生活をコントロールしなければならないことが明らかになったからといって，時間をかけてかたちづくられてきた生活習慣の変更を容易に受け入れられるものではない。生活習慣はその人の生きざまをあらわしており，自己概念や価値・信念を反映して形成されている。そのため，無理に修正すると患者はいままでの人生を否定されているように感じ，結果として長続きはしない。

　看護師には，患者のセルフマネジメント力を高めるとともに，包括的呼吸

ケアにより急性増悪の頻度をおさえ，QOLの低下を防いでいくことが期待される。患者が語るいままでの生活を時間軸(過去・現在・未来)をもとに聞く。そして患者自身がどうなりたいのか(目標)，そのためになにをすればよいのか(解決策・療養法)を見いだせるように，患者が日々のマネジメントをしていけるよう，知識と技術を提供する。

　患者が療養法や指示を実践するためには，**アドヒアランス**(患者自身の治療への積極的な参加)が重要となる。患者のアドヒアランスが良好に維持されるために，①患者が治療方針・内容を理解できるように説明されているか，②実行可能な方法であるか，③妨げる因子があるとすればなにか，④解決するためにはなにが必要なのかを患者とともに考え，相談しながら決定する。

　患者のできることから始め，「自分はできる」という自己効力感を高め，自分の徴候を客観的に観察して判断する，生活のなかで折り合いをつけて実践する，ストレスに対処できるように支援する。その際，患者がどこを目ざし，なにを知り，なにに気をつけたらよいのかがわかるように具体的に助言することが，セルフマネジメント支援のカギとなる。そのために，看護師は相互行為を重ね，患者・看護師関係を形成し，患者のもっている能力をいかしていく。そうした過程をともに歩むなかで相互関係が深まり，患者の実践を支える力となる。

5　再発・合併症予防への支援

　急性増悪により入院した場合，何度も入退院を繰り返す場合は，患者自身が行っているセルフマネジメントを見直し，再発予防に必要なことはなにかを気づく機会とする。同時に，看護師は患者の徴候・症状から休息・睡眠，栄養摂取，活動・運動，セルフケア行動をアセスメントし，回復が促進されるよう具体的な援助を行う。

　たとえば，患者・家族が診断された病気が喫煙と関連していたと知ることで，生活習慣をふり返り今後を考える機会とし，患者との相互行為のなかで教育的支援を行う。患者・家族が再発・合併症を予防するためにできる具体的な方法に加え，病状の進行に伴い出現する身体的・精神的・社会的な問題の解決に向けて継続的な支援を行う。

6　日常生活への支援

　成人の特徴の1つには「自立・自律」がある。基本的に成人は，自分で意思決定をし，自立して生活してきた。それが病気や障害により自分で自分のことができなくなることへのおそれ，人の手を借りることへの遠慮や羞恥心から無理をしたりがまんをしたりすることがある。症状が悪化している場合は，食事や排泄といったあたり前の日常生活行動ですら，代謝の亢進によって症状を強めることがある。

　過剰な依存の許容は患者のセルフケア能力を低下させることになるが，その逆も患者の回復を遅らせることになることを念頭において援助する。たとえば，慢性の呼吸困難がある患者では，安易な安静は筋力低下をまねき，活

動性を低下させることになる。そのため，入院中に動脈血酸素飽和度を測定しながら活動するなど，患者自身が残存機能を最大限にいかしつつ，自身の状態を客観的に認識できるように支援する。

2 心理社会的な問題とその援助

1 身体の変調による不安

　呼吸が苦しい，思うように息ができない状態は，患者にとって身体的・精神的に最大の苦痛であり，自分の身体へのコントロール感が揺らぐ。呼吸困難に伴う精神的な動揺は，呼吸状態をさらに悪化させることがある。そして，労作時に呼吸困難や易疲労感を伴う場合は，意識的あるいは無意識のうちに行動を制限するようになる。近年は新型コロナウイルス感染症の流行もあり，外出を自粛するなど社会活動を狭めることにもつながる。

　また，外呼吸の障害により換気に問題がある場合は，呼吸筋が疲労して有効な咳嗽ができず，自力での排痰がむずかしくなり，さらなる息苦しさにつながる。こうした息苦しさは患者に「死」を意識させる。

　咳嗽により会話が中断されることで周囲とのコミュニケーションが妨げられる。咳嗽は飛沫を伴うため，患者は感染を気づかい周囲との距離が生まれるなど関係性に影響する。長引く咳嗽や倦怠感などは重篤な病気ではないかと患者を不安にさせ，活動意欲が減退する。咳嗽や息苦しさがあると，食事を楽しめない，摂取量が低下するといった悪循環になる。そして咳嗽や発熱といったエネルギー消費量の増大により，顔貌や体型といった身体像（ボディイメージ）が変化することがあり，こうした変化を容易に受け入れられないこともある。

2 アドバンスケアプランニングとその支援

　生活しているなかで，健康なときからアドバンスケアプランニング（○217ページ，NOTE）をしている人は少数であろう。人は，なんらかの診断を受けると，いままでのこと（過去），現在，これからのこと（未来）を考える。病気や障害により，それまで自分が思いえがいていた人生からの変更を余儀なくされることがある。身体に対する自信の喪失だけではなく，社会的存在として生きられる世界が大きく変化し，人生の岐路にたつことがある。

　呼吸器疾患患者はがん患者も含め慢性的な経過をたどり，すぐには自分の生命予後と結びつけて考えられないことが多い。また，増悪と寛解を繰り返し，予後の見通しが不確かななか長期にわたり健康管理をしながら生活する。患者も家族も具体的に予後を知ることへの不安・苦悩をかかえており，活動に伴う呼吸困難の出現や身体状況の悪化は，急性増悪と終末期の判断がつきにくいことから，治療選択に関する意思決定がむずかしい場合も多いと考えられる。反面，急激な病状の悪化により，人工呼吸器装着・延命治療・治療中止などの生命を左右する選択を迫られることもある。

　さまざまな経過をたどり治療選択を迫られる人に対して，看護師は患者の語りを促し，患者が体験していること，病状や病気に対しての正直な思い・考えを聞き，どのような不安や葛藤をかかえて苦しんでいるのか，治療・療養への希望，これからどのように生きたいのかを知る。そして，医療チームを含む患者を支えていくすべての人々と共有し，ともにケアを考える。それは一度きりではなく，病状の変化など状況に合わせて繰り返し行い，修正をはかる。そして，社会との関係が希薄になり生きる意欲が低下しないよう，家族や他職種と連携して患者の希望・意欲を支え，生活の再構築とQOLの維持・向上をはかる。

　同時に，看護師は患者や家族のもつ力を最大限にいかし，患者の生きてきた人生の軌跡のなかで，これから歩む病気体験のなかに意味や希望を見いだせるように援助する。そして，病んだ体験の早い段階から緩和ケアも含めよりよい治療や症状マネジメントを行い，患者・家族の意思決定を支え，最後まで生ききれたと思えるように支援する。

3　家族への援助

　呼吸器に障害のある患者の問題は，患者本人にとどまらず家族や周囲の人々を巻き込み，経過も多彩であり複雑である。診断された呼吸器疾患の受け入れは患者と家族で同じとは限らない。そして患者と生活して病んだ体験をともにしている家族は，患者の再発や合併症への不安をかかえ苦悩し，病状の進行に伴い出現する複合的な問題に直面する。こうした状況の解決に向けて，看護師は患者・家族への継続的な支援を行う。

　患者の病状によっては，人工呼吸器装着・延命治療・治療中止といった生命を左右する選択を，患者の意思を確認できない場合に家族が代理意思決定しなければならないこともある。そのような場合は精神的な負担が大きいと推察されるため，家族への心理的な支援が重要となる。

---

plus　**在宅医療と災害時の対応**

　患者の在院期間を短縮し，安心して退院するために不可欠なのが在宅医療である。身体に自信がもてない状況に加え，在宅酸素療法・非侵襲的換気療法や吸引などの在宅機器を使用する必要がある患者・家族の不安は強い。加えて東日本大震災以降，災害はわが身にもおこるのではと，災害時の対応への不安はぬぐえないものと考える。災害後に地方公共団体や看護協会などが人工呼吸器使用者の実態を把握し，「災害時支援マニュアル」や災害への備えのパンフレットを作成している。

　看護師は，こうした資料を活用して在宅での身体の観察や器具の使用・管理などに加え，災害時の行動に関する具体的な内容について教育を行い，不安の解消に努める。また，患者や同居する家族，訪問看護スタッフ，ヘルパーなどへの教育と連携が重要となる。いざというときに実践できるよう定期的に器具を見直したり，停電や災害を想定して訓練しておくことが安心につながる。

✎ work 復習と課題

❶ 呼吸器疾患の近年の動向を関連する法律・統計をもとに説明してみよう。

❷ 呼吸器疾患をもつ患者の身体的・心理的・社会的特徴をまとめてみよう。

❸ 呼吸器疾患をもつ患者の看護の目的・役割を話し合ってみよう。

❹ 呼吸器疾患をもつ患者の家族が直面する問題や不安に対して，看護師はどのように対応すればよいかを考えてみよう。

第 2 章

呼吸器の構造と機能

本章の目標	□ 呼吸器系を構成する器官の構造と機能について理解を深める。
	□ 解剖生理学で学んだ知識を統合し，呼吸器に関連する症状・疾患の理解につなげる。

A 呼吸器の構造

1 肺の構造

　気管支の最終分岐にある**肺胞** pulmonary alveolus は，肺胞上皮細胞からなるきわめて薄い半球状の壁（直径 0.1〜0.2 mm）からなり，その表面は毛細血管と接している（●図2-1）。ここでガス交換が行われ，酸素が血管内へ取り込まれ，二酸化炭素が肺胞へ放出される。肺胞と毛細血管，さらに後述の細気管支（●19ページ）など，肺の中を空気と血液が流れるための支持構造（血

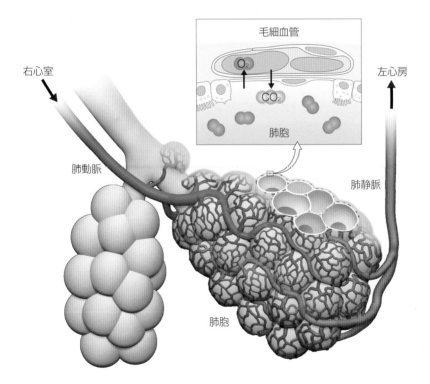

●図 2-1　肺胞
気管支と並行して走りながら同じ回数だけ分岐を繰り返してきた肺動脈は，最後に毛細血管となって肺胞を取り囲む。ここで肺胞内の空気から血液内に酸素が取り込まれ，反対に血液から肺胞内へ二酸化炭素が放出される。これをガス交換という。
ガス交換を終えた血液は，肺静脈となって，今度は気管支と伴走することなく肺の区域（●20ページ，図2-2）と区域の間，区域間面を通って合流を繰り返し，最後は左右とも上下 2 本の肺静脈となって左心房に流入する。

管・結合組織や気道の軟骨・平滑筋など)を総称して**間質**という❶。

　毛細血管は，右心室から出た**肺動脈** pulmonary artery が気管支と並行して走りながら同じように分岐を繰り返して毛細血管となったもので，ガス交換を行った血液は，この後に再び集まって**肺静脈** pulmonary vein となり，左心房へ戻る。

　肺の中には肺動脈・肺静脈のほかに大動脈から直接分岐する**気管支動脈** bronchial artery が流れる。気管支動脈は気管支の壁に沿って流れ，肺自体に酸素と栄養を送っている。

　肺は右が上・中・下の**3葉**に，左が上・下の**2葉**に分かれる。さらに各肺葉が2〜5個の区域に分かれ，合計で右が10区域，左が8区域❷に区分される(◉図2-2)。

● **肺葉の位置関係**　　上葉と下葉の関係は単純に上下ではなく，側面から見ると上葉が前(前葉)で，下葉が後ろ(後葉)であることがわかる(◉図2-3)。さらに◉図2-3のA点とB点を正面から見ると，下葉のB点のほうが上にあることがわかる。

　下葉はむしろ後葉(後ろ側)と認識すれば，臥床状態が続いている患者において痰がたまりやすく，肺炎をおこしやすいのは，下葉の背中側であることがわかる。気道の清浄化(クリアランス)に側臥位などの体位変換(体位ドレナージ，◉228ページ)が重要であることが理解できるだろう。

2 気管・気管支の構造

● **気管・気管支**　　**気管** trachea は喉頭から連続し，気管分岐部で左右の**気管支** bronchus に分かれる。成人では長さは約10 cm，気管軟骨数で16〜20個からなる(◉図2-4)。

　気管・気管支軟骨は，気管・気管支の前壁と両側壁をカバーし(約3/4周)，後壁側(残りの約1/4周)は平滑筋を含んだ**膜組織(膜様部)**からなる。咳嗽(咳をする)のときはこの膜の部分が収縮することにより，気管・気管支の口径が狭くなり，呼気の気流速度は速くなり，痰を強く外へ出すたすけとなる(◉図2-5)。これは排痰の重要なメカニズムの1つである。

　軟骨と軟骨の間は脆弱な軟部組織からなり，これを**軟骨間膜**という。

　気管は気管分岐部で左右の気管支に分かれるが，右の気管支(右主気管支)のほうが傾斜角が急(約30度)で短く(約2 cm)，左の気管支(左主気管支)のほうが傾斜角がゆるく(約45度)長い(約4 cm)。このため，食べ物などが誤って気道に入った場合(これを**誤嚥**という)，飲み込んだものは右の気管支に入りやすい。泥酔した人や意識障害のある人におこりやすい**誤嚥性肺炎**(◉144ページ)が右肺に発生しやすいのはそのためである。

● **細気管支**　　その後，気管支はそれぞれの肺葉に入る各気管支に分かれたあと，順次分岐を繰り返し，7〜8分岐から先は直径2 mm以下の細気管支となる。あえて**細気管支**というのは，ここから先は軟骨をもたないからである。そしてさらに分岐を繰り返し，小葉に入ったところの終末細気管支→呼

NOTE

❶ **間質の疾患**

　間質に炎症がおこるのが間質性肺疾患(◉156ページ)である。

NOTE

❷ **左肺の区域数**

　左はS⁷が存在せず，S¹とS²が合わさってS¹⁺²という1つの区域になっている。したがって，左の区域数は8区域となる。

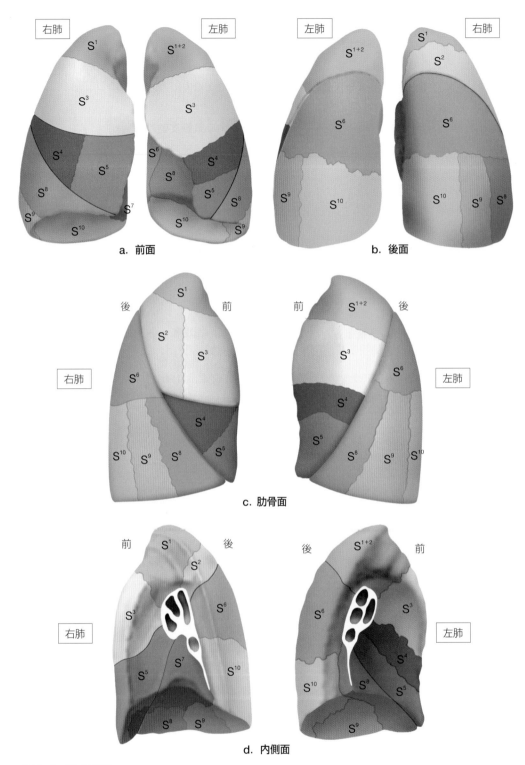

a. 前面

b. 後面

c. 肋骨面

d. 内側面

○図 2-2　肺の区域

左肺は肺尖部の S^1 と S^2 が合わさり1つの区域を形成するため，S^{1+2} と表記される。左肺には S^7 が存在しない。下葉は S^6 から S^{10} で構成され，上葉は $S^1(S^{1+2})$ から S^5 で形成されるが，右は S^4 と S^5 が一緒になってつねに独立した肺葉を形成し，中葉とよばれる。

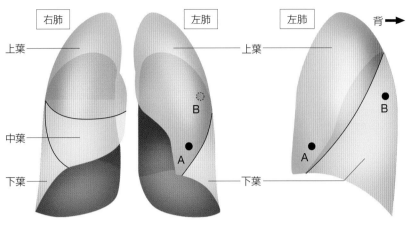

a. 前面　　　　　　　　　　　　b. 左側面

● 図2-3　肺葉の位置関係

上葉（右肺では上葉＋中葉）と下葉を分ける線（major fissure）の側面からみた走行を理解することは，肺の解剖を理解する際に重要である。背中側の高い位置から斜めに前下方に走り，腹側では一番下の部分まできている。

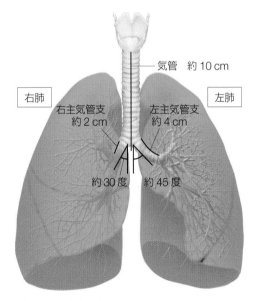

● 図2-4　左右の気管支

気管支鏡で口側から気管分岐部を見おろすと，右主気管支の入口は約30度しか傾いていないため，ほぼ正面に見ることができる。一方，左主気管支の入口は約45度の傾きがあるため，横に向かって開いているように見える。

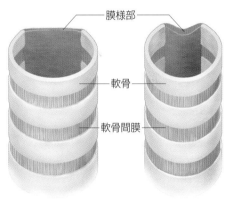

a. 平常時　　　　　　b. 咳嗽時

● 図2-5　気管の断面

咳嗽時には膜様部の平滑筋は収縮し，軟骨部分は内側に引き寄せられる。このため，気管・気管支の内径は狭くなり，気道流速は速くなり，痰を吹き飛ばしやすくなる。

吸細気管支→肺胞管→肺胞となる（● 図2-6）。ここまでに23回分岐するといわれ，ガス交換の場である肺胞の総面積はテニスコート約半面分に相当する。

　細気管支より奥の気管支に軟骨がないことは，肺の機能を理解するために重要である。気管支は消化管と異なり，空気が出たり入ったりするため，つねに管として開存していることが必要である（消化管は食物が通過するとき

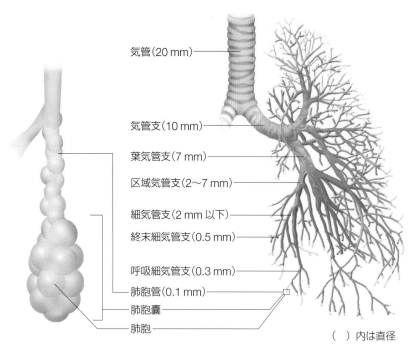

気管（20 mm）

気管支（10 mm）

葉気管支（7 mm）

区域気管支（2〜7 mm）

細気管支（2 mm 以下）

終末細気管支（0.5 mm）

呼吸細気管支（0.3 mm）

肺胞管（0.1 mm）

肺胞嚢

肺胞

（　）内は直径

▶図 2-6　気管支の分岐

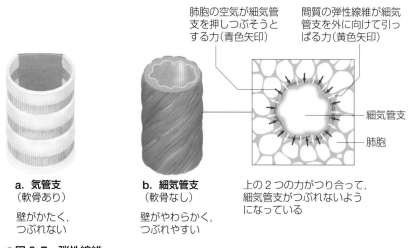

肺胞の空気が細気管支を押しつぶそうとする力（青色矢印）

間質の弾性線維が細気管支を外に向けて引っぱる力（黄色矢印）

細気管支

肺胞

a. 気管支
（軟骨あり）

壁がかたく，
つぶれない

b. 細気管支
（軟骨なし）

壁がやわらかく，
つぶれやすい

上の2つの力がつり合って，
細気管支がつぶれないよう
になっている

▶図 2-7　弾性線維

だけ前壁と後壁が離れればよい）。このため気管支の壁は軟骨でつくられて
いるわけだが，肺胞の手前まで気管支が軟骨でできていた場合の肺のかたさ
を想像してみてほしい。肺はかたい臓器になってしまい，呼吸に伴うしなや
かなのび縮みは期待できない。

　そこで，細気管支から奥の気管支の壁からは軟骨が消失するのであるが，
そのままでは細気管支内の圧が肺胞内の圧より低くなり，呼気時に細気管支
の内腔はまわりの肺胞に押しつぶされてしまう。そこで呼気時に内腔が押し
つぶされないために細気管支周囲の肺胞壁内には細気管支を外側に向けて
引っぱってくれる弾性線維が発達している（▶図 2-7）。

3 　気道のクリアランス

　気道 airway は鼻や口を通じて外界とつながっている。このため，つねに細菌やウイルス，または大気中の汚染物質の侵入に対処しなければならない宿命にある。これは消化器も同じであるが，一番の違いは，消化器は入口と出口が別であるのに対し，呼吸器は出入口が同じであるという点である。

　このため，呼吸器系では空気にまざって侵入してくるものを，つねに肺の奥（末梢）から口側に向かって流し出すシステムをもっている。気管支の表面は多数の気管支腺❶の開口部を有し，線毛上皮細胞❷におおわれている。気管支腺からはつねに分泌液が出され，それが末梢の気管支から中枢の気管支に向かって気管支の表面を流れている。分泌液の口側への流れは**線毛運動**によりつくり出されている。この分泌液の流れは一層の膜をつくって気管支の表面をおおうように流れている。

● **喀痰**　感染などが原因となってこの分泌液の量が増え，その中に炎症細胞や細菌が多数含まれて粘度が増して大きなかたまりとなったものを，われわれは肺からの**喀痰** sputum として認識するわけである（気管支腺以外にも鼻腔や咽頭からの分泌物も喀痰として認識される）。吸入する空気が乾燥していたり，身体が脱水状態にあると，痰の水分量が減ってさらに粘度が増すため，痰が出しにくいと感じることとなる。

▭ NOTE

❶**気管支腺**
　痰のもとになる粘液や漿液を分泌する腺。

❷**線毛上皮細胞**
　気管支の表面をおおう上皮細胞には，消化管と異なり線毛がはえている。この線毛が運動を行うことによって分泌液に一定方向への流れをつくり出している（▷41ページ，図3-2）。

4 　縦隔の構造

　縦隔 mediastinum とは左右の胸腔を隔てる壁という意味で，前方は胸骨，後方は脊椎，下方は横隔膜で囲まれた部分をさす（▷図2-8）。

　縦隔には心膜に包まれた心臓と，心臓に出入りする大血管（大動脈，肺動

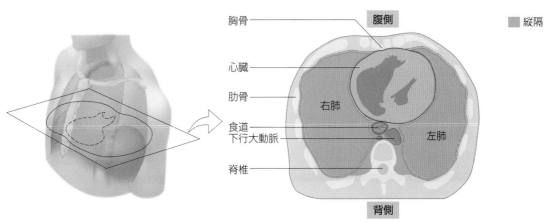

（CTをイラスト化，下から見上げる）

胸骨／腹側／縦隔／心臓／肋骨／右肺／食道／下行大動脈／左肺／脊椎／背側

▷**図2-8　縦隔**
縦隔という臓器があるわけではない。▧ で示された場所をさす名称である。左右は肺に，前後は胸骨と脊椎にはさまれた場所を縦隔といい，ここに臓器としては気管，胸腺，心臓，大血管，食道が存在する。

脈, 肺静脈, 上大静脈, 下大静脈), 気管, 食道, 胸管(リンパ管), 神経(迷走神経, 横隔神経), 胸膜などが存在する。

● **胸腺**　胸腺 thymus は胸骨のすぐ後面に存在し, 胎生期には T 細胞(細胞性免疫の中心となるリンパ球)の成熟・分化に関与する重要な臓器である。

ヒトでは, 胸腺は出生後に役割を失い, 急速に退縮して成人では脂肪組織になっているが, 種々の自己免疫疾患の発症との関係が疑われ, また多くの縦隔腫瘍が胸腺から発生するため, 近年注目されている臓器である(◐209ページ)。

5　肺と胸郭・胸腔・胸膜の関係

● **胸郭と胸腔**　肺は上方と側方を肋骨, 肋間筋および肋骨に付着する広背筋, 前鋸筋, 大胸筋, 僧帽筋などの呼吸筋群に囲まれ, 下方は横隔膜に, 内方は縦隔に囲まれた入れ物の中におさめられている。このかたい囲みを**胸郭** thorax といい, それによって囲まれた空間を**胸腔** pleural cavity という(◐図2-9)。この頑丈な肋骨群により形成される胸郭によって, 脊椎動物は大気圧(1気圧)に押しつぶされることなく肺を拡張・収縮させて呼吸することができるのである。

呼吸筋群は, 吸気❶に際し脊椎を支柱として肋骨群の前方が頭側に引き上げられるように作用する(◐図2-10の$\theta_1 \to \theta_2$)。この肋骨の引き上げにより肋間は間隔が広がり, 胸郭の前後径も大きくなり(◐図2-10の$\ell_1 \to \ell_2$), 肺は膨張させられる。呼気時にはこれらの筋肉群は弛緩して肋骨群はもとの位置に戻るため, 胸郭の体積は縮小し, 肺からは強制的に空気が呼出させられる(◐図2-10)。

肺は縦隔側とのみ直接つながりがあり, その部分を**肺門** hilus pulmonis という。これはわずか長径6〜7 cm 程度の楕円形の部分で, 肺はここで心臓と肺動静脈でつながり, 気管とは気管支でつながっているだけである。肺の大

NOTE
❶呼吸運動を吸息・呼息とあらわす場合もあるが, 本書は吸気・呼気で統一する。

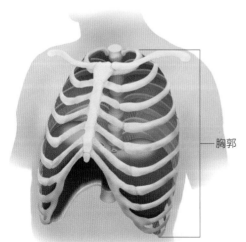

胸郭

◐**図2-9　胸郭と胸腔**
この図は呼吸筋群を取り除き, 骨性胸郭のみを示したものである。このようなかたい骨のよろいによってまもられることで, 肺は1気圧の大気圧の下でもふくらむことができる。

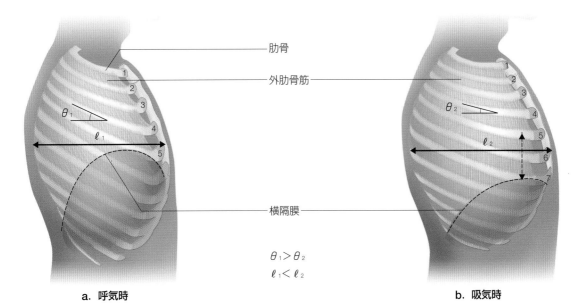

a. 呼気時

$\theta_1 > \theta_2$
$\ell_1 < \ell_2$

b. 吸気時

肋骨

外肋骨筋

横隔膜

◉図 2-10　呼吸時の胸郭の動き
かたい骨性胸郭といえども呼吸に際しては運動し，胸郭自体の体積の変化に寄与している。すなわち，吸気時には，肋骨は前方が頭側に向かって引き上げられる。後方は脊椎に固定されているので，肋骨の前方が上がったことで胸郭の前後径は大きくなる。このとき同時に横隔膜も下がるので，胸郭の体積はさらに大きくなり，胸腔内圧が下がり同時に気道内圧も下がって肺に空気が流入する。

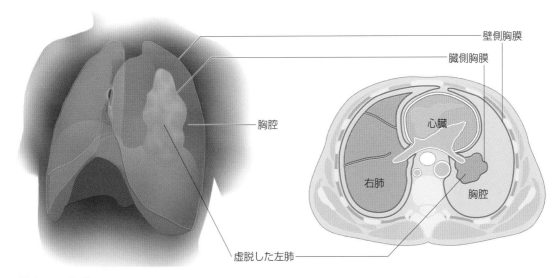

壁側胸膜

臓側胸膜

心臓

右肺

胸腔

胸腔

虚脱した左肺

◉図 2-11　胸膜
肺は薄い膜でおおわれている。この膜を胸膜という。この膜は，さらに連続して肺門部から胸壁側もおおい(この部分を壁側胸膜という)，結局，胸腔は肺を含めてすべて胸膜におおわれた空間になっている。また，言い方をかえれば，胸膜でおおわれた空間が胸腔である。
肺が正常にふくらんだ状態(図の右肺)では，壁側胸膜と臓側胸膜は接しており，胸腔という空間は存在しない。ひとたび気胸(◉205 ページ)のように肺が虚脱すると，壁側胸膜と臓側胸膜は離れ，肺は正常にふくらまなくなる(図の左肺)。

部分は胸腔の中に浮かぶように存在している。

● **胸膜**　肺と胸郭の内側をおおう膜を **胸 膜** pleura といい，胸壁の側を **壁側**

胸膜，肺をおおう側を**臓側胸膜**とよぶ(◉図 2-11)。この胸膜におおわれた空

間が前述の**胸腔❶**である。胸腔は肺が広がっている限り肺で占められ，空間としては存在しない。ここに正常でも数 mL の **胸水** pleural effusion が存在する。

　肺側の胸膜（臓側胸膜）に弱い部分ができてそこが風船状にふくらみ（これを成因によりブラもしくはブレブとよぶ），さらにそこに穴が空き，空気がもれて肺がしぼんだ状態が**気胸**である（◉205 ページ，「自然気胸」）。一方，本来ごく少量しかない胸水が，細菌やがん細胞の刺激で増量し，胸水で肺の一部が押しつぶされた状態が**胸水貯留**である（◉70 ページ）。

6 横隔膜

　横隔膜 diaphragm には膜という名前がついているが，主要な部分は筋肉である。ドーム型の頂上の中心部分が腱となり，その周囲が放射状に筋肉となっている。筋肉が収縮すると中央の腱は下方へ引っぱられるので横隔膜自体は下がり，肺も下へ引きのばされるので，空気を吸うことができる（◉図2-12）。

　横隔膜の動き（すなわち，横隔膜の筋肉の収縮）は横隔神経によってコントロールされている。したがって，横隔膜の異常不随意運動である**吃逆**（しゃっくり，◉210 ページ）は，横隔膜への直接の刺激以外に，この横隔神経に異常があってもおこりうる。

NOTE
❶胸腔と胸膜腔
　解剖学的には胸膜腔が正式な表現であるが，臨床的には胸腔とよぶことが一般的である。胸腔鏡手術，胸腔内圧，胸腔ドレーンなどといった用語が一般的に用いられるため，本書では胸腔で統一する。

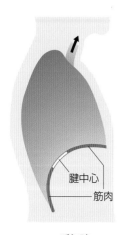
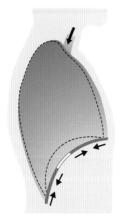
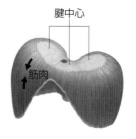

a. 呼気時
（横隔膜弛緩）

b. 吸気時
（横隔膜収縮）

◉**図2-12　横隔膜**
横隔膜が筋肉でできていることは理解できても，筋肉が収縮すると横隔膜が下がることをイメージするのはむずかしい。横隔膜の中心は腱でできていて，この腱を中心に放射状に筋肉がのびている。この筋肉は横紋筋で，反対側は肋骨か脊椎に付着している。筋肉が収縮すると，肋骨や脊椎と腱中心の距離が短くなるので，結果として腱中心は下方に下げられるかたちとなる。

B 呼吸の生理

● **呼吸とは**　肺など呼吸器系臓器・器官の最も重要な生理機能は，動脈血中の酸素分圧を正常に維持し，心臓，血管などの循環器系を介して末梢臓器（脳，筋肉など）に必要十分な酸素を供給することである。そのためには，**換気**（息を吸ったり吐いたりすること）によって肺胞内に酸素濃度の高い新鮮な大気を取り込むことと，肺胞内の酸素をすみやかに肺毛細血管内の血液に移動させること（**ガス交換**）の両者が必要である（◎図2-13）。同時に，末梢臓器が酸素を消費してエネルギーを産生する際に生じる二酸化炭素は，ガス交換によって肺毛細血管から肺胞内に移動し，換気によって体外に放出される。この一連の「呼吸」によって，吸気（大気）中のガス組成と呼気中のガス組成は，◎図2-14のように変化する。さらに二酸化炭素は血液中の重要な酸であるため，この分圧を調整して動脈血中の pH を維持すること（**酸塩基平衡**）も呼吸器系のもう１つの重要な機能である。

　ガス交換における酸素や二酸化炭素の移動はエネルギーを要さず，その気体の圧の高いところから低いところへ圧勾配に沿った**拡散**によって生じる。この際の気体（酸素や二酸化炭素など）の圧を表現する場合に，**分圧**［（気体全体の圧）×（ガスの濃度）］という指標を用いる。吸気は水蒸気で飽和しているため，乾燥吸気圧は大気圧 760 mmHg から飽和水蒸気圧 47 mmHg を差し引いた 713 mmHg である。乾燥大気中の酸素濃度は 21% であるため，吸気中の酸素分圧は 713×0.21＝150 mmHg となる。正常な肺胞内の酸素分圧は

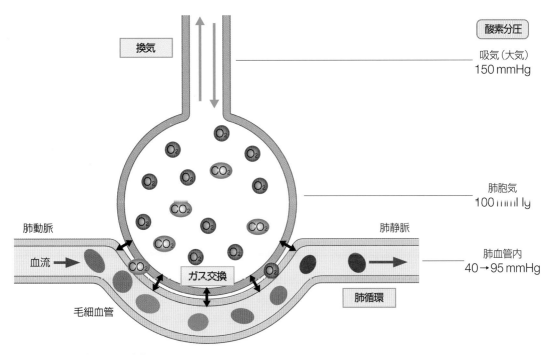

◎**図 2-13　換気とガス交換**

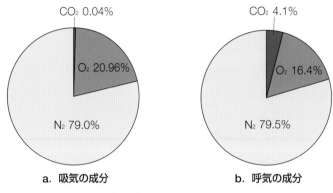

CO₂ 0.04%

O₂ 20.96%

N₂ 79.0%

a. 吸気の成分

CO₂ 4.1%

O₂ 16.4%

N₂ 79.5%

b. 呼気の成分

◎図 2-14　吸気と呼気の成分

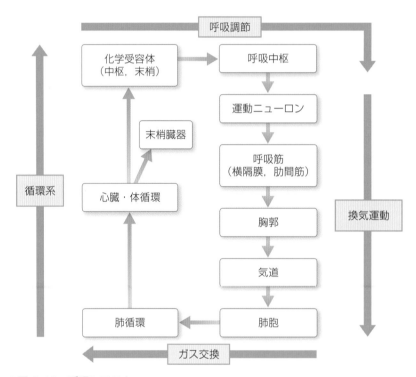

◎図 2-15　呼吸システム
呼吸に関与する一連のシステムのどこに異常があったとしても，正常な呼吸を維持することはできない。

換気によって流入する酸素とガス交換によって肺胞から血液に移行する酸素のバランスにより 100 mmHg に保たれており，肺毛細血管に流入する静脈血の酸素分圧（40 mmHg）よりも高いため，酸素が肺胞内から毛細血管内に拡散する（◎27 ページ，図 2-13）。

● **呼吸に関与している組織**　換気には肺を拡張・収縮させるシステムとそれを調節するシステムが必要である（◎図 2-15）。まず，延髄の**呼吸中枢** respiratory center から**運動ニューロン**を介して伝えられた刺激が**呼吸筋** respiratory muscle（横隔膜，肋間筋）を収縮させる。呼吸筋は直接肺を動かす

わけではなく，胸郭や横隔膜に作用して胸腔内容積を変化させる。胸腔内は密閉空間で陰圧に保たれているため，胸腔内容積(胸腔内圧)の変化により間接的に肺が拡張・収縮する。

　肺が拡張すると空気が**気道**を通って拡張した**肺胞**内に流れ込む。肺胞内の酸素は肺胞壁を通して**肺循環**系内の血液に拡散し，逆に二酸化炭素は血液から肺胞腔内へ拡散する。中枢や末梢の**化学受容体**は動脈血中の酸素や二酸化炭素の分圧に反応し，必要な信号を呼吸中枢に送り返す。これらの一連のシステムのどこに異常があっても正常な呼吸が障害されることになる。

　この章では呼吸の生理を具体的に，①呼吸調節(呼吸中枢)，②換気運動(呼吸筋，胸郭，気道，肺胞)，③ガス交換(肺胞，肺循環)，④酸塩基平衡の4つに分けて考えてみよう。

1 呼吸調節

　呼吸調節により呼吸(換気)の速度・リズム・深さが決定され，動脈血中の酸素分圧と二酸化炭素分圧が一定に保たれる。この呼吸パターンは，たとえば運動時に呼吸数や換気量を変化させて酸素の摂取量を増やすなど，さまざまな状況に対応してすみやかに変化する必要がある。

　呼吸パターンの調節は中枢神経系において行われており，なかでも脳幹部延髄に位置している**呼吸中枢**が重要な役割を果たしている。

● **呼吸中枢と呼吸パターン**　呼吸中枢を調節する最も重要な信号が，①**動脈血酸素分圧**(Pao_2：基準値 80〜100 mmHg[1])と②**動脈血二酸化炭素分圧**($Paco_2$：基準値 35〜45 mmHg)であるのは，呼吸中枢の機能から考えても当然のことである(●92ページ)。これらの信号を感知する受容体が**化学受容体**であり，延髄にある**中枢化学受容体**は $Paco_2$ の変化に敏感に反応し，頸動脈や大動脈などにある**末梢化学受容体**はおもに Pao_2 の変化に反応する(●図2-16-a)。通常はより敏感な中枢化学受容体からの信号がおもに呼吸を調節しており，$Paco_2$ をほぼ一定に保っている。Pao_2 に反応する末梢化学受容体はやや感度が低く，ある程度低酸素状態が進行したとき(Pao_2 が60 mmHg 以下)にはじめて反応する。

　しかし，$Paco_2$ が異常に高い状態が長期間続いている患者では，$Paco_2$ に対する中枢化学受容体の反応性が低下してしまうため，低酸素状態に対する末梢化学受容体からの信号が呼吸中枢を刺激する唯一の入力になってくる(●図2-16-b)。この状態で不用意に高濃度の酸素を吸入させて Pao_2 を急に上げると，末梢化学受容体からの信号も途絶えるために呼吸が維持できなくなる危険な状態(**CO_2 ナルコーシス**)をきたす(●図2-16-c)。

2 換気運動

　呼吸筋を完全に弛緩させると，胸郭が広がろうとする力と，肺が縮もうとする力が軽く息を吐いた状態(安静呼気位)でちょうどつり合う。この状態か

NOTE

[1] mmHg と Torr
　ガス分圧の単位は mmHg と Torr の2種類があるが，本書では mmHg を用いた。

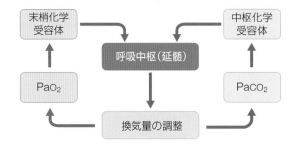

a. 正常な状態

　正常な状態では，なんらかの原因による $PaCO_2$ の上昇，あるいは PaO_2 の低下に化学受容体が反応することによって換気量を増加させ，正常な状態を維持するようにはたらく。

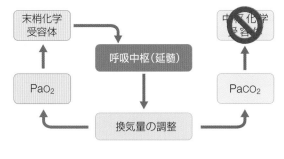

b. 慢性の高二酸化炭素血症

　慢性的な高二酸化炭素血症では中枢化学受容体の反応性が低下し，PaO_2 が呼吸中枢に対する唯一の刺激となる。

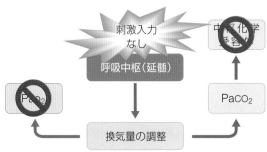

c. CO₂ナルコーシス

　bの状態で不用意な酸素投与を行うと化学受容体への刺激が途絶え，呼吸が維持できなくなる危険な状態（CO₂ナルコーシス）をきたす。

◉図2-16　呼吸調節とその異常（CO₂ナルコーシス）

ら胸郭を広げて息を吸うために使われる筋肉（吸気筋）は**横隔膜**と**肋間筋**である。吸気筋やそこに分布する運動ニューロンの異常，あるいは胸郭の可動性を制限するような病変があれば，肺を十分に拡張させることができない。一方，呼気時には吸気筋を弛緩させるだけで自動的に安静呼気位まで肺が収縮する。強く息を吐いたり咳嗽をしたりするときには，これに肋間筋や腹筋などの呼気筋の作用が加わる。

　胸郭の動きと連動して肺が拡張・収縮するためには，胸腔内で肺が胸壁と密着している必要がある。胸郭と肺とが密着しているのは，その間にある密閉された胸膜腔の内圧（**胸腔内圧**）が大気圧以下（陰圧）になっているからである。外傷や自然気胸（◉205ページ）で胸壁や肺表面に穴が空いて胸膜腔が大気圧に開放された状態になると，肺はそれ自身の収縮力により縮んでしまい，胸郭の動きと連動しない。

● **気道抵抗**　呼吸筋や胸郭が正常でも，空気の通り道（気道，肺）に異常があると換気が障害される。このときに重要な要素は，**気道抵抗**と肺のやわらかさ（**コンプライアンス**）である。気道が狭くなれば気道抵抗が上昇し，そのなかを通る空気流量が低下するとともに，気道内で乱流が生じてヒュー

ヒュー，ゼーゼーという喘鳴が聴取される。このような病態がみられる代表的な疾患は，喘息である。呼気時は陽圧となった胸腔内圧により胸郭内の気道も圧迫されるため，気道抵抗はより上昇し，喘鳴が増強する（◯57ページ）。

● コンプライアンス　肺（あるいは胸郭）のやわらかさ（可動性）をコンプライアンスという。間質性肺疾患のように肺がかたくなり可動性が低下する（コンプライアンスが低下する）疾患（◯156ページ）では，肺が縮もうとする力（弾性収縮力）が強く，吸気筋を動かしても十分に肺をふくらますことができない。逆に慢性閉塞性肺疾患（COPD）（◯172ページ）では，肺の弾性収縮力に必要な肺胞壁が破壊されているために，肺が過剰に膨張（コンプライアンスが上昇）した状態にあり，肺を収縮させづらく，息を吐く際の流量が低下する。このような患者では呼気に時間がかかるため，運動時に酸素摂取量を増やそうと呼吸数や換気量を増加させると，息を吐ききれないまま吸気に移行してしまい，さらに肺が過膨張状態となって呼吸困難をきたす。

　いままでみてきたことからわかるように，換気障害をきたしているときには肺を動かすシステムの異常（神経・筋疾患，胸郭疾患）と肺自体の異常（気道疾患，肺疾患）の両方の可能性を検討しなくてはいけない。

3　ガス交換

　肺胞と肺胞壁毛細血管との間でおきるガス（酸素あるいは二酸化炭素）の拡散が，肺におけるガス交換である。まず，1つの大きな肺胞と血管だけからなる最も単純なモデルを考えてみよう（◯27ページ，図2-13）。このモデルにおいて，どれだけのガスが肺胞と血液の間で移動するかを決定するのは，肺胞と血液のガス分圧差と，肺胞壁のガスの通りやすさである。

● 肺胞内のガス分圧　肺胞内のガス分圧は，①吸入気のガス分圧，②換気量，③末梢臓器でのガス消費・産生量によって決定される。室内気吸入下（酸素濃度 21%，吸入気酸素分圧 150 mmHg，二酸化炭素分圧 0 mmHg）では，換気量が正常な安静状態であれば肺胞内の酸素分圧は 100 mmHg，二酸化炭素分圧は 40 mmHg である。吸入気酸素分圧を変化させる条件下，たとえば酸素吸入は肺胞内酸素分圧を上昇させ，大気圧の低い高地では吸入気酸素分圧の低下に伴い肺胞内酸素分圧も低下する。

　一方，吸入気酸素・二酸化炭素分圧が正常でも換気量が減少すれば肺胞内の酸素分圧は低下，二酸化炭素分圧は上昇し，それに伴い血液中の酸素分圧，二酸化炭素分圧も変化する。ただし吸気の一部は肺胞まで到達せず，上気道や気管・気管支など肺胞が存在しない領域に分布する。このガス交換に関与しない領域を**死腔**という。そのため，ガス交換に寄与する換気量（**肺胞換気量**）は換気量から死腔の容積を差し引いたものであり，健常人では1回の換気量が 500 mL，死腔容積は 150 mL 程度なので，肺胞換気量は 350 mL となる。疾患によって死腔容積が増加すれば，換気量が正常であっても肺胞換気量が低下して酸素分圧は低下，二酸化炭素分圧は上昇しうる（◯表2-1）。

　運動時には筋肉など末梢臓器での酸素消費量が増加するため，呼吸調節機

○**表2-1　換気量低下・ガス交換障害による酸素分圧・二酸化炭素分圧の変化**

		酸素吸入	肺胞換気量低下		ガス交換障害		貧血
			換気量減少	死腔増加	拡散能低下	シャント・換気血流比不均衡	
肺胞内	酸素分圧	↑	↓	↓	―	―	―
	二酸化炭素分圧	―	↑	↑	―	―	―
動脈血	酸素分圧	↑	↓	↓	↓	↓	―*
	二酸化炭素分圧	―	↑	↑	―	―	―

＊ 酸素分圧は低下しないが，単位血液量あたりの酸素含有量は低下する。

構によって換気量を増加させ，動脈血酸素分圧が低下しないように維持している。肺疾患などにより運動強度に応じた換気量増加ができない場合には，呼吸困難を自覚することになる。

● **肺胞と血管の間のガスの通りやすさ（拡散能）**　肺胞領域では酸素分子は酸素分圧の高い肺胞内から分圧の低い血液へ受動的に移動（**拡散**）する。酸素は二酸化炭素と比べて組織や血液への溶解度が低いために拡散速度が遅く，肺胞の表面積と肺胞壁の厚みによる影響を受けやすい。肺胞構造が破壊される慢性閉塞性肺疾患（○172ページ）や，肺胞が線維化・虚脱する特発性肺線維症（○157ページ）などの疾患では，肺胞の総表面積が減少し，ガス交換が障害される。特発性肺線維症では炎症や線維化のために肺胞の壁が厚くなるので，酸素の拡散はさらに強く障害される。運動時には単位時間あたりの肺血流量も増加する（後述）ため，拡散能が低下している場合には血液が肺毛細血管を通過する間に十分量の酸素が拡散できず，労作時の低酸素血症をきたす。一方，二酸化炭素は組織溶解度が高いことから拡散障害の影響を受けにくいうえ，換気量を増やすことで容易に排出できるため，拡散障害だけで動脈血二酸化炭素分圧が上昇することは少ない。

● **血液内のガス分圧**　血液中の酸素のほとんどは，赤血球内のヘモグロビンと結合した状態で運搬される。血液中のヘモグロビンがどれくらい酸素と結合しているかを**酸素飽和度**という。血液が肺毛細血管を通過する間に肺胞から取り込める酸素量は血液中のヘモグロビン量と血流量にも影響される。安静時でも肺毛細血管内を通る間に赤血球のヘモグロビン分子はほぼ完全に酸素化された（飽和した）状態となるため（○95ページ，図4-26），運動時にさらに多くの酸素を体内に取り込むには単位時間あたりの肺を通過する血液量（＝血流量）を増やす必要がある。もし貧血のためにヘモグロビン量が減少したり心不全や肺循環障害のために血流量が低下したりすると，運動に必要な酸素を取り込むことができない。

● **シャントと死腔**　実際の肺は複数の肺胞と血管からできているので，限られた量の換気と血流を個々の肺胞・毛細血管系にバランスよく配分することもガス交換にとって重要である。2つの肺胞と血管からできているモデルを考えてみよう（○図2-17）。片方の肺胞には血流はあるがまったく換気がな

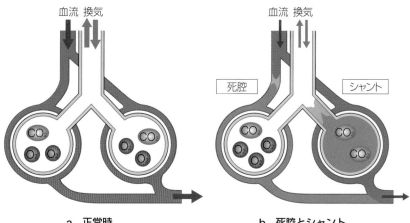

a. 正常時　　　　　　　　b. 死腔とシャント

◉**図 2-17　シャントと死腔**
２つの肺胞と２つの血管にバランスよく換気と血流が配分される場合は，ガス交換が最も効率的に行われる。一方，換気と血流の配分が不均等である場合は，ガス交換の効率が下がる。

く(この状態を**シャント**という)，もう一方の肺胞には，換気はあるがまったく血流がない(この肺胞はガス交換に関与できない死腔となっている)とすると，全体としては換気も血流もあるにもかかわらず血液はまったく酸素化されないままに肺を通過してしまう。これほど極端でなくても，換気と血流のバランスがわるい(**換気血流比不均衡**)と，ガス交換の効率は低下する。たとえば，肺炎や肺水腫で肺胞に滲出液がたまっている状態では，そこを通過する血液は十分に酸素化されないままに体循環系に送り出されてしまうため，低酸素血症をきたす。

4　酸塩基平衡

　動脈血中の pH は 7.4 前後(7.35〜7.45)という非常に狭い範囲で維持されている。血液中の酸と塩基(アルカリ)の量がほぼつり合っていることを意味しており，これを**酸塩基平衡**という。

　血液中の酸としては二酸化炭素が最も多く，塩基としては炭酸水素(重炭酸)イオン(HCO_3^-)が最も多い。この酸と塩基の平衡状態は２つの臓器，すなわち，肺と腎臓によって維持されている。つまり，肺では二酸化炭素排出量を増減することにより，腎臓では尿中に排泄する HCO_3^- の量を増減することにより，体内の酸と塩基のバランスをとっているわけである(◉図 2-18)。

●**アシドーシスとアルカローシス**　血液中の酸の濃度を正常よりも増やすような病態(あるいは塩基の濃度を減らすような病態)を**アシドーシス** acidosis，塩基の濃度を増やすような病態(あるいは酸の濃度を減らすような病態)を**アルカローシス** alkalosis という。一方，血液の pH が 7.35 未満になった場合を酸血症，7.45 より高くなった状態をアルカリ血症という。ここで間違えやすいのだが，「アシドーシス＝酸血症」ということではない。血

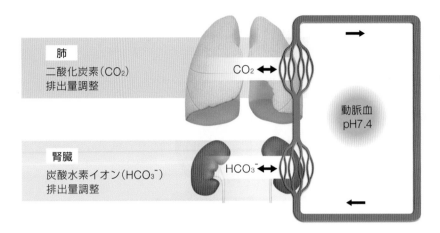

◉図 2-18　酸塩基平衡
血液の pH は肺で呼出される二酸化炭素（CO_2）と腎臓で排泄される炭酸水素イオン（HCO_3^-）の量で調節されている。

液の pH は酸と塩基のバランスによって決まるので，たとえばアシドーシスがあっても同時にアルカローシスが合併していれば酸血症になるとは限らず，アルカリ血症にもなりうる。

　肺で調節しているのは二酸化炭素という酸の排泄量であるので，二酸化炭素が増えている（動脈血二酸化炭素分圧が上昇している）状態を**呼吸性アシドーシス**，二酸化炭素が減っている状態を**呼吸性アルカローシス**という。二酸化炭素以外の酸（乳酸，ケト酸など）が増えたり塩基（HCO_3^-）が失われているときは**代謝性アシドーシス**，酸（胃酸に含まれる塩酸など）が失われたり，塩基（HCO_3^-）が増えているときを**代謝性アルカローシス**という。

● pH の維持　血液中の pH を 7.4 前後に維持することは生体にとって非常に重要であるため，pH は肺と腎臓という 2 つの臓器で調節されていると考えることもできる。実際，肺か腎臓いずれかの機能が障害された場合には，もう一方の臓器がそれを補うようにはたらいて血液の pH を維持する。これを**代償**という。

　たとえば，腎機能が悪化して代謝性アシドーシスをきたしたときには，肺からの二酸化炭素排泄量を増やして pH が維持される。逆に呼吸器疾患の患者で二酸化炭素が貯留して呼吸性アシドーシスをきたしたときには，腎臓での HCO_3^- の排泄量が減って pH は維持される。肺での代償反応は換気量をかえることにより瞬時におきるが，腎臓で HCO_3^- の排泄量を変化させる代償反応には数日を要する。

✎ work 復習と課題

❶ 左右の肺の分葉構造（肺葉の区分の仕方）を正面と側面で図示してみよう。

❷ 軟骨をもたない細気管支が内腔を保つためのしくみを説明してみよう。

❸ 呼吸のために肺を広げたり縮めたりするメカニズムを，呼吸筋と肋骨の関係と横隔膜の運動の２点から説明してみよう。

❹ 「酸素や二酸化炭素などのガスは濃度が高いところから低いところに拡散する」は，正しいか誤りか。また，その理由を説明してみよう。

❺ 呼吸中枢を刺激する信号を２つあげてみよう。

❻ 「ガス交換とは酸素と二酸化炭素を交換することである」は，正しいか誤りか。また，その理由を説明してみよう。

❼ 動脈血の pH を調節している臓器を２つあげてみよう。

第 **3** 章

症状とその病態生理

　症候には，患者がみずから訴える**自覚症状** subjective symptom と，患者からの聴取や診察により判明する**他覚症状** objective symptom とがある。自覚症状あるいは他覚症状として厳密に区分できない症候もあるが，ここでは呼吸器疾患の代表的な症候を自覚症状と他覚症状に分けて整理し，それぞれの病態生理について学び，理解を深める。

　看護の立場からは，症状に伴う苦痛を取り除くことだけでなく，症状の成因を考え，適切に対処することも必要である。たとえば，発熱をすべて解熱薬で抑制すると，治療効果や病勢を把握できなくなる場合もある。また，咳嗽も気道内に貯留した分泌物を除いて気道を清浄化するために必要であり，咳嗽をとめてしまうとむしろ呼吸困難が増悪することがある。

　個々の症候はそれぞれが密接に関連しており，各症候について理解するだけでなく，それらの結びつきを考えることが大切である。

A　自覚症状

1　咳嗽 cough

　咳嗽は，①身体外から気道内に異物が入り込むのを防ぐ，②気道で分泌されたものを喀出し，気道の清浄化をはかる，という点で生体にとって有用な防御反応である。しかし，過剰な咳嗽が続くと，肺の安静を保てず体力も消耗するため，生体にとって不利になることがある❶。

1　咳嗽の発生機序

　十分な吸気が行われたところで声門が閉まり，肺内圧が上昇したところで声門が開き，肺内の空気が短時間に一気に呼出される。これが咳嗽である。一般的に咳嗽は神経系が関与する反射運動である。迷走神経の末端の受容体に刺激が加わると，その興奮が延髄にある咳中枢に伝導し，反射運動として咳嗽が発生する。自発的に咳嗽をすること（わざと咳や咳払いをすること）や咳嗽をこらえることは可能であるが，これは咳中枢に大脳からも支配があることを示す。

　咳嗽を誘発する刺激には，大きく分けて，化学的な刺激と，伸展・収縮などによる物理的・機械的刺激がある。

　NOTE
❶咳嗽のエネルギー消費
　1分間に1回の咳嗽を10時間続けると1,250 kcalのエネルギーを消費すると計算されている[1]。

1）泉孝英：咳の病態生理．JIM 13(12)：1004, 2003.

● **化学的刺激**　ヒスタミン，ブラジキニン，サブスタンス P などの物質，
粉塵(ふんじん)，刺激性ガス，乾燥した空気，冷気など。
● **物理的・機械的刺激**　腫瘍による気道の圧排・伸展，疾患(間質性肺炎，
気胸，無気肺など)による末梢気道や肺胞領域の伸展・虚脱(あっぱい)など。

　迷走神経は太い気道，末梢気道，肺胞領域を含む呼吸器系だけではなく，
胸膜，横隔膜，心臓，食道などにも分布する。そのため，化学的および物理
的な刺激が胸膜(胸膜炎など)，横隔膜(腹水による横隔膜への伸展刺激など)，
心臓(不整脈など)，食道(逆流した胃内容物による刺激)に分布する迷走神経
末端を刺激した場合にも，咳中枢を介して咳嗽が発生する。また，緊張する
と咳嗽が出るのは，大脳から咳中枢に刺激が伝わるからである。

2 咳嗽の観察所見と考えられるおもな疾患

▎咳嗽の程度

　激しい咳嗽は，喉頭や気管分岐部などの中枢(太い)気道に刺激が加わった
ときにおこることが多い。末梢気道・肺胞・毛細血管などに分布する迷走神
経の受容体は，伸展や虚脱などの物理的な刺激を受けて，小さな咳嗽を誘発
する。刺激の種類や刺激を受ける気道の部位により，咳嗽は特徴的なパター
ンを示す。

▎喀痰の有無

　喀痰を伴わない咳嗽を**乾性咳嗽**(かんせい)，伴う咳嗽を**湿性咳嗽**(しっせい)という。乾性咳嗽は
物理的・心理的な要素や薬剤などが関与することがある。湿性咳嗽は感染や
アレルギー(気管支喘息)などに起因することが多い。

▎咳嗽の持続期間

　持続期間により，①3 週間未満の**急性咳嗽**，②3 週間以上 8 週間未満の**遷(せん)
延(えん)性咳嗽**，③8 週間以上の**慢性咳嗽**に分類する。急性咳嗽の原因の多くは，
かぜ症候群を含む気道の感染症である。持続期間が長くなるにつれて感染症
の頻度は低下し，慢性咳嗽では感染症そのものが原因となることはまれであ
る(●図 3-1)。

　基本的に 2 週間以上咳嗽が続く場合は，まず胸部画像検査(X 線検査・CT
検査)を行う。慢性咳嗽をみとめるが胸部画像検査で明らかな異常を指摘で
きないときは，原因として後鼻漏(こうびろう)，喘息，逆流性食道炎，薬剤の副作用など
を考える。慢性咳嗽の原因として頻度の高いものを●表 3-1 に示す。

▎器質的疾患の有無

　2 週間以上続く咳嗽をみとめ，胸部画像検査で異常をみとめない場合や，
血痰を伴う場合には，通常の検査で原因が不明であれば気管支鏡検査も考慮
する。気管・気管支の腫瘍や結核，異物などが発見されることもある。

　咳嗽を訴える患者に呼吸器の器質的な疾患が必ず発見されるとは限らない。
たとえば，心因性の咳嗽は器質的な疾患がなくてもみられる。

3 咳嗽の治療

咳嗽は基本的に気道を清浄化するためにおこる一種の生体防御反応である。

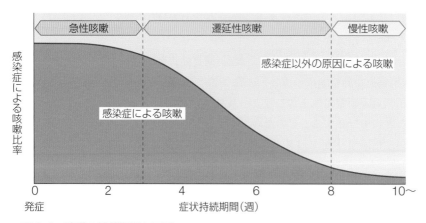

● 図 3-1　咳嗽の持続期間と原因
（日本呼吸器学会咳嗽・喀痰の診療ガイドライン 2019 作成委員会編：咳嗽・喀痰の診療ガイドライン 2019. p.10, 2019 による, 一部改変）

● 表 3-1　慢性咳嗽の原因

項目	特徴
喫煙	喫煙者の慢性咳嗽は, 禁煙により経過をみる。多くは湿性咳嗽であるが, 禁煙によって約90%は消失する。
咳喘息	わが国で最も多い咳嗽の原因である。喘鳴や呼吸困難を伴わず, 咳嗽を唯一の症状とする喘息をいう。夜間から早朝に悪化することが多い。好酸球が関連しており, 気管支拡張薬が有効である。40〜50%が典型的な喘息に移行する（● 166 ページ）。
アトピー咳嗽	わが国で 2 番目に多い咳嗽の原因である。アトピー素因のある中年女性に多い。中枢気道の咳受容体感受性亢進による。好酸球の関与が考えられる。気管支拡張薬は無効でヒスタミン H_1 受容体拮抗薬やステロイド薬が有効である。就寝時から早朝にかけてみとめるが, 喘息に移行することはない。
副鼻腔気管支症候群	わが国で 3 番目に多い咳嗽の原因である。慢性反復性の好中球性気道炎症を上気道（慢性副鼻腔炎）と下気道（慢性気管支炎, 気管支拡張症, びまん性汎細気管支炎）に合併した病態である。マクロライド系の薬剤が有効である。鼻腔の分泌物が後鼻孔より咽頭にまわってたれ込む（後鼻漏）とそれが慢性の咳嗽を誘発することもある。鼻咽腔ファイバースコープなどで確認できる。
感染後の咳嗽	上気道炎をきっかけに数週間にわたり咳嗽が持続することがある。ウイルス感染が多く, 通常は乾性咳嗽である。就寝前や夜間, 朝に多い。
慢性閉塞性肺疾患	喫煙歴があり喀痰・息切れをみとめる場合には, 本疾患を疑う（● 172 ページ）。
気管支拡張症	多量の膿性喀痰を伴う慢性の咳嗽をみとめる場合には, 本疾患を疑う（● 171 ページ）。
逆流性食道炎	下部食道へ分布している迷走神経末端への刺激が咳嗽をおこすことがある。胸やけ, 苦味や酸味を伴う慢性の咳嗽を訴える場合には, 本疾患を疑う。
薬剤の副作用	治療薬が咳嗽の原因となることがある。よく知られたものとして, 降圧薬として広く用いられているアンギオテンシン変換酵素（ACE）阻害薬がある。
その他	間質性肺炎・結核・非結核性抗酸菌症などは, とくに高齢者の慢性咳嗽の原因になる。

　咳嗽の治療で大切な点は, まず咳嗽の原因をさがし, それを治療することである。とくに慢性咳嗽ではそれぞれの原因に適した薬剤もあるので, 正しい診断が重要である。

　咳嗽に対する最も基本的な治療法は, 安静を保ち, 会話を最小限にとどめ,

喉頭への刺激を最小限にすることである。禁煙は必須である。また，乾燥した空気や冷たい空気の吸入を避ける。喀痰を伴わない乾性咳嗽，咳嗽が持続するために肺の安静を保てない場合や，睡眠が妨げられる場合には，鎮咳薬・気管支拡張薬・鎮静薬などを用いて咳嗽をとめるほうが有用である。喀痰を伴う湿性咳嗽では，感染や気管支喘息などの炎症が存在することが多いので，それらの治療を行う。また，気道内分泌物は咳嗽の刺激になるので去痰薬なども用いる。一方，対症的に咳嗽を鎮静すると，むしろ痰を出しにくくなる場合がある。

　咳嗽の原因を特定できないことも多いが，咳嗽に対して用いる治療（導入療法）から原因がわかることもある。たとえば，気管支拡張薬により咳嗽が改善すれば，気管支喘息や咳喘息の可能性が高い。さらに咳嗽のない状態が続くように，維持療法を行う。

2　喀痰 sputum

1　喀痰の発生機序

　気道の表面は，分泌物によってつねに湿った状態になっている。この分泌物は気道表面の乾燥を防ぎ，吸気中に含まれる粉塵や異物をとらえて末梢気道への侵入を防いでくれる。異物を取り込んだ気道内分泌物は，気道上皮細胞の**線毛運動**により喉頭へ運ばれる（●図3-2）。

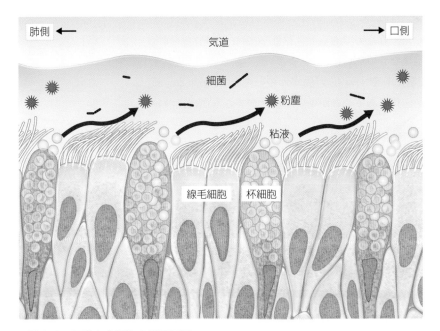

●図3-2　気道上皮細胞の線毛運動
気道には粘液を分泌する杯細胞が存在し，気道の乾燥を防いでいる。また，経気道的に吸収された異物のなかでも比較的大きいものは，上皮の杯細胞から分泌される粘液によってとらえられ，線毛細胞の線毛運動によって口側に運ばれ，一般的には喀痰として排出されるか，嚥下される。

　しかし，分泌物の量や粘 稠 度が増したり，気道粘膜の線毛運動が低下したりすると気道に貯留する。このような余剰の分泌物が咳嗽とともに喀出されたものを**喀痰**という。喀痰は呼吸器疾患の病態を理解するために重要な情報を提供してくれる。貯留した痰は気道の内腔を狭めたり，閉塞したりするために，吸気時・呼気時の空気の流れが遅くなったり，とまったりして換気量が減少する。

　喀痰を訴える患者からは，いつから始まったのか，突然かまたは徐々に始まったのか，改善や増悪を繰り返しているのか，症状を増悪させる因子があるかなどを聴取する。副鼻腔炎が存在すると，鼻腔の分泌物（いわゆる「はな」）が後鼻漏（◯40ページ，表3-1）として咽頭にまわり込むために喀痰と間違えることがあるので注意する。

　喀痰は細胞成分や病原微生物，粉塵などさまざまな成分を含み，その分析は疾患の診断に重要な情報源となることが多い。

　貯留した痰を除去する生理学的方法として咳嗽や嚥下があるが，量が多いときには効率的に排痰させるために排痰指導も考慮する（◯109ページ）。

2　喀痰の観察所見と考えられるおもな疾患

▊ 喀痰の色調

　色調（◯68ページ，図4-1）により，膿性か非膿性かを判断する。
● **膿性喀痰**　肉眼的に黄色または緑色の色調のものをさす。この黄緑色は白血球（好中球）に多量に含まれる**ペルオキシダーゼ**とよばれる酵素の色調である。そのため，膿性喀痰は気道に感染が存在する可能性を示唆する。
● **非膿性喀痰**　患者はよく「白い痰」というが，これは喀痰にまざった空気成分が気泡になり，白く見えるためである。非膿性喀痰は，①粘性が高く（ネバネバしている）喀出困難なもの（気管支喘息など）と，②漿 液性（サラサラしていて切れやすい）で喀出しやすいもの（腺がんの一型など）がある。肺水腫の場合はピンク色の泡沫状であることが多い。血液がまざる血痰については，次項を参照してほしい。

▊ 喀痰の量

　多量の場合には目盛りがある容器に蓄積して計量（たとえば1日量）する（蓄痰）。蓄痰が可能なほど多量に痰が喀出される疾患には，気管支拡張症，肺水腫，肺胞上皮がんなどがある。喀痰は粘稠度が高くなると塊状になり，個数を数えられることもある。

▊ 喀痰のにおい

　嫌気性菌が増殖すると，卵や魚が腐ったような悪臭をみとめることがある。

3　血痰 bloody sputum・喀血 hemoptysis

　量を問わず血液成分がまざる喀痰を**血痰**という。喀痰に血液がまざるだけでなく，血液そのものを喀出する場合を**喀血**とよぶ。1時間に50 mL以上，または24時間以内に600 mL以上喀血する場合を大喀血という。

1 血痰・喀血の観察所見と考えられるおもな疾患

　血痰・喀血は，喉頭・気管・気管支から肺胞にいたる呼吸器系からの出血が喀出される状態である。出血が肺胞領域（●18ページ，図2-1）からおきることもある（肺胞出血）が，血液が喀出されない場合もある。また，血色素が変化して褐色・さび色を呈することがあるので，色調にも注意する。

　血痰をみとめる場合には，その量が少なくても精密検査を行う。とくに病変が喉頭・咽頭・気管などの太い気道に存在するときには，胸部X線検査やCT検査などの画像検査では病変を指摘できないことがあるので，気管支鏡検査も考慮する。血痰・喀血に対処するときには，つねにスタンダードプリコーション（標準予防策）を遵守する。

　血痰・喀血をみとめるおもな疾患を●表3-2に示す。

● **気道の炎症（気管支拡張症）**　気道の慢性炎症では，気道上皮下に気管支動脈系の血管の新生がおこり，それが破綻することがある。気管支拡張症では感染を合併していることが多く，膿性喀痰をみとめる場合も多い。気管支結核・非結核性抗酸菌症・肺アスペルギルス症でも血痰・喀血をみとめる。

● **肺がん**　肺がんでは病巣が潰瘍化しやすく，血痰をきっかけにして発見されることがある。

● **肺炎**　肺炎では細気管支や肺胞領域など肺の末梢領域からの出血であるため，鮮紅色よりはさび色を示すことが多い。

● **空洞をみとめる疾患**　空洞は病変が気道と交通し，内容物が排出されておこる。また，空洞の壁面に新生した血管が破れて喀血をおこす。空洞をみとめる疾患には，肺がん・肺結核（●150ページ，図5-7）・非結核性抗酸菌症・肺アスペルギルス症などがある。

● **血液疾患**　白血病，再生不良性貧血，血小板減少性紫斑病など血小板数が減少するもの，血小板機能が低下するものや，血液凝固系の異常によるものがある。肺血栓塞栓症や心房細動などで抗凝固薬を投与中の場合には，副作用として血痰がおこりうる。

● **心疾患**　重症の肺水腫では，血液がまざったピンク色の泡沫状の血痰を大量にみとめることがある。僧帽弁狭窄症に起因する肺水腫に典型的である。

● **特殊なもの**　子宮内膜症では気道に迷入した子宮内膜組織から月経周期

●表3-2　血痰・喀血をみとめる疾患

系統	疾患
呼吸器疾患	悪性腫瘍（肺がん，咽頭がん，喉頭がんなど），気道異物，気管支拡張症，感染症（気管支結核，肺結核，肺炎，肺真菌症〔アスペルギルス症〕，非結核性抗酸菌症，肺化膿症など），肺血栓塞栓症，肺梗塞，肺動静脈奇形など
心臓疾患	肺うっ血，肺水腫，先天性心疾患（僧帽弁狭窄症）
その他	出血性素因（白血病，再生不良性貧血），肝臓疾患（肝硬変），異所性子宮内膜症，膠原病，血管炎，医原性（気管支鏡検査に伴うもの）など

に一致して血痰・喀血をみとめることがある。また，**医原性血痰**（いげん）として，気管支鏡などの検査（◐81ページ）に伴うもの，痰の吸引などの操作に伴うものなどがある。

2 吐血との鑑別

喀血が大量の場合には，吐血との鑑別が重要になる。吐血の原因として，消炎鎮痛薬や副腎皮質ステロイド薬の代表的な副作用である胃潰瘍（かいよう）や，食道静脈瘤（りゅう）の破裂があげられる。鑑別点を◐表3-3に示した。

3 血痰・喀血時の対応

突発する場合，基礎疾患の有無，血痰・喀血の量などに応じて疾患・病態を想定する。とくに気管支拡張症や肺アスペルギルス症などでは大喀血をおこすことがある。このような場合には，患者や家族にその可能性や対処法を伝えておく。

大喀血をみとめる場合には，出血性ショックや凝血塊（ぎょうけっかい）による気道閉塞（窒息状態）に注意する。とくに全身状態のわるい患者や意識障害をみとめる患者では，凝血塊を喀出する力が弱いため，致命的な気道閉塞をおこすことがある。

出血部位が判明しているときには，出血部位を下にした体位をとり，血液が反対側の気道や肺に入らないようにする。出血側がわからないこともあるが，患者は出血側に違和感や異常な音を自覚することもある。また，聴診で呼吸音の変化や雑音から出血側がわかることがある。

気道確保と気管支鏡下での出血部位の特定や止血処置などに備えて気管挿管を考慮する。咳嗽は気道内に貯留した痰や凝血塊の喀出に役だつが，激しい咳嗽は新たな血痰の原因になるため，状況に応じて咳嗽をとめる必要がある。

喀血が持続する場合には，**気管支動脈塞栓術** bronchial artery embolization（BAE）を行う。これは気管支動脈造影にて出血部位をつきとめ，その血管に

◐表3-3　喀血と吐血の鑑別

	喀血	吐血
発症	咳嗽とともに喀出。	嘔吐とともに喀出。
前駆症状	胸内に重苦しい感じを訴え，あたたかいものが上がってくる感じ，あるいは息がつまる感じを訴えることがある。	胃部不快感，圧迫感，吐きけを伴うことが多い。
色調	鮮紅色。時間がたつと暗赤色に変化。	暗赤色。胃潰瘍からの出血では鮮紅色。
外観	泡沫を生じる。膿がまざることがある。	泡沫を生じない。食物残渣を含むことがある。
pH	アルカリ性	酸性
聴診	肺野に副雑音（ラ音）を聴取。	肺野に副雑音（ラ音）を聴取しないことが多い。
下血の有無	少ない。	タール便を伴うことが多い。
出血部位	気道，肺胞	食道，胃，十二指腸

塞栓物質や金属コイルを挿入して出血部位への血流をとめることにより止血を行う手技である。即効性，止血効果の持続性の点からも有用な方法である。

　気管支動脈塞栓術を行うことができない場合や，本法によっても止血できない場合には，出血部位が限局していれば，全身状態を考慮しながら病変部の摘除術が行われることもある。

4　胸痛 chest pain

　痛みは重要な自覚症状であり，その原因によりさまざまな種類の痛みが存在する。実際に病変が存在する部位とは異なる場所で自覚される場合もある。また，文化的な背景（痛みに対する考え方など），がまん強さ，精神的な状態，内服薬などの影響を受け，患者の表現の仕方も多様である。

　突発的・発作的におこった胸痛は，虚血性心疾患，大動脈疾患，急性肺血栓塞栓症などの重大な疾患の初発症状であることも多い。高齢者ではこれらの重篤な疾患でも胸痛を訴えないことがあるので，慎重に対処する。

1　胸痛の問診

　胸痛は主観的な症状なので，まず患者から十分な情報を得るように努める。しかし，後述するように痛みの発生機序は複雑であり，痛みにはさまざまな訴え方があるので，以下の点に気をつけながら問診する。

（1）いつおきたのか，おこるのか。

（2）いままでに同様の胸痛を自覚したことがあるか。

（3）安静時でもおこるか。

（4）なにか胸痛をおこす誘因はあるのか（食事，体動，呼吸，咳嗽など）。

（5）どうすると痛みがおさまるのか（安静，体位）。

（6）限局した痛みか，広範囲な痛みか。

（7）持続時間はどのくらいか（一瞬，10秒，1分，5分，30分，それ以上）。

（8）痛みがどこかへ放散するのか（頸部，肩，腕，背部）。

（9）どのような痛みか（できるだけ患者の言葉で表現してもらう）。

（10）冷や汗，消化器症状（吐きけ，嘔吐，胸やけ，灼熱感，嚥下痛，下痢），呼吸器症状（喀痰，血痰，咳嗽，呼吸困難，息切れ）を伴うか。

（11）既往歴（高血圧，糖尿病など）。

2　胸痛の伝導路

　胸痛の由来は，①皮膚，②骨，骨膜，関節，筋肉，筋膜などの胸壁構成器官，③胸膜，横隔膜などの体壁，④縦隔の構成器官（心臓，心膜，血管，食道）や腹部臓器がある。

▊ 表在痛と内臓痛

　胸痛には，脊髄神経を経由する**表在痛（表在感覚系）**と自律神経（迷走神経，交感神経系）を経由する**内臓痛（内臓感覚系）**の2種類が存在する。各末梢神経の感覚受容体への刺激が求心性神経伝導路を経て大脳皮質の感覚中枢に伝

導され，痛みとして自覚される。刺激には，牽引^{けんいん}による物理的因子と化学物質(疼痛^{とうつう}物質)による化学的因子がある。①と②は主として脊髄神経系を，③と④は主として自律神経系を介して伝えられる。

　皮膚への刺激により発生した神経の興奮(①)は，外側脊髄視床路から脊髄神経系を経て大脳皮質に伝わり，疼痛が自覚される。刺激の部位と疼痛を自覚する部位が一致しやすい。

　皮膚以外の②，③，④や胸郭，腹腔内の臓器は，自律神経系(交感神経系，迷走神経系)と脊髄神経系の両者からの神経支配を受けている。そのため，ある臓器に加わった疼痛刺激による神経系の興奮がほかの臓器からくる神経系を刺激するため，疼痛の由来がわかりにくい場合がある。

　臓器には末梢神経の受容体の分布が少なく，臓器の伸展が疼痛の刺激となることが多い。内臓に分布する求心性の神経線維は互いに影響し合っていること，刺激に対して敏感な神経とそうでない神経があることが知られている。そのために内臓痛は感じ方に差をみとめたり，部位を特定しにくい場合がある。

放散痛と関連痛

　内臓からの疼痛刺激を伝える迷走神経がほかの部位から入ってくる脊髄神経を興奮させることがある。その結果，交感神経が入る脊髄と同じ脊髄の高さに入る脊髄神経系が支配する皮膚に疼痛が放散することがある。たとえば，心疾患時に左肩・左下顎部・背部などにも疼痛をみとめることがある。これは心臓由来の疼痛が，皮膚からの痛みとして感じられる場合があることを示す。

　胸郭内には肺だけでなく，各臓器を取り巻く膜・心臓・食道・骨などさまざまな構成要素があり，胸痛は各臓器の異変により誘発されることがある。

　病変部位の疼痛が漫然とした違和感程度のもので，その関連領域でも同程度の場合を**関連痛**といい，病変部位および関連領域の疼痛が明らかなものを**放散痛**という。これらの疼痛に対して経口鎮痛薬や貼布鎮痛薬は効果がない。

3　胸痛の発生源と考えられるおもな疾患

　ここでは，呼吸器疾患に由来する胸痛の病態を中心に述べる。

胸壁由来の胸痛

　胸壁を構成する皮膚，皮下組織，横隔膜を含む筋肉，筋膜，筋肉の骨への付着部である腱，肋骨，胸膜には肋間神経の神経末端が分布しており，炎症，伸展や牽引が疼痛刺激として作用する。疼痛は限局的で，圧迫・咳嗽・深呼吸などにより増強することが多い。

● **筋肉の痛み**　激しい咳嗽が繰り返し続いたときや激しい運動などのあと，あらく大きな呼吸を繰り返したあとなどにも胸痛を自覚する場合があるが，これは呼吸筋の疲労が原因といわれている。

● **肋骨・肋軟骨の痛み**　激しい咳嗽による肋骨骨折では，咳嗽で増強する骨折部位に限局的な疼痛が多い。肋軟骨の炎症でも肋骨と胸骨の接合部に疼痛をみとめることがある。

● **肋間神経の痛み**　肋間神経は脊髄神経由来の末梢神経である。肋間神経に起因する疼痛は、その走行に沿った胸壁の疼痛として自覚される。肋間神経（肋骨）の走行に沿って電撃痛が走るときには帯状疱疹を疑う。帯状疱疹では疼痛が水疱の出現に先行することが多いので、疼痛を訴える皮膚領域を観察し、水疱を伴う発疹の有無やその後の出現に注意する。

● **胸膜に由来する痛み**　胸膜痛は炎症が臓側胸膜に及び、さらにその炎症が密接する壁側胸膜に及んだ場合に生じる。これは壁側胸膜には感覚神経が分布しているが、臓側胸膜には分布していないためである。鋭く短いものが多く、原因疾患には胸膜炎・肺梗塞・自然気胸などがある。比較的側胸部に疼痛をみとめやすく、呼吸運動・咳嗽・くしゃみ・嚥下運動などにより疼痛が増強する。とくに吸気時に疼痛が増強するため、患者は炎症が存在する胸膜部の動きを少なくし、同じ体位をとることにより、疼痛を軽くしようとすることが多い。

● **横隔膜の痛み**　横隔膜面の内側半分は横隔神経が支配しているので、横隔膜に炎症が生じた場合には横隔神経を経て刺激が伝えられる。横隔神経はC_4, C_5のレベルで脊髄に入るが、肩や上腕からくる神経も同じようにC_4, C_5のレベルで脊髄に入るので、横隔膜に炎症が生じたときに痛みが肩や腕に放散することがある。

▌縦隔・内臓由来の胸痛

　縦隔・内臓由来の疼痛は自律神経を経て知覚されることが多いが、部位が不明瞭である。体動で変化しない、不安・恐怖感が強い、放散痛・関連痛をみとめる場合が多い。

● **縦隔炎の痛み**　がんの浸潤や縦隔気腫（◯209ページ）による。胸骨裏面、胸骨上縁、頸部へ放散することが多い。不安感を訴える場合が多い。

● **肺動脈疾患の痛み**　急性肺血栓塞栓症では、肺動脈の伸展がおこり、それが交感神経を刺激して疼痛が発生する。また、肺梗塞に陥ると小さな病変でも胸痛が強くなることがあるが、これは血栓により血流の途絶えた肺組織が壊死することで、胸膜が刺激されるためと考えられる。

● **気管の痛み**　気道に分布する迷走神経末端の刺激によっておこる。また、呼吸器系のなかでは、太い気管・気管支の粘膜、壁側胸膜には疼痛を自覚する神経終末が分布しているが、細い気管支、肺実質には感覚神経の支配はない。

▌心因性の胸痛

　胸痛を訴える症例の10%は心理的な要因に起因すると考えられる。心因性の胸痛には、ため息やあえぐような呼吸、横臥したときのあえぎ呼吸や胸がしめつけられる感じを伴うことが多い。抗不安薬や心理療法によって改善することがある。

5　呼吸困難 dyspnea

呼吸に必要以上の努力を要する感覚が**呼吸困難**である。呼吸困難は大脳で

自覚される感覚であり，胸痛とならんでその程度を客観的にあらわしにくい。

1　呼吸困難の発生機序

● **血液ガスの異常**　PaO_2 の低下，$PaCO_2$ の上昇，pH の低下などが発生すると，これらの変化が延髄腹側の中枢性化学受容体や頸動脈小体の末梢性化学受容体を刺激し，換気を増加させるように作用する。同時に化学受容体への刺激が大脳にも伝達され，呼吸困難として自覚される場合もある。

● **呼吸仕事量の増加**　呼吸仕事量は，換気量とその換気を行うために必要な呼吸筋に加わった力の積算であらわされる。換気を行うために必要な呼吸仕事量が増加したことが大脳にも伝達され，呼吸困難として自覚される。たとえば，気管支喘息では気道が狭くなるために呼吸抵抗が増加し，肺線維症では肺がかたくなるため肺のコンプライアンスが低下することにより，同じ換気量を得るためにより大きな呼吸筋のはたらきを要する。これが呼吸困難として自覚される。

● **呼吸中枢からの刺激**　呼吸中枢から呼吸筋へ活動増加の指令が出されると，その刺激が呼吸筋と同時に中枢神経にも伝達され，呼吸困難として自覚される。

● **呼吸筋の機能の障害**　呼吸筋が十分な力を発揮できなかった場合，その情報が呼吸筋から大脳に伝達され，呼吸困難として自覚される。

2　呼吸困難の分類

呼吸困難の評価は自覚的な要素が強いために客観的な評価がむずかしい。運動の強度と呼吸困難の程度に基づく**ヒュー-ジョーンズ** Hugh-Jones の分類（◐表3-4）と**修正 MRC スケール**（◐表3-5）が一般的に用いられている。慢性閉塞性肺疾患（COPD）では，後者を用いて息切れを評価するのが一般的である。

3　呼吸困難の問診

呼吸困難には原因疾患によりさまざまな表現の仕方がある（◐表3-6）。
以下のことを聴取することが大切である。
（1）どのようにおこるのか（突発性，繰り返し発作性）。
（2）発症・改善に誘因はあるか（増悪因子，軽快因子，体位との関係，労作との関係，時刻との関係）。

◐表3-4　ヒュー-ジョーンズの分類

Ⅰ度	同年齢の健康者と同様の労作ができ，歩行，階段の昇降も健康者並みにできる。
Ⅱ度	同年齢の健康者と同様に歩行できるが，坂，階段の昇降は健康者並みにできない。
Ⅲ度	平地でさえ健康者並みに歩けないが，自分のペースなら 1.6 km 以上歩ける。
Ⅳ度	休みながらでなければ 50 m 以上歩けない。
Ⅴ度	会話，着物の着脱にも息切れがする。息切れのために外出できない。

○表3-5　修正 MRC スケール

グレード0	激しい運動をしたときだけ息切れがある。
グレード1	平坦な道を早足で歩く，あるいはゆるやかな上り坂を歩くときに息切れがある。
グレード2	息切れがあるので，同年代の人よりも平坦な道を歩くのが遅い，あるいは平坦な道を自分のペースで歩いているとき，息切れのために立ちどまることがある。
グレード3	平坦な道を約100 m，あるいは数分歩くと息継ぎのために立ちどまる。
グレード4	息切れがひどく家から出られない，あるいは衣服の着がえをするときにも息切れがある。

(日本呼吸器学会 COPD ガイドライン第 6 版作成委員会編：COPD（慢性閉塞性肺疾患）診断と治療のためのガイドライン，第 6 版．p.57，メディカルレビュー社，2022 による)

○表3-6　呼吸困難の感覚と表現

感覚	表現
呼吸がしにくい	息苦しい，息がつまる，窒息しそう，空気が足りない。
呼吸に努力がいる	息切れがする，呼吸が速くて苦しい，努力しないと空気が入らない，空気を出しにくい。
胸がはった感じ	胸が圧迫され呼吸しにくい，胸がふくらまない，胸がしめつけられる。

（3）持続時間はどのくらいか。

（4）時間の経過とともに変化するか。

（5）胸痛・喀痰・血痰・咳嗽を伴うか。

4　呼吸困難の考えられるおもな疾患

▌発症の仕方による鑑別

● **急性の呼吸困難**　突発的な呼吸困難を訴える疾患としては，気道内異物，肺血栓塞栓症，狭心症，急性心筋梗塞，うっ血性心不全，心因性の呼吸困難（ヒステリー，過換気症候群，パニック障害など）などが考えられるが，病歴（血痰の有無，胸痛の有無），呼吸音の左右差，動脈血酸素飽和度（SpO_2）などの情報をあわせて鑑別に努める。とくに虚血性心疾患や肺血栓塞栓症，気胸，気道内異物誤飲，刺激性ガスの吸入などは，発症の時刻を特定できるほど突発する場合が多い。

　異物（食物，吐物，血液）や粘稠度が高い痰により気道が閉塞すると，突然呼吸困難を訴えることが多い。意識の状態，喘鳴の有無，会話ができるか，などを観察する。緊急の場合には気管切開を要することもある。

● **慢性の呼吸困難**　慢性に呼吸困難を訴える疾患はさまざまであるが，気道，肺，胸郭・胸腔に原因のある場合や神経疾患に起因することが多い（○表3-7）。とくに呼吸器系に異常がある場合（慢性閉塞性肺疾患や特発性間質性肺炎など）には，前出のヒュー–ジョーンズの分類（○48ページ，表3-4）や修正 MRC スケール（○表3-5）を用いて評価することが多い。

表 3-7　慢性の呼吸困難をみとめる疾患

呼吸器系	
気道〜肺実質疾患	慢性閉塞性肺疾患，良性・悪性腫瘍，間質性肺疾患など
胸膜，胸郭疾患	胸郭形成術後，胸膜炎(胸水貯留)，胸膜腫瘍など
肺循環障害	慢性肺血栓塞栓症，原発性肺高血圧症など
循環器系	うっ血性心不全
神経・筋疾患	重症筋無力症，筋萎縮性側索硬化症など
その他	肝臓疾患

表 3-8　呼吸困難をきたす疾患の随伴症状による鑑別

症状	鑑別すべき疾患
乾性咳嗽	気胸，急性胸膜炎，心不全，重症非定型肺炎，急性肺血栓塞栓症
湿性咳嗽	細菌性肺炎，うっ血性心不全
血痰，喀血	肺梗塞，肺がんなどの悪性腫瘍，肺結核などの感染症
胸痛	急性肺血栓塞栓症，急性心筋梗塞，狭心症
発熱	肺梗塞，重症肺炎，急性胸膜炎など
チアノーゼ	肺水腫，急性肺血栓塞栓症，ARDS，重症肺炎，緊張性気胸など
冷や汗	急性心筋梗塞，狭心症，急性肺血栓塞栓症，緊張性気胸
喘鳴	気管支喘息，うっ血性心不全，喉頭痙攣(けいれん)，気道内異物
起座呼吸	うっ血性心不全，気管支喘息

呼吸パターンによる鑑別

● **速く浅い呼吸**　肺，胸郭のコンプライアンスが低下した場合にみられる。肺水腫，急性呼吸窮迫症候群(ARDS)，急性間質性肺炎，急性胸膜炎，気胸，急性肺血栓塞栓症などが考えられる。

● **速く深い呼吸**　呼吸中枢が刺激された場合にみられる。激しい運動後には生理的にもみとめる。過換気症候群，急性肺血栓塞栓症などが考えられる。

● **遅く深い呼吸**　気道抵抗が上昇した場合にみられる。気管支喘息，慢性閉塞性肺疾患の急性増悪，中枢気道の閉塞，糖尿病性ケトアシドーシス(▶55ページ，「クスマウル大呼吸」)などが考えられる。

随伴症状による鑑別

呼吸困難をきたす疾患の随伴症状による鑑別を▶表3-8に示す。

体位による呼吸困難の変化

疾患によって体位により呼吸困難が軽減あるいは増悪することがある。

● **起座呼吸**　うっ血性心不全では，仰臥位(ぎょうがい)になると心臓への静脈還流量が増加し，肺うっ血が増強するために呼吸困難が出現しやすい。そのため，上半身を起こした起座位をとると，心臓への血液の還流量が減少し，症状が軽減することが多い。仰臥位で入眠後しばらくして呼吸困難を訴える(夜間発作性呼吸困難)のはそのためである。

気管支喘息の発作では，聴診器を用いなくても呼気時に増強する喘鳴を聴

取することがある。上半身を起こし，少し前屈するとらくになることが多い。
● **側臥位呼吸**　肺炎，肺がんなどによる片側の大量胸水や無気肺によって一側の肺の容量が低下している場合，健側を下にした側臥位をとると呼吸困難が軽減することがある。これは換気血流比が改善し，PaO_2 が上昇するためである。
● **仰臥位呼吸**　右→左シャント疾患（心臓内で静脈血が動脈血に流入する），肝硬変などの進行した肝臓疾患，肺切除後にみとめることがある。立位や座位では呼吸困難となり，仰臥位で軽減する。

▌心因性の呼吸困難

　器質的疾患がないのにもかかわらず，不安・興奮によって呼吸困難を訴えることがある。ため息をみとめる場合には，心因性の可能性が高い。通常，労作との関係はなく，「空気が吸えない」「どんなに努力しても肺に空気が入ってこない」などと訴えることもある。

B　他覚症状

　一般的に他覚症状とは診察により発見される所見といえる。呼吸器疾患と関係のある他覚症状は多様であるが，代表的なものをあげる。

1　チアノーゼ cyanosis

　チアノーゼはギリシア語の cyanos という「青」を意味する言葉に由来する。通常は赤みがかって見える皮膚や粘膜の色が青紫色に変化して見えることで，肉眼的に判断できる低酸素血症❶の所見である。口唇，口腔内，爪床，四肢末端などの毛細血管の豊富な場所でみとめやすい。簡単に酸素化の状況を知ることができる指標であるが，低酸素血症を直接反映しているわけではないので，発生機序を理解する必要がある。

　チアノーゼは皮膚に近い毛細血管内で，酸素と結合していない**脱酸素化ヘモグロビン**が 5 g/dL 以上貯留したときにみとめられる。脱酸素化ヘモグロビンの量を決定するのは血液中のヘモグロビン，つまり赤血球の量と酸素飽和度である。低酸素血症であっても貧血が存在すると貧血の程度に応じて脱酸素化ヘモグロビンの量も減少するので，チアノーゼが出現しにくいことが理解できる。逆に多血症❷では酸素飽和度のわずかな低下で脱酸素化ヘモグロビンの量が増加するために，チアノーゼが出現しやすい（▶図3-3）。

　黄疸をみとめる場合や，ある種の薬物中毒の場合には，チアノーゼと区別がむずかしい皮膚の色調の変化をみとめることがある。一酸化炭素は酸素よりもヘモグロビンへの結合能が高いが，一酸化炭素と結合したヘモグロビンは紅色を呈するので，実際には酸素飽和度は低下しているが，一酸化炭素中毒ではチアノーゼをみとめない。

─ NOTE
❶ **低酸素血症**
　PaO_2 が基準値より低い状態をいう。

─ NOTE
❷ **多血症**
　循環血液量（ヘマトクリット値）が正常以上に増加した状態をいう。

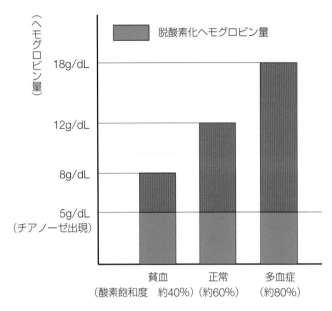

◎図3-3　チアノーゼ

チアノーゼは，酸素と結合していないヘモグロビンが5g/dL以上になると出現する。
ヘモグロビンが12g/dLでは酸素飽和度が約60%でチアノーゼをみとめるが，8g/dLの貧血では酸素飽和度が約40%にならないとみとめられず，18g/dLの多血症では酸素飽和度が約80%でもチアノーゼをみとめる。つまり，貧血ではチアノーゼが出現しにくく，多血症では出現しやすい。

1 中枢性チアノーゼ central cyanosis

　中枢性チアノーゼは，動脈血中の酸素飽和度が低下した結果，脱酸素化ヘモグロビンが増加したためにみとめられる。機序として，①呼吸器疾患に起因する低酸素血症によるものと，②心疾患に起因する静脈血が動脈系に流れ込むシャント(◎32ページ)によるものがある。肺のガス交換が障害されるすべての疾患がチアノーゼの原因になりうる(◎31ページ,「ガス交換」)。これらの中枢性チアノーゼは運動によって悪化する。

　肺内で肺動脈系から肺静脈系へ血液が流入する肺動静脈瘻，肝硬変などの肝臓疾患でも中枢性チアノーゼが生じる。特殊な原因として，酸素と結合できない異常ヘモグロビンが血中に増加する場合があるが，多くは先天的な異常に起因する。

2 末梢性チアノーゼ peripheral cyanosis

　末梢性チアノーゼは，酸素化は正常に行われているが，循環障害によって末梢での酸素消費量が増大し，酸素と結合していない脱酸素化ヘモグロビンが増加するために発生する。原因としては，心拍出量の低下，寒冷刺激による血管収縮，末梢動脈の閉塞・収縮などによる組織への血流量低下，静脈の閉塞による血液のうっ滞などがあげられる。

　冬期に急に気温の低い戸外に出たときや，寒い日に泳いだときに口唇が紫色になる場合があるが，これは口唇の循環がわるくなるために発生する生理的な末梢性チアノーゼである。

2 ばち指 clubbed finger

　ばち指は，手あるいは足の指の末梢指節の軟部組織が腫大することによっ

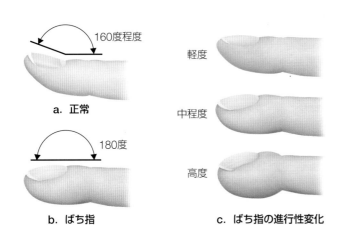

a. 正常

b. ばち指

軽度

中程度

高度

c. ばち指の進行性変化

◉図3-4　ばち指
手あるいは足の指の末梢の指節が増大し，爪床の軟部組織と爪の根もとのなす角度が180度以上になる状態をばち指という。進行するとしだいに爪の彎曲度が増す。一般的に自覚症状を伴わない。

◉表3-9　ばち指をみとめる疾患

一次性	家族性あるいは特発性
二次性 　呼吸器疾患	悪性腫瘍（原発性肺がん），間質性肺炎，気管支拡張症，肺結核などの感染症，肺動静脈瘻，肺梗塞
心疾患 　消化器疾患	先天性心疾患，細菌性心内膜炎 肝疾患（肝細胞がん，肝硬変），炎症性腸疾患（潰瘍性大腸炎，クローン病）
その他	甲状腺疾患，サルコイドーシスなど

て，爪床から末梢の指節が棍棒状にふくらんで，爪の彎曲度が増大した状態をさす（◉図3-4）。爪が時計皿のように彎曲し，爪床の軟部組織と爪の根もとのなす角が180度以上になる。

　ばち指の成因は明らかではないが，指の末梢指節において微小血管や線維芽細胞の増生，血小板の微小塞栓などが生じるためと考えられる。ばち指に自覚症状はなく，ゆっくりと変化するので，患者も気づいていないことが多い。

　ばち指は先天性心疾患や慢性の肺疾患，消化器疾患などさまざまな疾患でみとめられる（◉表3-9）。チアノーゼを伴う場合には，呼吸器系・循環器系の異常を示唆する。原因疾患が発症する前に出現する場合や，原因疾患の治療により改善する場合がある。

3　発熱 fever

　生体内では熱の産生と放散がつねに発生しているが，体温は視索前野・前視床下部にある体温調節中枢のはたらきで，日内リズムを保ちながら一定の範囲に保持される。一般的にはプロスタグランジンE_2やサイトカインなどが体温調節中枢に作用し，体温の設定基準が高めにリセットされ，その温度まで体温が上昇するために，それが**発熱**としてとらえられる。また，体温がリセットされた設定値に上昇するまで寒け・悪寒戦慄などを訴える。

　体温は測定部位により異なる。健康成人の体温は口腔内で約36.8℃であり，

◉表3-10　おもな熱型

	定義	おもな呼吸器関連疾患
稽留熱 （けいりゅう）	日内変動が1℃以内で，38℃以上が持続する。	リケッチア症，髄膜炎，腸チフスなど
弛張熱 （しちょう）	日内変動が1℃以上で，最低体温が37℃以下にならない。	レジオネラ肺炎，敗血症など
間欠熱	日内変動が1℃以上で，最低体温が37℃以下になる。	敗血症，粟粒結核，悪性リンパ腫，薬剤熱など
回帰熱	有熱期と無熱期が交代であらわれる。	悪性リンパ腫，マラリア，ブルセラ症など

直腸温はこれより約0.6℃高く，腋窩温は0.4〜0.6℃低い。一般的に日内変動は約1℃であり，起床時に最も低く，午前から午後にかけて上昇し，就眠後に低下する。

　発熱は多くの疾患でみとめられるため，発熱そのものが直接診断に結びつくことはないが，熱型（発熱の程度，持続期間など）を臨床経過とともに整理すると，原因疾患を類推することも可能である。典型的な熱型を◉表3-10にあげる。レジオネラ肺炎，オウム病，チフスなどでは，いわゆる**比較的徐脈**（発熱時に脈拍が増加しない）をみとめることがある。

1　発熱をきたす呼吸器疾患

　発熱以外の随伴症状（脈拍の異常，咳嗽，喀痰，胸痛，咽頭痛など），培養検査，血液検査，画像検査などを総合して診断を進めるが，まず呼吸器感染症を考える。インフルエンザ，急性咽頭炎，急性扁桃炎，急性気管支炎，肺炎，肺化膿症，結核などを鑑別する。

　発熱が持続する場合には，感染症だけでなく非感染性の呼吸器疾患を念頭におく。考慮すべき疾患として，悪性腫瘍，結核（粟粒結核），膠原病（血管炎など），肉芽腫性疾患（過敏性肺炎，サルコイドーシス），薬剤熱などがある。

2　発熱への対応

　発熱は免疫系を活性化し，生体防御反応を高めるなど，生体にとって重要な反応であるが，長期の発熱は脱水や痙攣などをおこすため，状況により解熱薬を用いることもある。しかし，発熱は病勢を的確に反映する指標となるため，安易な解熱薬の使用が診断を困難にしたり，治療効果の判定をむずかしくすることもある。

4　呼吸の異常

　呼吸は自律神経の支配により，意識しなくても規則正しいリズムで繰り返される運動である。呼吸のパターンやリズムは，脊髄の橋上部から延髄にかけて存在する呼吸中枢でつくられている。この呼吸中枢でつくられる呼吸パ

ターンは，大脳皮質からの影響を受けるため，意識的（随意的）にとめること
も，速さや深さをかえることもできる。

　正常な呼吸では，吸気と吸気より長い呼気が一定のリズムで規則的に繰り
返される。安静時の成人の呼吸数は 1 分間に約 12〜15 回で，1 回換気量は約
500 mL である。異常呼吸とは，呼吸の数と換気量，およびリズムが不規則
になるもので，呼吸中枢の異常，呼吸を調節する機能の異常などが関係する。

　バイタルサインをチェックするときには，呼吸数に加えて呼吸の深さ，吸
気時間と呼気時間の時間的な比率，呼吸のリズムを観察することが重要であ
る。呼吸運動は意識的な調節が可能なために，できるだけ自然な状態で観察
する。

1　呼吸運動の異常

▊ 口すぼめ呼吸

　慢性閉塞性肺疾患を示唆する重要な所見である。呼気時に口をすぼめて，
ゆっくり息を吐き出すことで気道内圧を高め，末梢気道の虚脱・閉塞を防ぎ，
少しでも多くの息を呼出させようとする。患者によっては経験的に体得して
いる場合がある（●307 ページ）。

▊ フーバー徴候 Hoover sign

　慢性肺気腫などで，横隔膜の動きが制限されているときに呼吸補助筋で呼
吸運動を行おうとするもので，吸気時に下部肋間部が胸腔側，つまり内側へ
陥没する。

▊ 奇異呼吸

　吸気時に腹部が陥没して呼気時に突出する，自然呼吸とは逆のパターンを
呈する呼吸運動である。これは呼吸筋が疲労した場合や，睡眠時無呼吸症候
群のように上気道が閉塞した場合に生じる（●60 ページ）。

2　呼吸数と深さの異常

　呼吸運動の異常は細かく分類されている（●表3-11）。異常な呼吸運動が
個々の患者の原疾患に起因する場合や，異常な呼吸パターンが原疾患に対す
る代償としてはたらく場合がある。

　呼吸運動を評価する指標に単位時間（たとえば 1 分間）に肺に出入りする空
気の量，つまり**換気量**がある。患者の呼吸リズムが規則的と考えると，以下
の式であらわされる。

$$（換気量）=（1 分間の呼吸数）×（1 回の換気量）$$

　換気量のうち，実際に酸素の摂取と二酸化炭素の排出に関与している肺胞
領域での換気量を**肺胞換気量**という（●31 ページ）。呼吸運動は換気量を予想
しながら観察することが重要である。

3　呼吸のリズムの異常

▊ クスマウル大呼吸 Kussmaul breathing

　代謝性アシドーシスによりおこる，リズムは正常呼吸に比べて遅いが深さ

○表3-11 呼吸数と深さの異常

分類			呼吸パターン	考えられる状況，おもな疾患
正常	成人：12～15回/分，1回換気量500 mL		～～～～～～	
異常	頻呼吸	呼吸数：増加（24回/分以上）	～～～～～～～	発熱，精神的興奮，肺炎，呼吸不全など
	徐呼吸	呼吸数：減少（12回/分以下）	～～～～	頭蓋内圧亢進など
	多呼吸	呼吸数：増加 1回換気量：増加	⋀⋀⋀⋀⋀	運動後，過換気症候群，ヒステリー，肺塞栓など
	少呼吸	呼吸数：減少 1回換気量：減少	～～～～	死亡直前，薬剤，脳血管障害，頭部外傷，脳炎など
	過呼吸	呼吸数：ほとんど変化なし 1回換気量：増加	⋀⋀⋀	精神的興奮，精神的ストレス，運動後など
	無呼吸	安静呼気位で呼吸が停止した状態	——————	睡眠時無呼吸症候群，死亡直前

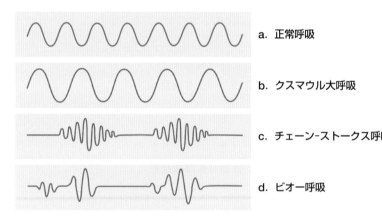

a. 正常呼吸

b. クスマウル大呼吸

c. チェーン-ストークス呼吸

d. ビオー呼吸

○図3-5 呼吸のリズムの異常

のわりには速い呼吸をいう（○図3-5-b）。糖尿病性ケトアシドーシスや尿毒症などで体内のHCO_3^-が低下し，酸性環境が呼吸中枢を刺激するためにおこる。換気量を増やすことによりCO_2を低下させて体内の酸塩基平衡が保たれる。

▌チェーン-ストークス呼吸 Cheyne-Stokes breathing

無呼吸状態から浅い呼吸が始まり，しだいに深さを増してピークに達し，その後はしだいに深さが減少して再び無呼吸状態に戻る，という呼吸パターンが周期的にほぼ規則的に繰り返される（○図3-5-c）。酸素・二酸化炭素に対する呼吸中枢の感受性の変化が原因であるが，原疾患としては中枢神経疾患（脳血管障害，脳腫瘍），うっ血性心不全，呼吸中枢に影響を及ぼす薬剤による中毒，尿毒症などがある。健常者でも高地にいる場合や，乳幼児や高齢者の睡眠中にみとめることがある。

■ **ビオー呼吸** Biot breathing

　無呼吸期間と数回の深い頻呼吸の群発が不規則に繰り返される（▶図3-5-d）。群発吸気時の深さや速さにまったく規則性がない。延髄の呼吸中枢の障害で発生し，脳炎・髄膜炎などでみとめることがある。

4　呼吸音の異常

■ **喘鳴**

　患者自身または他人によって聴診器を用いなくても聴取できる異常な呼吸音を喘鳴という。喘鳴は気道に貯留した分泌物，気道の炎症や平滑筋の攣縮〔しゅく〕，気道内の腫瘍や異物などにより，狭窄した気道を吸気や呼気が通過するときに，渦流〔かりゅう〕が生じたり気道の壁が振動するために発生する。喘鳴は病変が胸郭外の場合には吸気時に，胸郭内の場合には呼気時に聴取されることが多い（▶図3-6）。とくに吸気相に聴取される場合を**ストライダー** stridor とよぶ。

　気道は弾力性のある管腔で，その太さは気道内と外の圧のバランスによって変化する。胸郭外にある気道（喉頭，気管）では気道外の圧はつねに一定（大気圧）であるので，気道内が陰圧になる吸気時に気道狭窄は悪化し，喘鳴を聴取する（▶30ページ，「気道抵抗」）。

　これに対して，胸郭内にある気道（胸郭内気管，気管支）を取り巻く圧は胸腔内圧と連動して変動するので，胸腔内圧が低くなる吸気時には広がりやすくなり，胸腔内圧が高くなる呼気時には狭くなる。そのため，気道狭窄は胸腔内圧が高くなる呼気時に強くなる（▶30ページ，「気道抵抗」）。

■ **聴診所見（副雑音）**

　肺の聴診の目的は，**呼吸音の聴取**と**異常音の聴取**に大別される。聴診器には低い音を聴取するベル型と高い音を聴取する膜型があるが，呼吸器系では一般的に高い音が多いので，**膜型**を胸部にしっかりと密着させて使用する。

　呼吸音は空気が呼吸運動に伴って肺に出入りするときに生じる音を聴取するものであり，**副雑音**は正常状態では聴取されない音で，一括して**ラ音**ともよばれる。副雑音は**連続音**と**断続音**に分けられる。

● **連続音**　空気が狭窄した気道を通過するときに気道壁が振動するために発生する。中枢の太い気道を通過するときには低い音（rhonchus，いびき音〔類鼾音〔るいかん〕〕）が，末梢の細い気道を通過するときには高い音（wheeze，笛音）が発生する。音の性質が1種類のときには，主気管支や肺葉性気管支が腫瘍や異物により不完全に閉塞したときに聴取されることが多い。また，気管支喘息では高さの異なる音が何種類も聴取されることが多い。

● **断続音**　音が大きく，気道に貯留した分泌物が呼吸に伴う気流ではじけるときに発生するあらい断続音（coarse crackle，水泡音）と，線維化した肺胞領域が吸気に伴い広がるときに発生する細かい断続音（fine crackle，捻髪音❶〔ねんぱつ〕）に分類される。coarse crackle は気道内分泌物の多い気管支拡張症や慢性気管支炎などで聴取される。一方，典型的な fine crackle は，肺の線維化をみとめる特発性間質性肺炎などで聴取される。

■ NOTE

❶捻髪音

　髪の毛をこすりあわせたときに発生する音をいう。以前はマジックテープ（ベルクロテープ）をはがすときに発生するベリベリ・パチパチという音に似ているので，ベルクロ・ラ音とよばれていたこともある。

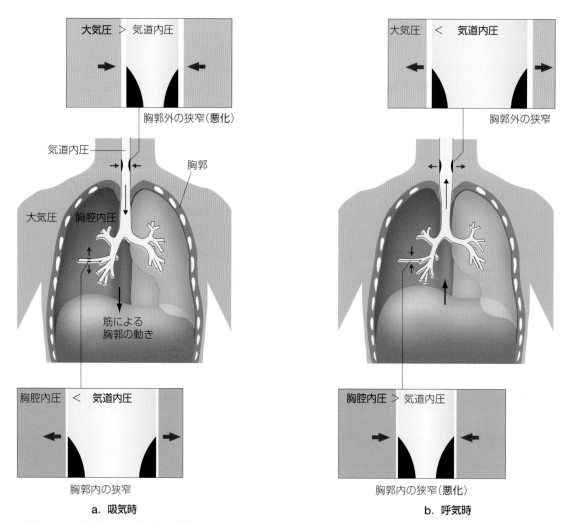

a. 吸気時　　　　　　　　　　　**b. 呼気時**

◉**図3-6　気道狭窄の部位と気道抵抗**
気道の狭窄部位を吸気や呼気が通過するときに，空気の渦流が生じたり，気道の壁が振動するために喘鳴が発生する。
胸郭外に存在する気道は大気圧の影響を受け，胸郭内に存在する気道は胸腔内圧の影響を受ける。
吸気時には胸郭外の気道は狭くなり，胸郭内の気道は拡張する。また，呼気時にはその反対になる。そのため，胸郭外に気道病変が存在する場合は，吸気時にはさらに狭窄が悪化するために喘鳴が発生しやすい（◉図a）。一方，胸郭内に気道病変が存在する場合は吸気時には拡張するために喘鳴が発生しにくい。
呼気時には，胸郭外に気道病変が存在する場合は拡張するために喘鳴が発生しにくくなり，胸郭内に気道病変が存在する場合は狭窄が悪化するために喘鳴が発生しやすくなる（◉図b）。

　副雑音（ラ音）の分類を◉**表3-12**に示す❶。聴診器を用いなくても異常呼吸音が聴取される場合には，吸気時または呼気時のいずれに聴取されるのかを聞き分けながら病変が胸郭内か外かを判断する。
　上気道・気管の腫瘍のほかに喉頭浮腫，気道内異物など緊急な対処を要する疾患もあるので，突発する喘鳴には注意が必要である。確定診断のために気管支鏡検査を要する場合もある。

▭NOTE
❶最近は呼吸音や異常音を収録したCDや，シミュレーションされた呼吸音や異常音を聴診できる人形があるので，それらを利用すると理解が深まる。

● 表 3-12　副雑音（ラ音）の分類

名称		音の性質	代表的な疾患
連続音	wheeze （笛音）	高い連続音：0.25秒以上持続し，周波数400Hz以上の高い音 （ヒューヒュー，ピーピー）	喘息，心不全
	rhonchus （いびき音〔類鼾音〕）	低い連続音：0.25秒以上持続し，周波数200Hz以下の低い音 （グーグー，ボーボー）	気管支炎
断続音	coarse crackle （水泡音）	あらい断続音：あらい，大きな音。吸気，呼気の両呼吸相で聴 取することが多い（ブツブツ）	気管支拡張症， COPD
	fine crackle （捻髪音）	細かい断続音：吸気の後半で聴取することが多い（ベリベリ，パ チパチ，ブツブツ）	間質性肺炎
胸膜摩擦音		音の特徴が一定しない（ギューギュー）	胸膜炎

5　声の異常

　声は呼気が声帯を振動させ，その振動がさらに空気を振動させることにより発生する。声の強さ，音色は種々の因子によりつくり出される。呼気には肺，横隔膜，呼気筋などの呼吸器系の機能（肺相）が，音質には声帯，喉頭，咽頭，副鼻腔（喉頭相），口腔（口腔相）などの形態・機能が関与する。

　声の異常は自覚されることもあれば，周囲に指摘されることもある。声の異常は喉頭相・口腔相の異常によることが多いので，耳鼻科を受診する機会が多いと思われるが，呼吸器系の疾患でも声の異常がおこることがある。

▌肺相の異常

　肺相の異常とは，声を発生させるのに必要な呼気流をつくり出せない状態である。原因としては肺の弾性収縮力の低下，呼気筋力の低下，気道抵抗の上昇などがあげられ，これらの病態をきたすすべての呼吸器疾患で声音に異常をきたす可能性がある。

▌喉頭相の異常

　喉頭相の異常とは，声の発生装置である声帯の異常である。声帯がうまく振動するには呼気が声門を通過するときに声帯が閉じていることが必要である。声帯は迷走神経の分枝にあたる反回神経が分布する内喉頭筋（外側輪状披裂筋）のはたらきにより閉じる。反回神経が麻痺すると，筋肉のはたらきがわるくなり，声帯がうまく開閉しなくなって声がかすれてしまう（**嗄声**）。

　迷走神経は，頸静脈孔を通過して頭蓋の外に出ると節状神経節を形成する。さらに迷走神経は総頸動脈に沿って下行して胸腔内に達し，右側は右鎖骨下動脈の，左側は大動脈弓のそれぞれ前方から後方にループを形成して気管食道溝に沿って上行し，最終的に声帯筋に達する。この経路がどこで障害されても声帯が麻痺し，嗄声が生じる可能性がある。反回神経の最も障害されやすい部位としては，左反回神経が大動脈弓を取り巻きながら反転する部位で，腫大した縦隔リンパ節による圧迫や腫瘍の浸潤により影響を受ける。

▶表 3-13 エプワースの眠けスケール

- 座って読書中
- テレビを見ているとき
- 会議，劇場などで積極的に発言などをせずに座っているとき
- 乗客として1時間続けて自動車に乗っているとき
- 午後に横になったとすれば，そのとき
- 座って人と話をしているとき
- アルコールを飲まずに昼食をとったあと，静かに座っているとき
- 自動車を運転中に信号や交通渋滞などにより数分間停止したとき

上記の各状況における眠けの程度を数字で答えてもらう（0＝眠ってしまうことはない，1＝ときに眠ってしまう［軽度］，2＝しばしば眠ってしまう［中等度］，3＝ほとんど眠ってしまう［高度］）。質問のような状況を経験していなくても，仮にそうなったらどうなるかを想像して答えてもらう。11以上では強い眠けがあると判断する。

6 いびき snore

いびきは，鼻から咽頭までの気道（上気道）が形状の変化（鼻中隔彎曲症，小顎症，扁桃腫大，肥満に伴う咽頭壁の脂肪沈着など），炎症（慢性副鼻腔炎，扁桃炎）や充血，乾燥，過剰な分泌物や，筋緊張の低下（飲酒，睡眠薬など筋弛緩作用のある薬剤使用など），口呼吸などにより狭くなり，そこを吸気時や呼気時の気流が通過するときの呼吸抵抗が約50％をこえると発生する。

とくに呼吸器領域において，いびきは**閉塞型睡眠時無呼吸症候群**obstructive sleep apnea syndrome（OSAS，▶186ページ）に多くみられる。OSASの患者では，舌根沈下と咽頭部の狭小化により，結果的に上気道が閉塞する。気道が閉塞して気流が停止すると，口・鼻での気流は停止するが，呼吸運動は持続する。このとき呼吸運動に伴う胸部と腹部の動きが通常とは逆になる奇異呼吸（吸気時に胸郭が陥没し腹壁がへこむ）を呈している（▶55ページ）。

いびきを指摘されている人が日中の耐えがたい眠けを訴える場合にはOSASを疑い，肥満度（BMI），全身倦怠感，夜間頻尿，口渇，起床時の頭痛，頭重感，夜間の覚醒，悪夢などについて確かめる。日中の眠けの評価法として，患者の主観的な判断に基づくので客観性には欠けるが，エプワースの眠けスケール Epworth sleepiness scale（ESS）が一般的に用いられる（▶表3-13）。OSASが疑われる場合には，睡眠時の呼吸運動・気流・脳波などをモニタするポリソムノグラフィー（▶98ページ，図4-27）を実施する。

7 意識障害 disturbance of consciousness

意識障害とは，身体内外からの刺激に対する神経系の反応が低下する状態をいう。意識障害の原因は頭蓋内疾患と頭蓋外疾患に大別される。意識障害の評価にはグラスゴー–コーマ–スケールなどが用いられる❶。

▭ **NOTE**

❶グラスゴー–コーマ–スケールの詳細は，『系統看護学講座 基礎看護学［2］基礎看護技術 I』第4章 C–3–5「意識」を参照。

▌肺性脳症

　呼吸器系の疾患による呼吸機能障害の影響が中枢神経系にあらわれる場合を，**肺性脳症**という。そのおもな原因は，低酸素血症と高二酸化炭素血症[1]，その両者の共存，あるいは低二酸化炭素血症[2]である。肺での酸素化あるいは肺からの二酸化炭素の排出を障害するすべての病態が肺性脳症の原因となりうる。

▌低酸素血症による肺性脳症

　軽度の場合には，注意力や判断力の低下，不穏，運動失調などがみとめられる。低酸素血症が長期化すると，傾眠傾向，反応低下が出現し，重度になれば昏睡に陥る。低酸素状態による中枢神経系の症状には，先行する低酸素状態の程度・期間，酸素分圧の低下速度などが影響するが，脳組織へ運搬される酸素量も関与するため，循環状態やヘモグロビン量にも影響される。つまり，貧血があると酸素の運搬量が減少するため，症状があらわれやすい。

　急性肺血栓塞栓症や原発性肺高血圧症などの肺循環機能不全をおこす疾患では，急激な心拍出量の低下により脳血流量が低下し，失神をおこす場合がある（●表3-14）。

▌CO_2 ナルコーシス

　急激な $PaCO_2$ の上昇に伴う低酸素血症と，酸塩基平衡異常のために発生した中枢神経系の症状を **CO_2 ナルコーシス**（●30ページ，図2-16）という。呼吸器疾患により酸素の摂取と二酸化炭素の排出機能が障害されている場合だけでなく，肺胞換気量が低下する病態（●表3-15）では，肺組織に異常がなくても二酸化炭素が蓄積するために，CO_2 ナルコーシスをおこす可能性がある。

　臨床的に頻度が高いのは，慢性閉塞性肺疾患の急性増悪，胸膜肥厚を伴う肺結核後遺症などの拘束性肺疾患，不用意な酸素投与，鎮静薬や睡眠薬の投与により呼吸中枢の抑制がおこって換気量が低下した場合である。とくに酸素療法が誘因になる CO_2 ナルコーシスには留意する（●101ページ，「酸素療法」）。CO_2 ナルコーシスでは頻脈や発汗に加えて，高二酸化炭素血症による脳血管拡張のため，頭痛，顔面のうっ血，眼球結膜の充血などを呈する。さらに進行すると，羽ばたき振戦や傾眠傾向をみとめ，しだいに意識レベルが低下していく。

[1]高二酸化炭素血症
　$PaCO_2$ が基準値より高い状態をいう。

[2]低二酸化炭素血症
　$PaCO_2$ が基準値より低い状態をいう。

●表3-14　低酸素血症の症状・徴候

臨床徴候	ばち指，チアノーゼ
呼吸器系	頻呼吸，過呼吸
循環器系	頻脈，不整脈，動悸，血圧上昇
神経系	注意力の低下，判断力の低下，不穏，運動失調，傾眠傾向，反応低下，呼吸抑制，昏睡
血液系	赤血球の増加（多血症）

●表3-15　肺胞換気量が低下する病態

呼吸中枢の抑制	酸素投与，薬剤（鎮静薬や睡眠薬など），代謝性アルカローシスなど
呼吸中枢から呼吸筋へ達する神経系の障害	急性脊髄前角炎，筋萎縮性側索硬化症など
呼吸筋の異常	重症筋無力症など
胸腔の問題	胸水貯留，肺結核後遺症など
胸郭の問題	脊椎後彎，側彎など

▌低二酸化炭素血症による肺性脳症

　Paco$_2$ が急激に低下すると pH が上昇し，呼吸性アルカローシスを呈する。呼吸性アルカローシスでは，意識レベルの低下，失神などをおこすことがある。代表的な疾患は**過換気症候群**(◯185 ページ)である。空気飢餓感や呼吸苦を訴えて呼吸促迫となり，頭痛，めまい，四肢の異常知覚などを訴え，救急外来を受診することも多い。

📝 work　復習と課題

❶ 咳嗽・喀痰を訴える患者から聴取すべき項目をあげてみよう。

❷ 胸痛を発生原因により2つに分けて，それぞれの特徴を説明してみよう。

❸ チアノーゼの発生機序を説明してみよう。

❹ 呼吸のリズムの異常を分類して，それぞれの特徴をまとめてみよう。

❺ 副雑音を分類して，表を作成してみよう。

❻ CO_2 ナルコーシスの機序と症状を説明してみよう。

第 4 章

検査と治療・処置

本章の目標	□ 呼吸器疾患が疑われる患者の診察と診断の流れを理解する。
	□ 呼吸器疾患を診断する際に実施される検査の種類と特徴を学ぶ。
	□ 呼吸器疾患を治療する際に実施される治療法・処置の種類と特徴を学ぶ。

A　診察と診断の流れ

1　問診

　呼吸器疾患患者において頻度が高く，かつ重要な患者愁訴には，咳嗽，喀痰，血痰・喀血，呼吸困難，胸痛，発熱，喘鳴，意識障害，体重減少などがある（◯第3章）。これらの症状については，いつから生じたのか（急性〔数時間～数日前〕，亜急性〔数か月前～〕，慢性〔数年前～〕），間欠的（発作性）か持続的（進行性）か，どのような状況・因子によって増強・軽減するのか，などをきちんと聴取することが大切である。

　その後に既往歴，服用薬剤，家族歴，職業歴を聴取することになるが，なかでも**喫煙歴**についてつねに詳細に聴取することが呼吸器疾患の診断に必須である。平均1日喫煙本数，喫煙開始年齢，現在も喫煙しているか，禁煙したのであればいつからかなどを確認する。総喫煙量は**喫煙指数（ブリンクマン指数，**◯188ページ），つまり喫煙年数×平均1日喫煙本数であらわすが，欧米の文献では喫煙年数×平均喫煙箱数（pack-year）で記載されていることも多い。

2　身体所見

　胸部の身体所見は，視診・触診，打診，聴診の順番で調べていく。

■1　視診・触診

　胸部では，呼吸パターンと胸郭の形・動きの2つを観察することが大切である。慢性閉塞性肺疾患（COPD）患者では，とくに労作後に呼気が延長しやすく，口すぼめ呼吸（◯307ページ）もときにみられる。胸郭は視診により変形の有無，触診により動きの左右差などを確認する。胸郭は肺の過膨張によって前後径が増加し，樽状胸郭を呈しやすい。

　胸部以外にも口唇でのチアノーゼ，頸部の呼吸補助筋（胸鎖乳突筋や前斜角筋）肥大や頸静脈怒張，手のばち指の有無，下腿の浮腫などにも注意して観察する。

2 打診

　体表面に第3指を密着させ，その指を反対の第3指尖で叩打したときの音響の性質で胸郭内の病変の存在を確かめる方法である。打診で左右差があれば，肺炎・無気肺・気胸・胸水貯留などの存在を疑う根拠となる。

3 聴診

　呼吸音は膜型聴診器を用いて聴取する。正常呼吸音には，①頸部気管や胸骨周辺で呼気時と吸気時両方で聴取されるあらい気管呼吸音・気管支肺胞呼吸音と，②肺に接する大部分の胸壁で吸気時のみ聴取されるやわらかい肺胞呼吸音がある。肺野領域で気管支肺胞呼吸音が聴取されるときは，気管支で発生した音が肺を通過する際に生じるはずの減衰が肺病変（肺炎・無気肺など）によりおきていない可能性がある。一方，肺胞呼吸音が減弱している場合には，片側であれば無気肺・気胸・胸水貯留などが，両側性であればCOPDが疑われる。

　異常呼吸音は**副雑音**（ラ音，●57ページ）ともいわれる。音が胸部のどこで聞かれるか，吸気時と呼気時のどちらで聞こえるか，音の性状（連続性・断続性，高調性・低調性）などに注意する。

3 検査

　呼吸器疾患を診断するにあたっては，肺がつねに動いている臓器であることを忘れてはならない。とくに，気道内の空気の流れが妨げられること（気流制限）がおもな病態である気道疾患（喘息・細気管支炎・COPD）を診断するためには，静止した肺を観察する画像診断や病理診断だけでは不十分であり，気道内の気流を動的に観察できる**呼吸機能検査**が重要である。

　これに対して，間質性肺疾患や感染症，がんでは，**画像診断**や**微生物学的検査**，**病理学的検査**がより重要である。この違いを把握しておくことが，呼吸器疾患を理解するためには重要である。

B 検査

1 血液検査 blood test

　血液は，採血という小さな侵襲で繰り返し得やすいうえに，全身を循環しているため，さまざまな重要な情報を得られる検体である。本項では静脈血を用いる検査を取り上げる。動脈血ガス分析については，「ガス交換機能検査」の項（●91ページ）を参照してほしい。

　採血は手袋を着用し，できるだけ迅速に行う❶。採血後は保存条件をまも

NOTE

❶採血に時間を要したり，陰圧を強くかけすぎたりすると，溶血して血球内のカリウムや乳酸脱水素酵素（LDH）などが遊出して正しい値が得られなくなってしまう。

り，すみやかに検査室に運ぶ。

1 白血球

● **白血球数**　白血球の総数だけでなく，白血球の種類，つまり分画(好中球・好酸球・リンパ球・単球などの割合，％であらわす)も調べる。各分画の数は総数と分画(％)との積により算出できる。

● **好中球**　好中球が増加する場合は，炎症の存在が示唆される。まず感染症を考えるが，非定型肺炎(マイコプラズマ属・クラミジア属・ウイルスなど)では末梢血の好中球数が増加しないことが診断の一助となる場合がある。一方，肺がんの化学療法では，骨髄抑制のために主として好中球が減少する(●199ページ)。

● **好酸球**　好酸球が増加する場合は，アレルギーの関与が示唆される。気管支喘息・好酸球性肺炎・血管炎・薬物アレルギーなどに注意する。感染症では寄生虫疾患を考慮する。血液中に好酸球が増加し，呼吸器疾患との関連が疑われる場合には，喀痰中の好酸球やシャルコー–ライデン結晶(●68ページ)の有無を調べる。

● **リンパ球**　リンパ球は栄養状態や細胞性免疫の指標になる。末梢血中のリンパ球数の減少がHIV感染を診断するきっかけになることがある。

● **抗原特異的ヒスタミン遊離試験**　原因となる抗原で白血球を刺激してヒスタミンの産生量を調べることにより，抗原物質に対するアレルギーの有無を評価する。

● **薬物リンパ球刺激試験** drug lymphocyte stimulation test(**DLST**)　薬剤性肺疾患を疑う際に，末梢血リンパ球や気管支肺胞洗浄液中(●83ページ)のリンパ球を可能性のある原因薬剤とともに培養し，リンパ球の薬剤への反応を調べる。

● **インターフェロン-γ 遊離試験** interferon gamma release assay(**IGRA**)　末梢血中の単核球を結核菌特異抗原で刺激してインターフェロン-γの産生を評価することにより，**結核**感染の有無を評価する(●148ページ)。

2 赤血球・ヘモグロビン値

　赤血球中のヘモグロビンは，肺で取り込まれた酸素を全身の組織へ運搬する役割を担うため，ヘモグロビン値が少ないと組織への酸素供給が低下する。そのため，呼吸不全のときには**貧血**の有無を調べることが重要である。

　呼吸不全状態が長期にわたると低酸素血症が続くが，このような場合には組織に酸素を少しでも多く運搬するために，生体は赤血球の数を増やして対応する。そのため，慢性呼吸不全では多血症になる場合がある。

3 血漿成分

　血漿成分は凝固系を評価するために必要であり，抗凝固薬を含んだ採血管に採取する。肺血栓塞栓症などでは，病気の進行を抑制するために抗凝固薬を用いることが多い(●179ページ)。抗凝固薬の効果を判定する指標として，

プロトロンビン時間（PT）やトロンボテスト（TT）がある。

4 血清成分

　血清とは血漿成分から凝固因子を除いた成分をさす。呼吸器疾患に限らず，全身状態を評価する指標として活用されるが，以下に呼吸器疾患の病勢や治療効果の判定に使用される代表的な項目をあげ，その用途を示す。

● **C反応性タンパク（CRP）**　非特異的な炎症の指標として測定される。

● **アンギオテンシン変換酵素（ACE）**　サルコイドーシスの診断に有用である。

● **糖タンパク抗原（KL-6），サーファクタントタンパクA（SP-A），サーファクタントタンパクD（SP-D）**　気道上皮細胞から分泌されるので，呼吸器に特異的な指標として間質性肺疾患の診断や病勢の評価に用いる。

● **感染症診断**　原因微生物の抗原（核酸や構成成分など）を検出したり，抗体価を測定したりする。抗体価は約2週間おいて検査を行い（ペア血清検査），その上昇を確認する場合が多い。

● **自己抗体**　膠原病を疑う場合に測定される。

● **腫瘍マーカー**　早期診断には適さないが，治療効果の判定や再発のモニターには有用である。がんの組織型にある程度特徴的な腫瘍マーカーがある（▶195ページ）。

● **アレルギー検査**　血清総IgE，抗原特異的IgE，抗体価（RAST）などを測定する。血清総IgEの増加はアトピー素因を示唆する。またRASTで陽性とは，その抗原に感作されていることを示す。

● **沈降抗体**　過敏性肺炎をおこす真菌などの原因抗原に対する特異的IgGなどがある。

● **薬物濃度**　濃度を測定することが適正な投与量を決定するために必要な薬剤がある。テオフィリン・抗菌薬・免疫抑制薬が相当する。

2　喀痰検査 examination of sputum

1 検体採取

　喀痰検査では唾液をさけ，良質の喀痰を採取することが重要である。良質な喀痰とは，膿性部分を多く含む喀痰をさす。

　採取時には口腔内の常在菌の混入を避けるため，まずうがいをして口腔内を清浄にし，咳嗽とともに喀出させる。喀痰の量が少ない場合は，約5〜20 mLの高張食塩水（3％）❶をネブライザで吸入させて咳嗽を誘発し，痰を喀出させる（誘発喀痰）。喀痰の採取量は5mLを目安として，すみやかに検査室に搬送する❷。

2 喀痰の性状検査

　肉眼的にはミラー-ジョーンズ Miller & Jones の分類を用いて喀痰の膿性度

▭ NOTE

❶高張食塩水
　10％の滅菌食塩水を滅菌精製水で3倍に希釈すれば約3％になる。

❷検体の搬送
　搬送に時間を要する場合には，4℃で冷蔵保存する。採取後検査を行うまでの許容時間は室温で12時間，冷蔵庫で24時間までといわれている。これ以上の保存では喀痰中の雑菌が増殖してしまう。

外観					
ミラー–ジョーンズの分類	M1 （粘液性痰）	M2 （粘液性痰）	P1 （膿性痰）	P2 （膿性痰）	P3 （膿性痰）
喀痰の性状	膿を含まない，純粋な粘液性痰	わずかに膿を含む，おもに粘液性痰	膿が全体の1/3以下	膿が全体の1/3〜2/3	膿が全体の2/3以上
3段階分類	粘液性痰	粘液膿性痰			膿性痰

◉図4-1　喀痰の性状変化
（ミラー–ジョーンズの分類による，一部改変）

を評価する（◉図4-1）。膿性度の低いものから順に，M1，M2，P1，P2，P3の5段階に分けられる。実際に看護師が喀痰を採取することが多いので，喀痰の性状の評価法を知っておく必要がある❶。

NOTE
❶鑑別診断のポイントは，第3章 A-2「喀痰」（◉41ページ）を参照。

3 喀痰を用いる検査

◆ 結晶成分の分析

喀痰中には疾患の特徴を反映する物質が喀出されることがある。**シャルコー–ライデン結晶** Charcot-Leyden crystal は，好酸球の顆粒成分が集簇して形成されるひし形の結晶成分であり，好酸球性肺疾患の患者の喀痰にみられる。**アスベスト**の含鉄小体は，アスベストへの曝露歴を裏づける。

◆ 微生物学的検査

抗菌薬の投与開始前に，喀痰を採取する。喀痰は膿性度が高いほど細菌性の可能性が高く，非膿性粘性のものほど非細菌性（ウイルスなど）の可能性が高い。

▍塗抹鏡検

喀痰中の微生物を染色して顕微鏡下で発見する方法を**塗抹鏡検**という。一般的にはグラム染色が用いられるが，グラム染色では染色されず，特殊な染色を要する微生物がある（◉表4-1）。

塗抹標本の炎症細胞診も有用である。好中球が多い場合には細菌性肺炎の可能性が高く，とくに好中球による貪食像❷（◉図4-2）をみとめる場合には，貪食されている微生物が起因菌である可能性が高い。一方，好中球をあまりみとめないときには，マイコプラズマ属・クラミジア属・ウイルスなどを考える。

NOTE
❷貪食像
　好中球のなかに貪食された細菌をみとめる所見。

◖表 4-1　特殊な染色を要する微生物

染色法	微生物
ヒメネス染色	レジオネラ属
チール-ネールゼン染色，オーラミン-ロダミン染色	抗酸菌（結核菌）
ギムザ染色，グロコット染色	ニューモシスチス-イロベチー
グロコット染色	真菌（アスペルギルス）

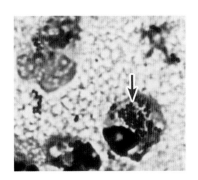

◖図 4-2　好中球による貪食像
矢印の部分が好中球に貪食された黄色ブドウ球菌を示す（→）。

培養検査

　一般的には塗抹鏡検に用いた検体で培養検査を行う。微生物によって最適な培地❶がある。培養検査で陽性とは，検体中に生きた菌が存在することを意味する。しかし，培養結果が陽性でも，患者の病状を考慮しながら，検出菌を原因菌と考えてよいかどうかを判断する。

　菌が培養されたら同定検査を行い，ついで薬剤感受性検査を実施する。薬剤感受性検査は適切な抗菌薬を選択するために重要である。

遺伝子検査

　近年，検体中の微生物の遺伝子成分を増幅して検出する PCR 法❷や DNA プローブ法などの遺伝子診断法が用いられている。インフルエンザウイルスや新型コロナウイルスなどのウイルスのほか，百日咳菌・結核菌・非結核性抗酸菌・レジオネラ属・マイコプラズマ属・クラミジア属・ニューモシスチス-イロベチーなどの診断に応用されている。感染対策として診断に迅速性を要するもの，染色されにくいもの，特殊な培地を必要とするもの，培養がむずかしいものには有用である。感度は高いが，以下の場合には偽陽性がおこりうるので注意する。

（1）死菌でも陽性になるため，治療中・治療後も陽性となりうる。

（2）臨床的にはあまり意味のない微量の菌量でも陽性となりうる。

（3）検体の処理中などにほかの検体から試料の混入があると，感度が高いため誤って陽性となりうる。

◆ 細胞学的検査

　検体中の細胞の成分を調べるものであるが，炎症細胞の種類やその数的なバランス，疾患に特徴的な細胞成分をみとめることがある。**炎症細胞**の検出と**悪性細胞**の検出に大きく分けられる。

● **炎症細胞**　好中球が多い場合には膿性度が高くなり，黄色調を呈するが，これは感染症を示唆する（気管支拡張症・肺炎など）。好酸球が喀痰中に検出された場合には，アレルギー性疾患を考える。代表的な疾患は喘息や好酸球性肺炎（◖164ページ）である。

NOTE

❶微生物と培地
　百日咳菌には Bordet-Gengou 培地，抗酸菌には小川培地や MGIT，レジオネラには BCYEα 培地などがある。

❷PCR 法
　polymerase chain reaction の略。ポリメラーゼ連鎖反応法。

● **悪性細胞**　喀痰中の悪性細胞を検出する。採取された検体は95％エタノールで固定され，パパニコロウ染色を行い，①細胞質の染色性，②核/細胞質比，③核のクロマチン量などによって悪性度を判定する。

3　鼻咽頭ぬぐい液・鼻腔ぬぐい液検査

感染症の診断に咽頭や鼻腔のぬぐい液を採取し，その中の抗原成分を検出することがある。インフルエンザウイルス・新型コロナウイルス・マイコプラズマ属はその代表的病原体である。

1　鼻咽頭ぬぐい液の採取

外鼻孔から耳孔を結ぶ線を想定し，その線に平行に正面から鼻腔底に沿って適切な深さまで静かにスワブを挿入し，行きどまりの最深部（上咽頭）まで進める（●図4-3-a）。スワブはしなやかなものがよく，挿入時にはスワブを回転させないで進める。その後，鼻粘膜を軽くこすり，スワブを回転させながらゆっくり引き抜く。

2　鼻腔ぬぐい液の採取

鼻腔にスワブを2～3cm挿入して鼻粘膜を軽くこすり，スワブを回転させながらゆっくり引き抜く（●図4-3-b）。

4　胸水検査 examination of pleural effusion

壁側胸膜と臓側胸膜に囲まれた胸腔には正常な状態でも数mLの**胸水**が存在し，壁側胸膜と臓側胸膜の癒着を予防し，両者が抵抗なく滑り合い，効率的な呼吸運動が行われるように潤滑剤のはたらきをしている。

しかし，呼吸器・胸膜疾患や，心不全・肝不全・腎不全などの呼吸器以外の疾患で，産生の亢進や吸収の抑制が生じると胸水が貯留する。片側性の場合には肺内や胸膜に原因のあることが多く，両側性の場合には肺・胸膜以外に原因のあることが多い。

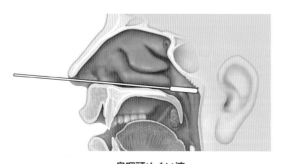 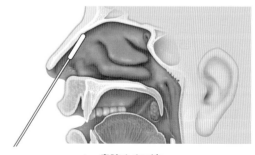

a. 鼻咽頭ぬぐい液
鼻腔底に沿って上咽頭まで挿入する。

b. 鼻腔ぬぐい液
鼻腔に2～3cm挿入する。

●図4-3　**鼻咽頭ぬぐい液・鼻腔ぬぐい液の採取方法**

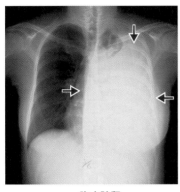 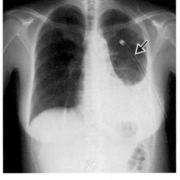 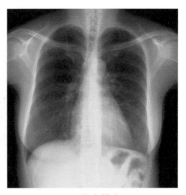

a. 胸水貯留　　　　　　　　　b. ドレーン挿入　　　　　　　　c. 胸水排出

▶図 4-4　胸水の貯留と排出
左肺に胸水貯留をみとめたので(▶写真 a)，ドレーンを挿入し(▶写真 b)，体外へドレナージした(▶写真 c)。

 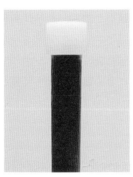 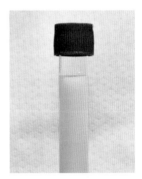

a. 胸水　　　　　　　　　b. 血性胸水　　　　　　　　c. 乳び胸水

▶図 4-5　胸水の色調

1 画像所見

　胸水の貯留は胸部 X 線検査で指摘されることが多い(▶図 4-4)。一般に胸部 X 線正面像で胸水をみとめる場合には，すでに数百 mL 貯留していることが多い。胸水貯留が疑われる側を下にした側臥位で胸部 X 線検査を行うと，胸水が胸腔内を移動し，少量の胸水を検出できる場合もある。

　少量の胸水の検出には，胸部 CT・超音波検査が有用である。とくに超音波検査では，胸水をベッドサイドで安全に描出できる。また，超音波検査により胸腔穿刺を安全に行える体位や穿刺部位を決めることができる。

2 胸水の特徴

　胸水の多くは黄色で透明(▶図 4-5-a)であるが，一見して明らかな膿性で**膿胸**と診断されることもある。

●**血性胸水**　血液のまじった血性胸水(▶図 4-5-b)の場合は，原因として外傷，術後合併症，自然気胸，肺梗塞，大血管の破綻，異所性子宮内膜症，悪性腫瘍の転移などを考慮する。

●**乳び胸水**　混濁した乳白色となる乳び(糜)胸水(▶図 4-5-c)の場合は，悪

性リンパ腫，術後合併症などが原因として多い。

　嫌気性菌が増殖していると，卵が腐ったようなにおいのすることがある。

3 　胸水の鑑別

　胸水をみとめる場合には，病気の診断や治療方針を決めるため，可能な限り胸腔穿刺により胸水を採取して検査することが望ましい（▶85ページ，図4-17）。前述のように，超音波検査にて穿刺部位を確定することができる。

◆ ライトの基準

　まず胸水が滲出性胸水か漏出性胸水かをライトLightの基準（▶表4-2）にしたがって鑑別する。この鑑別は胸水の原因と治療指針を考えるために重要である。

●滲出性胸水　タンパク成分や細胞成分の多い胸水をいう。臨床症状やほかの検査所見を参考に，肺炎に伴う胸水，がん性胸膜炎，膿胸，結核性胸膜炎，膠原病，肺血栓塞栓症などを考慮する。

●漏出性胸水　タンパク成分や細胞成分の少ない胸水をいう。心不全，肝硬変，腎不全・ネフローゼ症候群にそれぞれ代表される心臓・肝臓・腎臓などの疾患による場合が多い。

◆ 生化学的検査

　滲出性・漏出性を決定するために，総タンパク（TP）や乳酸脱水素酵素（LDH）を測定する。胸水中の値は血清の濃度に依存するので，血清の濃度を同時に測定してライトの基準（▶表4-2）にあてはめる。

　それ以外に重要な生化学的指標には，糖・アデノシンデアミナーゼ（ADA）・pHなどがある。糖が減少するものとして，膿胸・結核性胸膜炎・リウマチ性胸膜炎などがあげられる。結核性胸膜炎ではADAが50 IU/L以上を示すことが多い。胸水のpHは，肺炎随伴性胸水のときにチューブを挿入して胸水をドレナージするかどうかを判断する指標として有用である。pHが7.2以下であれば，胸腔ドレナージを考慮する。

◆ 細胞診

　胸水中の細胞の数・種類を調べる。好中球が優位になる原因には，肺炎随伴性胸水・膿胸・肺血栓塞栓症・急性膵炎などがある。リンパ球が優位になる原因には，結核性胸膜炎・悪性胸水・膠原病などがある。

　悪性細胞の検出率は，1回100 mL以上を調べると向上する。また，検査

▶表4-2　滲出性胸水と漏出性胸水の鑑別（ライトの基準）

（1）胸水/血清のタンパク濃度比>0.5
（2）胸水/血清のLDH比>0.6
（3）胸水LDH/血清LDH正常上限比>2/3
以上（1）〜（3）のうち少なくとも1項目以上を満たすものを滲出性胸水と判断する。

1回あたりの検出率は30〜60％であり，がん性胸膜炎を疑う場合は検出率を上げるため再検査が望まれる。

◆ 細菌学的検査

感染による胸水が考えられる場合には，胸水のグラム染色を実施する。また，結核性胸膜炎を念頭において，抗酸菌染色（チール-ネールゼン染色）やPCR法など結核菌遺伝子検査を行う。培養検査では一般細菌に加えて，嫌気性菌培養と抗酸菌培養を行う。

胸水検査で診断を確定できない場合には，壁側胸膜の生検や胸腔鏡検査が考慮される（●84ページ）。

5 画像診断 diagnostic imaging

X線・超音波・磁気などを用いて体内の情報を画像として取り出そうとするもので，いずれも比較的小さな侵襲で行えるため，診断の方法として急速な進歩をとげてきた。

1 X線検査 radiographic examination

X線を利用した胸部の画像検査には，最も一般的な胸部単純X線撮影（いわゆる胸部のレントゲン撮影），CT（コンピュータ断層撮影），血管造影（いわゆるアンギオ angiography の略）などがある。

◆ 胸部単純X線撮影

最も普及している検査法であるが，その解像度は低い。近年早期肺がんとして注目されている，すりガラス様の陰影（●75ページ，図4-10）を呈する小型の肺がんを本法で発見することは困難である。本法による肺がん検診では受診者の生存率は向上しないとする報告もあり，がん検診における胸部X線撮影の意義はやや低下しつつある。

とはいえ，胸部X線撮影は簡便であり費用も廉価であるため，現在も胸部検診の主流であることにかわりはない。また，通常の肺炎などの一般呼吸器疾患の診療や手術後の経過観察などには重要な検査である。

● 正面像　通常は背側にX線装置を置き，X線は背側から射入され，感光板が腹側に置かれて撮影される。この撮影方法ではいかにも肺全体が写っているような錯覚に陥りやすいが，実際は心臓などの縦隔臓器や横隔膜下の腹部臓器の陰影と肺全体の約30％が重なっている（●図4-6）。

● 側面像　撮影方法はどちらからX線を入れるかで右→左と左→右の撮影法があるが，通常は病変のあるほうの肺をよりよく写すために患側に感光板を置く。つまり右に病変があれば左→右の撮影となる（●図4-7）。

◆ 胸部CT

X線を使う撮影である点は胸部単純X線撮影と同じであるが，コン

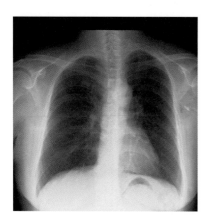

◎図4-6 胸部単純X線写真（正面像）
背側から腹側に向かってX線を射入して
撮影（PA像）した，ほぼ正常な胸部単純X
線写真である。

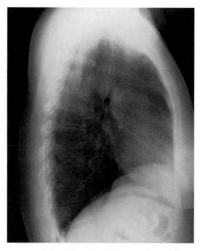

◎図4-7 胸部単純X線写真（側面像）
左側から右側に向かってX線を射入して
撮影（左→右像または右つけ像）した，ほ
ぼ正常な胸部単純X線写真である。両側
の肺は単に黒く描出されるにすぎないが，
縦隔にある心房・心室・大血管・気管・
食道・胸腺などが描出されている。

ピュータを使って身体の横断面の画像をみることができる。胸部ではおもに
心臓・大血管・縦隔の情報を得るための画像処理法（これを**縦隔条件**という，
◎図4-8）と，末梢肺野の情報を得るための画像処理法（これを**肺野条件**とい
う，◎図4-9）で作成された画像の両方を用いて診断が行われる。

　また，造影剤を入れて血流が豊富な組織とそうでないものを識別しやすく
して診断に役だてる造影CT検査も行われる。さらに，造影剤の注入と同時
にCTの高速撮影を行う（短い時間に多数のスライスを撮影）ことで，肺動脈
や気管支動脈に血液が流れていく様子をCT上で観察できる**ダイナミック
CT**という撮影法も行われる。

　また，撮影方法も1断面ずつ撮影する従来の方法から，らせん状に連続的
に撮影する**ヘリカルCT**が普及しつつある。さらにもともと1個であった検
出器の数を増やして，撮影時間の短縮をはかるとともに，より精密な（撮影
間隔の狭い）像を撮影する**MDCT❶**も普及しはじめている。

　近年では，これらの改良によって，より解像力の高く，撮影時間の短い
（呼吸や心拍による影響を受けにくい）CT撮影（**高分解能CT：HRCT❷**，◎
図4-10）が可能となった。このCT撮影により直径1cm以下の淡いすりガ
ラス様の陰影がみつかるようになってきた。これらの多くは肺腺がんのごく
早期の状態をみているものと考えられていて，早期肺がんの診断に道を開く
ものとして期待されている。

　なお，CTの撮影時に使用される造影剤はヨードを含むため，必ず使用前
にヨードアレルギーの既往を患者に確認する必要がある。また，万一アレル
ギー性のショックをおこしたときに備えて，CT室には救急用のセットを常
備しておく。

NOTE
❶MDCT
　multi detector CT
の略。
❷HRCT
　high resolution CT
の略。

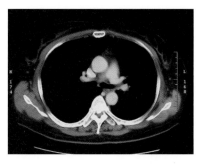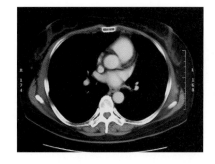

◖図4-8　胸部CT写真(縦隔条件)
ほぼ正常な胸部CT写真の縦隔条件像である。左が気管分岐部の高さ，右が左心房の高さ
で撮影している。

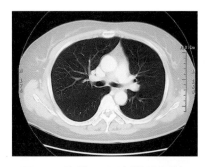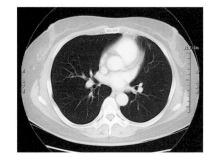

◖図4-9　胸部CT写真(肺野条件)
◖図4-8と同じ胸部CT写真の肺野条件像である。同一の写真を処理方法をかえることで，
こちらの条件では肺内の血管(肺動脈と肺静脈)や気管支が描出されるが，一方で縦隔の構
造は識別しにくくなっている。

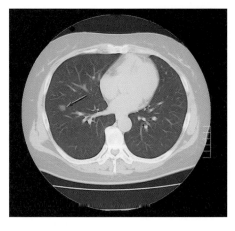

◖図4-10　高分解能CT写真
高分解能CT(HRCT)による末梢肺野
型の早期腺がんの像(→)である。直径
約10mmのがんが淡いすりガラス様
の陰影として描出されている。

◆ 肺血管造影検査

　血管造影用のカテーテルを通常は右鼠径部の大腿静脈もしくは大腿動脈か
ら挿入し，目的の部位まで送り込む。そこから造影剤を注入し，連続的に
X線撮影を行って血管の状態を観察する。肺の領域では，**気管支動脈造影**
(◖図4-11)と**肺動脈造影**が行われる。

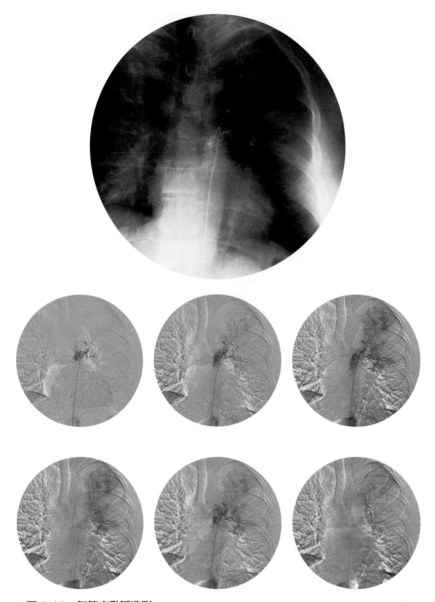

◖図 4-11　気管支動脈造影

左上葉原発の肺門部型の肺がんに対する気管支動脈造影である。下の小さい 6 枚の写真は，左上から右下まで一連の動脈相から静脈相がほぼ消えるまでの連続撮影像である。気管支動脈は肺や肺に発生する腫瘍に栄養を与える動脈なので，腫瘍が造影剤で濃く染め出されているのは，この腫瘍の栄養血管の血流が豊富であることを示している。

● **気管支動脈造影**　喀血している患者の出血の原因となっている気管支動脈を特定し，その血管にコイルなどを詰めて止血する塞栓術を目的として行われる。

● **肺動脈造影**　肺動静脈奇形に対して，コイルによる塞栓術を目的に行われることがある。

2 超音波検査 ultrasonography

　超音波検査は一般的に**エコー**とよばれる。超音波は空気中では伝わりにく

いので，空気の多い肺の内部を検査することはできないが，以下の特徴をいかして胸部にも適用する。

（1）放射線を用いないために被曝がない。

（2）術者は同時に体内のさまざまな断面像を探ることができる。

（3）侵襲性がない。

（4）小型の機器があり，ベッドサイドで簡単に施行できる。

　超音波検査は，次の場合に用いられる。

● **胸水の診断・検査**　打聴診では少量の胸水は検出できないので，超音波検査を積極的に用いる。とくに，胸水の貯留部位や量を調べるために有用である。胸腔穿刺を行う体位で超音波検査を行うと，穿刺部位を決めるのに役だつ。

● **胸壁と接する病変の観察**　胸壁と接している肺内の病変の場合には，病変と胸膜との関係を評価することができる。病変を観察しながら生検を実施することも可能である。

● **右心系の負荷の判定**　呼吸器疾患では，病勢が進行すると右心系に負荷がかかる疾患が多い。右心系への負荷が進むと下腿の浮腫などがあらわれるが，うっ血による肝臓の腫大も重要な所見である。超音波検査で肝臓の腫大を検出する。また，下大静脈径の増大や呼吸運動に伴う下大静脈径の変化の消失は，右心系への負荷の増加を意味する。

● **心囊液貯留の検査**　呼吸器疾患でも心囊（しんのう）に液体が貯留することがある。代表的なものは肺がんによるがん性心膜炎である。結核性心膜炎などでも心囊液は貯留する。

3 磁気共鳴画像法 magnetic resonance imaging（MRI）

　磁気共鳴画像法（MRI）とは，磁場を利用した撮影装置であり，X線を使用しない。

● **CTとの比較**　異なる成分からなる組織を識別する能力（コントラスト分解能）と，多方向の断層撮影を行うことができる点でCTよりすぐれている。撮影方向はCTと同じ水平断撮影以外に，冠状断と矢状（しじょう）断撮影（◯図4-12）が多く用いられ，病巣を三次元的に理解するのに役だつ。一方，肺の撮影に限っては細かい部分を描出する能力（空間分解能）がCTに比べて劣り，また撮影時間も長いため，心拍や呼吸による動きの影響を受けやすい。

　これらの長所・短所をふまえておおまかにいえば，肺野の病巣にはCTを，心臓大血管・縦隔・胸壁の病変にはMRIを用いることが多い。

● **注意事項**　MRIの撮影装置は撮影時以外でも周囲に強力な磁場を形成しているので，体内に重要な医療用金属製品が埋め込まれている人（心臓ペースメーカ，人工弁，冠動脈ステントなど）は，撮影装置に近づくだけでも危険である。また，患者がヘアピンなど金属製の装身具を身につけて入室したり，金属製の医療器具を室内に持ち込むことのないよう，注意が必要である。

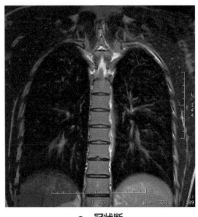

a. 冠状断

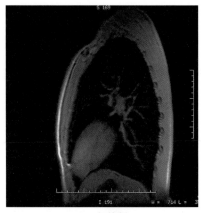

b. 矢状断

◎図4-12　MRI写真

肺のMRI写真である。MRIは患者や機械自体を移動させることなく希望する断層面の映像をつくることができるので，病巣の三次元的な広がりの理解に役だつ。
また，ここでは示さないが撮像方法をかえたり造影剤を使うことで病巣の生物学的性質を知ることもできる。

4　陽電子放出断層撮影 positron emission tomography（PET）

　陽電子放出断層撮影（PET）は，陽電子（ポジトロン）を放出する ^{11}C, ^{15}O, ^{13}N, ^{18}F などの放射性同位元素で標識された薬物を患者に投与し，その分布状態を撮影する診断法である。陽電子放出核種を用いることにより，従来の ^{99m}Tc などを用いたアイソトープ検査に比べて得られる画像が鮮明になり，空間分解能が向上して位置の判定が容易にできる。また定量性にもすぐれ，放射性同位元素が局所に集積した量を知ることができる。

　肺がんの診療に用いられる PET は，陽電子を放出する核種として，フッ素（^{18}F）で標識したフルオロ-2-デオキシグルコース ^{18}F-fluoro-2-deoxy-glucose（以下 FDG）を用いるので，正確には **FDG-PET** とよばれる。

　腫瘍細胞は正常細胞に比べて細胞分裂速度が速いので，代謝が亢進してグルコース（ブドウ糖）の消費量が多い。このため，グルコースを放射性同位元素である ^{18}F で標識しておくことによって，周囲の正常組織との細胞内への取り込む量の違いから腫瘍組織を描出することができる。前述のように空間分解能が向上したため，この PET の画像に同時に撮影した CT 画像を重ね合わせた **PET-CT** が現在おもに用いられる。腫瘍の存在を疑わせる光の集積の強い部位を CT 画像と重ねて示すことにより，リンパ節や遠隔臓器などへの転移を解剖学的に明確な位置に示すことができる（◎図4-13）。

　また，集積の強さを定量的に評価できるため，投与量と体重を補正した FDG の局所への集積値である SUV❶値は，腫瘍の代謝すなわち悪性度を示すことが明らかになってきた。この値を利用して，放射線療法や化学療法の治療効果や治療後の遺残陰影中に含まれる再発の有無を判定したり，あるいは治療前の腫瘍自体の SUV 値から腫瘍の悪性度や予後を予測することも検

　NOTE
❶SUV
　standardized uptake value の略。

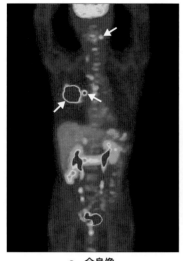
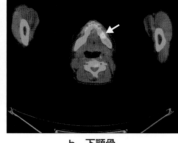
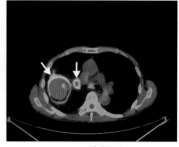

a. 全身像　　　　　　　　　　b. 下顎骨　　　　　　　　　　c. 胸部

▶図4-13　PET(PET-CT)

▶写真aの全身像では脳，下顎骨，右肺と右肺門リンパ節，両腎臓とそれに連なる尿管，大腸の一部，膀胱に集積がみられる(黄色から赤色に染まっている部分)。このうち，脳，腎臓，尿管，膀胱，大腸は正常な生理的集積である。一方，下顎骨，右肺と肺門リンパ節への集積は異常である(矢印)ため，その高さのCT写真上に集積部位を投影したものが▶写真bと▶写真cである。

このようにCT画像にPETの画像を重ね合わせたものがPET-CTである。▶写真bは左の下顎骨に集積がみられ(矢印)，同部への骨転移が疑われる。▶写真cは右肺の悪性腫瘍の存在とその肺門リンパ節転移(矢印)が疑われる。

討されている。ただし，FDGはマクロファージなどの炎症性細胞にも取り込まれるため，結核などの炎症性腫瘍でも陽性所見を示すことがある。おおよそSUV値で5以下の集積をみとめる場合は必ずしも悪性と断定することはできず，炎症性腫瘍の可能性も考える必要がある。

6 内視鏡検査 endoscopy

　内視鏡は，口や肛門あるいは尿道などの管腔臓器の開口部から観察用の管を入れ，体腔内を観察するために開発された器具である(胃鏡・気管支鏡・肛門鏡・大腸鏡・膀胱鏡などがこれに該当する)。その後，さらに体壁に小孔をあけ，そこに挿入し，体腔内を観察する機器が開発されたが，これも内視鏡に含まれるようになった(関節鏡・胸腔鏡・腹腔鏡などがこれに該当する)。

　電子機器の飛躍的な進歩により，内視鏡は医学のさまざまな分野において急速に進化しつづけており，その利用範囲も広がる一方である。呼吸器領域で現在利用されているのは，**気管支鏡・胸腔鏡・縦隔鏡**である。

1　気管支鏡 bronchoscope

　気管支鏡は，口あるいは鼻孔から挿入し，喉頭・気管・気管支を観察する内視鏡である。金属製の筒である硬性鏡と，やわらかく先端を曲げることができるいわゆるファイバースコープがある。

　ただし，正確にはグラスファイバーの束を用いた気管支鏡ファイバースコープの時代はすでに終わり，現在では先端に小型のビデオカメラがついた気管支鏡（電子スコープ）が主流で，細径の気管支鏡にのみグラスファイバーが使用されている。そこで名称の混乱を避けるため，先端が曲がらない金属製の筒状のものを**硬性気管支鏡**とよび，先端が曲がるやわらかいタイプを単に**気管支鏡**とよぶのが一般的である。

◆ 硬性気管支鏡

　検査にかなりの苦痛を伴うため，全身麻酔が必要である。筒が太く，切除や吸引などの処置の操作性では気管支鏡よりすぐれている。異物の除去，気道を狭窄する腫瘍の切除や焼灼，ステントの挿入など，おもに気管や主気管支内での処置に用いられる。左右の主気管支程度までしか観察できないため，通常の観察や診断に用いられることはほとんどない。

◆ 気管支鏡

　表面麻酔だけで挿入できる。通常の気管支鏡で，葉気管支→区域気管支→亜区域気管支→亜亜区域気管支くらいまで観察できる（●図4-14）。細径気管支鏡（径3mm）を使うと，さらに奥まで観察が可能である。気管・気管支病変の観察や，末梢肺病変の診断を目的とした生検や気管支肺胞洗浄，痰の吸引など幅広い用途に用いられる（●図4-15）。

◆ 超音波気管支鏡

　気管・気管支周囲には多数のリンパ節（おもに縦隔リンパ節）があり，その

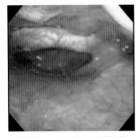
喉頭蓋とその奥に声帯が一部見える。

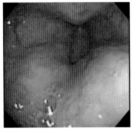
声帯の拡大像である（声帯は閉じている）。

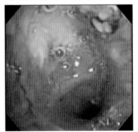
病的気管支である。気管支腔内に浸潤した腫瘍により左上葉気管支が閉塞しており，腫瘍からの出血もみられる。開存しているのは左下葉支である。

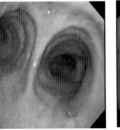
気管分岐部

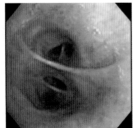
右下葉

●図4-14　気管支鏡の観察写真

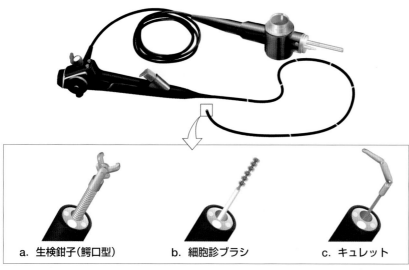

a. 生検鉗子（鰐口型）　　b. 細胞診ブラシ　　c. キュレット

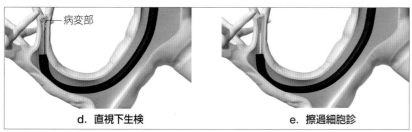

病変部

d. 直視下生検　　e. 擦過細胞診

●図4-15　気管支鏡
気管支鏡の先端部には観察用のカメラと気管支腔内を照らすライト，それに吸引や生検などを行うための処置孔がついている。この処置孔を通じて生検鉗子・ブラシ・キュレットなどを病変部まで誘導し，病変部の細胞や組織を採取することができる。

リンパ節に転移があるか否かによって肺がんの進行度が決まり，その治療方針も決定される。したがってこれらのリンパ節への転移の有無を確実に診断することは重要である。気管支鏡と超音波装置が一体となった超音波気管支鏡は，気管・気管支周囲に腫大したリンパ節を超音波装置により描出し，超音波画像ガイド下にリンパ節に向かって気管・気管支壁を貫いて確実に生検針を送り込むことができる装置である。この超音波画像をガイドにリンパ節を生検することを**超音波気管支鏡ガイド下針生検** endobronchial ultrasound-guided transbronchial needle aspiration（EBUS-TBNA）という（●図4-16）。これまで縦隔リンパ節の生検には，全身麻酔下で頸部に小切開を置き，気管の前面を鈍的に剝離して挿入する縦隔鏡による検査が必要であった。縦隔鏡検査に比べて超音波気管支鏡検査は低侵襲で安全であり，外来検査も可能である。

◆ 気管支鏡による検査

▌ 経気管支肺生検 transbronchial lung biopsy（TBLB）

経気管支肺生検（TBLB）とは，肺のびまん性に広がる病変に対し，組織学的診断を行うための検査法である。先端を手もとの操作で開閉することができる生検鉗子（●図4-15-a）を，気管支鏡を通して病巣にいたる気管支の入口

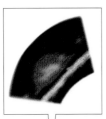
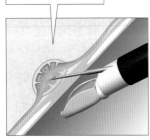
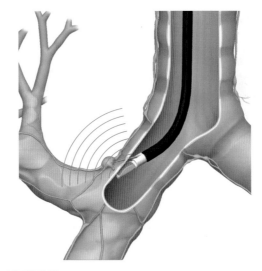

▶**図4-16 超音波気管支鏡ガイド下針生検**
気管支鏡の先端に取りつけられた超音波装置により気管支周囲の腫大して転移が疑われる
リンパ節を同定する。ついでそのリンパ節に向けて超音波装置の手前から針を気管支壁ご
しにリンパ節に穿刺する。このとき超音波装置により刺入される針は画像として捕捉され
ており，針が確実に目的とするリンパ節内に刺さっていることが確認できる。この針に手
元から強い吸引圧をかけることでリンパ節内の組織を採取することができる。

部から挿入する。その後は可視範囲に病変があれば，直視下に目的とする肺
組織を採取する（▶81ページ，図4-15-d）。

■ クライオバイオプシー cryobiopsy

クライオバイオプシー❶とは，従来の組織をつかみ取る形の生検鉗子のか
わりに，プローブに二酸化炭素を流すことで標的とする組織を凍結して採取
してくる技術である。凍結させることで採取される組織の挫滅が少なく，採
取後の出血も少ない。また，鉗子による生検と比べてかなり大きな組織の採
取が可能となった。これは診断に大型の組織を必要とする肺がんの遺伝子診
断や，肺のびまん性疾患の病理診断などにとって大きなメリットである。

■ 擦過細胞診

ブラッシングとは，気管支鏡の可視範囲の病巣に対し，その表面を細胞診
ブラシ（▶81ページ，図4-15-b）でこすって細胞を回収する方法である（▶81
ページ，図4-15-e）。検体は細胞診や細菌学的検査に利用される。

キュレット（▶81ページ，図4-15-c）は，肺末梢の孤立性病変に対し，細胞
診や細菌学的検査のために用いられる。先端を手もとの操作で曲げることが
できる細い鉗子を，気管支鏡を通じて病巣にいたる気管支の入口部から挿入
する。その後はX線透視下に鉗子の先端を曲げながら，末梢の細い気管支
を経て病巣まで鉗子を送り込み，細胞・菌体を採取する。

■ 気管支洗浄

気管支洗浄とは，気管支鏡の可視範囲に病巣はないものの，気管支内腔に
病変があることが予想される場合に，細胞診や細菌学的検査を行うための検
査法である。気管支鏡を通して病巣にいたる気管支の入口部から生理食塩水
20 mL程度を注入し，気管支内の細胞や細菌を採取する。

─NOTE
❶**クライオバイオプシー**
　クライオ cryo-は，ギリ
シャ語由来で寒さ・冷たさ
を意味する接頭辞である。
医療分野では低温化・凍結
に関連する用語で使われる。
凍結肺生検ともいう。

▌気管支肺胞洗浄 bronchoalveolar lavage（**BAL**）

　気管支肺胞洗浄（BAL）とは，肺のびまん性に広がる病変に対して，細気管支から肺胞にいたる気道内に滲出した細胞を回収し，その細胞成分の分析から病変に対する診断を行う方法である。気管支鏡を病巣にいたる気管支の入口の部分に押しあてて，生理食塩水 50 mL 程度を吸気に合わせて注入し，肺胞まで洗浄して気道内の細胞を採取する。この操作を通常 3 回繰り返すが，動脈血酸素分圧の低下をまねきやすいので注意を要する。

◆ 適応と禁忌，合併症

▌適応

　気管支鏡の適応となる疾患は，大きく分けて気管支鏡の可視範囲（すなわち，声門下から亜亜区域気管支あたりまで）に病変があるものと，気管支鏡では見ることができない末梢の肺に病変があるものの 2 つがある。

　可視範囲の病変としては，気管・気管支原発の腫瘍や，そこに浸潤する腫瘍（肺がん・転移性肺がん・食道がん・甲状腺がんなど），気管支異物（誤嚥性異物），気管・気管支内への痰の貯留，気管・気管支結核などである。

　可視範囲に病変がない末梢の肺病変としては，胸部 X 線写真上に陰影を呈するあらゆる疾患が適応となる。

▌禁忌

　気管支鏡検査に絶対的禁忌はないが，検査の重要性と危険度を考えあわせて，とくに慎重に適応を決定すべき状態を相対的禁忌として以下にあげる。

　気管支鏡は観察だけでも低酸素血症をおこす。健常者でも酸素飽和度が 90％ 近くにまで下がる。もともと低酸素状態にある患者では，検査中さらに重篤な低酸素状態に陥るので，相対的禁忌と考えるべきである。したがって，心筋梗塞発症後 6 か月以内の症例や狭心症の発作をおこしている症例も相対的禁忌である。また，酸素投与下でも PaO_2 が 70 mmHg 以下の症例も相対的禁忌と考えるべきである。

　肺生検を行う場合，出血傾向のある患者や抗凝固薬を服用中の患者は相対的禁忌と考えられる。とくに近年は，脳血管疾患や心臓疾患などに対して抗血小板薬や抗凝固薬を処方されている患者が増加している。本検査を計画する際には，薬物の服用歴を十分に聴取し，もし服用している場合は一時的に中断することが可能か処方医に確認したうえで，可能な場合は検査前に各薬剤の効果が消えるのに必要な日数分だけ服用を中止させる必要がある。

▌合併症

　気管支鏡による合併症で最も多いのは，生検後の血痰である。ただし，通常は検査当日と翌日に喀痰に多少血がまじる程度である。結核やその他の炎症性疾患に生検を行った場合は，直後に大量に気道内出血を生じることがある。通常は気管支鏡による吸引や自力での喀出だけで対応可能な場合がほとんどであるが，まれに血液によって呼吸ができなくなるほど重度な出血もある。

　経気管支肺生検では，なるべく末梢の組織を取ろうとするあまり，肺の臓

側胸膜まで損傷して気胸を生じることがある。この場合は，通常の気胸と同様の対応で十分である（●206ページ，「医原性気胸」）。

　また，気管支鏡検査終了後数時間〜1日で発熱することがときにみられる。気管支鏡の麻酔薬や鉗子類によって本来無菌である末梢気道に中枢気道の菌が送り込まれるためと考えられている。この予防のため，検査後は数日間抗菌薬を投与する。

2 胸腔鏡

　胸腔鏡は，胸腔内を観察する内視鏡である。病変の生検や手術（胸腔鏡手術，●122ページ）でも使用される。

3 縦隔鏡 mediastinoscope

　気管周囲の縦隔リンパ節の採取を目的につくられた内視鏡である。おもに肺がんの進行度（病期）の決定のために用いられる。頸部に小切開を加え，気管の前面をはがして挿入する。全身麻酔が必要である。

7 生検 biopsy

　病気の原因を早く知って治療方針をたてるためには，その病変部分の細胞や組織を手に入れる必要がある。生体内から細胞や組織を採取する行為を**生検**とよぶ。

　生検にはいろいろな方法がある。方法を選択するときの基本的な考え方は，なるべく安全な侵襲の少ない方法から始めて，それで診断がつけられないときは，より侵襲の大きな検査へ移っていくということである。

　たとえば，肺の異常な陰影について診断をつけるとき，気管支鏡生検→CTガイド下針生検→胸腔鏡下肺部分切除といったように，より侵襲の軽い検査で診断がつかないときは，順次検査の侵襲度が高くなっていくわけである。

　生検のなかで細胞を取って診断をつけることを**細胞診**とよび，組織を取って診断をつけることを**組織診**とよぶ。

1 細胞診 cytological diagnosis

▋穿刺吸引細胞診

　目的とする組織に針を刺し，注射筒で強い陰圧（吸引圧）をかけると，針の中に細胞が吸い上げられる。この原理を利用した方法である。呼吸器領域では以下の方法がある。

（1）頸部のリンパ節に直接針を刺して細胞を吸引する。

（2）気管支鏡を通して針を気管支壁ごしに腫瘍やリンパ節に刺して細胞を吸引する。

（3）胸壁を通して胸水を吸引する（●図4-17）。

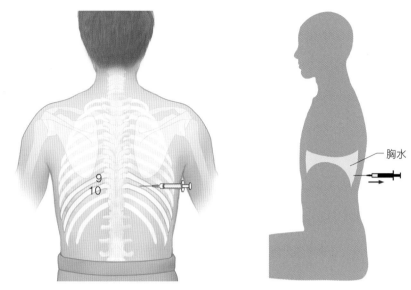

○図 4-17　胸腔穿刺
局所麻酔下に肋間から針を刺し，胸腔にたまった漿液・膿・血液などを吸引することができる。

▍ 擦過細胞診

　気管支鏡のチャンネルを通してブラシまたはキュレットを入れ，病変部をこすって細胞を集める（○図 4-18）。

2　組織診 tissue diagnosis

　呼吸器領域では以下の組織診が行われている。

▍ 頸部リンパ節生検

　頸部の鎖骨上窩リンパ節の一部または全部を局所麻酔下に摘出する。このリンパ節の生検を行う理由は，肺のリンパ流は集まって最後にここを通過するので，肺内の病変に関連している変化がこのリンパ節で観察されやすいためである。合併症としては，手術に関する一般的な合併症以外に，術中の頸動静脈や鎖骨下動静脈の損傷，副神経損傷，術後の創感染や出血（血腫の形成）などに注意を要する。

▍ 縦隔リンパ節生検

　縦隔リンパ節を全身麻酔下に縦隔鏡を用いて摘出する。縦隔リンパ節は鎖骨上リンパ節と同様に肺内病変に関連して腫大することがある。対象疾患は，肺がん・サルコイドーシス・結核などである。合併症は前述の「頸部リンパ節生検」と同じである。

▍ 肺組織の生検

　肺内の病変の組織を採取する方法として最も侵襲が少ないのは経気管支肺生検（TBLB）（○81 ページ）であるが，本法においても喀血や気胸の発生などの比較的重大な合併症がおこるので注意が必要である。

　対象とする病変が小さく TBLB が不成功の場合は，CT ガイド下に胸壁を

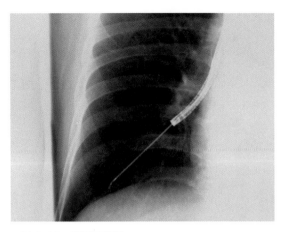

○図 4-18　擦過細胞診
キュレット（○81 ページ，図 4-15-c）を用いて，気管支鏡では直接観察できない肺野末梢性病変に対し，X 線透視下に病巣まで鉗子を誘導している。X 線透視と組み合わせることで，末梢の病変に対しても気管支鏡下に細胞や組織を採取することができる。

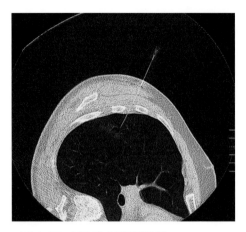

○図 4-19　CT ガイド下肺生検
X 線透視では見えないような末梢の小型の病巣に対して，CT で病巣を確認しながら直接経皮的に針を肺内の病巣に刺して細胞や組織を採取することも行われる。

通して生検を行うこともある（○図 4-19）。この場合は，高率に気胸が発生するので，状況に応じた処置が必要である。

　反対に病変が広範で TBLB だけでは十分な情報が得られない場合は，より大きな肺組織を求めて，全身麻酔下で胸腔鏡下に肺の一部を切除する。これを胸腔鏡下肺生検という。対象疾患は，肺に広く病変が分布する間質性肺炎などである。

▌ 胸膜の生検

　特殊な針を用いて局所麻酔下に経皮的に胸膜を採取する。これが不成功の場合は，局所麻酔下あるいは全身麻酔下に胸腔鏡を挿入し，胸膜を直接観察しながら胸膜の病変部を採取する。おもに原因不明の胸水の貯留などに対して，がん性胸膜炎・結核・胸膜中皮腫などの疾患が疑われるときに行う。

3　遺伝子診断 genetic diagnosis

　がん細胞の発症や増殖のカギとなる遺伝子を，**ドライバー**（運転手）**遺伝子**という。非小細胞肺がんではこのドライバー遺伝子の異常がつぎつぎと発見されている。この異常遺伝子を抑制する薬物（**分子標的治療薬**）（○200 ページ）を使用することで，肺がんの治療成績は大きく改善されている。

　非小細胞肺がんのドライバー遺伝子異常のなかで一番多いのが *EGFR*（上皮成長因子受容体）遺伝子変異であり，肺がん全体の 3 分の 1（腺がんの約半数）にみられる。次に多いのが *ALK* 融合遺伝子の出現であり，以下 *ROS1* 融合遺伝子，*BRAF* 遺伝子変異，*RET* 融合遺伝子と続く。これ以外にも遺伝子異常はみつかっているが，それぞれの遺伝子異常に対応した分子標的治療薬が確立しているのはここまでで，治療に結びついた肺がんの遺伝子異常がみられる頻度は，肺がん全体のおおよそ 4 割（腺がんのおよそ 6 割）程度で

ある。

　標的遺伝子に対応したそれぞれの分子標的治療薬は，高い奏効率を示すことが知られている。このように，分子標的治療薬の有効性（薬剤感受性）の有無をがん細胞の遺伝子情報から診断し，個々の腫瘍に適した治療薬を選択しようとすることを，がんの個別化治療 precision medicine という。

4 免疫学的診断 immunologic diagnosis

　肺がん細胞がその細胞表面に **PD-L1** 抗原というタンパクを発現させ，これが免疫細胞（T 細胞）表面の **PD-1** というタンパクと結合すると，T 細胞はがん細胞を自己と認識して攻撃をやめる。

　免疫チェックポイント阻害薬（抗 PD-1 抗体薬もしくは抗 PD-L1 抗体薬）が，T 細胞表面にあるこの PD-1（あるいはがん細胞表面の PD-L1 抗原）と先に結合すれば，PD-1 はがん細胞表面の PD-L1 抗原と結合できなくなる（◉201 ページ）。こうすることで，がん細胞が T 細胞からの攻撃を避けようとすることを阻害する。したがって，この薬剤は細胞表面に PD-L1 抗原を多く発現しているがん細胞に対してより有効と考えられるため，生検した肺がん組織の免疫染色で PD-L1 抗原の発現の程度を確認することが重要である。

8 呼吸機能検査 pulmonary function test

　呼吸器系臓器・器官の生理機能には，換気とガス交換の両方が正常に機能することが重要である（◉29 ページ）。そのため，呼吸機能検査は**換気機能**をみる検査と**ガス交換機能**をみる検査に分けて考えるとその意義を理解しやすい。

1 換気機能検査

　換気機能は**スパイロメータ**という装置を用いて測定する（◉図 4-20）。この装置によって測定できる換気機能の指標として最も重要なものは**肺活量** vital capacity（VC）と **1 秒量** forced expiratory volume in 1 second（FEV_1）である。

◆ 肺活量

　最大限に息を吸った状態から完全に息を吐ききるまでに呼出できる空気の量を**肺活量**という（単位は L）。年齢や性別，身長から計算した予測値との比を**％肺活量**（％VC）といい，％VC が 80％未満の場合に**拘束性（換気）障害**があるという（◉図 4-21）。

　拘束性障害は，肺を動かすシステム（神経，呼吸筋，◉28 ページ・図 2-15）の障害か，胸郭あるいは肺の可動性（コンプライアンス）の低下によって，正常な換気運動が障害されたときに生じる。つまり，拘束性障害は胸郭の異常や神経筋疾患など肺自体に異常がない場合にもおきうる（◉表 4-3）。肺疾患のなかで拘束性障害をきたす頻度の高いのは，**間質性肺疾患**（◉156 ページ）である。気流制限が主たる病態である喘息や COPD などでは，ゆっくりと

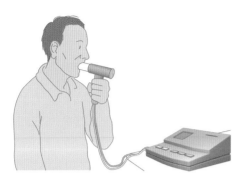

◉図 4-20　スパイロメータ
最大限に息を吸った状態からゆっくり，あるいはできるだけ勢いよく完全に息を吐ききる。このときの換気量と吸・呼気の流量から肺活量や1秒量などを算出する。

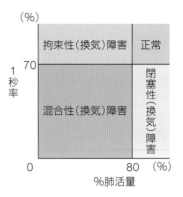

◉図 4-21　換気障害の分類
%肺活量(%VC)が 80%未満の場合を拘束性(換気)障害，1秒率(FEV₁/FVC)が 70%未満の場合を閉塞性(換気)障害という。また，拘束性障害と閉塞性障害が併存する場合を混合性(換気)障害という。

◉表 4-3　%肺活量(%VC)が低下する疾患

神経疾患	重症筋無力症，ギランバレー症候群，筋萎縮性側索硬化症など
呼吸筋疾患	筋ジストロフィーなど
胸郭疾患	肺結核後遺症など
肺疾患	間質性肺炎・肺線維症，びまん性汎細気管支炎など

息を吐けば十分な換気が可能であるため，肺活量は一般に正常である(細気管支炎や進行した COPD では，肺活量も若干減少する)。

　ただし，肺活量は軽症の間質性肺疾患患者では正常であり，疾患の進行に伴って低下する。つまり，間質性肺疾患において肺活量はあくまで進行度(機能障害)の指標であり，COPD の診断に必須な指標である1秒量(後述)とは異なる。

◆ 1秒量

　最大限の吸気後，できるだけ勢いよく息を吐いてもらう。このときの最初の1秒間に吐き出すことができた空気の量を**1秒量**(FEV₁，単位は L)，完全に息を吐ききるまでに呼出できた空気の量を**努力肺活量** forced vital capacity (FVC，単位は L)という。気流制限をきたす気道・肺病変があると1秒量は減少する。ただし，気流制限がなくても肺活量が少なければ1秒量は減少するので，1秒量を努力肺活量で割った値(**1秒率**：FEV₁/FVC❶)を気流制限の指標として使うことが多い。

　　　　　1秒率(%)＝1秒量÷努力肺活量×100

　1秒率が 70%未満のとき，**閉塞性(換気)障害**があるという(◉図 4-21)。気流制限(閉塞性障害)をきたす疾患として◉表 4-4 のものがあるが，気流制限をきたすメカニズムは疾患によって異なっている(◉図 4-22)。

　気管支喘息の場合の気流制限は，おもに太い気管支を取り囲む平滑筋が収

□ NOTE

❶FEV₁/FVC

　1秒率を FEV₁% と記載することもあるが，FVC で補正したことが明確にわかるように FEV₁/FVC と記載するほうが好ましい。

◉表4-4　1秒率(FEV₁/FVC)が低下する疾患

可逆性の気流制限	気管支喘息
不可逆性の気流制限	慢性気管支炎, びまん性汎細気管支炎, 気管支拡張症, 慢性閉塞性肺疾患

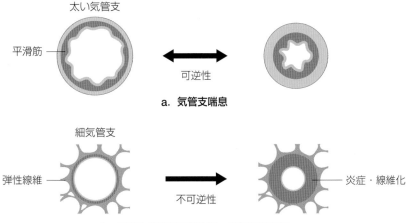

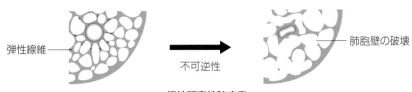

◉図4-22　気流制限のメカニズム

気管支喘息(◉図a)では気道平滑筋の収縮がおもな気流制限のメカニズムである。これに対して, びまん性汎細気管支炎・気管支拡張症(◉図b)では気管支壁の炎症・線維化が, また, 慢性閉塞性肺疾患(◉図c)では気管支周囲の肺胞壁の減少などが気流制限を引きおこす。

縮することによって生じるため, 気管支拡張薬によって平滑筋を弛緩させれば気流制限は改善する。つまり, 気流制限は**可逆性**である。一方, びまん性汎細気管支炎❶や気管支拡張症では炎症・線維化をきたした細気管支の内腔が狭くなることで気流制限をきたすため, 気管支拡張薬に対して気流制限は**不可逆性**である。COPDでの気流制限は, 肺胞壁の破壊(肺気腫)による肺の弾性収縮力低下と気管支の易虚脱性, さらに炎症・線維化に伴う細気管支の狭窄によって生じる。COPDの場合も気流制限は**不可逆性**である。

　気管支喘息・細気管支炎・COPDは, 気流制限があることが診断に直結する。そのため, これらの疾患での1秒率の測定は胸部X線写真などよりもはるかにその診断に重要である。

◆ ピークフロー

　1秒量の測定をするときとまったく同様に, 最大吸気状態から精いっぱい

NOTE

❶**びまん性汎細気管支炎**

細気管支に限局した慢性的な炎症がみられる疾患をいう。

勢いよく息を吐いたときに，吐きはじめに生じる最大瞬間呼気流量が**ピークフロー** peak expiratory flow rate（PEFR❶）である。気流制限があると低下するが，気流制限の有無を診断する指標としては1秒量・1秒率のほうが正確である。しかし，ピークフローは携帯可能で安価な器具であるピークフローメータ（◐図4-23）で簡便に測定できる利点があり，患者が繰り返し自己測定することで喘息の診断に重要な「変動性」の気流制限（可逆性気流制限）をとらえることができる。ピークフローを1日2〜3回自己測定し，予測値あるいは自己最高値と比較すること，日内・週内変動を測定することは，喘息のコントロール状態を評価する有用な情報となる。

□ NOTE
❶PEFR
　単位は mL/秒あるいは L/分。

◆ フローボリューム曲線

　気量（ボリューム，単位はL）を横軸に，流量（フロー，単位はL/秒）を縦軸に示した曲線を**フローボリューム曲線**という。努力肺活量を測定する際の呼気時のフローボリューム曲線から，検査が正確に行われたかを判断できるとともに，努力肺活量とピークフローを読みとれる（◐図4-24-a）。また，疾患によっては特徴的な曲線パターンをとる（◐図4-24-b）。間質性肺炎・肺線維症患者では努力肺活量が減少した，やや上に凸な曲線を，COPD患者では努力肺活量は正常に近いが，減少したピークフローに引きつづき急速に流量が減少する下に凸の曲線を描く。

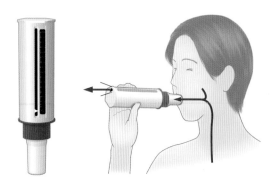

◐**図4-23　ピークフローメータの例**
最大吸気位から一気に吐き出したときの最大呼気流量を測定することにより，気道狭窄の程度を自分で測定することができる。

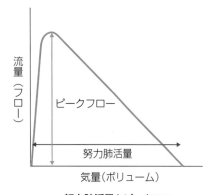

a. 努力肺活量とピークフロー

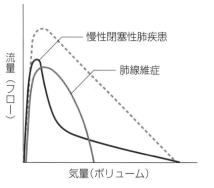

b. 異常なフローボリューム曲線の例

◐**図4-24　フローボリューム曲線**

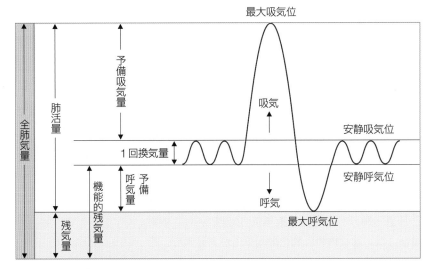

◉**図4-25 肺気量分画**
最大呼気位まで息を吐いたときに肺内に残る空気の量が残気量である。一方，呼吸筋が完全に弛緩した状態(安静呼気位)で肺内に残っている空気量を機能的残気量という。

◆ **肺気量分画**

　息を最大限吸った状態での肺内にある空気の量を**全肺気量**という。一方，完全に息を吐ききった状態で肺内にある空気の量を**残気量**という。さらに呼吸筋をリラックスさせ，胸郭が広がろうとする力と肺が縮もうとする力がつり合った状態(安静呼気位)で肺に残っている空気の量を**機能的残気量**という(◉図4-25)。これらの指標はスパイロメータでは測定できないが，特殊な方法(ガス希釈法，ボディプレチスモグラフィ)によって測定可能である。

　特発性肺線維症では全肺気量も残気量も減少するが，気流制限をきたす疾患，とくにCOPDでは残気量が増える現象(エアートラッピング)が特徴である。

2 ガス交換機能検査

　ガス交換の効率をみるために最も重要な検査は，動脈血の酸素・二酸化炭素分圧の測定(**動脈血ガス分析**)である。また，**一酸化炭素拡散能** diffusing capacity of the lungs for carbon monoxide(DLco)を測定することで肺胞と血管の間の酸素の通りやすさをはかることができる。

◆ **動脈血ガス分析**

　動脈血は橈骨動脈，大腿動脈から採血する。採取する際には注射器に空気が入らないように注意し，すぐに検査室に運ぶ。採取後5分間は動脈をよく圧迫して止血する。

　動脈血ガス分析によって測定される項目は，**動脈血二酸化炭素分圧**($Paco_2$)，**動脈血酸素分圧**(Pao_2)，**酸塩基平衡**(pH)の3つである。

▍動脈血二酸化炭素分圧（$Paco_2$）

$Paco_2$ は，呼吸中枢近傍にある中枢化学受容体からの信号を介して呼吸中枢で厳密に調節されており，つねに 40 mmHg 前後に保たれている。急速に $Paco_2$ が上昇した場合は CO_2 ナルコーシスをきたし，昏睡，呼吸停止にいたる（●30ページ，図2-16）。

　肺胞壁に線維化病変などがあっても，組織にとけやすい二酸化炭素は容易に通過できるので，血流量や拡散能低下の影響を受けにくい。さらに，病変部からの二酸化炭素排出が低下しても，肺全体の換気量を増やすことで健常部分の肺胞から速やかに余分な二酸化炭素を排出し，$Paco_2$ を低下させることができる。しかし，呼吸調節・換気応答システム（化学受容体，呼吸中枢，運動ニューロン，呼吸筋，胸郭・肺の可動性，気道抵抗）に異常があり必要な換気量を維持できない場合には，肺胞内の二酸化炭素分圧が上昇する。そうなると血液から肺胞への二酸化炭素の排出が障害され，$Paco_2$ は上昇する。つまり，$Paco_2$ の値はおもに**肺胞換気量**によって決まるといってよい。逆に $Paco_2$ が上昇していれば肺胞換気量は減少しており，$Paco_2$ が低下していれば肺胞換気量は増加しているともいえる。では，この肺胞換気量についてもう一度考えてみよう。

● **肺胞換気量**　**分時換気量**（1分間の換気量）は呼吸回数と1回換気量を掛け合わせたものであり，測定可能である。しかし，上気道や気管・気管支など肺胞が存在しない領域に出入りする気量（**死腔換気量**）は血液とのガス交換に関与しないので，肺胞領域でガス交換に直接関与する換気量（肺胞換気量）は，分時換気量から死腔換気量（1分間あたり）を引いたものになる。

　　　　（肺胞換気量）＝（分時換気量）−（死腔換気量）

　肺胞換気量・死腔換気量を直接測定することはできないが，$Paco_2$ の値から肺胞換気量が正常かどうかを推測できる。

　肺胞換気量が減少しているということは，上記の式からわかるように，①分時換気量が減少している，②死腔換気量が増加している，のいずれかである。正常人での死腔容積は 150 mL 程度であるので，1回換気量が 500 mL であったとすると1呼吸あたりの肺胞換気量は 350 mL である。1回換気量が 350 mL に減れば1呼吸あたりの肺胞換気量は 200 mL に減少するが，1回換気量がかわらなくても死腔が 300 mL に増えれば1呼吸あたりの肺胞換気量は 200 mL に減少してしまう。

　呼吸調節・換気応答システムの異常により分時換気量を維持できないと，肺胞換気量が減少し $Paco_2$ は上昇する。これはたとえば重症筋無力症・筋ジストロフィーなどの神経筋疾患や肺結核後遺症など胸郭可動性障害をきたす疾患でみられる病態である。一方，同じように拘束性障害をきたす特発性肺線維症などでは，よほど進行しない限り分時換気量が維持できなくなることはなく，逆に肺から呼吸中枢への信号入力が増えて呼吸回数が増加するため $Paco_2$ は不変〜やや低下する。一方，進行した COPD では死腔換気量が増加するが，呼気流量が低下し呼気時間が延長しているため1回換気量や呼吸回数を十分増やすことができず，$Paco_2$ は上昇しやすい。

動脈血酸素分圧（Pao_2）

Pao_2 は $Paco_2$ ほど厳密にコントロールされているわけではない。これは酸素に対する化学受容体がやや鈍感であり，Pao_2 が 60 mmHg 未満になってはじめて反応するためである。Pao_2 が 60 mmHg 未満になると生命の維持に支障をきたす**呼吸不全**状態であり，生体は換気量を増やして対応しようとする。

二酸化炭素の場合は肺胞換気量さえ十分であれば $Paco_2$ は正常に保たれるが，酸素の場合は，①二酸化炭素よりも血液や組織にとけにくいためガス交換障害の影響を受けやすい，②ヘモグロビンの酸素解離曲線（●95 ページ）が頭打ちになるため健常肺部分の換気量を増やしても酸素摂取量の増加はわずかであり，病変肺部分での低下分を補うことができない，などの理由で，換気量が十分であっても低酸素血症をきたすことがある。

Pao_2 が低下する原因はおおまかに，①肺胞換気量の減少，②肺胞でのガス交換障害，の2つに分けることができる。呼吸筋などの異常により分時換気量が減少し①をきたしているのならば，酸素投与せず換気量を増やすだけで Pao_2 を改善させることが可能である。逆に肺胞換気量が減っている（＝$Paco_2$ が高い）ときに高流量の酸素を投与するとかえって CO_2 ナルコーシス（●30 ページ，図 2-16）をきたすことがある。

一方，肺胞レベルでガス交換障害がおきているときには酸素投与が必要である。換気量を増やしても肺胞内の酸素分圧は吸入気中の酸素分圧（150 mmHg）以上にならないが，高濃度の酸素を投与すれば最大 600 mmHg まで上げることができる。これによって肺胞と血液の酸素分圧の勾配が大きくなり，ガス交換障害があってもある程度は血液に酸素を届けることが可能となる[1]。

以上の理由から，肺胞換気量の低下とガス交換障害のどちらが低酸素血症をおこしているのかを明らかにすることは重要である。

● **肺胞低換気とガス交換障害の判別**　肺胞換気量が減少しているかどうかは $Paco_2$ をみるだけでよい。$Paco_2$ が上がっていれば肺胞換気量は低下しているし，$Paco_2$ が正常ならば肺胞換気量も保たれている。

一方で，肺胞換気量の減少によってもガス交換障害によっても Pao_2 は変化するため，ガス交換障害があるかどうかは Pao_2 の数値だけでは判断できない。このとき，**肺胞気–動脈血酸素分圧較差**（A-aDo_2）[2]という数値を算出する。

$$A\text{-}aDo_2 = 150 - Paco_2/0.8 - Pao_2 \text{（室内気吸入下[3]）}$$

A-aDo_2 の基準値は性別や年齢によって異なるが，A-aDo_2 が 20 mmHg 以上になっている場合は明らかにガス交換障害があると判断してよい。

NOTE

[1] ただし，肺胞壁毛細血管をバイパスして左心系に還流する血流がある場合は，酸素吸入によっても Pao_2 は上昇しない。これをシャントという。まったく換気されていない肺胞に血流がある場合も同様である（●33 ページ，図 2-17）。

[2] **A-aDo_2 の計算式**　A-aDo_2 は，肺胞気酸素分圧（Pao_2）と動脈血酸素分圧（Pao_2）の差である。計算式中の「150−$Paco_2$/0.8」は Pao_2 をあらわしており，吸入気中の酸素分圧（150 mmHg）から体内に吸収（消費）されるために減少する酸素分圧に相当する値（$Paco_2$/0.8）を引いたものである。

[3] 酸素吸入中の患者では正確な A-aDo_2 は算出できない。

例題 ❶

　たとえば，ここに次の3人の患者がいるとしよう。

患者A　　Pa_{O_2} 40 mmHg　　　Pa_{CO_2} 32 mmHg
患者B　　Pa_{O_2} 40 mmHg　　　Pa_{CO_2} 56 mmHg
患者C　　Pa_{O_2} 40 mmHg　　　Pa_{CO_2} 80 mmHg

　この3人の患者はいずれも Pa_{O_2} が 40 mmHg（＜60 mmHg）であるので，呼吸不全状態にあるといってよい。では，この3人の低酸素血症は肺胞低換気によっておきているのか，あるいはガス交換障害によっておきているのか。

● **ステップ1　Pa_{CO_2} が 40 mmHg より大きく上昇しているなら肺胞換気量が減少している。**

　この条件には患者B，Cがあてはまるので，この2人は肺胞換気量が減少していることがわかる。患者Aの肺胞換気量は正常以上である。

● **ステップ2　$A\text{-}aD_{O_2}$ が 20 mmHg をこえているならガス交換障害がある。**

　患者A，B，Cの $A\text{-}aD_{O_2}$ を計算すると

患者A　　$150 - 32/0.8 - 40 = 70$ mmHg
患者B　　$150 - 56/0.8 - 40 = 40$ mmHg
患者C　　$150 - 80/0.8 - 40 = 10$ mmHg

以上から，患者A，Bにはガス交換障害があることがわかる。

　ステップ1，2の結果を総合すると，患者Aはガス交換障害のみ，患者Cは肺胞換気量の低下のみ，患者Bはその両方によって低酸素血症をきたしていたことがわかる。

動脈血酸素飽和度（Sa_{O_2}，Sp_{O_2}）

　赤血球中のヘモグロビンの何％が酸素と結合しているかを**酸素飽和度**という。**パルスオキシメータ** pulse oxymeter（◯242ページ，NOTE）を用いると，採血をしなくても動脈血の酸素飽和度を連続的に測定することができるので，呼吸不全患者のモニタリングなどに有用である❶。

　血液中ではほとんどの酸素がヘモグロビンと結合した状態で存在しているので，酸素飽和度が高ければ Pa_{O_2} は高く，酸素飽和度が低ければ Pa_{O_2} は低い。ただし，酸素飽和度と Pa_{O_2} の関係は直線関係ではないので注意が必要である（◯図4-26）。Pa_{O_2} が 80 mmHg のときには 96％のヘモグロビンは酸素と結合しており，それ以上酸素分圧を上げても酸素飽和度はわずかしか変化しない。一方，人体にとって危険なレベルの低酸素血症である Pa_{O_2} が 60 mmHg（酸素飽和度 90％）未満になると，わずかの Pa_{O_2} の低下で急速に酸素飽和度が低下するので，パルスオキシメータで危険な低酸素血症を検出することが可能である。

酸塩基平衡（pH）

　動脈血ガス分析において酸塩基平衡を評価するためにチェックしなければいけない項目は，①Pa_{CO_2}，②HCO_3^-，③pH である。第2章 B-4「酸塩基

NOTE

❶Sa_{O_2} と Sp_{O_2}
　動脈血ガス分析で測定した酸素飽和度は Sa_{O_2}，パルスオキシメータで測定した酸素飽和度は Sp_{O_2} と表現する。

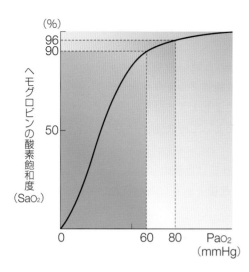

● **図 4-26　酸素解離曲線**
Pao₂ が 80 mmHg 以上（正常値）になると酸素解離曲線はほぼ
平坦になり，Pao₂ がさらに上昇しても Sao₂（Spo₂）はほとんど
変化しない。これに対して，Pao₂ が 60 mmHg 未満（呼吸不
全）の状態では，Sao₂（Spo₂）は Pao₂ の変化を鋭敏に反映する。

平衡」の項（●33 ページ）で学んだことをもう一度復習しよう。

● **アシドーシスとアルカローシス**　血液中の酸が正常よりも増えた状態
（あるいは塩基〔アルカリ〕が減った状態）を**アシドーシス**，塩基が増えた状態
（あるいは酸が減った状態）を**アルカローシス**という。肺で調節されているの
は二酸化炭素という酸であり，腎臓で調節されているのはおもに炭酸水素イ
オン（HCO_3^-）という塩基である。血液中の pH は酸と塩基のバランスによ
り決まってくるので，アシドーシス＝pH が低下（酸血症）ということではな
い。

　呼吸性アシドーシスあるいはアルカローシスとは，肺で調節されている酸
（＝二酸化炭素）の濃度が高いか低いかによって決まるので，$Paco_2$ の値のみ
をみて判断すればよい（pH とは関係ない）。$Paco_2$ が 40 mmHg より大きく
上昇（>45 mmHg）していれば**呼吸性アシドーシス**，40 mmHg より大きく低
下（<35 mmHg）していれば**呼吸性アルカローシス**があると判断できる。

　同様に代謝性アシドーシスあるいはアルカローシスがあるかどうかを判断
するためには，まず HCO_3^- の値をみる。HCO_3^- が 24 mEq/L より低ければ
代謝性アシドーシス，HCO_3^- が 24 mEq/L より高ければ**代謝性アルカロー
シス**が存在する可能性がある❶。

> **例題 ❷**
>
> 　35 歳・男性。重症筋無力症と診断されている。動脈血を測定したところ
> $Paco_2$＝70 mmHg，HCO_3^-＝35 mEq/L，pH＝7.25 というデータであっ
> た。これはどのように解釈すればよいか。

● **ステップ 1**　呼吸性アシドーシスあるいはアルカローシスがあるかどう
かを判断する。ここでは $Paco_2$ が 70 mmHg（>40 mmHg）と大幅に高値なの
で呼吸性アシドーシスがあると判断する。

● **ステップ 2**　代謝性アシドーシスあるいはアルカローシスがあるかどう

▭ NOTE
❶実際は HCO_3^- は $Paco_2$
が変化しただけでも若干変
化する。これは HCO_3^- と
CO_2 が血液中で化学平衡
状態にあり，一方が増減す
れば他方にも影響を及ぼす
ためである。
$HCO_3^- + H^+ \rightleftarrows H_2CO_3 \rightleftarrows$
$H_2O + CO_2$
　そのため厳密には $Paco_2$
＝40 mmHg の状態に補
正したときの HCO_3^- の値
（標準 HCO_3^-）が 24 mEq/L
より高いか低いかで代謝性
アシドーシスか代謝性アル
カローシスを判断するべき
である。

かを判断する。ここでは HCO_3^- が $35\,mEq/L\,(>24\,mEq/L)$ と高いので代謝性アルカローシスがある可能性があると判断する。

● **ステップ3**　pH の値をみる。ここでは pH が $7.25\,(<7.40)$ と低いので，酸血症である。ステップ1と2から呼吸性アシドーシスと代謝性アルカローシスがあると思われたが，呼吸性アシドーシスの方が病態により大きく関与している，と判断する。重症筋無力症による換気量の低下によって呼吸性アシドーシスをおこしたと考えられる。

● **ステップ4**　では，HCO_3^- 濃度はなぜ上昇したのか。生体には血液の pH をできるだけ 7.4 に保とうとするはたらきがある。これを**代償**という（◉34ページ）。そこで，HCO_3^- 濃度が上昇しているのは病的な反応（代謝性アルカローシス）ではなく，呼吸性アシドーシスによって増えた酸を中和するために腎臓からの塩基（HCO_3^-）の排出を減らして血中の HCO_3^- 濃度を増やす正常な代償反応（**腎性代償**）である可能性のほうが高いと推測する。

　偶然に呼吸性アシドーシスと無関係に代謝性アルカローシスが生じている可能性ももちろんないわけではない。たとえば，呼吸不全に合併する右心不全の治療に使われた利尿薬により，呼吸性アシドーシスと代謝性アルカローシスを合併することもある。

> **例題❸**
> 　40歳・女性。喘息発作で来院し，動脈血を採取したところ $Paco_2=55\,mmHg$，$HCO_3^-=25\,mEq/L$，$pH=7.25$ であった。このデータをどのように解釈すればよいか。

　ステップ1〜3は例題2と同じである。$Paco_2$ が $55\,mmHg\,(>40\,mmHg)$ と高く，HCO_3^- が $25\,mEq/L$ とほぼ正常なので呼吸性アシドーシスのみがあると判断できる。pH が $7.25\,(<7.40)$ と低いのも呼吸性アシドーシスで説明できる。では，**例題2**と違ってなぜ腎性代償はおこらなかったのであろうか。

　代償という生体反応は肺でも腎臓でもおきる。たとえば，代謝性アシドーシスのときは肺での二酸化炭素の排泄量が増加して呼吸性代償がおき，呼吸性アシドーシスのときは腎臓での HCO_3^- 排泄量が減少して腎性代償がおこる。しかし，呼吸性の代償は換気量を増やすことで瞬時におきるのに対し，腎臓での代償には数日かかることを思い出してほしい（◉34ページ）。そこで，**例題3**で腎性代償がおこらなかったのは，呼吸性アシドーシスが急におきた（急性呼吸性アシドーシス）ために腎臓で塩基（HCO_3^-）の排泄量を減らして代償する時間がなかったからだと考えられる。このようなことは，窒息，喘息の重積発作，睡眠薬中毒などでおきるので，$Paco_2$ の値がそれほど高くなくてもただちに処置が必要である。これに対して慢性呼吸器疾患でみられる慢性呼吸性アシドーシスでは，$Paco_2$ の値は高くても代償されているので，pH が大きく変化していなければあわてる必要はない。

　完全に二酸化炭素の濃度のみによって決まる呼吸性アシドーシス，アルカ

ローシスと比べると，代謝性アシドーシス，アルカローシスを決める要素は
やや複雑である。呼吸器疾患と直接関係はないが，理解しておくと臨床の現
場で有用である。

　正常な状態では腎臓はHCO_3^-の排泄量によって酸塩基平衡を調節してい
る。代謝性アシドーシスが，①異常な酸（乳酸，ケト酸など）の蓄積によって
おこる場合と，②塩基（HCO_3^-）を体内から喪失しておこる場合とがある。
これを動脈血ガス分析のデータのみからは見分けることはできないが，それ
に血液中のイオン濃度のデータを加えると判別が可能になる。

　血液中では陽イオンと陰イオンは同じ量存在するはずである。血液中のお
もな陽イオンはNa^+，K^+，陰イオンはCl^-，HCO_3^-，アミノ酸，不揮発酸
（乳酸・ケト酸などを含む）である。ここで**アニオンギャップ❶**というものを
計算する。

アニオンギャップ＝（Na^+濃度）－（Cl^-濃度）－（HCO_3^-濃度）

　アニオンギャップの基準値は12 ± 2 mEq/Lである。アニオンギャップは
K^+，アミノ酸と不揮発酸の濃度により決まるが，K^+とアミノ酸の濃度はあ
まり変化しないのでおもに乳酸，ケト酸などの不揮発酸の濃度の影響で変化
する。代謝性アシドーシスでアニオンギャップが正常であれば，異常な酸の
蓄積はなく，塩基（HCO_3^-）の排泄量の増加によっておきていると考えられ
る。

> **例題 ❹**
> 　$Paco_2$＝25 mmHg，HCO_3^-＝12 mEq/L，pH＝7.25，Na^+＝136 mEq/
> L，Cl^-＝100 mEq/Lであったとする。これはどのように解釈すればよいか。

例題1と同じように考えると，呼吸性アルカローシスと代謝性アシドー
シスがあることがわかる。さらにpHの値から代謝性アシドーシスが主たる
異常であり，おそらく$Paco_2$の低下は実際には呼吸性アルカローシスでは
なく，代償作用でおきていると考えられる。ここでアニオンギャップを計算
してみる。

アニオンギャップ＝$136-100-12=24$

　アニオンギャップが基準値（12 ± 2 mEq/L）よりも増えているので，なん
らかの異常な酸が増えていると考えられる。もし患者がショック状態にあれ
ば乳酸アシドーシスが，糖尿病患者であればケトアシドーシスが，腎疾患患
者であれば腎不全が疑われる。

◆ 一酸化炭素拡散能（DLco）

　吸入したガスの吸収速度は，肺胞内と血液中のガス分圧差と拡散能によっ
て決定される（●27ページ）。つまり，肺胞内と血液中のガス分圧差が一定で
あれば，ガスの吸収速度から拡散能を測定できる。低濃度の一酸化炭素を吸
入させた場合，血液内で一酸化炭素はすみやかにヘモグロビンと結合し，血
流量にかかわらず血中一酸化炭素分圧はほぼゼロのまま変化しないので，吸

NOTE
❶アニオンギャップ
　測定可能な陽イオン
（Na^+）から測定可能な陰
イオン（Cl^-・HCO_3^-）を
引いたものをいう。アニオ
ンとは，陰イオン anion の
ことである。

入した一酸化炭素の吸収速度を測定することで**拡散能**を推定することができる。

　拡散能は肺胞の表面積が減少したり肺胞壁の厚さが増加したりする疾患,たとえば COPD や特発性肺線維症で早期から低下する。これに対して,肺胞に異常をきたさない喘息や慢性気管支炎・びまん性汎細気管支炎ではおおむね正常である。

9 睡眠時呼吸モニタリング

　睡眠時に 10 秒以上持続する無呼吸あるいは低呼吸(呼吸気流の 50% 以上の低下と 3% 以上の SpO_2 の低下を伴う状態)が頻回におきる病態を**睡眠時無呼吸症候群**といい(◐186 ページ),これはさらに①上気道の閉塞によって無呼吸が生じる閉塞型と,②呼吸中枢の異常によって無呼吸がおこる中枢型に分類される。この疾患において中枢型が占める割合は数%程度でほとんどが閉塞型である。この診断には睡眠時の呼吸状態をモニタリングする**ポリソムノグラフィー** polysomnography(PSG)という検査が必要である。

　ポリソムノグラフィーでは,気流センサ(鼻・口),パルスオキシメータ(指),胸郭運動センサ(胸・腹部),脳波・眼振計・オトガイ筋電図(頭部)などから構成されるモニタ機器を用いて,無呼吸・低呼吸の出現頻度の測定,閉塞型と中枢型の鑑別,睡眠ステージ解析(レム睡眠・ノンレム睡眠など)を行う(◐図 4-27)。大型の機器であるため入院での検査が必須であるが,スクリーニングのために自宅に持ち帰ることが可能な簡易モニタ機器もある。

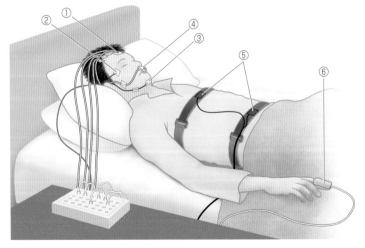

①脳波計
②眼振計
③オトガイ筋電図
④気流センサ
⑤胸部・腹部運動センサ
⑥パルスオキシメータ

◐**図 4-27　ポリソムノグラフィー**

C 治療・処置

1 吸入療法 inhalation therapy

1 吸入療法の利点と欠点

　吸入療法とは微粒子化あるいはエアロゾル化した薬物を気道局所に直接投与する，呼吸器疾患特有の治療法である。全身投与と比べて同じ効果を得るための投与量が少なくてすみ，かつ薬剤が気道以外の臓器へ到達しづらいため，副作用が少ないのが最大の利点である。たとえば，気道の炎症を抑える必要がある気管支喘息において，全身投与では副作用が大きい副腎皮質ステロイド薬を吸入薬として安全に長期間投与することが可能となり，その治療は大きく進歩した。また，即効性が要求される喘息増悪の場合も，直接薬物（気管支拡張薬）を投与できる吸入療法がすぐれている。

　吸入療法の欠点は，吸入手技が正確に行われているか否かによって病変局所に到達できる薬物の量が大きく異なってしまうことである。最近の吸入器具は改良されて吸入効率がよくなっているが，吸入手技が誤っていれば期待した効果は得られない。このため，吸入器具の特性をよく理解したうえで，患者への吸入指導を繰り返しすることが治療効果を上げるために重要である（●240ページ）。

2 吸入器具の種類

　吸入療法に用いる器具には，使用するたびに1回分の薬液を器具に入れる**ネブライザ**と，器具の中にあらかじめ複数回分の薬剤が充塡されていて，吸入時に一定量の薬剤が放出される**定量噴霧器**に分類される（●240ページ，図6-1）。吸入する粒子のうち，大きさ（直径）が 0.5〜5.0 µm のものがおもに下気道の吸入に用いられるが，吸入器具によってその粒子の大きさが異なり，粒子の大きさによって到達する部位（粒子が小さいものほど末梢気道に到達しやすい）が異なる点で注意が必要である。

◆ ネブライザ nebulizer

　ネブライザは大きさの点で携帯には適さないが，吸入操作が容易であるため，入院患者だけでなく小児や高齢者の在宅医療にも用いられることがある。気道の加湿効果も期待できる。人工呼吸器の回路にもあらかじめ組み込まれている。

■ ジェットネブライザ

　ジェットネブライザは，コンプレッサや圧縮酸素から放出されるガス（空気・酸素）を小さいノズルから薬液中に噴出させることによってエアロゾルを産生する装置である。

▊ 超音波ネブライザ

超音波ネブライザは，超音波振動によってエアロゾルを産生する装置であり，より末梢気道まで到達しうる小さい粒子径のエアロゾルを多くつくることができる。

◆ 定量噴霧器 metered dose inhaler

定量噴霧器は携帯用の小型吸入器であり，喘息・COPD患者の吸入療法にはほとんどこのタイプが使われている。このタイプの吸入器具では，正しい吸入手技を繰り返し指導することが大切であり，医師・看護師・薬剤師間の連携も重要である。

▊ 加圧式定量噴霧器 pressured metered dose inhaler（pMDI）

加圧式定量噴霧器は，充填されたガスによる噴射圧によって決められた量の薬剤をエアロゾル化して放出するものである。効率よく小さい粒子を発生させることが可能な吸入器具が開発され，吸入法の習熟度や補助器具（スペーサー）の使用の有無にかかわらず下気道への到達率が高くなっており，高齢者にも使用しやすくなっている。噴霧と吸気を同調させてゆっくりと深く吸入し，息を吐き出す前に数秒間息どめすることで肺全体に薬剤を到達させることがポイントである。人工呼吸器の回路にも接続可能である。

▊ ドライパウダー吸入器 dry powder inhaler（DPI）

ドライパウダー吸入器は，薬物を粉末にして充填してあり，患者の吸気によって薬剤が吸気口を通る際に微粒子化されるものである。pMDIと異なり患者自身の吸気と自動的に同期し，確実に吸入できることが利点であるが，ある程度の吸入速度が必要である。小児や低肺機能患者で吸気流量が極端に遅い場合や，人工呼吸器装着中，あるいは気管切開した患者には使用できない。吸入器具は薬剤によって異なるため，それぞれの使い方について適切な吸入指導が重要である。

3　吸入療法の適応

ネブライザではさまざまな薬剤を投与することが可能であるが，吸入液の浸透圧とpHに注意しないと気管支痙攣をきたすおそれがある。

▊ 気管支拡張薬

β_2刺激薬や抗コリン薬などがある。おもにpMDI，DPI，ときにネブライザで用いて喘息やCOPDに使用される。喘息発作時には最も即効性のある短時間作用性β_2刺激薬が第一選択薬である。

最近，長時間作用性の薬剤が開発され，長時間作用性吸入β_2刺激薬（1日1〜2回吸入）や長時間作用性抗コリン薬（1日1回吸入）は喘息やCOPDの標準治療薬となっている。

▊ 去痰薬

気管支拡張症や慢性気管支炎などに用いられるが，効果は限られる。

▊ 抗菌薬

一部の抗インフルエンザウイルス薬がDPIで用いられる。また，ニュー

モシスチス肺炎の予防にペンタミジンイセチオン酸塩の吸入を用いるが，この場合は肺胞領域に薬剤を到達させるために必ず超音波ネブライザを使用する。

抗炎症薬

吸入副腎皮質ステロイド薬は喘息の長期管理における第一選択薬であり，pMDI や DPI によって用いられる。長時間作用性 β_2 刺激薬との配合剤が用いられることも多い。小児用にネブライザで使用できる吸入液も選択可能である。

2 酸素療法 oxygen therapy

1 酸素療法の目標値

酸素療法の目標値は，PaO_2 を 60 mmHg 以上（SaO_2 を 90％以上）にすることである。このレベルが維持できれば循環動態が安定している限り，脳や心臓などの重要臓器に必要な酸素が供給される。病態が不安定な急性呼吸不全の場合には，安全を見積もってそれよりもやや高めの目標値を設定するが，PaO_2 を 100 mmHg 以上に上げても赤血球中のヘモグロビンはすでに飽和状態にあるため血液中の酸素含有量はわずかしか増加せず，組織への酸素供給量はほとんどかわらない。

肺胞低換気によって慢性的な高二酸化炭素血症をきたしている患者（$PaCO_2$ が 45 mmHg 以上）では，$PaCO_2$ に対する中枢化学受容体の応答性が低下し，PaO_2 に反応する末梢化学受容体からの入力のみが呼吸中枢に伝わっている。このとき不用意に酸素投与を行って PaO_2 を急速に上昇させると，化学受容体から呼吸中枢への入力シグナルが消失して呼吸抑制がおこる（CO_2 ナルコーシス，●30 ページ，図 2-16）。そこで慢性的な高二酸化炭素血症をきたしている患者では，酸素を低流量から開始し，動脈血ガス分析を繰り返しながら $PaCO_2$ を上昇させないように少しずつ酸素流量を調整することが重要である。

2 酸素投与法

成人の場合，1 回の吸気時間は約 1 秒，換気量は約 500 mL なので，その際の吸気速度は 30 L/分となる。つまり，30 L/分未満の低流量で酸素吸入を行う場合は吸入ガス以外に大気を吸入していることになり，患者の換気量によって実際の吸入気酸素濃度は大きく変化することになる。30 L/分未満の低流量酸素投与法としては，鼻腔カニューレ，簡易酸素マスクを使う方法（●図 4-28），30 L/分以上の高流量酸素投与法としては，ベンチュリー効果を利用したマスク，酸素流量計やハイフローセラピーなどがある。

低流量酸素投与法のうち，**鼻腔カニューレ**は患者にとっての不快感も少なく，つけたまま会話や食事ができるという利点がある。大まかには流量 1 L/分ごとに吸入気酸素濃度を約 4％増加させるが，鼻粘膜への刺激のため最

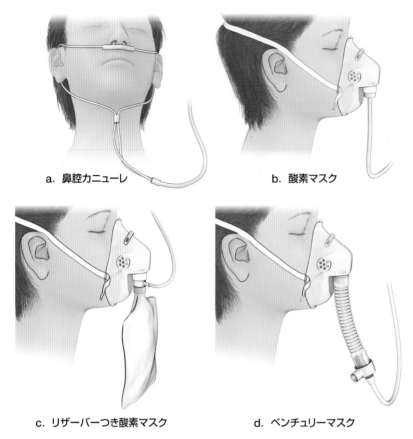

a. 鼻腔カニューレ　　　　　　　b. 酸素マスク

c. リザーバーつき酸素マスク　　　d. ベンチュリーマスク

◐**図 4-28　酸素吸入器具**

大流量は6L/分（推定吸入気酸素濃度44%以下）が限度である。

これに対して**酸素マスク**ではより多くの酸素流量（8〜10L/分，推定吸入気酸素濃度50〜60%）が可能である。酸素マスクには低流量用で用いる簡易酸素マスクと，後述の高流量用マスクの2種類がある。ただし，低流量用マスクの場合も5L/分以上の流量で使用しないと，マスク内の呼気を再吸入し，$Paco_2$が上昇する危険がある。リザーバーつきの酸素マスクを使うと，より高濃度の酸素を吸入させることができる。

高流量酸素投与法では，側孔のついたチューブ内に一定流量の酸素を流すと側孔から引きこまれる大気と混合されるベンチュリー効果を利用し，定濃度の酸素を含む高流量ガスを吸入させる。マスクにアダプターをつける簡易な方法（ベンチュリーマスク）や，ネブライザつき酸素流量計などが汎用され，確実な吸入気酸素濃度の設定が可能であるが，これらの方法での吸入気酸素濃度は最高50〜60%程度である。最近開発されたハイフローセラピー（高流量鼻カニューレ酸素療法）を使えば，さらに高濃度の酸素吸入が可能である。

③ 在宅酸素療法 home oxygen therapy（HOT）

かつてはCOPD・肺線維症・結核後遺症などの患者が慢性呼吸不全に陥ると，長期入院を余儀なくされることが多かった。しかし，現在では**在宅酸**

素療法の普及によって，約13万人の慢性呼吸不全患者の自宅療養，あるいは社会復帰が可能となっている。

● **適応基準** 厚生労働省が定めた慢性呼吸不全患者の在宅酸素療法導入の適応基準は，「動脈血酸素分圧が55 mmHg以下の者，または動脈血酸素分圧が60 mmHg以下で睡眠時または運動負荷時に著しい低酸素血症をきたす者であって，医師が在宅酸素療法を必要であると認めた者」とされている。

PaO$_2$が55 mmHg以下の慢性呼吸不全患者では，長期間酸素投与を行えば生命予後が改善され，その効果は1日あたりの酸素療法を行った時間が長いほど高い。これは心臓への酸素供給量が増加し，さらに低酸素血症によって収縮していた肺血管が拡張して肺高血圧症が改善するため，肺性心（❍184ページ）および右心不全への進行を抑制するためと考えられている。これに対してPaO$_2$が60 mmHgをこえる症例では，酸素療法による生命予後の改善は証明されていない。

● **酸素供給源** 在宅酸素療法用の酸素供給源には，①酸素濃縮器，②液化酸素，③酸素ボンベがある（❍図4-29）。このうち酸素ボンベは外出用に用いられるが，容量が小さいため長期使用には適さない。そこでもっぱら酸素濃縮器か液化酸素が用いられる。酸素濃縮器には窒素を選択的に吸着する吸着型（酸素濃度90％）がおもに用いられ，最大7 L/分の酸素を供給できる。電源を入れれば半永久的に酸素を供給することが可能であるが，外出する際には別に酸素ボンベを用意する必要がある。

これに対して，液化酸素は電気代が不要であると同時に携帯用の容器に移せば酸素ボンベよりも長時間の使用が可能である。ただし，火災の危険があるため設置場所の制約があり，また取り扱いがやや煩雑である。一般に，高齢者や高流量の酸素が必要な患者には酸素濃縮器が，長時間の自宅外での活動（会社勤務など）を希望する若年者には液化酸素が適している。

在宅酸素療法が導入された患者は，酸素飽和度あるいは動脈血ガス分析を行い，酸素投与が適切であることを確認するために，月に1回は外来に通院して医師の診察を受ける必要がある。

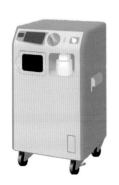
a. 酸素濃縮器

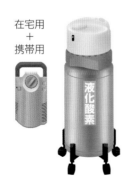
在宅用＋携帯用
b. 液化酸素

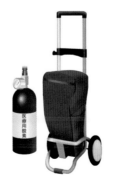
c. 酸素ボンベ

❍**図4-29 酸素供給源**

3　人工呼吸療法 artificial respiration/ventilation

　人工呼吸療法が適応となるのは，①肺胞低換気，②呼吸仕事量増大に伴う呼吸筋疲労，③重篤な低酸素血症をきたしているときである。①の原因には睡眠薬過量服用による呼吸中枢抑制やギランバレー症候群などの神経・筋疾患，肥満低換気症候群など，②③をきたすものには重症肺炎，急性呼吸窮迫症候群（ARDS），喘息重積発作，COPD の急性増悪などがある。

1　人工呼吸の方法

　気管挿管あるいは気管切開を行って人工呼吸を行う**侵襲的陽圧換気** invasive positive pressure ventilation（**IPPV**）と，鼻あるいはフルフェイスマスクを使って行う**非侵襲的陽圧換気** non-invasive positive pressure ventilation（**NPPV**）がある（◉図 4-30）。

　IPPV はより確実に換気が可能であること，分泌物の吸引が可能であることなどの利点があるが，患者は食事や会話ができないだけでなく苦痛が大きいために，多くの場合に鎮静が必要であり，**人工呼吸器関連肺炎** ventilator-associated pneumonia（VAP）の発症頻度も高い。

　NPPV は導入時に医療従事者がつきっきりで調整する必要があり，また気道過剰分泌例や重症呼吸不全例，意識障害を伴う症例では使用できないが，患者は食事や会話もでき，肺炎の合併が少ないなどの利点がある。とくにCOPD の急性増悪において，気管挿管による人工呼吸療法よりも死亡率を軽減し，集中治療室在室日数を減らすなどの有用性が確認されている。

2　換気方法

　人工呼吸器 ventilator/respirator を設定するときに，換気量，気道内圧，呼吸回数，吸気時間，呼気時間，吸・呼気開始のタイミングなどのパラメータ（変数）のうち，どれを固定し，どれを患者の自発呼吸（◉図 4-31）にまかせる

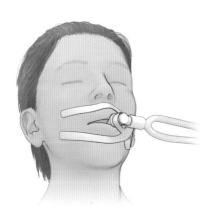
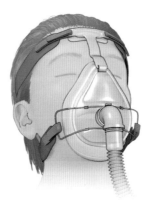

a. 気管挿管による人工呼吸　　　b. マスク式による人工呼吸

◉**図 4-30　人工呼吸の方法**

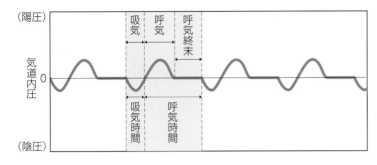

◗**図4-31　自発呼吸下の気道内圧**
自発呼吸下の気道内圧は，吸気時に陰
圧，呼気時に陽圧となる。

かで換気方式が決まってくる。換気方法には，大きく分けると**従量式**と**従圧式**の2つがある。

●**従量式換気**　1回換気量を固定する方法であり，設定された流速で一定量の空気が送り込まれたあとは呼気に切りかわる。従圧式よりも確実に換気できるが，気道内圧が高くなりすぎる危険性がある。

　患者の自発呼吸がない状態では，呼吸数，吸・呼気開始のタイミングをすべて機械側で固定した**調節換気** controlled mechanical ventilation（**CMV**）を用いる。自発呼吸があるときは，吸気がトリガー（引きがね）となって機械換気が開始される**補助換気** assist-control mechanical ventilation（**AMV**）が用いられる。AMV 単独では自発呼吸がなくなったときに危険であるので，一定時間自発呼吸がないと自動的に CMV に切りかわる A/C（Assist/Control）モードが多くの人工呼吸器に設定されている。人工呼吸から離脱する（ウィーニング）際に補助換気の回数を徐々に減らす場合は，患者の自発呼吸のうち設定した回数のみ補助換気を行う**同期型間欠的強制換気** synchronized intermittent mandatory ventilation（**SIMV**）を行う（◗図4-32）。

●**従圧式換気**　吸気時の最大気道内圧を固定する方法である。気道内圧上昇による障害が少ないが，古典的な従圧式換気では一定の気道内圧に達すると呼気に切りかわるため，肺のやわらかさ（コンプライアンス）の変動により換気量が不安定であった（肺がかたい状態，つまりコンプライアンスが低い場合は，すぐに気道内圧が上昇してしまうため，吸気時間が短く換気量が不足する）。

　現在では，設定気道内圧に達したあと，一定の吸気時間その圧を維持する**プレッシャーコントロール** pressure controlled ventilation（**PCV**）を用い，さらに換気量をモニタすることで換気量の変化に対応している。PCV での吸気開始のタイミングは，あらかじめ設定しておく方法と患者の吸気に合わせる方法の両方がある。**プレッシャーサポート** pressure support ventilation（**PSV**）では，吸気時の気道内圧以外には換気量，呼吸数，吸気時間とも設定せず，患者の自発吸気の間だけ一定の気道内圧が維持されるよう空気を送り込む方法である。意識のある患者にも使用しやすく，単独あるいは SIMV と組み合わせて用いられる（◗図4-33）。

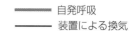

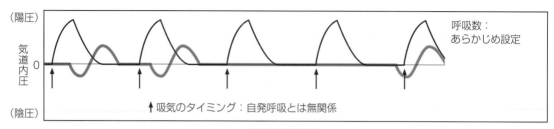

a. 調節換気（CMV）
患者の自発呼吸（図の ━━ 線）とは無関係に強制的に換気（図の ━━ 線）が行われる。

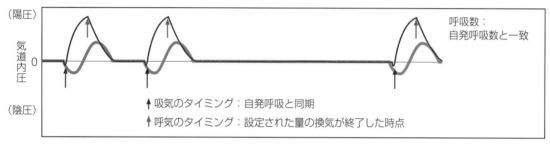

b. 補助換気（AMV）
患者のすべての吸気努力をトリガー（ひきがね）として装置による換気が行われる。

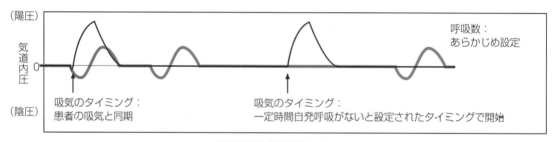

c. 同期型間欠的強制換気（SIMV）
あらかじめ設定した間隔で患者の吸気努力をトリガーとして，換気が行われる。

◉**図 4-32　従量式換気**

3　**呼気終末陽圧換気**

　人工呼吸を行う場合には呼気終末の回路内の圧はゼロ（大気圧と同じ）になるが，このときに一定の陽圧をかける方法を**呼気終末陽圧換気** positive end-expiratory pressure（**PEEP**）とよぶ。PEEP には２つの意義があり，第１は呼気時の肺胞の虚脱を防ぐことである。急性呼吸窮迫症候群（ARDS，◉183ページ）のときには肺胞が虚脱しやすく，またいったん虚脱すると再び開きにくい。この虚脱した肺胞部分はシャント（◉32ページ）となり，そこを流れる血液には酸素が取り込まれないので，PEEP によって肺胞の虚脱を防ぐことで酸素化が改善する。

　PEEP の第２の意義は，閉塞性肺疾患（喘息や COPD）で生じる auto-

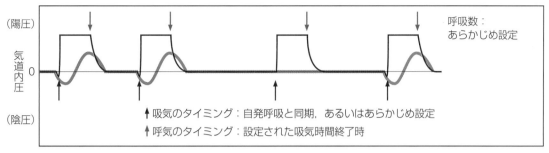

a. プレッシャーコントロール（PCV）

患者の自発呼吸をトリガー，またはあらかじめ設定をしておき，気道内圧が設定圧まで上昇するように送気する。プレッシャーサポート（PSV）と異なるのは，呼気のタイミングである。

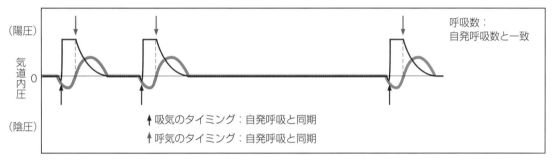

b. プレッシャーサポート（PSV）

患者の自発呼吸をトリガーとして，気道内圧が設定圧まで上昇するように送気される。

◖図 4-33　従圧式換気

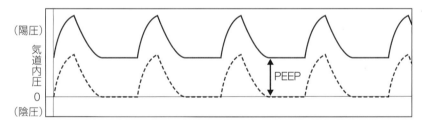

◖図 4-34　呼気終末陽圧換気（PEEP）

機械呼吸（この場合は --- で示した CMV）下で気道内に一定圧（PEEP）をかけることにより（CMV＋PEEP，図の ── 線），呼気時の肺胞の虚脱を予防し，また呼吸仕事量を減少させることができる。

PEEP を相殺することである。これらの疾患では呼気の途中で気流制限が生じ，呼吸器回路内の圧がゼロになっても肺胞内圧はゼロまでは低下しない（auto-PEEP，intrinsic PEEP）。患者の吸気によって呼吸器がトリガーされるように設定されている場合は，吸気努力によって回路内圧が一定の陰圧になる必要がある。ところが，auto-PEEP がかかっている状態では，回路内圧を下げる前にまず肺胞内圧をゼロまで下げるための余分な呼吸仕事量が必要となる。auto-PEEP 分とつり合う程度の PEEP をかけておけば，肺胞内圧と呼吸器回路の内圧が最初から同じになり，吸気時の呼吸仕事量の増大を防止できる（◖図 4-34）。

　しかし，PEEP による胸腔内圧の上昇は静脈から右心房へ還流する血液量を減らすため，高すぎる PEEP は心拍出量低下による血圧低下をまねくことがあり，注意が必要である。

4 合併症

　人工呼吸療法の合併症には，①圧損傷，②容量損傷，③酸素中毒，④人工呼吸器関連肺炎(VAP)がある。気道内圧の上昇により気胸，縦隔気腫，皮下気腫などの圧損傷が生じるだけでなく，1回換気量が多ければそれだけでも肺に炎症をおこし，肺損傷を悪化させる。

　アメリカでの大規模な研究では，ARDS の患者に対して1回換気量を少なくした群と多く設定した群で比較してみると，明らかに前者で予後がよかったことが報告されている。1回換気量を少なめに設定すると $Paco_2$ は上昇するが，急激な酸塩基平衡の乱れをきたさない限り許容可能である。

　人工呼吸中の高濃度酸素投与自体も無気肺や肺障害の原因となる。これを予防するためには，原則として吸入気酸素濃度を60％以下に保つようにする。

　人工呼吸療法を受けている患者では，口腔内あるいは消化管に付着した細菌が気管チューブの外壁を伝わって気道内に侵入するために肺炎をおこしやすく，いったん肺炎をおこすと死亡率も高い。これを予防するためには，口腔ケアがとくに重要であり，予防的な抗菌薬の投与は無効である。

4 呼吸リハビリテーション respiratory rehabilitation

　呼吸リハビリテーションとは，呼吸器疾患によって生じた障害をもつ患者に対して，残された呼吸機能を有効に活用することで息切れなどの自覚症状の緩和をはかるとともに，身体活動度を高め，患者自身が自立できるように継続的に支援する医療である。その中核である運動療法は，大きく①コンディショニング，②ADL トレーニング，③全身持久力・筋力トレーニングの3つのカテゴリーに分類することができ，総合的観点からみた重症度に応じてそれらを組み合わせていく[1]。たとえば，重症患者ではコンディショニングと基本的な ADL トレーニングを中心に行うことになるが，軽症患者では高負荷の持久力・筋力トレーニングを中心にプログラムを組みたてていくことが有用である。

1 コンディショニング

　慢性呼吸器疾患患者では，呼吸運動パターンの異常，筋・関節の柔軟性の低下，姿勢の異常などの身体機能の失調・低下(デコンディショニング)をきたしている。これらを改善するための呼吸練習やリラクセーションなどを**コ**

1）日本呼吸ケア・リハビリテーション学会ほか編：呼吸リハビリテーションマニュアル——運動療法，第2版．p.4，照林社，2012.

ンディショニングとよび，それによって運動療法をより効率的に行うことが
できるようになる。

◆ 呼吸トレーニング

　口をすぼめてゆっくりと吐く呼吸法を**口すぼめ呼吸**とよぶ。とくに
COPD など閉塞性換気障害を伴う患者では，呼気時における気道狭窄のた
めゆっくりでないと十分に吐ききれず，換気量・呼吸回数が増大する労作時
に肺過膨張がおこり（動的過膨張），息切れの原因となる。口すぼめによって
気道内圧が高まるため，呼気時の気道狭窄が軽減される。間質性肺炎などの
拘束性肺疾患においても，呼吸パターンを改善して，息切れを緩和する。横
隔膜呼吸（腹式呼吸）も有効である。吸気を意識させすぎると残気量が過度に
増加している症例ではかえって呼吸効率を低下させるため，呼気をしっかり
行わせることが重要である。

◆ 呼吸筋・胸郭のリラクセーション・ストレッチングなど

　慢性呼吸器疾患患者では，呼吸筋，とくに胸鎖乳突筋や斜角筋などの呼吸
補助筋が過緊張状態となり，胸郭の関節可動域も制限されている。運動療法
実施前に用手的な呼吸介助や胸郭可動域の拡張手技，ストレッチや呼吸体操
を行って胸郭の柔軟性を改善させると，呼吸困難の軽減効果がある。

◆ 排痰手技

　狭義の胸部理学療法であり，COPD や気管支拡張症で喀痰量が多い場合
に実施する。口と声門を開いたまま強制的に呼出を行うハフィング，気道内
分泌物が貯留しやすい肺領域を高い位置にして分泌物の排出をはかる体位ド
レナージ，呼気時に用手的に胸壁を圧迫する呼吸介助およびスクイージング，
胸壁あるいは呼気に振動を加える方法などがある。

2 ADL トレーニング

　慢性呼吸器疾患そのものでは身辺動作の ADL は自立していることが多い。
しかし，肺炎や COPD の急性増悪などを契機に過度の廃用となった場合に
は，座位保持，立位，歩行と段階的に ADL トレーニングを行うことで自立
が可能になる。

3 全身持久力・筋力トレーニング

　全身持久力ならびに四肢，呼吸筋の筋力トレーニングなどが含まれるが，
最も重要なのは下肢運動による全身持久力トレーニングである。階段昇降や
エルゴメーター，トレッドミルを用いる方法もあるが，平地歩行は最も簡便
で継続性も高い。外来患者には万歩計を用いることもモチベーションを維持
するための有効な手段である。導入前に，労作時の低酸素血症の有無や連続
して歩ける距離，歩行速度，回復に必要な休憩時間をあらかじめ評価し，必
要に応じて酸素処方もあわせて行う。

◉表4-5　修正ボルグスケール

0	感じない	(nothing at all)
0.5	非常に弱い	(very very weak)
1	やや弱い	(very weak)
2	弱い	(weak)
3		
4	多少強い	(somewhat strong)
5	強い	(strong)
6		
7	とても強い	(very strong)
8		
9		
10	非常に強い	(very very strong)

　上肢筋力トレーニングは，着がえ・洗髪・家事など日常動作時の息切れを改善させる効果がある。また，吸気・呼気抵抗を負荷する器具を用いた呼吸筋トレーニングも全身運動療法と組み合わせることで効果が期待できる場合がある。

4　運動耐容能の評価法

●心肺運動負荷試験　エルゴメーターやトレッドミルを用いて定量的な運動負荷をかけつつ，呼気中の酸素・二酸化炭素分析や心電図，酸素飽和度などを連続的にモニタリングする方法で，最大運動耐容能に加えて心臓・肺・末梢血流などを総合的に評価することができる。大型の測定装置が必要であり，高齢者や慢性呼吸器疾患患者では検査自体がむずかしいこともある。

●6分間歩行試験　30 m以上の間隔で設置されたコーンの間を6分間できるだけ長く歩いてもらうように指示し，総歩行距離と歩行前後の呼吸困難の程度(修正ボルグスケール，◉表4-5)，疲労の程度を記録する。運動耐容能よりも日常生活における状態を反映する指標である。10m間隔に設置したコーンの間を少しずつ間隔の短くなる，あるいは一定間隔の発信音に合わせて往復してもらい，所定の時間以内に次のコーンに到達できなくなるまでの歩行距離を測定するシャトルウォーキング試験が用いられることもある。

5　禁煙治療

　喫煙はがんや呼吸器疾患など多くの病気の発症にかかわる。喫煙行動は**ニコチン依存症**である。依存症は依存性物質の摂取をやめた際に，イライラや集中力の低下など離脱症状がおき，その出現は意志の強さや覚悟など気持ちだけではコントロールできない。そのため，離脱症状の抑制が禁煙治療の出発点となる。

　ニコチン依存症の治療は保険診療で行えるようになり，禁煙外来に12週間で5回の受診となる。薬物療法としてバレニクリン酒石酸塩(チャンピックス®)やニコチン貼付剤(ニコチネルTTS®)がある。しかし，これらの薬剤は離脱症状を抑えて禁煙導入には寄与するものの，わが国の報告では禁煙外

来受診後1年の禁煙成功率は全国平均でわずか3割程度といわれている。このため，禁煙外来ではニコチン依存症についての教育とカウンセリングにも力を入れていく必要がある。

6 気道確保 maintenance of airway

　気道とは，呼吸に伴う空気の通り道であり，鼻もしくは口から肺胞にいたるまでの経路をさす。その狭窄や閉塞がすぐに呼吸困難や窒息につながりうるときに，以下に述べる方法を用いて空気の通過を容易にすることを**気道確保**という。ここでは，下咽頭（舌根部）から喉頭，気管の順に，それぞれの対処方法を述べる。

　気道に狭窄もしくは閉塞があり，気道の確保が緊急に必要な場合，まず①自発呼吸がすでに弱くなりはじめているのかどうか，②その部位がどこであって，③その原因がなにかの3点を見きわめる必要がある。そして，その判断に従って対処方法を瞬時に決定しなければならない。

1 肩枕

　意識レベルの低下した患者では舌の筋肉群が弛緩し，その根部が背側下方に向かって垂れ下がり，下咽頭部で気道を狭窄することがある（◉図4-35）。このような舌の状態を**舌根沈下**という。

　対処法としては，まず頭部を後屈させて咽頭の後壁と舌の間を離す。肩に枕を入れて高くし，頭部を後方へそらせるのは最も簡単で有効な方法である（◉図4-35）。

2 エアウェイ airway

　舌根が沈下した患者の口もしくは鼻から下咽頭まで挿入し，垂れ下がった舌根部を前方へ押し戻して気道を確保する器具である（◉図4-36）。下咽頭までしか入らないので，喉頭や気管の狭窄に対しては無効である。

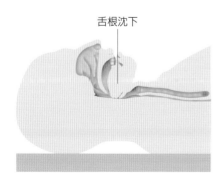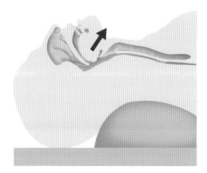

◉**図4-35　肩枕**
肩の位置を高くし後頭部をそらせることで，舌根部が上方に移動して気道を開くことができる。舌根部の沈下は最初は「いびき」として認識できるので，肩枕を入れていびきがなくなれば肩枕が有効であると判断できる。

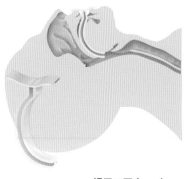
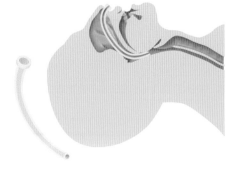

a. 経口エアウェイ　　　　　　　b. 鼻咽頭エアウェイ

◉図4-36　エアウェイ
肩枕より確実に喉頭までの気道を確保することができる。口から挿入するタイプ(◉図a)と，鼻腔から挿入する筒状のタイプ(◉図b)がある。

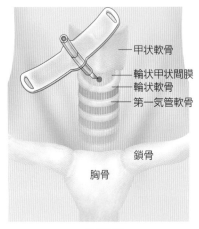
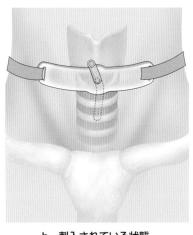

甲状軟骨

輪状甲状間膜
輪状軟骨
第一気管軟骨

鎖骨

胸骨

a. 穿刺部位

b. 刺入されている状態

穿刺直前のイメージである。内筒がやや鋭いくさび状になっており，皮膚を小切開したのちに皮下から輪状甲状膜まで一気にこの内筒で穿刺することができる。

内筒を除去しチューブを首にテープで固定したイメージである。このチューブを通して痰を吸引することができる。

◉図4-37　輪状甲状間膜(・靱帯)穿刺

3 輪状甲状間膜(・靱帯)穿刺 cricothyroid membrane puncture

　輪状軟骨と甲状軟骨の間は薄い膜組織になっていて，さらに上下の軟骨が支えとなるため，経皮的に直径3〜4 mmのチューブを穿刺して気管内に挿入することができる(◉図4-37)。これは気管切開に比べて侵襲が少なく，処置としても簡便である。

　チューブが細いため大半の換気は声帯を通して行われるので，気管切開と異なり発声機能を残すことができる。このチューブを通して痰の吸引や酸素投与ができる。気道確保を目的にこの処置の対象となるのは，意識はあるが痰が多く，自力での喀出が困難な状態の患者である。

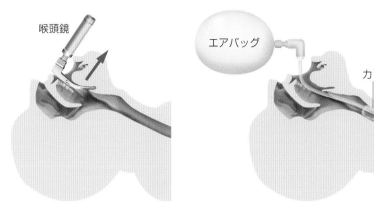

○**図 4-38　気管挿管チューブ**
気管挿管の様子を示している。まず，喉頭鏡を用いて舌根部から下顎全体を前方へ挙上すると，喉頭蓋も挙上されて声帯が直視される。声帯を目がけて気管内チューブを挿入すれば，経口的に気管内にチューブを留置することができる。
エアバッグなどで人工呼吸を行う場合には，気管挿管チューブと気管のすきまをふさぐため，カフ（チューブ先端より少し手前についているバルーン）をふくらませ，送り込んだ空気がまわりからもれないようにする。

4　気管挿管 endotracheal intubation

　口または鼻孔から声帯をこえてチューブを気管内まで送り込む操作を**気管挿管**とよび，このチューブを**気管挿管チューブ**とよぶ（○図 4-38）。気管挿管チューブを口から入れるか，鼻孔から入れるかで経口挿管，経鼻挿管とよび分ける。気管挿管は喉頭や気管の狭窄，閉塞に対してその病変部をこえて挿入することで気道を確保する。また，気管挿管チューブを通して気管・気管支内の痰を吸引することができる。さらに気管挿管チューブを人工呼吸器に接続して，人工呼吸管理を行うこともできる。

　ただし，挿管された状態は相当の苦痛を伴う。また，意識の有無にかかわらず長期の気管挿管チューブの留置は，鼻孔の潰瘍形成や口腔内の感染などの合併症をおこすため，2～3週間以上の長期の挿管は不適当である。それ以上の気管挿管が必要な場合は，気管切開を行うのが一般的である。

5　気管切開 tracheostomy

　局所麻酔下に皮膚，筋膜と切開していき，気管前壁を露出する。気管壁を縦に約2cm切開し，気管カニューレを挿入する（○図 4-39）。気管カニューレは人工呼吸器に接続できる。喉頭から気管までの狭窄・閉塞，痰の喀出困難，呼吸状態の不良などが適応となる。

　施行後は発声ができなくなり，特殊な装置を用いても十分な発声は困難である。気管カニューレは大きいため，嚥下運動が阻害されて食事がとりにくくなるなどの欠点がある。

　以上の各手技と気道狭窄または閉塞の部位と原因のおおまかな関係を○表4-6にまとめた。

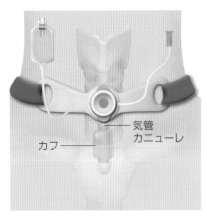
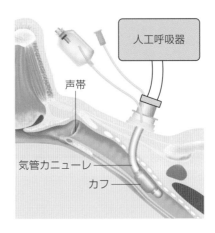

人工呼吸器

声帯

気管カニューレ

カフ

気管
カニューレ

カフ

▶図 4-39 気管切開

緊急に気道を確保しなければならないときは，まず気管挿管が行われ，長期の気道確保が必要なときは，気管切開が行われる。気管内に挿入された気管カニューレは，通常はテープで頸部に固定される。固定がわるいとカニューレが抜けて患者が窒息することもあるので，固定には細心の注意が必要である。

人工呼吸を行うときは，送り込んだ空気が口側へもれないようにカフをふくらませるが，このカフ圧が高いとカフに直接あたる気管が圧迫により壊死をおこすことがあり，気道狭窄の原因となるので，カフ圧にはつねに注意する。

▶表 4-6 狭窄・閉塞部位ごとの気道確保の方法

狭窄または閉塞部位	おもな原因	対処方法
舌根部 （下咽頭）	舌根の沈下 食物残渣 粘稠な痰*	肩枕，エアウェイ 口腔内吸引
喉頭	喉頭浮腫 異物（もちの誤嚥など） 腫瘍	気管挿管 喉頭鏡による異物除去 気管切開
声帯	反回神経麻痺 声帯浮腫 粘稠な痰*	挿管，その後気管切開 挿管，その後気管切開
気管	気管熱傷 腫瘍 粘稠な痰*	挿管，その後気管切開 挿管，内視鏡下の腫瘍除去，ステント

* 粘稠な痰に対しては経鼻的吸引，気管支鏡による吸痰，それが無効なときは輪状甲状間膜穿刺，さらに気管切開の順で対応する。

7 胸腔ドレナージ tube thoracostomy

　第2章（▶24ページ）で述べたように，胸腔は外部を肋骨と呼吸筋群によって形成されたかたい胸郭によって囲まれた空間である。この空間の中に肺という臓器がふくらんでいるわけであるが，1気圧の大気圧に抗して肺がふくらむためにはこのようなかたい胸郭が必要であり，これは肺をもつすべての脊椎動物に共通した構造である。

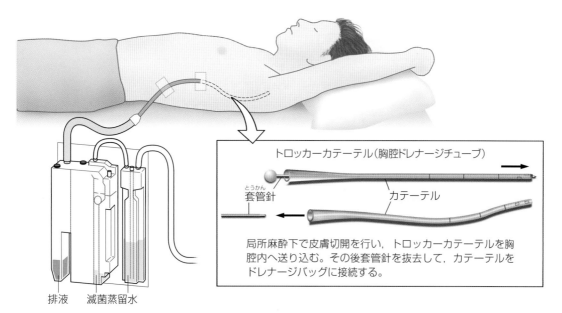

トロッカーカテーテル（胸腔ドレナージチューブ）

套管針
とうかん

カテーテル

局所麻酔下で皮膚切開を行い，トロッカーカテーテルを胸腔内へ送り込む。その後套管針を抜去して，カテーテルをドレナージバッグに接続する。

排液　　滅菌蒸留水

▶**図 4-40　胸腔ドレナージ（水封式ドレナージ）**

胸腔ドレーンをドレナージバッグに接続した図である。ドレナージバッグの中にはあらかじめ滅菌蒸留水を入れておく。旧式の単槽式バッグではドレナージバッグの中の水が胸腔内に逆流するおそれがあったので，水封には滅菌生理食塩水を用いる必要があった。一方，2 槽式や 3 槽式ではドレナージバッグの中の水が逆流することはないので，滅菌蒸留水が推奨される。

胸腔ドレナージではドレナージバッグに水を入れ，いわゆる水封式ドレナージを行うことが必要である理由を説明できるようにしておきたい。また，2 槽式や 3 槽式の原理（▶116〜118 ページ，plus）はやや難解となるが，少なくともそのような構造を用いることの目的は理解しておきたい。

　　正常では胸腔はふくらんだ肺によって満たされており，余分な空間は存在しない。なんらかの原因によってこの空間に空気・滲出液・膿・血液などが貯留し，肺のふくらみが阻害された場合に，これを体外に排出するための処置を**胸腔ドレナージ**という❶。

　　この胸腔ドレナージがほかの部位におけるドレナージと異なる点は，ドレナージバッグの中に水が入っていなければならないというところである。これを**水封式ドレナージ** water sealed drainage という（▶図 4-40，116〜118 ページ・plus）。この理由は，肺を広げておくには胸腔内の圧を大気圧に比べてつねにマイナス（陰圧）にしておくことが必要なためで，水封式ドレナージを用いることで吸い上げられた水の高さ（重さ）の分だけ胸腔内を陰圧にすることができるからである❷。

NOTE

❶体内に貯留した余分な液体（おもに滲出液や膿）や空気を体外へ導き出すことをドレナージといい，また，その導き出すための管をドレナージチューブあるいはドレーンという。

❷もしドレナージバッグ内の水を誤って捨てて（空にして）しまうと，胸腔内の圧は大気圧と同じになってしまうため，肺は虚脱する（気胸の状態になる）。患者は呼吸困難に陥る可能性が高く，非常に危険である。

| plus | **3槽式水封式ドレナージの原理①** |

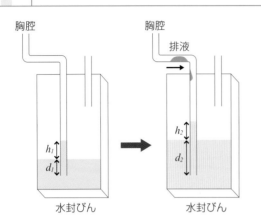

a. 水封びん（胸腔内の排液を排出）

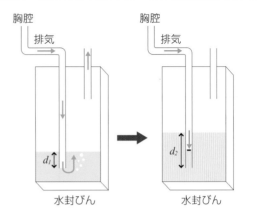

b. 水封びん（胸腔内の空気を排気）

まず，びんが1つの場合を考える。胸腔内の陰圧は図中のhで示される。術後の胸腔ドレナージでは胸腔内から血液や滲出液などの排液がチューブを通して水封びんへ流出してくるから，徐々に水封びんの中の液量は増え，液面は上昇する。この状態でもhは確保されるので，胸腔内の陰圧は保たれる（$h_1=h_2$）。しかしチューブの水封びんの中での位置は固定されているため，液面の上昇とともにチューブの先端から液面までの距離は大きくなっていく（$d_1<d_2$）。

胸腔ドレナージのもう1つの大事な役目は胸腔内にもれ出た空気の排気である。左図の状態であれば，胸腔内の圧が陽圧d_1になれば空気を排気できる。軽い咳嗽でも胸腔内圧を陽圧にできるので，チューブの先端が液面から1〜2cm程度の深さに固定されていれば，胸腔内の余分な空気は容易に排気できる。

一方，右図の状態ではチューブの先端は液面からかなり深いところにある（d_2）のでよほど強い咳嗽を行わないと空気を排気できない。

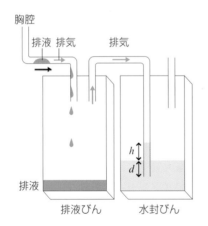

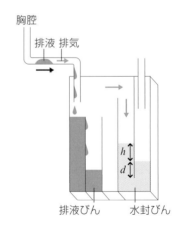

c. 2連びん装置のしくみ

この問題を解決するために，排液をためる場所を水封びんの手前に設けたものが，2槽式（2連びん）水封式ドレナージである。左図では，水封びんの手前に排液をためる槽（排液びん）を設けたことで，その後ろにある水封びんの液面はつねに一定に保たれ，チューブの先端から液面までの距離（d）はいくら胸腔内から排液があっても一定に保たれる。

右図では，排液びんの中を壁で仕切ることにより左

から順番に液がたまり，1つの部屋がいっぱいになると隣に流れ込むようにしたものである。原理はまったく同じであるが，このほうがたまった液の量が見やすい。また水封式の部分は簡略化すれば，底がつながった2本の柱に水がはられた状態でよいことを示している。片方の柱は胸腔内につながり，もう一方は大気に開放されている。

| plus | **3槽式水封式ドレナージの原理②** |

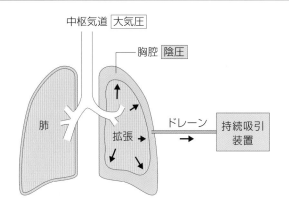

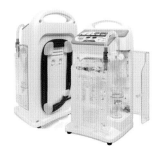

メラサキューム
（写真提供：泉工医科工業株式会社）

d. 持続吸引装置の役割

3槽式の話をする前に持続吸引装置の原理を理解する必要がある。単純な水封式ドレナージでは胸腔内の圧力は臓側胸膜を隔てた末梢肺の気道内圧とほぼ等しい。一方，中枢気道の内圧はほぼ大気圧に等しく，この気道内の圧勾配にしたがって空気は流入・流出を繰り返す。臓側胸膜を介した圧較差がほとんどないため，

ドレナージ自体には肺を積極的に拡張させる力はない。肺の膨張が不十分である場合，胸腔ドレーン側を持続的に吸引し，胸腔内に一定の陰圧をかけると肺を強制的に拡張させる力を与えることができる。指定した一定の陰圧で吸引できる装置を低圧持続吸引器という（○右写真）。

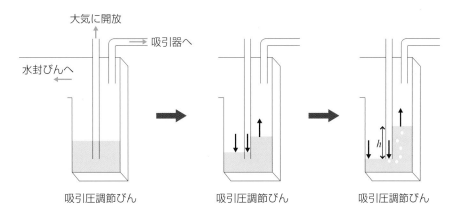

e. 吸引圧調節びん

第3槽目となる吸引圧調節びんを図示する。左図は最初に水をはっただけの状態を示す。管の端末を吸引器に接続すると，中央図のように右の管内の水は吸い上げられるので液面は上昇する。左右の管内の水は底面でつながっているので，右の管内に水が吸い上げられた分だけ左と中央の管内の液面は低下する。さらに吸引を続けると右図のように右の管内の水はさらに吸い上げられ，左と中央の管内の液面は低下してついに管の最下点まで達する。ここまでくると大気に開放されている中央の管から空気が泡となって右の管を通して吸引器側に吸引されつづけることになり，これ以上右の管内の水は上昇できなくなる。このときに吸い上げられた水の高さ（h）だけ左の管内は陰圧で引かれていることになり，この陰圧（吸引圧）が第2槽，第1槽を経て，胸腔内に伝えられる。

plus	**3槽式水封式ドレナージの原理③**

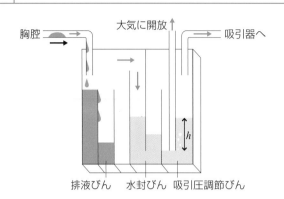

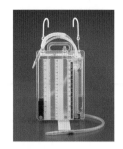

チェスト・ドレーン・バック
（写真提供：SBカワスミ株式会社）

f．3連びん装置のしくみ

　低圧持続吸引器を別個に用意せずに第3槽目の吸引圧調節びんに付随させたものが3槽式（3連びん）水封式ドレナージである。病室の壁に配管されている吸引器に接続し，第3槽の水の量を大気側からのチューブの先端との落差（h）が，かりに10 cmH$_2$Oになるように調節する（水の出し入れはゴム栓を介して注射針で行える）と，胸腔内はチューブを介してつねに大気圧に対して10 cmH$_2$Oだけ圧力が低い（10 cmH$_2$Oで吸引されている）状態が維持される。このようなシステムに基づいたドレナージユニットが市販されている（○右写真）。

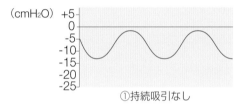

①持続吸引なし

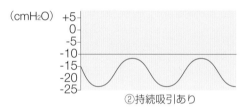

②持続吸引あり

g．胸腔内圧の変動

　第3槽が，かりに10 cmH$_2$Oの陰圧で持続吸引を行っている場合を考える。持続吸引がかかっていない状態での胸腔内圧の変動では呼気時の圧は0に近づく（○図①）。一方，10 cmH$_2$Oの陰圧をかけた場合，図①から全体が下方に10 cmH$_2$O移動しただけである（○図②）。したがって10 cmH$_2$Oの陰圧をかけたとしても，水封びんの液面の動きに変化はない。水封びんの右側の柱の圧が大気圧に比べ10 cmH$_2$O下がっただけで，右側の柱に対する左側の柱の圧差の変化は吸引前とかわらない。

8　呼吸器外科の手術

　呼吸器外科の手術には，肺の切除ばかりでなく，気管・気管支形成，縦隔腫瘍摘出術，胸壁の切除・再建，胸膜の手術などさまざまなものが含まれる。また，内視鏡検査（○79ページ）や生検（○84ページ）でもふれた胸腔鏡については，今後ますます使用範囲が広がっていくと考えられている。また，2018年に肺がんに対して保険診療として認可されたロボット支援下手術も徐々に普及しつつある。

　ここでは各手術方法の簡単な説明と，肺切除を中心に手術に伴うおもな合

併症とその治療，あるいは予防法のポイントを述べる。

1 開胸術と肺切除

◆ 開胸術

　肺を手術するためには，肺をまもっている厚い胸壁を切開して胸腔を開放しなくてはならない。この操作を**開胸**という。胸腔鏡手術（●122ページ）やロボット支援下手術（●124ページ）も，穴を空けるだけとはいえ，外気と胸腔をつなげる意味では開胸術といえる。

　一方，従来から行われてきた開胸術は，術者の手が直接胸腔に入り直視下で肺を手術するのに十分な術野を確保するためのものであり，これを**標準開胸**という。施設によって細部に多少の違いはあるが，背部から側方にかけて肋骨の走行に平行に約20～25 cm程度切開する（●図4-41）。

▌後側方開胸

　側方からやや後方にかけて開胸（後側方開胸）する場合は，広背筋が切断される。この筋肉は下位胸椎や腰椎からと肩甲骨下角などから起始して上腕骨に停止するので，いわゆる懸垂^{けんすい}のときに身体を引き上げる筋肉である（●図4-42）。手術終了時には再縫合するが，この筋の短縮や癒着がおこると，上腕の挙上がしづらい（上腕が耳までつかない）ことになるので，術後は早期からストレッチさせることが必要となる。この筋肉を支配する胸背神経が切断されることもあるが，知覚神経ではなく，上腕の内転運動に関与しており日常的にはそれほど大きな力を必要とすることがないため，切断による大きな支障はない。

　標準開胸（後側方開胸）では肋骨を後方で切断することが多い。これは開胸器で創を広げていく過程で肋骨が折れてしまう場合が多いので，あらかじめ切断して肋骨の可動性を高めることを目的としている。術後，咳嗽や体動などで肋骨が動くと痛みにつながる。外傷による肋骨骨折の際にバストバンド（胸部固定帯）を締めるのは，肋骨の固定を目的としている。閉胸時には切断した肋骨の固定を目的として，肋骨ピンを挿入して切断した肋骨の断端^{だんたん}どう

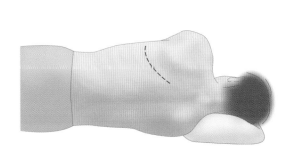

●図4-41　標準開胸術
この標準開胸の切開方法を後側方開胸という。

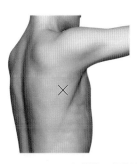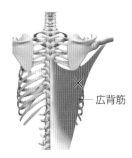

広背筋

●図4-42　広背筋の切断（後側方開胸）
後側方開胸の場合，広背筋が切断される（×印箇所）。手術終了時には再縫合するが，この筋の短縮や癒着がおこると上腕の挙上がしづらくなるので，術後早期からのストレッチが必要となる。

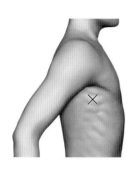
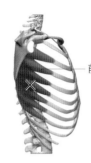

前鋸筋

○**図 4-43　前鋸筋の切開（前方開胸・前側方開胸）**
前方開胸あるいは前側方開胸の場合，前鋸筋が損傷される
が，筋線維を分ける形で切開される（×印箇所）ため，術後
とくに生理的な影響はない。

しを固定する方法と，開胸部の上下の肋骨を太い糸で 3，4 か所結紮して固
定する方法がある。どちらも肋骨を固定して術後の痛みを減らすとともに，
術後骨性胸郭の動揺をなくすことを目的としており，どちらの方法を用いる
かは術者の好みによる。

前（側）方開胸

　側方から前方にかけて切開（前方開胸あるいは前側方開胸）する場合は，前
鋸筋が損傷される。この筋肉は第 1 から第 9 肋骨のやや前方を起始として肩
甲骨に停止する（○図 4-43）。安静時には肋骨を上方に引き上げ，吸気に関与
する呼吸筋の 1 つでもある。開胸時には筋線維の方向と切開線が平行となる
ので，筋肉を筋線維の走向に対して垂直方向に切断することが少なく，筋線
維を分ける形で切開される。このため，術後にとくに生理的な影響はない。

　胸腔鏡が導入されて以後，標準開胸に対してより小さい創で同じ内容の手
術を行おうとする試みが多数行われるようになってきた。方法も小さい創か
ら胸腔鏡を挿入しテレビモニタの画像を見ながら手術するものと，胸腔鏡を
併用しながら直接自分の目でも見て手術を行うものまでさまざまである。

　従来の開胸手術と胸腔鏡との長所・短所の比較は，**表 4-7**（○125 ページ）を
参照してほしい。

◆ 肺切除

　肺を切除する手術には，部分切除術・区域切除術・肺葉切除術・肺摘除
術・胸膜肺摘除術がある。

● **部分切除術**　肺の末梢の小病変を切除する目的で行われる手術である。
肺内の気管支や血管の走行に関係なく病変の周囲に正常な肺組織をつけて，
病変自体が露出したり遺残しないように切除線が決められる。

● **区域切除術**　肺は右が 10 個の，左が 8 個の区域に分けられるが（○20
ページ，図 2-2），この区域を 1 つのブロックとして切除する。肺内の気管支
や血管の走行に従って切除線が決められるため，区域内に限局した病変の切
除に採用されることがある術式である。

● **肺葉切除術**　呼吸器外科手術のなかで最も多く行われている術式である。
肺内のリンパの流れにそった切除線がとられるため，肺がんの根治手術に適
している。

● **肺摘除術（肺全摘術）**　一側の肺を摘出する術式である。右肺の全摘では
肺血管床の減少が大きいため，術後の右心系の負荷が大きく合併症も多い。

術前に十分な心肺機能検査が必要である。

● **胸膜肺摘除術**　悪性胸膜中皮腫，胸膜播種[はしゅ]を伴う胸腺腫や肺病変を伴う結核性膿胸などが対象となる。壁側胸膜で肺を包んだかたちで，壁側胸膜ごと一側の肺を全摘する術式である。侵襲は最も大きい。

2 呼吸器外科手術に伴うおもな合併症とその対策

◆ 肺炎

　肺を切除するばかりでなく，呼吸運動を行う胸壁の筋肉群あるいは肋骨も手術により切断されるため，咳嗽をする能力が著しく低下するのが呼吸器外科手術の特徴である。とくに喫煙者では術後の痰の量は多く，高齢者の場合は咳嗽力がもともと弱いため，痰が十分に喀出できないことが多い。気管支内に貯留した痰は肺炎の原因となる。

　予防法として，術前に腹式呼吸を習得させ，傷ついた胸壁をあまり使わずに大きな呼吸，咳嗽ができるようにトレーニングを行う。また，喫煙者は3週間程度の禁煙期間を術前にとり，痰の減少と気道の清浄化をはかるようにする。術後は早期に（術翌日から）離床を促し，体位変換による痰のドレナージをはかるとともに，腹式呼吸による深呼吸，咳嗽を促す。

◆ 無気肺

　気管支内に痰や血液などが貯留し，その末梢域の肺に空気が入っていない状態を**無気肺**という（●図4-44）。放置すると肺炎につながりやすく，早急な対応が必要である。まず強い咳嗽を促すが，効果がみられないときは気管支鏡による痰や血液の吸引が必要である。

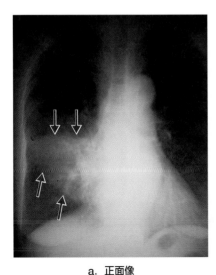

a. 正面像

右の中下肺野に心臓側を底辺とするような三角形の陰影がみられる。

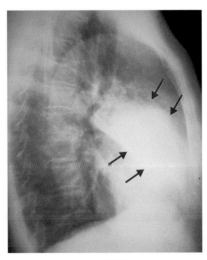

b. 側面像

前胸壁側を底辺とする三角形の陰影がみられる。

●図4-44　無気肺（右中葉）

◆ 不整脈

　手術後の低酸素血症，脱水，発熱，痛みあるいは手術時の心膜の合併切除などによって，呼吸器外科手術後はほかの手術に比べて不整脈が発生しやすい。肺切除後30〜40％の症例で一過性の不整脈が観察されるが，多くは術前の心電図になんらかの異常をもっている症例である。治療は不整脈を誘発していると思われる原因をまず除去することである。

◆ 肺血栓塞栓症

　手術後の安静，臥床状態により下肢の深部静脈に血栓が形成されると，これが流れて肺動脈に詰まり，肺血栓塞栓症をおこすことがある（●177ページ）。一般に肥満傾向にある女性におこりやすい。肺切除後に肺血栓塞栓症がおこると重篤な呼吸不全に陥りやすく，とくに注意が必要である。

　予防法として，術後は下肢に弾性ストッキング（●273ページ，図6-14）をはくか，あるいは間欠的に下肢を締めつける特殊な装置を下肢に巻いて下肢の深部静脈の流れを促進し，血栓を生じにくくする（●273ページ，図6-15）。また，早期に離床させて臥床期間を短くすることも血栓予防にとって重要である。

◆ 皮下気腫

　胸腔内にもれて出た空気が逃げ場を失って壁側胸膜の損傷部位から皮下や筋層間にもれ出た状態を総称して**皮下気腫**という。術後ではなくても一度胸腔ドレーンを挿入しそれを抜いたあとや，胸腔ドレーンの効果が不十分な場合は，壁側胸膜に損傷された部分があるため，そこから空気が皮下にもれ出して皮下気腫をおこすことがある。重症例では皮下気腫は顔面や声帯付近にまで及び，顔面の腫脹，声のかすれなどがおこる。

　体表から皮下気腫を触診すると，ちょうど新雪をつかんだときのような感触がある。これを握雪感といい，皮下気腫にきわめて特徴的な所見である。治療は空気を体外に導き出すために有効な胸腔ドレーンを追加留置することである。

3 胸腔鏡手術 video-assisted thoracoscopic surgery（VATS）

　胸壁に直径1 cm前後の穴を空けてそこから筒状のものを入れて胸腔内を観察するという手技は約100年前からあったが，十分な照明が得られず，また視野も狭く操作性もわるいことなどからあまり普及しなかった。ところが，1980年代に電子技術の進歩によって胸腔内へ十分な光量を送り込み，その映像をモニタ画面上に映し出す技術が確立されると，1990年代に入って胸腔鏡は呼吸器領域の診断・治療の両分野において一気に広まった。

　胸腔鏡手術では術者も助手も原則として胸腔鏡で撮影された映像をテレビモニタで観察しながら手術を行う。このため●図4-45のように手術台をはさんで両側の頭側にテレビモニタが設置されることが多い。

　生検や自然気胸の手術など，摘出する組織が小型で操作もあまり複雑でない場合は，胸腔鏡挿入用の穴のほかにさらに1〜2か所の操作用の穴（径5 mm〜1.5 cm 程度）を追加するだけで，これまで開胸して行われていた多くの処置や手術が可能となった（◐図4-46）。胸腔鏡下の気胸手術（ブラ切除）では，胸腔鏡下に肺から空気がもれている部位を特定し，その部位や将来気胸の原因になりそうなブラ（◐207 ページ，図5-34）を自動縫合器で切除する（◐図4-47）。

　さらに，縦隔リンパ節郭清を伴う肺葉切除が必要な肺がんの手術でも，3〜8 cm 程度の創を追加することで，これまでの開胸術で行われていたよう

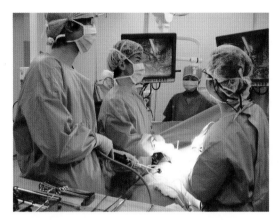

◐**図4-45　胸腔鏡手術の実際**
胸腔鏡を用いた手術風景である。患者は写真奥が頭側，手前が足側で右側臥位をとる。写真中央が術者で，左右の手にそれぞれ鉗子を持って操作している。写真右が助手で，右手に超音波メス，左手に鉗子を持って操作している。写真左が第2助手で，胸腔鏡を把持している。患者をはさんで左右にテレビモニタが下がっていて，術者と助手がそれぞれ向かい側のモニタで胸腔内の操作を見ているところである。

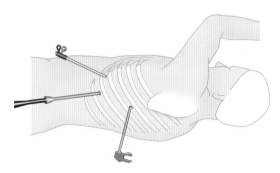

◐**図4-46　胸腔鏡手術の操作**
患者は右側臥位で，図は上から見ているイメージである。胸腔鏡を挿入する穴と操作用の鉗子を入れる穴の計3〜4か所の穴を胸壁に空け，手術が行われる。

ブラ　　　　　　　　　　　　　　自動縫合器

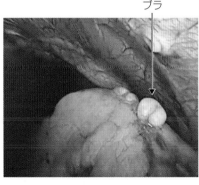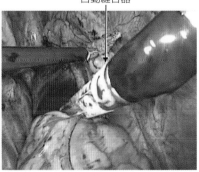

◐**図4-47　自然気胸に対する胸腔鏡下ブラ切除術**
胸腔鏡下にブラを自動縫合器で切除する。

な20〜25cmに及ぶ大きな創傷をつくることなく手術をすることが可能となった。

4 ロボット支援下手術 robot-assisted thoracoscopic surgery (RATS)

　手術用ロボットのダビンチサージカルシステム Da Vinci Surgical System（以下，ダビンチ）による肺がん手術は，2002年にイタリアの Melfi らが世界ではじめて報告し[1]，日本では2018年に保険診療において認可されたのを契機に普及しつつある。ダビンチでは術者はサージョンコンソール❶に座って両手でコントローラー，両足でフットスイッチを操作し，患者のそばに配置したペイシェントカート❷から伸びる4本のロボットアームを操作する。通常は4本のアームのうち1つに胸腔鏡を装着し，残りの3本にさまざまな機能をもった鉗子，エナジーデバイス❸，ステイプラー❹などを装着して手術を進める（◖図4-48, 49）。また，胸壁にはロボットアームを挿入するための4か所の穴以外に，患者のそばに立つ助手が手術器械を挿入するための5個

NOTE

❶サージョンコンソール
　術者 surgeon が操作する機器 console。

❷ペイシェントカート
　患者 patient 付近に設置される装置 cart であり，術者の指示を受けて手術操作を行う。

❸エナジーデバイス
　高周波などのエネルギーを利用して臓器や組織の切開や止血を行う手術器具（血管切離用のベッセルシーラーなど）。

❹ステイプラー
　組織を縫合しつつ切るための手術器具。自動縫合器ともいう。

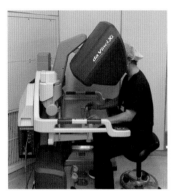 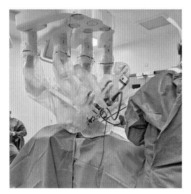 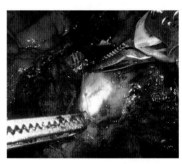

a. 術者によるロボット操作　　　b. 患者を取り巻く状況　　　c. モニタの映像（一部）

◖**図4-48　ロボット支援下手術の実際**
術者は患者から2〜3m離れたところで，コンソールに座ってロボットを操作する（◖写真a）。患者に直接触れないので，ロボット操作中は滅菌ガウンを着る必要はない。
◖写真bの左側に右側臥位の患者の頭があり，麻酔科医がその近くに座っている。患者の足側（◖写真bの右側）には助手が立っている。ロボットの4本のアームから，胸腔鏡と3本の鉗子が胸腔内に挿入されている。

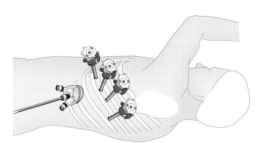

◖**図4-49　ロボット支援下手術の操作**
患者は右側臥位で，図は上から見ているイメージである。4本のロボットアームに装着された胸腔鏡と3本の鉗子を挿入するための穴と，助手が鉗子を挿入するための穴（肺を取り出す穴としても用いる）を空け，手術が行われる。

1 ）Melfi, F. M., et al.：Early experience with robotic technology for thoracoscopic surgery. *European Journal of Cardio-Thoracic Surgery*, 21（5）：864-868, 2002.

◖表4-7 従来の開胸手術，胸腔鏡手術，ロボット支援下手術の比較

	従来の開胸手術	胸腔鏡手術	ロボット支援下手術
創	大きい(20〜25 cm 程度)	小さい(1〜7 cm 程度)	小さい(1〜4 cm 程度)
侵襲	大きい	小さい	小さい
術後入院日数	長い	短い	短い
痛み	強い	軽い	軽い
複雑な手術 (大血管，気管支形成)	可能	困難な手術が多い	困難であるが，胸腔鏡手術よりは行いやすい
縦隔リンパ節郭清	可能	開胸とほぼ同等に可能	開胸とほぼ同等に可能
肺の癒着症例	可能	結核性胸膜炎など癒着の強固なものは困難	中等度以上の癒着症例は困難
麻酔	左右分離換気ができなくても手術可能	左右分離換気ができないと手術ができない	左右分離換気ができないと手術ができない
操作性	よい	ややわるい	よい(胸腔鏡手術と異なり，鉗子に関節がある)
立体視	可能	不可能	可能
出血時の対応	比較的容易	やや困難	ロボット離脱に時間を要するため困難
手術時間	短い	やや長い	ロボットのドッキング・離脱があるため長い

目の穴を空けることが多く，切除した肺は最も大きなその穴から体外に取り出す。

　胸腔鏡手術と比較したロボット支援下手術の利点は，3D カメラによる立体視によって通常の胸腔鏡では得られない奥行き感覚が得られることと，鉗子に7つの関節があることによる操作性の高さ，術者の手のふるえの補正機能などである。ロボット支援下手術の欠点は，コストの高さと，肺動脈出血などの緊急時への対応に時間を要することである。

　従来の開胸手術，胸腔鏡手術，ロボット支援下手術の比較を◖表4-7 に示した。

✎ work 復習と課題

❶ 喀痰を採取する際に注意すべきことをあげてみよう。
❷ 呼吸リハビリテーションの目的を説明してみよう。
❸ 呼吸器領域で実施される生検の種類を整理してみよう。
❹ 胸腔ドレナージに必要な水封式ドレナージのしくみを図示してみよう。
❺ 1秒率が低下する疾患を3つあげてみよう。
❻ 室内気吸入下での血液ガス所見が Pao_2 50 mmHg，$Paco_2$ 52 mmHg であった。この場合，肺胞低換気は存在するか。また，ガス交換障害は存在するか。
❼ 血液ガス所見が pH 7.00，$Paco_2$ 25 mmHg，HCO_3^- 18 mEq/L であった。この場合の酸塩基平衡を説明してみよう。

第 5 章

疾患の理解

A　本章で学ぶ呼吸器疾患

　本章は，まず感染症，次に呼吸器領域特有の疾患，肺腫瘍，最後に肺を取り囲む胸膜・縦隔・横隔膜の疾患などという順序で構成されている。呼吸器領域の疾患は，部位・機能・原因といった異なる基準によって分類されているために，少しわかりにくいかもしれない。しかしそのような分類は，疾患の病態や治療と直接かかわってくることから，それを理解しながら学習することが重要である。

　本章で学ぶおもな呼吸器疾患を ▶図 5-1 に示す。

1　感染症

　感染症では，原因微生物が特定できる場合はそれに基づいて分類されており，それが治療に直結する。たとえば，結核菌であれば**肺結核**（▶146 ページ），新型コロナウイルスであれば**新型コロナウイルス感染症**（▶135 ページ）などである。一方で，**肺炎**（▶136 ページ）は必ずしも原因微生物が特定できないため，発症した場所（市中・院内）や，患者の免疫状態，嚥下障害の有無，臨床所見などで分類される。

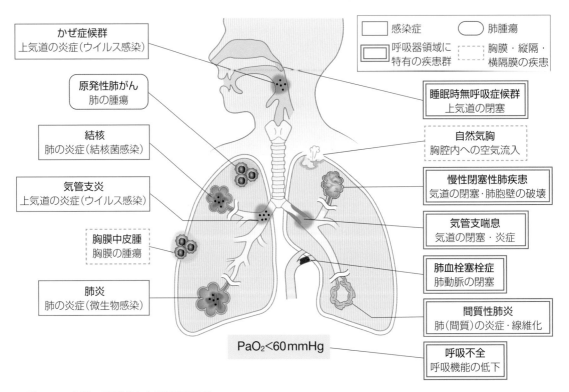

かぜ症候群
上気道の炎症（ウイルス感染）

原発性肺がん
肺の腫瘍

結核
肺の炎症（結核菌感染）

気管支炎
上気道の炎症（ウイルス感染）

胸膜中皮腫
胸膜の腫瘍

肺炎
肺の炎症（微生物感染）

感染症　肺腫瘍
呼吸器領域に特有の疾患群　胸膜・縦隔・横隔膜の疾患

睡眠時無呼吸症候群
上気道の閉塞

自然気胸
胸腔内への空気流入

慢性閉塞性肺疾患
気道の閉塞・肺胞壁の破壊

気管支喘息
気道の閉塞・炎症

肺血栓塞栓症
肺動脈の閉塞

間質性肺炎
肺（間質）の炎症・線維化

$PaO_2 < 60\,mmHg$

呼吸不全
呼吸機能の低下

▶図 5-1　本章で学ぶおもな呼吸器疾患

2 呼吸器領域特有の疾患

1 間質性肺疾患

　肺の構造は，気流の通り道（気管〜肺胞）である実質と，それを支える間質からなっており，間質の炎症や線維化などをきたす疾患を総称して間質性肺疾患とよぶ。なお，肺動脈や肺静脈といった肺循環系は間質に含まれるが，ここにかかわる疾患は肺循環疾患として分けて扱う。

　間質性肺疾患は，まず原因の明らかなものと原因不明のものに分類し，次に原因不明のものは病理学的特徴によって分類する。原因不明（特発性）の**間質性肺炎**（●157ページ）が最も多いため，最初にこのタイプから学習する。その他の原因不明な間質性肺疾患には，**サルコイドーシス**（●160ページ），**好酸球性肺疾患**（●164ページ）の一部などが含まれる。原因の明らかな間質性肺疾患には，有機粉塵吸入による**過敏性肺炎**（●161ページ），無機粉塵吸入による**塵肺**（●162ページ），全身性の疾患（とくに膠原病）に伴う間質性肺炎，薬剤による**薬剤性肺炎**（●163ページ），放射線照射による**放射線肺炎**（●163ページ）などがある。

　間質性肺疾患の診断には，間質の病理学的変化（炎症や線維化）をとらえることが重要である。胸部 CT は肺の病理学的変化を比較的よく反映するため，間質性肺疾患の診断に必須である。さらに詳細な病理学的情報を得るために，気管支鏡や胸腔鏡を用いて肺組織を直接採取して検査することもある。これに対して，呼吸機能検査は診断のためではなく，間質性肺疾患の重症度（進行度）を評価するために使われる。治療には，間質におきている炎症や線維化を抑制する薬剤（副腎皮質ステロイド薬・抗線維化薬など）が用いられる。

2 気道疾患

　気道疾患，とくに**気管支喘息**（●166ページ）や**慢性閉塞性肺疾患**（**COPD**，●172ページ）では，気道の狭窄や肺の（弾性）収縮力低下によっておもに呼気時の気流量が低下しており（気流閉塞または気流制限），気流閉塞を伴う疾患として閉塞性肺疾患とよばれる。このようなダイナミックな気流の異常をとらえるには，静的な検査法である CT や病理診断はあまり有用でなく，胸部の聴診や，呼気流量の指標である 1 秒率などを測定する呼吸機能検査が重要である。1 秒率低下が COPD の定義とされていることからも，閉塞性肺疾患の診断に呼吸機能検査がいかに重要かということがよく理解できる。

　治療には，気流閉塞を軽減する気管支拡張薬に加えて，背景にある気道炎症を抑制する副腎皮質ステロイド薬が用いられる。とくに重要なのはそれらの薬剤を吸入薬として使用する点で，経口薬と比較して速効性や副作用の少なさですぐれている。

3　肺循環疾患

　肺循環疾患では，おもに比較的太い肺血管の病変によって生じる疾患である**肺血栓塞栓症**（◉177ページ）や，**肺高血圧症**（◉180ページ）をきたす疾患群が重要である。肺高血圧症をきたす疾患群は，肺動脈性，肺静脈性，慢性肺疾患に伴うもの，左心疾患に伴うものなどに分類される。

4　呼吸不全

　原因がなんであれ，身体活動に必要な酸素を体内に取り込み，二酸化炭素を体外に排出する呼吸機能が低下した状態を呼吸不全とよぶ。一般的な呼吸不全の定義は「動脈血中の酸素分圧（Pao_2）が 60 mmHg 未満になった状態」であり，**急性呼吸不全**（◉182ページ）と**慢性呼吸不全**（◉182ページ）に分類される。この 2 つの呼吸不全においては，原因疾患が可逆性か，生体側の代償機構がはたらいているかが異なるため，酸素療法や人工呼吸療法による呼吸管理の目的が大きく異なる。

　急性呼吸不全ではそれをきたす原因疾患（細菌性肺炎や気管支喘息など）が一般に可逆性であるため，その治療が重要である。一方で，発症が急性であるために生体側の代償機構が十分にはたらいておらず，呼吸不全がただちに患者の生命をおびやかす状況になりうるため，呼吸管理は原因疾患の治療効果が得られるまで患者の生命を維持するために行われる。肺の毛細血管系が破綻して生じる肺水腫，とくに**急性呼吸窮迫症候群**（ARDS，◉183ページ）は，急性呼吸不全をきたす代表的な病態である。

　これに対して，慢性呼吸不全では原因疾患（COPD や間質性肺炎など）は進行し，可逆性はすでに乏しくなっている。一方で，生体側の代償機構がはたらいており，呼吸不全による生命の危険は切迫していない。しかし，慢性的な呼吸不全状態とそれに対する代償によって心臓などへの負荷が増え，**肺性心**（◉184ページ）をきたす。そのため，慢性呼吸不全の治療では，原因疾患の治療と同等あるいはそれ以上に，呼吸不全自体の管理によって心臓などの主要臓器機能を維持することが重要となる。慢性呼吸不全の代償状態が気道感染症などで破綻した場合には，慢性呼吸不全の急性増悪をきたす。

3　肺腫瘍

　原発性肺がん（◉188ページ）の診断と治療方針の決定に組織型（病理）・病期（進行度）・全身状態（パフォーマンスステータスや臓器機能）が重要であるのは，他臓器の腫瘍と同様である。一方で，手術不能な肺がんの治療方針を決めるにあたっては，特有の遺伝子変異や分子の発現を調べて，有効な分子標的薬や免疫療法を単独あるいは抗がん薬と併用で使用することが重要である。さらにがんの転移や浸潤によっておきるさまざまな合併症についてどのようなものがあるか，どのような対処をすべきかについて，一定の理解をしておくことが大切である。

4　胸膜・縦隔・横隔膜の疾患

　肺を取り巻く構造である胸膜・縦隔・横隔膜にも特有の疾患が生じる。壁側胸膜と臓側胸膜で囲まれた胸膜腔内の陰圧が，空気や胸水の貯留（**気胸**〔◐205ページ〕や**胸膜炎**〔◐204ページ〕）により維持できなくなると，肺の拡張・収縮が妨げられて正常な換気ができなくなる。そのような場合の治療である胸腔ドレナージの原理と適応についてはよく理解しておきたい。また，アスベストの吸入によって生じる**悪性胸膜中皮腫**（◐208ページ）は，原発性肺がんと並んで重要な胸部の腫瘍性疾患である。

　上記のほか，本章では「呼吸調節に関する疾患」（◐185ページ），「肺・肺血管・胸郭の形成異常」（◐202ページ），「肺移植」（◐212ページ），「胸部外傷」（◐212ページ）の分類を設けている。このように，どのような病態によって呼吸器疾患が分類されているかの全体像を把握すれば，それぞれの疾患においてどのような検査・治療が必要かを比較的容易に理解することが可能である。

B　感染症

　感染症は，原因となる病原微生物によって，症状や経過，治療法などが異なる。ここではおもな呼吸器系の感染症について述べる。

1　かぜと急性気管支炎

a　かぜ症候群 cold syndrome

1　原因・症状

　かぜ症候群は，呼吸器系の外来では最も患者数が多い疾患である。おもに鼻，咽頭，喉頭，太い気管支におこる急性の炎症である。原因の多くはウイルスであるが，マイコプラズマ属やクラミドフィラ-ニューモニエなど肺炎の原因微生物もかぜ症状をおこす。鼻汁・鼻閉・咽頭痛・咳嗽などの呼吸器系の症状と，発熱・頭痛・全身倦怠感などの全身症状がある。

　わが国でかぜ症候群をおこすウイルスは約10種類であるが，ウイルスには生存や増殖に至適な温度・湿度などがあるため，流行性や季節性がある。また，上気道系のどの部位をおもにおかすかがウイルスにより多少異なっており，症状に特徴があらわれる。

　夏季はエコーウイルス（3型，6型），エンテロウイルス・コクサッキーウイルス（B1，B2，B3）が多く，冬季はインフルエンザウイルスやRSウイルス（一般的に小児）が多い。通年性に感染をみとめるものには，パラインフルエンザウイルスやアデノウイルスがある。

　アデノウイルスでは，咽頭炎による咽頭発赤・咽頭痛・発熱が主症状となる。RS ウイルスやパラインフルエンザウイルスでは，喉頭炎を伴うことが多く，重度の嗄声(させい)をみとめる場合がある。ライノウイルス・コロナウイルスでは，鼻閉・鼻汁・微熱など鼻炎症状がおもな症状で全身症状に乏しく，比較的軽症の例が多い。

2 治療

　かぜ症候群をおこすほとんどのウイルスには，インフルエンザウイルス[1]のように迅速診断法がないので，確定診断はむずかしい。発症後数日目を境に，症状は峠(とうげ)をこして数日から 10 日ほどで改善することが多い。有効な薬剤はないので，症状に応じて対症療法を行う。

b 急性気管支炎 acute bronchitis

1 原因・症状

　急性気管支炎は，比較的太い気道の急性炎症をさす。感染，刺激性物質の吸入などが原因としてあげられる。感染の原因微生物は，インフルエンザウイルス，ライノウイルス，アデノウイルス，コロナウイルスやマイコプラズマ属，百日咳菌などである。

　咳嗽は必発で，喫煙や冷気の吸入，気道の乾燥などは咳嗽を増強させる。喀痰を伴うときには色調に留意し，膿性である場合には細菌感染を念頭に喀痰培養を行う。

2 検査・治療

　一般的に急性気管支炎では胸部 X 線検査で新たな陰影を指摘できないが，発熱や膿性喀痰の増量をみとめる場合には，肺炎を念頭に胸部 X 線検査を考慮する。また，気管支喘息の患者では，急性気管支炎が発作の誘因になりうるので注意する。咳嗽・喀痰への対症療法，感染を示唆する場合には抗菌薬の投与を考慮する。禁煙は必須である。

2 インフルエンザ influenza

1 病態生理

● **基礎知識**　**インフルエンザ**の原因ウイルスであるインフルエンザウイルスは，オルトミクソウイルス科に属する直径 80～120 nm の球形のウイルスである。インフルエンザウイルスの生存には低湿度が適するため，わが国では冬季に流行する。

　インフルエンザウイルスは内部の核酸タンパクによって A，B，C の 3 型に分類される。ウイルスの表面にはヘムアグルチニン(HA：ウイルスの細胞への付着・侵入に使われる)とノイラミニダーゼ(NA：ウイルスが細胞内

NOTE

❶インフルエンザ

　インフルエンザは冬季に流行するかぜ症候群の一種であるが，全身症状が強いこと，治療薬が存在すること，ワクチン接種がすすめられることなどの特徴があるため，別項で取り上げる。

で増殖後に細胞から遊出するときに使われる）の2種類の抗原タンパクが存在する。A型ではその表面抗原が少しずつ異なり，多くの亜型が存在する。ヒトに病原性を発揮するA型は，おもにH1，H2，H3型である。しかし，ヒトに感染性と病原性を有する新しい型のウイルスが出現すると，一気に感染が拡大し，地球規模で流行する（パンデミック pandemic）❶❷。

● **季節性インフルエンザ**　現在流行している通常のインフルエンザを，**季節性インフルエンザ**という。A/H1N1型（ソ連型），A/H3N2型（香港型），A/H1N1pdm型（インフルエンザ（H1N1）2009），B型などのウイルスが流行している。一般的に，A型の流行が先行し，B型の流行が後れるパターンを呈することが多い。

● **感染経路**　インフルエンザの感染様式は，一般的には**飛沫感染**（●147ページ，図5-5-a）である。咳嗽やくしゃみをしたときに発生する飛沫，いわゆる「しぶき」が上気道粘膜に付着し，飛沫の中にいるウイルスのHA分子が気道粘膜の上皮細胞のシアル酸受容体に結合して細胞内に侵入することによって感染が成立する。また付着したウイルスを含むしぶきに触れ，手を介しても感染（間接接触感染）する。インフルエンザウイルスは感染力が強いため，急速に感染が拡大する。

2 症状

インフルエンザウイルスに感染すると，身体の抵抗力が低下していたり免疫能がないとウイルスが増殖し発病する。感染すると1～2日の潜伏期を経て，突然，悪寒戦慄・発熱・頭痛・腰痛・倦怠感・関節痛・筋肉痛などの全身症状と，鼻汁・咽頭痛・咳嗽などの呼吸器症状が出現する。発熱はしばしば40℃にいたるが，3～5日続いたのちに解熱する。

呼吸器症状よりも全身症状が前駆症状となるのは，サイトカインなどの炎症物質が産生されるためである。全身症状はインフルエンザに特徴的であるが，自覚症状だけではほかの疾患との区別はつかない。膿性喀痰を伴うときには細菌感染の合併を疑う。黄色ブドウ球菌や肺炎球菌が起因菌になることが多い。

3 診断

従来は血清の抗体価の有意な上昇により診断していたが，現在は鼻咽頭ぬぐい液や鼻腔ぬぐい液（●70ページ）を用いて約15分でウイルス抗原を検出できる簡易キットが使用される。発症後早期（約半日以内）の場合や良質の検体が採取されない場合には，抗原量が少ないため陽性を示さないことがある。

4 治療

発病した場合には抗インフルエンザ薬の適応となる。現在，以下の作用機序を有する薬剤が使用されている。

● **感染を抑制する薬剤**　アマンタジン塩酸塩は，細胞に感染したA型インフルエンザの増殖を阻害するが，B型には無効である。耐性ウイルスができ

NOTE

❶**トリインフルエンザウイルス**

1997（平成9）年に香港でそれまでトリのウイルスと考えられていたH5型のウイルスがヒトに致死性の感染症をおこした。その後も東南アジアや中東諸国で感染がおこっている。致死率は約60％ときわめて高く，今後ヒトからヒトへ感染可能なウイルスの出現が危惧される。

❷**新型インフルエンザ**

2009（平成21）年の春にA/H1N1型ブタインフルエンザウイルスがヒトからヒトへの感染性を獲得し，メキシコで大流行し，新型インフルエンザの出現となった。全世界に感染は拡大し，WHOはパンデミックを宣言した。免疫能を有さないため感染力は強いが，致死率は季節性インフルエンザと同等であった。

その後，流行はおさまり，2011（平成23）年3月31日以降は季節性インフルエンザとして扱い，同年4月1日以降は「インフルエンザ（H1N1）2009」とよぶことになった。

やすく，下痢などの消化器系の副作用が多い。

● **ウイルスの放出を抑制する薬剤**　感染した細胞内で増殖したウイルスの細胞外への遊出を抑制するノイラミニダーゼ阻害薬がある。A・B両型に有効で，吸入薬と経口薬があるが，1回の点滴や吸入ですむ薬剤が使用可能になっている。

● **ウイルスの増殖を抑制する薬剤**　ウイルスの増殖を抑える経口投与1回ですむ薬剤が使用可能になっている。

　これらの薬剤は，感染後早期に使用開始しないと臨床的な効果や周囲への感染防止効果を得られないので，迅速に診断して投与を開始する。

　インフルエンザによる死亡率の上昇は，続発する高齢者の二次性細菌性肺炎によるので，その場合は適切な抗菌薬を投与する。

5 予防

● **標準予防策**　感染防止には標準予防策（スタンダードプリコーション）を遵守し，手洗いと手指衛生，飛沫の飛散や吸入を防止するサージカルマスクの着用が有効である。手洗いと手指衛生の正しい手順，マスクの正しい着脱を遵守する。

● **インフルエンザワクチン**　感染対策としてワクチンにより中和作用を有する免疫グロブリン（IgG）を血中に誘導する❶。感染防止効果は不十分であるが，発病や重症化を防止する。

　ワクチンの有効性は確立されており（発病阻止率約70%），欧米では接種への取り組みが積極的に行われてきた。わが国では1994（平成6）年にワクチンの公的補助が廃止され，任意接種となったことをきっかけに，急速に接種規模が縮小した。しかしその後は，ワクチンの有効性が見直され，高齢者をはじめとするハイリスクグループ（●表5-1）への積極的な接種が推奨されるようになり，ワクチン接種率は回復している。

　一般にワクチンの効果の発現には接種後1〜2週間を要するので，成人の場合は流行する前に1回接種する。しかし，抗体価の持続は数か月であり，年ごとに流行するウイルスの型が少しずつ異なるため，毎年接種する必要が

☐ NOTE

❶ワクチンの種類と安全性

　現在わが国で用いられているワクチンは，春に秋以降流行すると予想されるA型・B型それぞれ2種類のウイルスを有精鶏卵（けいらん）を用いて増殖させ，ウイルスのHAタンパクをエーテル処理して抽出した4価不活化ワクチンで，感染性はない。注射局所の発赤や一過性の発熱をみとめることがあるが，重篤な副作用は100万回に1回程度と安全性が高い。

◖表5-1　インフルエンザワクチン接種がすすめられる対象

ハイリスクグループ
・65歳以上の高齢者
・高齢者施設入所者，養護施設入所者
・気管支喘息を含む慢性の呼吸器疾患や循環器疾患を有する者
・慢性代謝性疾患（糖尿病，アジソン病など）を有する者
・慢性腎不全，人工透析を受けている者
・長期間アスピリン投与を受けている若年者（生後6か月〜18歳）
・妊娠中（第14週から分娩まで）にインフルエンザの流行期を迎える者
その他
・警察官など公的サービスに従事する者
・ハイリスクグループに接する医療従事者，家族など
・受験生

ある。なお，ワクチン接種前にはインフォームドコンセントと承諾書を要する。
● **医療従事者の感染防止**　院内感染防止のためにも，医療従事者はワクチンを積極的に接種する。

> **事例　インフルエンザの典型的な例**
>
> 　25歳，女性。1月下旬のある日，午前中はふだんとかわりなく過ごしたが，昼ごろから全身倦怠感をおぼえた。帰宅後，頭痛と腰痛，全身打撲したような筋肉の痛みを自覚し，寒けもするため就眠したが，翌朝は頭痛と倦怠感のため出勤できず，近医を受診した。
> 　咳嗽は軽度で，39℃の発熱をみとめた。ただちにサージカルマスク着用が指示され（飛沫感染予防策），鼻腔ぬぐい液が採取されてインフルエンザ抗原迅速検出キットにより，A型インフルエンザと診断された。5日分の抗インフルエンザ薬（内服）が処方され，解熱後2日間経過するまでは自宅で療養するように言われた。勤務先に提出する診断書を作成してもらい帰宅した。

3　新型コロナウイルス感染症 coronavirus disease 2019 (COVID-19)

　コロナウイルスの一種である新型コロナウイルス（SARS-CoV-2）による感染症を，**新型コロナウイルス感染症（COVID-19）**という。2019年に中国で発生し，数か月後には世界中に拡大し，2020年3月にはWHOよりパンデミック宣言が発せられた。

● **感染経路**　飛沫感染・間接接触感染に加えてエアロゾル感染❶をおこすため，マスク着用・手指衛生は重要である。エアロゾルの発生を伴う場合には，目の保護を要する。感染後，平均3〜5日の潜伏期間をおいて発症するが，発症2日前から発症後10〜14日間は感染性がある。

● **症状**　咽頭痛・咳嗽・喀痰・頭痛・嗅覚障害・味覚障害をみとめることもあるが，多くは約1週間で改善する。経過中数%が肺炎を合併し，ウイルス量が減少したあとにウイルス感染により活性化された免疫反応により，低酸素血症を伴う呼吸不全，血栓症を合併し，その一部は多臓器不全に陥り死亡する。乳幼児・小児の重症化率は低いが，高齢者や基礎疾患を合併している患者の重症化率は高い。ウイルスはしだいに変異し，変異種の出現とともに流行を繰り返したが，ワクチン接種により死亡率は低下傾向にある。

● **検査・診断**　鼻咽頭ぬぐい液・鼻腔ぬぐい液・唾液などのPCR検査や抗原検出キットで診断する。

● **治療**　中和抗体を用いる血清療法のほか，抗ウイルス薬などが実用化され，患者の背景や重症度に応じて使用されるようになり，治療の選択肢も広がっている。肺炎には酸素投与を行い，重症化例には重症化の本質である炎症反応を制御するため，副腎皮質ステロイド薬や生物学的製剤が推奨される。

● **ワクチン**　発生後数週間で原因ウイルス（SARS-CoV-2）が判明し，その遺伝子配列も決定され，すみやかにワクチン開発が進められた❷。

NOTE

❶エアロゾル感染

　人は呼気時（静かな呼吸，会話，歌唱，運動，咳嗽，くしゃみ）に口腔や鼻腔からさまざまなサイズの飛沫（呼吸性分泌物）を放出する。感染者からの飛沫にはウイルスが含まれ，感染を伝播する。100 μm以上の飛沫は数秒で急速に落下するが，それ以下の飛沫はエアロゾル粒子としてそのサイズにより数分から数時間，空中に浮遊する。感染者から1 m以上離れた人がそのエアロゾル粒子を吸入し，感染する。

❷ワクチン開発

　ウイルスがヒトの細胞に感染するときにはヒトの細胞のACE2にウイルス表面のSタンパクが結合する。SタンパクのmRNAを微細な脂質膜粒子に含めたmRNAワクチンが世界ではじめて開発された。発症予防効果は95%との高い効果が確認された。ほかにも異なったタイプのワクチンが開発され，実用化されている。

　ウイルスがつぎつぎと変異をおこして感染力のより強いものが繰り返し流行する一方で，罹患者とワクチン接種者の増加に伴い集団免疫が獲得されることなどよって重症者数は減少し，流行の程度は縮小して収束に向かうことが予測されるが，新しい変異ウイルスが発生すれば再び大流行となる可能性はある。

● **後遺症**　罹患後数か月経過してもなんらかの症状を訴える者が30％前後いるとされており，ほかの呼吸器系ウイルス疾患にはみとめない COVID-19 特有の問題になっている。感染後，長期間ウイルスが排出される場合もあり，いまだその病態には不明の点が多い。

4 肺炎 pneumonia

　肺炎とは，微生物などによる肺実質の炎症である。肺炎の診断には，病歴聴取，発熱，呼吸器系の自覚症状（咳嗽・喀痰・胸痛・呼吸困難など）に加えて，胸部画像検査（胸部 X 線・CT 検査）で新たな陰影を検出することが重要である。肺炎は病原微生物以外にも，食物残渣や唾液，逆流してきた胃内容物の誤嚥により発生する場合もある。

1 病状把握

　発症の場所，状況，症状の推移，基礎疾患，既往歴，治療歴，生活歴などについて聴取し，まず意識状態，体温，血圧，心拍数，呼吸数などのバイタルサインを把握する。このとき，quick SOFA❶（qSOFA）スコア（●表5-2）が2点以上あれば，敗血症が疑われる。

　また，チアノーゼ，脱水の指標となる皮膚の状態や口腔内の乾燥の程度，肺野の聴診（呼吸音の左右差，断続性副雑音〔ラ音〕など），下腿の浮腫などを把握する。とくに治療開始前の所見は治療効果を判断する指標となるので重要である。全身状態や栄養状態の指標として，体重変化にも留意する。

2 検査

▍微生物学的検査

● **喀痰検査**　可能な限り抗菌薬治療開始前に，唾液ではなく良質な検体を採取し，塗抹検査・培養検査を行う。

● **咽頭ぬぐい液・鼻腔ぬぐい液検査**　菌体成分や遺伝子検出が可能なものもある（肺炎球菌，マイコプラズマ属，レジオネラ属，百日咳菌，インフルエンザウイルス，新型コロナウイルスなど）。

◗ **表5-2　qSOFA スコア**

1）呼吸数 22 回/分以上
2）意識変容*
3）収縮期血圧 100 mmHg 以下

＊：厳密にはグラスゴー-コーマ-スケールが 15 未満をさす。

▢ NOTE
❶SOFA
　sequential organ failure assessment の略。

○**表 5-3　抗体検査を診断に用いる呼吸器感染症をおこす微生物**

細菌	クラミジア属，マイコプラズマ属，レジオネラ属，百日咳菌など
ウイルス	アデノウイルス，インフルエンザウイルス，RS ウイルスなど

● **血液培養検査**　抗菌薬治療を開始する前に，採血する場所をかえて複数回実施する❶。採血時に皮膚の常在菌の混入をさけるため，採血部位を十分に消毒し，厳密な清潔手技を心がけて採血する。培養ボトルのふたを開けたら，血液の刺入部を消毒する。培養ボトルに血液を注入したあとはすみやかに検査室に運び，培養を開始する。培養開始までに時間を要する場合には室温で保存する。

● **尿検査**　レジオネラ属，肺炎球菌などは尿中に排出される菌体の一部を随時尿を用いて簡便な検査で検出できる。

血液検査

　末梢血の白血球数とその分画，CRP（○67 ページ）は治療効果の評価に用いるため，治療開始前の値を把握する。また，白血球数が正常な場合には非定型肺炎（○139 ページ）の可能性を考える。必要に応じて，各種血清抗体価，寒冷凝集素などを測定する（○表 5-3）。使用する抗菌薬の種類・投与量・副作用を評価するために，肝臓・腎臓の機能を評価する。

動脈血ガス分析

　パルスオキシメータを用いて酸素化の状態を把握し，酸素療法の必要性を評価する。酸素療法を要する場合には動脈血ガス分析を行い，二酸化炭素分圧と酸塩基平衡状態を評価することが望ましい。患者の症状に応じた適切な酸素の投与量と投与法（鼻腔カニューレ，マスクなど）を選択する。

画像検査

　胸部 X 線検査は肺炎の診療に必須である。胸部 CT 検査は解像度が高く，胸部 X 線検査では評価のむずかしい病変を描出できる。

3　治療

　原因にかかわらず，**一般的治療**と原因微生物に対する**薬物療法**が中心となる。

一般的治療

　安静を保ち，発熱と脱水（発熱と頻呼吸により脱水になりやすい）の状態に応じて，補液やクーリングを行う。痰の多いときには，ネブライザの使用，体位ドレナージ，胸壁のスクイーズなどを行って，喀出しやすくする。また，痰の多いときに咳嗽をとめると，むしろ痰を喀出しにくくなる場合があるので注意する。

　肺炎は非常に体力を消耗する疾患であるため，十分な水分と栄養の補給に努める。全身状態がわるい場合や，誤嚥などにより経口摂取が不可能な場合には，患者の状態によっては経管栄養法や中心静脈栄養法も考慮する。また，症状や本人の意思，社会的背景も考慮しながら胃瘻からの栄養補給などを検討する。

▭NOTE

❶培養ボトルは好気性菌用と嫌気性菌用にそれぞれあり，2 本一組で 1 セットとよぶ。複数回とは 2 セット以上採取することである。複数セットを採取するのは，菌の検出率を向上させるとともに，1 セットだけから菌が検出されたときに混入の可能性を判断するためである。悪寒戦慄をみとめるときに採血すると，菌の検出率が向上する。

▍酸素療法

　低酸素血症をみとめる場合には，酸素投与を考慮する。まず酸素を鼻腔カニューレにて投与する。口呼吸している場合や呼吸数が多い場合には，鼻腔カニューレによる酸素投与は効果を得にくいので酸素マスクの使用を考慮する。

　COPDなどの基礎疾患を有する場合は，高濃度の酸素投与により二酸化炭素が蓄積してCO_2ナルコーシスになることがあるので，意識レベルの変化などに十分注意する。

▍薬物療法

　薬物療法は，肺炎に対する最も重要な治療法である。原因微生物が判明している場合にはその原因微生物に有効な薬物（抗菌薬など）を用いる。不明の場合には，臨床所見や検査結果に基づいて可能性の最も高い原因微生物を想定し，適切な薬物を選択する（経験的治療）。

4　分類

　患者は若年者から高齢者まで幅広く，もともと健康な人から基礎疾患を有する人までおり，さまざまな要因が複雑に関連している。また，同じような背景の人が同じ菌に感染しても，重症でICU管理を要する場合もあれば，軽症で外来治療が可能な場合もある。とくに近年の急速な高齢化や医療技術の進歩などにより，肺炎はさまざまな経過をたどるようになっている。たとえば，高齢者で自宅で寝ている時間の多い人は，むせやすく，誤嚥による肺炎を何度もおこして入退院を繰り返すことがある。また，血液透析や抗がん薬の点滴のために定期的に通院する人は肺炎になりやすい。

◆ 肺炎がおこる場所による分類

　従来，入院後48時間以上経過してから発症するものを**院内肺炎**，そうでないものを**市中肺炎**として分類してきた。しかし，多くの肺炎が通院介護を受けている高齢者や医療ケアを受けている患者におこり，入院を必要とした肺炎症例全体の約40%を占めるとの報告もあり，**医療・介護関連肺炎**がけっして少なくないタイプの肺炎であることがわかってきた。

　日本呼吸器学会で作成された『成人肺炎診療ガイドライン2017』では，肺炎の入り口を1つにして，次に肺炎が発生する臨床的な状況に応じて，市中肺炎，院内肺炎，医療・介護関連肺炎に分類することが示された。さらに，市中肺炎では敗血症の有無と重症度により治療を行う場所を決める，院内肺炎と医療・介護関連肺炎では誤嚥性肺炎の有無や，悪性腫瘍など他疾患の末期や老衰などの不可逆的な死の過程にある終末期の患者を鑑別することなどを特徴とした考え方が示された（●図5-2）。

▍市中肺炎 community-acquired pneumonia（**CAP**）

　市中肺炎とは，患者の基礎疾患や免疫状態にかかわらず，院外で感染して発症した肺炎をさす。●表5-4の原因微生物が考えられる。一般に30〜50%では原因微生物は不明とされるが，頻度的に細菌性であれば肺炎球菌や

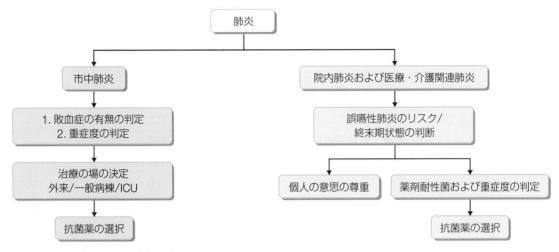

図5-2　肺炎のおもな診療の流れ
(日本呼吸器学会成人肺炎診療ガイドライン 2017 作成委員会編：成人肺炎診療ガイドライン 2017. p.6, メディカルレビュー社, 2017 による, 一部改変)

表5-4　市中肺炎の原因微生物

・肺炎球菌 　　　　　　　　・肺炎桿菌(クレブシエラ)
・インフルエンザ菌 　　　　・モラクセラ-カタラーリス
・クラミジア-ニューモニエ 　・レジオネラ属
・マイコプラズマ属

表5-5　院内肺炎の原因微生物

・黄色ブドウ球菌
・緑膿菌
・クレブシエラ属
・エンテロバクター属

表5-6　院内肺炎の診断基準

入院 48 時間以降に胸部 X 線検査で新たな陰影の出現をみとめ, かつ以下の項目を 1 つ以上満たす。
・症状(発熱や胸痛), 検査所見(CRP, 白血球数, 赤沈)が合致する。
・喀痰, 血液, 経気管支洗浄液, 経気管擦過物, 生検材料から病原菌を分離する。
・気道分泌物からウイルスを分離するか, ウイルス抗原を検出する(混合感染にも留意)。
・血清抗体価が有意に上昇する。
・理組織学的に肺炎を証明する。

インフルエンザ菌を, 非定型肺炎であればマイコプラズマ属やクラミジア属を想定する。

● **非定型肺炎**　非定型肺炎とは, 咳嗽が強く喀痰をあまりみとめない, 白血球の増加が軽度にとどまる, グラム染色で染色されない, ペニシリン・セフェムなどの細胞壁の合成阻害薬は無効であり, テトラサイクリン・マクロライドなどのタンパク合成阻害薬が有効である, などの特徴を有する肺炎をさす。マイコプラズマ肺炎やウイルス肺炎などが相当する。

■ 院内肺炎 hospital acquired pneumonia (**HAP**)

　院内肺炎とは, 入院 48 時間以降に新たに出現した肺炎をさす。48 時間とされたのは, 院外で感染しても発病までの潜伏期が存在するためである。● **表5-5** の原因微生物が考えられる。院内肺炎は入院 1,000 件につき 6～10 件, ICU では約 10％の発生頻度とされる。● **表5-6** に診断基準を示す。

医療・介護関連肺炎 nursing and healthcare-associated pneumonia （NHCAP）

　高齢者は，市中と病院との中間的存在である介護施設などの医療関連施設に入所したり，基礎疾患を有し介護保険などを利用して在宅介護や訪問診療を受けたり，それらのサービスを受けながら通院治療を受けたりすることも多い。高齢者の肺炎は，市中肺炎や院内肺炎の両方の特徴をもち，若年者とは異なる予後を示すため，**医療・介護関連肺炎**（NHCAP）という概念が提唱された。NHCAP の多くは高齢者肺炎や誤嚥性肺炎であるが，高度先進医療や透析，免疫抑制薬などの使用による耐性菌肺炎や日和見感染による肺炎も含まれる。

　NHCAP は ▶表 5-7 に示す特徴を有する人におきた肺炎をいう。市中肺炎・院内肺炎では重症度分類を重視するが，NHCAP では治療区分（治療場所）を重視する。たとえば，一口に介護施設といっても，特別養護老人ホームや介護老人保健施設など種類が多く，施設によって患者の状態はさまざまで耐性菌保有のリスクも異なる。また，NHCAP には終末期の肺炎，予後不良の肺炎が含まれており，救命・延命のために強力な治療を行うことが患者にとっては苦痛でしかない場合もあり，倫理的な配慮も必要になる。このような状況を考慮して，NHCAP では重症度分類を設定せず，かわりに集中治療室，一般病床，入院不要などが治療区分として示され，治療区分ごとに治療内容を決める。さらに肺炎の状態だけでなく，肺炎以外の健康状態や社会的背景などを考慮し，また家族の意向も尊重しながら判断していく。

◆ 免疫低下状態の肺炎の特徴

　顆粒球・リンパ球などによる細胞性免疫や，免疫グロブリン・補体などによる液性免疫の低下状態の肺炎では，以下の点に注意する。

（1）本来体内に常在しているが正常状態では感染症をおこさない常在菌や，正常な免疫状態では感染・発病しないような病原体が原因になることがある。

（2）複数の微生物が関与したり，1つの感染症が克服されてもまた次の異なる感染症を発症することがある。

（3）宿主の免疫反応が低下しているためにむしろ炎症反応があらわれにくく，発熱をみとめないことや，胸部 X 線検査で陰影がはっきり見えないことがある。

◽表 5-7　医療・介護関連肺炎（NHCAP）の定義

1. 長期療養型病床群（精神病床含む）もしくは介護施設に入所している
2. 90 日以内に病院を退院した
3. 介護*を必要とする高齢者，身体障害者
4. 通院にて継続的に血管内治療（透析，抗菌薬，化学療法，免疫抑制薬などによる治療）を受けている

＊ 介護の基準（PS3）：限られた自分の身のまわりのことしかできない，日中の 50％をベッドか椅子で過ごす，を目安とする

（日本呼吸器学会医療・介護関連肺炎（NHCAP）診療ガイドライン作成委員会編：医療・介護関連肺炎診療ガイドライン. p.7, 2011 による）

● **顆粒球減少**　顆粒球の減少が問題になるのは，がんや血液疾患に対する化学療法である。顆粒球数が 500/μL 以下になると，細菌では MRSA・緑膿菌・大腸菌・クレブシエラ属，真菌ではアスペルギルスによる肺炎をおこしやすい。アスペルギルス対策として，病室を陽圧にする無菌室❶が使用される。

● **細胞性免疫障害**　細胞性免疫が低下する病態には，悪性リンパ腫・白血病などの血液疾患，慢性腎不全，薬剤（副腎皮質ステロイド薬・免疫抑制薬・生物学的製剤）の投与（移植時や膠原病など）などがある。合併しやすい肺炎の原因微生物には，細菌では抗酸菌・ノカルジア，ウイルスでは単純ヘルペスウイルス・アデノウイルス・水痘-帯状疱疹ウイルス・サイトメガロウイルス，真菌ではクリプトコッカスが多い。これらの微生物は，血液や喀痰の培養で検出されにくく，気管支鏡や組織生検などの侵襲的な検査を要する場合もある。

● **液性免疫障害**　血清 IgG が 500 mg/dL 以下のときには液性免疫不全を考慮する。先天的な γ グロブリンの低下や機能異常もあるが，悪性リンパ腫・白血病などの血液疾患，重症ネフローゼ症候群，熱傷，脾臓の喪失・機能低下などに続発する。原因菌には，肺炎球菌・インフルエンザ菌・クレブシエラ属などが考えられる。

5　肺炎各論

◆ 細菌性肺炎

▍ 肺炎球菌肺炎

肺炎球菌 *Streptococcus pneumoniae* は，多糖体からなる 莢 膜をもつグラム陽性双球菌である。肺炎の原因菌として検出頻度が最も高い。

● **症状**　突然の悪寒戦慄を伴う高熱で発症することが多い。典型例では鉄さび色の喀痰をみとめる。10〜50％の症例で胸膜炎を合併し，胸痛を伴うこともある。

● **検査**　胸部 X 線検査では**エアブロンコグラム**（●図 5-3）をみとめることがある。喀痰のグラム染色や培養検査，血液培養検査は重要である。尿中の肺炎球菌抗原を検出する迅速検査もある。

● **治療**　ペニシリン系抗菌薬が有効である。

● **予防**　脾臓摘出者，基礎疾患を有する患者，高齢者には，肺炎球菌ワクチンの接種を考慮する❷。

▍ インフルエンザ菌肺炎

インフルエンザ菌 *Haemophilus influenzae* は，グラム陰性の小桿菌である。市中肺炎の原因菌として 10％前後を占める。β ラクタマーゼ❸を産生しないが，ペニシリン系・セフェム系の抗菌薬が無効な菌があり，注意を要する。

▍ モラクセラ肺炎

グラム陰性双球菌である**モラクセラ-カタラーリス** *Moraxella*（*Branhamella*）*catarrhalis* による肺炎で，冬季に多発する。重症例は少ないが，β ラクタ

□NOTE

❶**無菌室**

　清浄化された空気を送り込み，室内を陽圧に保つことにより，室外の汚染された空気が入らないように換気調節された病室のこと。

□NOTE

❷**肺炎球菌ワクチン**

　2 種類のワクチン（多糖体ワクチンと結合型ワクチン）が存在するが，多糖体ワクチンは 2014（平成26）年より 65 歳以上の高齢者には定期接種化された。多糖体ワクチンは 1 回の接種で 5 年間有効とされる。2009（平成21）年10 月に再接種（自費）が可能になった。

❸**β ラクタマーゼ**

　細菌が産生するペニシリンなどの β ラクタム系抗菌薬を加水分解する酵素。

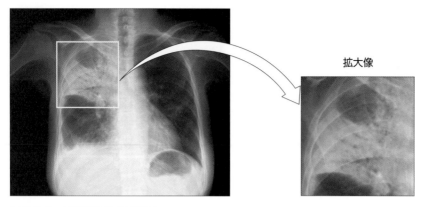

拡大像

●図5-3　エアブロンコグラム
右肺上葉に陰影をみとめる。滲出物はおもに肺胞腔内を満たすため，空気が残った気道が
樹枝状に浸潤影のなかで浮き出るようにみえる。

マーゼを産生するため，ペニシリン系・セフェム系の抗菌薬に耐性を示す。

クレブシエラ肺炎

　肺炎桿菌 *Klebsiella pneumoniae* は厚い莢膜をもつグラム陰性桿菌である。糖尿病や肝機能障害を有する者に肺炎や膿胸をおこすことがある。急性に発症して重症化する場合が多い。

緑膿菌肺炎

　緑膿菌 *Pseudomonas aeruginosa* は自然界に広く分布するグラム陰性桿菌で，健常人の 10〜20％ にも常在している。毒力は強くないが，基礎疾患を有する免疫機能の低下している者の肺炎の原因菌となる。抗菌薬に耐性を示すものが多く，治療に難渋する。

◆ 非定型肺炎

マイコプラズマ肺炎

　マイコプラズマ-ニューモニエ *Mycoplasma pneumoniae* の飛沫感染によっておこり，成人市中肺炎の約 15％ を占める代表的な非定型肺炎である。基礎疾患のない若年者に多く，持続する乾性咳嗽をみとめることが多い。近年，咽頭ぬぐい液を用いたマイコプラズマの抗原や遺伝子を検出する迅速検査法が利用されるようになり，診断は容易になった。

●治療　マイコプラズマ-ニューモニエは細胞壁をもたないため，細胞壁の合成を阻害するペニシリン系・セフェム系の抗菌薬は無効である。マクロライド系・テトラサイクリン系・ニューキノロン系の抗菌薬を用いる。

クラミジア肺炎

　肺炎をおこすクラミジアには，**肺炎クラミドフィラ** *Chlamydophila pneumoniae* と**オウム病クラミドフィラ** *Chlamydophila psittaci* が知られている。動物細胞の中でしか生息できないので，一般検査室での培養は困難である。

　肺炎クラミドフィラによる肺炎は成人市中肺炎の数％を占めるといわれている。ヒトからヒトへ飛沫感染し，小流行をおこしうる。肺炎だけでなく，咽頭扁桃炎，副鼻腔炎などもおこす。

　オウム病クラミドフィラは乾燥に強く，通常は乾燥したトリの排泄物中や血液，組織，羽毛，分泌物などに存在する。本菌の吸入により肺炎をおこすことがあり，オウム病ともよばれる。比較的徐脈（◐54ページ）をみとめるものがある。ヒトからヒトへの感染はまれである。

● 治療　細胞内への移行性のよいマクロライド系・テトラサイクリン系・ニューキノロン系の抗菌薬を用いる。

▌レジオネラ肺炎

　レジオネラ-ニューモフィラ *Legionella pneumophila* は細胞内寄生するグラム陰性桿菌である。空調設備や24時間風呂，公衆浴場，温泉などの水系に生息しており，本菌の吸入により感染する。病院の空調機械や温湯器で繁殖し，院内感染の原因となることがある。感染の危険因子として，糖尿病・悪性腫瘍・免疫不全・腎不全などが知られている。

● 症状　呼吸器症状以外に，下痢・吐きけ・嘔吐・腹痛などの消化器症状や意識障害などをみとめることがある。比較的徐脈をみとめるものがある。

● 検査　随時尿を用いて尿中のレジオネラ菌の菌体成分を迅速に検出する簡便なキットが使用可能になり，診断が容易になった。

● 治療　細胞内で生息するのでペニシリン系・セフェム系の抗菌薬は効果がない。細胞内への移行性のよいニューキノロン系・マクロライド系・テトラサイクリン系などの抗菌薬を用いる。

◆ 肺真菌症

　真菌は健常者にも感染して発症するが，易感染性宿主（イムノコンプロマイズドホスト）の感染症のなかでも**肺真菌症**は発症の頻度が高い。

▌肺アスペルギルス症

　アスペルギルス *Aspergillus* 属は糸状菌で自然界（腐った野菜）や建築物の内部（建築材，手術室など）に存在し，日常生活で吸入する機会も多いため，喀痰から検出された場合には定着の可能性について考える。

● 検査　アスペルギルスは生体にさまざまな免疫反応をおこし，その反応の種類によりいくつかの病型を呈する。呼吸器病変としては，①免疫能の低下した者に肺炎をおこしたり，他臓器に病巣をつくる侵襲型，②結核などの遺残空洞に定着し，やがてアスペルギルスのかたまりを形成する菌球型（アスペルギローマ），③免疫能の低下していない者に慢性の肺炎をおこす慢性壊死性肺アスペルギルス症，④喘息症状を伴うアレルギー型がある。これらの病態は，臨床像と胸部X線・CT検査などの画像診断や血清診断により，ある程度鑑別可能である。

● 治療　アゾール系・キャンディン系・ポリエン系の抗真菌薬を用いる。

▌肺クリプトコッカス症

　クリプトコッカス-ネオフォルマンス *Cryptococcus neoformans* は鳥類の糞の中で増殖し，それを吸入することによって感染する。免疫機能の正常な健康人にも感染し，病変をつくることがある。免疫不全の状態では急速に播種性の経過をとることが多い。神経系に親和性が高く，髄膜炎をおこすことがある。

● **検査**　組織や喀痰にクリプトコッカスの菌体を検出すれば診断できる。血清中のクリプトコッカス抗原の検出も診断に有用である。

● **治療**　アゾール系の抗真菌薬を用いる。キャンディン系の抗真菌薬は効果がない。

■ ニューモシスチス肺炎

　ニューモシスチス肺炎は真菌の一種である**ニューモシスチス-イロベチー** *Pneumocystis jirovecii* による感染症である。副腎皮質ステロイド薬，免疫抑制薬，抗がん薬などの使用により細胞性免疫が低下すると，本菌による肺炎をおこす。

　また，**HIV 感染症**では細胞性免疫を担当する CD4 陽性 T 細胞が破壊され，その数が 200/μL を下まわると，ニューモシスチス肺炎などのさまざまな感染症を発病する。わが国ではニューモシスチス肺炎をきっかけとして発見される AIDS 症例が多い（約 40%）。

● **症状**　発熱，乾性咳嗽，呼吸困難，息切れをみとめるが，身体所見に乏しいことも多い。

● **検査**　胸部 X 線・CT 検査では，すりガラス様陰影をみとめる場合が多い。血液検査で β-D-グルカンの上昇をみとめることがある。喀痰や気管支肺胞洗浄液の染色でニューモシスチスの囊子や栄養体を検出すれば，診断は確定する。培養はできない。

● **治療**　葉酸の拮抗薬である ST 合剤を 3 週間投与する。呼吸不全を呈する重症例にはステロイド薬を併用する。

◆ ウイルスによる肺炎

■ サイトメガロウイルス肺炎

　健常人のサイトメガロウイルス cytomegalovirus（CMV）の既感染率は高く，潜伏感染していた CMV が免疫機能の低下に伴い顕在化する場合が多い。HIV 感染や副腎皮質ステロイド薬，免疫抑制薬（とくに臓器移植時）の使用は，発病のリスクである。

● **検査**　経過・画像所見はニューモシスチス肺炎に似ている。しばしば両者を合併することがある。肺炎以外に食道炎・腸炎・網膜炎・脳炎などがある。網膜炎を疑う場合には，失明することがあるため眼科医に相談する。

　ウイルスの分離はむずかしく，肺炎の診断には肺胞洗浄液や組織の CMV 遺伝子や細胞内の核内封入体を検出する。末梢血白血球中のウイルス抗原の検出も診断に有用である。

● **治療**　治療薬（アシクロビル・ガンシクロビル・ホスカルネット）が存在する。重症化しやすいので，本症が疑われる場合には治療を考慮する。

◆ 誤嚥性肺炎

　誤嚥性肺炎は，嚥下機能異常によって食物や嘔吐に伴い逆流した胃内容物・口腔内常在菌を気道内へ誤嚥・吸引することにより発症した肺炎の総称である。ただし，誤嚥が必ず肺炎をおこすわけではない。

　誤嚥には食事中にむせるような摂食嚥下時の**顕性誤嚥**と，夜間など自分では気づかないうちに鼻腔，咽喉頭，歯周囲の分泌物を嚥下する**不顕性誤嚥**がある。顕性誤嚥（明らかな食事の誤嚥）による肺炎はベッドサイドでもわかりやすいが，健常高齢者でも咽喉頭に貯留した分泌物は誤嚥されており，入院している患者では食事と関係なく昼夜を問わず不顕性誤嚥が高頻度に生じていると考えるべきである。

● **病態と基礎疾患**　嚥下障害が生じやすい病態には，脳血管障害がある。とくに大脳基底核の梗塞病変は咳反射を低下させる原因となることが多い。ついで加齢があげられる。高齢者は喉頭の位置が下方に偏位して唾液分泌が低下するため，嚥下機能や咳反射は低下していることが多い。ほかには，神経変性疾患（パーキンソン病や認知症など），口腔異常（唾液分泌低下，口内乾燥，咬合不全など），嘔吐や胃食道疾患（食道運動異常，胃食道逆流，胃切除など），経管栄養，睡眠（咳反射・嚥下反射の低下），薬物の影響（筋弛緩作用や嚥下反射を低下させる鎮静薬，睡眠薬など）などがあげられる。

● **検査**　誤嚥性肺炎の診断のため，嚥下機能を評価する。嚥下反射や唾液反復嚥下試験，簡易嚥下誘発試験（嚥下運動が行われるかどうかを観察する），ビデオなどを利用した嚥下造影，アイソトープを使用した検査などがある。一般に，水飲み試験や仰臥位で行う簡易嚥下誘発試験は，不顕性誤嚥の存在を検出するのに適している。

● **原因**　原因微生物は，肺炎球菌，インフルエンザ菌，黄色ブドウ球菌，口腔内嫌気性菌などが多い。病院や介護施設などの医療関連施設で発生した場合には，前記に加えてクレブシエラ菌や腸内細菌属の頻度が高くなる。微生物だけではなく，逆流してきた胃内容物の誤嚥による塩酸肺障害や胆汁酸などの消化液による化学性の障害もありうる。

● **治療と予防**　急速に進行して致命率も高いので，急性期には適切な治療を要する。安定期には嚥下機能を評価し，食事療法やリハビリテーション，外科療法などを考慮する。

　①**薬物療法**　喀痰や気管吸引物を用いて微生物学的検査（グラム染色，培養）を実施する。嫌気性菌を多く含む口腔内容物を誤嚥することが多いため，嫌気性菌にも有効な抗菌薬を投与する。高齢者が多いため，肝臓・腎臓機能に留意する。経口摂取が禁止されるので栄養障害，脱水や電解質異常の補正を行うが，急速な補液は心不全の原因になるので注意する。低酸素血症ではCO_2ナルコーシスにも注意し，SpO_2を90%以上に保つように酸素投与を行う。

　②**リハビリテーション**　顕性誤嚥に対しては，個々の症例に合わせて嚥下リハビリテーション（間接訓練❶や直接訓練❷）を行う。不顕性誤嚥に対しては，体位（頭位挙上）・口腔ケアによる口腔内細菌叢の改善，薬物による咳反射の向上などが重要である。胃瘻は誤嚥性肺炎の予防対策として確立しておらず，慎重に適応を検討する。

　③**外科療法**　食道離断術などの適応を判断する。

　④**口腔ケア**　気道に嚥下する微生物を少なくするために，口腔ケアを行

⊟ NOTE

❶**間接訓練**
　食事を用いないで行う，誤嚥予防に効果的な咳嗽や発声，嚥下運動などの訓練。

❷**直接訓練**
　ゼラチンゼリーなどの嚥下しやすい食事を用いた嚥下運動の訓練。

う。

⑤ **ワクチン接種**　肺炎球菌ワクチンや冬季には毎年インフルエンザワクチンの接種を考慮する。

◆ 肺化膿症

肺組織を破壊する肺炎あるいは感染症を**肺化膿症**（かのう）という。基本的に肺炎と症状や所見は同様である。膿性喀痰が多い場合や，遷延（せんえん）する肺炎の場合に本症が考えられる。空洞を伴うことが多く，胸部 X 線検査によって診断する。

5 結核 tuberculosis（TB）

結核は 2010（平成 22）年以降，人口 10 万対罹患率が 20 を下まわり漸減し，2021（令和 3）年についに 10 を切り結核低蔓延（まんえん）国になった。しかし，いまでも年間 1 万 1～2 千人が新規登録され，約 1,500 人が死亡するわが国最大の感染症である。その 85％が一般の診療所・病院で発見されており，結核は一般医療機関にとってつねに鑑別にあげるべき疾患である。発症者は若年者と高齢者の 2 相性を示すが，若年者の結核はその約 60％を外国生まれの者が占めており，輸入感染症の様相を呈している。また，患者は大都市や社会的弱者にかたよる傾向がみられる。

結核は結核予防法によって管理されてきたが，2007（平成 19）年 3 月に同法は廃止され，二類感染症として感染症法に組み入れられた。

1 病態生理

● **結核菌の特徴**　結核は結核菌 *Mycobacterium tuberculosis* の感染により引きおこされる。結核菌は径 1～2 μm，長さ 5 μm 程度の桿菌で，脂質成分に富んでいる。この脂質成分が生体に結核特有の反応を誘導し，肉芽腫（にくげ）や空洞形成など特徴的な病理像が形成される（▶図 5-4）。

結核菌はほかの一般細菌と異なり，1 回の分裂に長時間（約 20 時間）を要する。そのため，発病から症状出現までに時間がかかり発見が遅れたり，再

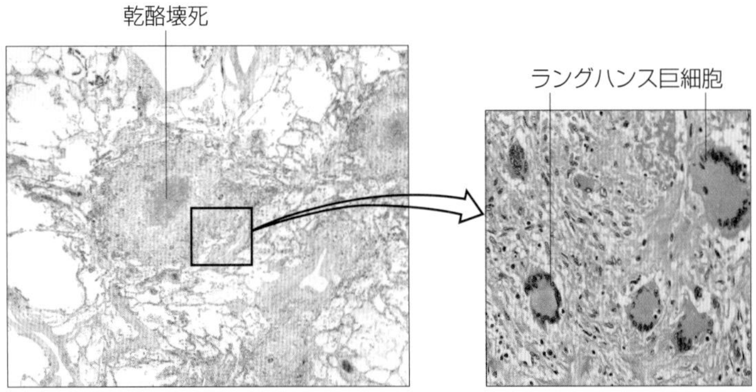

乾酪壊死

ラングハンス巨細胞

▶**図 5-4　肺結核の病理像**
乾酪壊死（かんらくえし）とラングハンス巨細胞を伴う類上皮肉芽腫がみられる。

発がわかるまでに長時間を要したりする。

● **感染と発病**　結核菌の感染様式は，**飛沫核感染**（空気感染）である（◯図 5-5）。結核菌は患者の咳嗽とともに喀出される飛沫（しぶき）の中に存在する。いったん空中に喀出された飛沫の水分はすぐに蒸発する。そのため，飛沫中の結核菌がむきだしの状態（飛沫核）になり，空気中をただよう。このただよっている菌が吸入されて肺胞領域まで到達すると，肺胞マクロファージに貪食（どんしょく）されて感染が成立する。

　感染したのち，結核菌が体内で増殖して結核を発病する可能性は生涯で 10〜15% 程度であるが，とくに感染後の 2 年間が最も高い。免疫反応により肉芽腫が形成され，結核菌はそのなかでほとんど分裂しない休止菌として生存するが，その後も免疫機能が低下する疾患や，免疫機能を抑制する治療（放射線など），薬剤（免疫抑制薬・副腎皮質ステロイド薬・生物学的製剤・抗がん薬）の投与に伴って，発病する可能性はある（◯表 5-8）。感染直後に発病するものを**一次結核症**，数年以上を経て発症するものを**二次結核症**という。

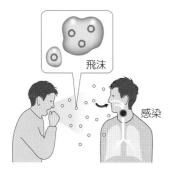

a. 飛沫感染

百日咳菌，マイコプラズマ属，インフルエンザウイルスなどの病原体の場合は，感染者から喀出される病原体を含む飛沫を直接吸入することによって感染が成立する。まわりの水分が蒸発すると，感染力を失う。

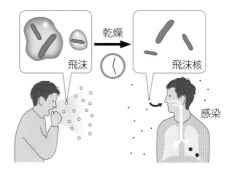

b. 飛沫核感染

結核菌は乾燥に強く，菌のまわりの水分が蒸発して乾燥した状態となっても菌は死滅せずに空気中をただよう。この状態を飛沫核といい，これを吸入することで感染が成立する。結核のほかに麻疹（はしか）や水痘などがある。

◯**図 5-5　結核菌の感染経路**

◯**表 5-8　結核既感染者の発病の相対危険度**

状況	発病の危険度（倍）
HIV 感染者	110
胸部 X 線検査にて治癒所見	35
塵肺（珪肺）	30
免疫抑制薬を投与中	12
血液透析	12
胃切除	5
糖尿病	3
やせ体型	3

2 診断と検査

結核のおもな診療の流れを ●図 5-6 に示す。

● **診断** 咳嗽・喀痰・血痰や体重減少・全身倦怠感・寝汗などの結核を疑わせる症状をみとめた場合には，患者にマスク着用を指導し，結核を念頭に胸部 X 線を撮影し，喀痰検査を行う。とくに結核の既往歴や結核患者との接触歴が明らかな場合や，原疾患や治療により免疫抑制状態にある場合には，積極的に結核を疑う。胸部 X 線に古い結核を示唆する陰影や異常陰影をみとめる場合には，必ず喀痰検査(塗抹検査・培養検査)を行う。

また，結核菌は呼吸器系を経て飛沫核感染(空気感染)するが，肺を含めて身体のあらゆる部位で発病することがある(肺外結核)。結核の診断には結核菌を検出することが重要だが，必ずしも菌を検出できるとは限らない。わが国で治療されている結核患者のなかには，結核菌が証明されていない場合もまれではない。

● **ツベルクリン検査** 結核菌の培養濾液から精製したタンパク成分を含む溶解液 0.1 mL を前腕に皮内注射し，注射後 48〜72 時間に注射部位に生じた発赤と硬結の大きさを物さしで測定して評価する。BCG 接種❶によっても陽性化するため，BCG 接種を行うわが国ではツベルクリン検査にかわってインターフェロン-γ 遊離試験が一般的となった。

● **インターフェロン-γ 遊離試験** 末梢血中の単核球が BCG には存在しない結核菌群特異抗原に反応してインターフェロン(IFN)-γ を産生することを利用して，BCG 接種に影響されずに結核感染を診断する方法である。インターフェロン-γ 遊離試験には 2 種類あり，1 つはクォンテイフェロン®

■NOTE

❶BCG ワクチン
　BCG は毒力を弱めたウシ型結核菌からつくったワクチンである。小児期の播種性結核や髄膜炎を予防する効果は明らかであるが，成人に対する有効性は証明されていない。

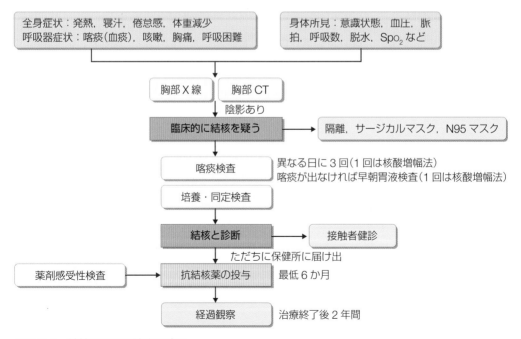

● **図 5-6 結核のおもな診療の流れ**

(QFT-Plus)であり，全血を結核菌群特異抗原で刺激して産生された IFN-γ を ELISA 法で測定する。もう 1 つは T-SPOT®.TB であり，全血から分離されたリンパ球を結核菌群特異抗原で刺激して IFN-γ を産生するリンパ球数を ELISPOT 法で測定する。接種と測定を要するツベルクリン検査に比べて，1 回の採血ですむため利便性は高いが，ツベルクリン検査のように感染後本反応が陽性を示すようになるまでに数か月を要する。

● **抗酸菌検査**　肺結核を疑う患者では，まず**喀痰**を採取して抗酸菌検査を行う。最も重要なのは，唾液ではなく良質の喀痰を採取することである（◎ 67 ページ）。自発的に痰を喀出することが困難な場合は，高調食塩水の吸入により咳を誘発して喀痰を採取したり，胃液を採取したりする。菌を喀痰や胃液で検出できないが結核を疑う場合には，気管支鏡検査も考慮する。呼吸器系以外にも結核病巣は発生するので，胸水・腹水・髄液・尿・血液などを病状に応じて採取し，検査する。

[1] **塗抹検査**　採取された検体を用いて最初に行われる。結核菌は**蛍光法**や**チール-ネールゼン染色**で染まるが，非結核性抗酸菌やノカルジアなどの結核菌以外でも抗酸菌染色で陽性を示すものがあるので，注意を要する。検出率の向上をはかるために，喀痰検査を 3 回まで実施する。鏡検結果は簡易法により表記する（◎表 5-9）。ガフキー号数では表記されなくなった。

[2] **核酸増幅検査**　特異度は 100％と高いが，5〜20/mL の菌数が必要であり，検出感度は培養検査に劣る。一般的には塗抹検査で鏡検された菌が結核菌か否かを迅速に検査するために用いられる。PCR 法や LAMP 法などが用いられる。

[3] **培養検査**　鶏卵からつくられる固形培地（**小川培地**）を用いた方法が一般的であるが，1998（平成 10）年ころから，検出感度の高い液体培地を用いる培養法が普及してきた。結核菌は発育が遅いため，固形培地では 8 週間，液体培地では 6 週間培養して菌が検出されない場合に陰性と判定する。培養検査は診断の確定だけでなく，病勢の確認，薬剤感受性検査や治療効果の評価にも有用である。

[4] **同定検査**　培地に抗酸菌が発育しただけではそれが結核菌か否かは不明である。培養検査が陽性の場合には，同定検査によって菌種を決定する。核酸増幅検査のほか，生化学的性質の評価，結核菌が産生するタンパク質のイムノクロマト法による検出や質量分析法などが用いられる。

[5] **薬剤感受性検査**　薬剤感受性は治療の成否を決定する最も重要な点で

◎表 5-9　鏡検における検出菌数の記載法（簡易法）

記載法	蛍光法（200 倍）	チール-ネールゼン染色（1,000 倍）
−	0/30 視野	0/300 視野
±	1〜2/30 視野	1〜2/300 視野
1+	2〜20/10 視野	1〜9/100 視野
2+	≧20/10 視野	≧10/100 視野
3+	≧100/1 視野	≧10/1 視野

ある。培養検査で結核菌が検出された場合には，必ず薬剤感受性検査を行う。

3 分類

● **肺結核**　結核菌が検出されれば診断は確定するが，必ずしも菌を検出できるとは限らない。咳嗽・喀痰をみとめる患者では，咳エチケットを遵守させ，胸部X線検査を行う。胸部X線検査では，①背部・上方に陰影が多い，②空洞を伴うことがある（◯図5-7），などの特徴があるが，胸部の陰影は患者の免疫機能や結核菌数などによって多彩な像をとる。肺結核を疑わせる異常陰影をみとめたときには，喀痰の抗酸菌検査を行う。また，適宜胸部CT検査を行う。

● **肺外結核**　結核菌は呼吸器系から飛沫核感染（空気感染）するが，病巣は肺以外にも形成される。いわゆる**肺外結核**は結核全体の15%を占めており，むしろ市中病院では肺外結核の発見が大幅に遅れることが多い。最も頻度が高いものは，**結核性胸膜炎**である。原因不明の胸水をみとめる場合には，結核性胸膜炎の可能性を考慮し，胸水検査を行う。胸水からの結核菌の検出率は低いが，胸水が滲出性であり，細胞分画ではリンパ球が多く，アデノシンデアミナーゼ（ADA）（◯72ページ）が高い場合には，結核性胸膜炎の可能性を考える。

　頻度は低いが，リンパ節結核，喉頭結核，骨関節結核，尿路系結核などがある。また，不明熱の原因として**粟粒結核**（結核菌が血行性に2臓器以上に病巣をつくる）は重要である。肺外結核では病巣を採取し，病理学的に乾酪性肉芽腫を検出したり，培養検査で結核菌を検出することが有用である。

4 治療

　結核治療の中心は，抗結核薬を用いる化学療法である。まず過去の結核の治療歴を確認する。厚生労働省が制定する「結核医療の基準」に従う。

　治療歴のある場合には，治療内容や服薬状況を詳しく問診し，結核の治療経験の豊富な者に相談して薬剤を決める。抗結核薬として認可されている主要薬剤を◯表5-10に示す。

　初回治療の場合には◯図5-8に従う。基本は，病型や排菌の有無にかかわらず，可能な限り治療開始後2か月間にピラジナミド（PZA）を含む4剤併用療法を行うことである。肝機能障害のためPZAを用いることができない場

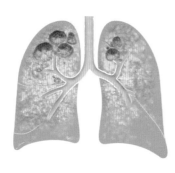

◯**図5-7　結核の空洞性病変**
気管支が空洞とつながっていることがわかる。

● 表 5-10　おもな抗結核薬

薬剤名	略号	おもな副作用	モニタ	備考
イソニアジド	INH (H)	肝機能障害 末梢神経障害 薬剤相互作用	肝機能 手足の しびれ感	• 肝機能障害は年齢や飲酒量などで増加する。 • 末梢神経炎の危険が高い場合など，必要に応じてピリドキシンを併用する。
リファンピシン	RFP (R)	消化器障害 薬剤相互作用 肝炎 発疹 出血傾向	血算 肝機能	• 多くの薬剤との相互作用がある。 • 尿などの体液をオレンジ色にする。 • ソフトコンタクトレンズが着色される。
ピラジナミド	PZA (Z)	肝機能障害 発疹 消化器症状 関節痛 高尿酸血症	肝機能 尿酸値	• 病変部が酸性(pH5.0〜5.5)でないと有効でない。 • おもに治療初期2か月に使用される。
エタンブトール	EB (E)	視神経炎	視力 色覚	• 定期的に眼科で検査を行う。 • 視力検査をできない小児に使用する場合は注意する。
ストレプトマイシン	SM (S)	聴神経障害 前庭機能障害 難聴 腎毒性	平衡感覚 聴力 腎機能	• 腎機能障害のある場合は用量に注意する。

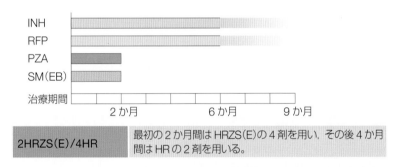

＊薬剤の略号については表 5-10 を参照。

● 図 5-8　結核の標準的な治療法(厚生労働省)
現在最も治療効果が高く耐性菌をつくりにくいといわれている治療法であり，原則的に奨励されている。治療初期の2か月間はPZAを含む4剤を用いるが，最低6か月の治療期間を要し，これ以下に短縮することはできない。PZAを使用しにくい場合，最初の2か月間はHRS(E)の3剤を用い，その後7か月間はHRの2剤を用いる。

合には，イソニアジド(INH)とリファンピシン(RFP)にもう1剤(多くはエタンブトール〔EB〕)を加えて3剤併用で治療を開始する。複数の薬剤を用いる理由は，すみやかに排菌をとめ，薬剤のきかない耐性菌の出現を防ぎ，治療終了後の再発を防ぐためである。治療開始後必ず薬剤感受性検査の結果を参照し，耐性(きかない)と判定された薬剤が使用されていないかを確認する。

　さらに**直接服薬確認療法**(DOT❶)が可能であれば，維持期にはINHとRFPを週2回あるいは3回の間欠療法も可能である。

　標準治療を完了すれば再発率は1〜2%であるが，3〜4か月で服薬を中断

NOTE
❶DOT
　directly observed treatment の略。看護師など医療者が服薬を直接確認する治療法をいう。

すれば再発率は10〜20%である。耐性菌の出現を防ぐためには，①効果を期待できる薬剤を1剤ずつ加えることを控えること，②確実な服薬を継続してもらうこと，が重要である。

● **副作用**　抗結核薬の副作用には，肝機能障害・皮疹・発熱などの頻度が高い（◯151ページ，表5-10）。治療中約10〜20%に肝機能障害をみとめるが，一過性であることも多く，慎重に経過をみながらAST・ALTが基準値の5倍をこえなければ投与を続ける。発熱，皮疹などのアレルギーの場合には，いったん薬剤を中止して少量から投与量を増やす減感作療法によって使用可能になることが多い。

　SMによる腎機能障害・平衡感覚障害は非可逆的であり，十分に注意する。EBによる視神経症は，発見が早ければ可逆的であるが，中止が遅れると非可逆的である。これらの副作用発現時にはただちに薬剤を中止する。EBを使用するときには眼科での事前検査，開始後には定期的な受診を要する。

● **治療期間と治療後の経過観察**　INH・RFPを含む治療を開始すると約2週間で感染性は失われると考えられるが，現在最も強力といわれる治療法でも最低6か月間の治療を要する（◯151ページ，図5-8）。糖尿病合併例，骨関節結核，副腎皮質ステロイド薬使用例，免疫抑制薬使用例などでは，適宜治療期間を延長する。

　治療中は服薬を十分に確認し，2か月後に喀痰培養を行う。薬剤感受性検査で使用薬剤に耐性のないことが判明すれば，SM・EBを中止し，INH・RFPによる維持期の治療を継続する。一般的には，治療開始後8週目の培養陰性化を確認することが重要である。4か月間治療しても菌陰性化しない場合には，薬剤感受性検査を行い，耐性菌が存在しないかどうか，確実に服薬が行われているかを評価する。

　結核菌は発育の遅い菌であり，再増殖して病勢が回復するまでには時間を要するので，治療終了後2年間は数か月から半年おきに経過を観察する。また，結核の治療経過を観察する場合には，胸部X線所見よりも喀痰培養の結果を重視する。

● **入退院基準**　2007（平成19）年に厚生労働省から結核患者の入退院基準が示された（◯表5-11，12）。これらを参照しながら，患者の病状などを参考に

◯**表5-11　結核の入院基準**

---

(1) 肺結核，咽頭結核，喉頭結核，気管・気管支結核の患者で，喀痰塗抹検査結果が陽性の場合
(2) (1)の喀痰塗抹検査結果が陰性の場合，喀痰以外の検体（胃液や気管支鏡検体）の塗抹検査で陽性と判明した患者，または喀痰を含めた上記いずれかの検体の培養または核酸増幅法（PCRなど）の検査で陽性と判明した患者のうち，以下の①または②に該当する場合
　①感染のおそれがあると判断される者（例：激しい咳嗽などの呼吸器症状がある者）
　②外来療法では規則的な治療が確保されず早晩大量排菌，または多剤耐性結核にいたるおそれが大きいと判断される者（例：不規則治療や治療中断により再発した患者，外来治療中に排菌量の増加がみられた患者）

（健感発0907001号，厚生労働省健康局結核感染症課長通知による）

◯ 表5-12　結核の退院基準

(1)退院させなければならない基準
患者の咳嗽，発熱などの症状が消失し，異なる日に採取された喀痰の培養検査の結果が連続3回陰性であることが確認された場合
(2)退院させることができる基準
以下の①〜③をすべて満たす場合（この基準により，入院期間の短縮がはかられる）
①2週間以上の標準化学療法が実施され，咳嗽，発熱などの症状が消失
②2週間以上の標準化学療法を実施したあとの異なった日の喀痰検査（塗抹または培養）の結果が連続して3回陰性
③患者が「治療の継続および感染拡大防止の重要性」を理解し，退院後の治療の継続（患者ごとの服薬支援計画に基づく地域DOTSの実施）および他者への感染防止が可能と判断

（健感発0907001号，厚生労働省健康局結核感染症課長通知による）

対応する。

● **多剤耐性結核**　少なくともINHとRFPの両剤に耐性を示す菌を，**多剤耐性結核菌**という。わが国では毎年約50例が新規に登録されている。最近，デラマニドやベダキリンフマル酸塩などの新薬が多剤耐性結核に対して使えるようになったが，外科的治療を用いなければ排菌停止を達成することがむずかしい場合もある。また，INHとRFPに加えてキノロンおよびベダキリンフマル酸塩またはリネゾリドのいずれかに耐性を有するものを，**広範囲多剤耐性結核菌**という。

5　院内感染対策

　わが国の結核患者の85％は一般の診療所・病院で発見されていることを考慮すると，医療機関に勤務する限りつねに結核患者と遭遇する可能性がある。結核は飛沫核感染（空気感染）であり，容易に感染経路を断つことはできない。そのため，結核患者を迅速に発見することは非常に重要である。また，医療従事者が発病し，感染源にならないように注意する。

　患者の早期発見に関する留意点として，まず結核を疑い，胸部X線検査と抗酸菌検査を行う。咳嗽の激しい患者にはマスクを着用させ，医師に相談する。外来患者であれば，診察の順番を繰り上げる（トリアージ）ように努める。陰圧管理できる診察室での診察が望ましい。

● **感染性の判断**　呼吸器系からの検体（おもに喀痰）の塗抹検査結果が陽性の場合や，胸部画像で空洞を伴う病変をみとめる場合には，感染性を有すると判断して対処する。結核が疑われる場合には，患者発生届けをただちに保健所に提出し，隔離（勧告入院）の必要性について判断を仰ぐ。

　なお，塗抹検査では結核菌と非結核性抗酸菌の区別は不可能であることに留意する。感染対策上は患者の隔離，周囲の者への適切な対応を要するが，非結核性抗酸菌の可能性もあるので，核酸増幅検査などで菌が同定されるまでは，その点を考慮しながら患者や家族に説明する。

● **N95マスクの着用**　結核は飛沫核感染であるので**N95マスク❶**を着用する。直径4μm以上の微粒子を99.5％以上通過させないようにつくられているため，空気中を漂う結核菌（飛沫核）の吸入を防止できる。重要なのはマス

NOTE

❶**N95マスク**
「N」はnot resistant to oilを示し，耐油性がないことをあらわす。「95」は0.3μmの粒子を95％捕集することを示す。

クを顔面にしっかりと密着するように正しく着用することである。正しく装着しないと，マスク周囲のすき間から結核菌を含む空気を吸入することになる。適切なN95マスク装着法を修得するためにはフィットテストを行う。また，N95マスクを使用するときには正しく装着できているかどうかをシールテストで毎回確認する。

　なお，結核やその疑いのある患者にはN95マスクではなく，結核菌を含む飛沫の喀出を防止する**サージカルマスク**を装着させる。

● **感染経路の遮断**　前室のある独立陰圧換気が可能な病室に患者を移動する。独立換気可能な個室を確保できない場合には，少なくとも患者を個室に移動し，その部屋の空調を停止する。

● **結核菌の消毒**　最も簡単な方法は10分間の煮沸である。ただし，60℃では30分以上煮沸しないと死滅しない。フェノール，クレゾール石けん水は有効であるが，逆性石けん，合成洗剤，クロルヘキシジン（ヒビテン®）は無効である。喀痰はフェノール，クレゾール石けん水を長時間作用させる必要がある。一般に，結核菌はどのような環境でもしばらくは生存可能であり，衣類・寝具・床などに付着した飛沫の水分が蒸発したあとにも飛沫核となり空気中をただよい感染源となりうる。紫外線照射は有効な方法であるが，効果は照射野に限られ，生体には有害である。衣類・寝具は日光消毒や殺菌灯で対処する。食器などを介する経口感染はおこさない。

● **手続き**　必ず所轄の保健所に患者発生の届け出を行う。周囲への感染性の有無，基礎疾患，合併症，全身状態などについて検討し，結核病床を有する病院への転送の必要性を判断する。治療費の公的負担も継続される。病理解剖（剖検）で結核が判明した場合にも届け出を行う。

6 予防

● **健康診断の受診**　職場や学校で集団健診が定期的に実施される。結核は発病しても進行が遅いので，自覚症状の発現までにかなりの時間を要する。医療従事者は自分が感染源とならないよう，定期健康診断で胸部X線検査を受けて，早期発見に努める。

　また，長引くかぜ症状をみとめるときにも積極的に医師の診察を受けるように心がける。咳嗽をみとめる場合には，サージカルマスクを装着する。

● **BCG接種**　予防接種法により，ツベルクリン検査を行わず生後1歳に達するまでにBCG接種を行う（直接接種）。すでに結核感染している場合には，未感染の場合に比べてBCG接種部位の反応が強度に出現する（コッホ現象）が，早期に治癒する。医療従事者に対するBCG接種は推奨されない。

● **潜在性結核感染症**　排菌患者と接する機会があった場合には，必要に応じてインターフェロン-γ遊離試験やツベルクリン検査を受けて，以前の結果と比較する。インターフェロン-γ遊離試験が陽性の場合や，明らかなツベルクリン反応の増強をみとめる場合には，胸部X線などで発病していないか検査する。発病していない場合には，保健所に届け出を行い，**潜在性結核感染症** latent tuberculosis infection（LTBI）として INH を6～9か月服用する

か，INH と REP を 3~4 か月服用する。ただし，INH が服用できない場合
や INH の副作用が予想される場合は，REP を 4 か月服用する。LTBI 治療
により発症のリスクは 1/3~1/2 に低下する。排菌源から検出された菌が
INH 耐性である場合には，RFP など他剤を用いる。

● **定期外健診の実施**　結核菌が検出された場合には，保健所と相談しなが
ら患者の咳嗽と排菌の程度をもとに接触者リストを作成し，院内感染対策
チームあるいは保健所の指示により接触者健診❶を行う。インターフェロ
ン-γ 遊離試験などで感染を強く疑う場合には LTBI と診断し，治療をすす
める。

NOTE

❶接触者健診
　インターフェロン-γ 遊
離試験を行い，基礎値との
比較および胸部 X 線検査
を必要に応じて 6 か月お
きに 2 年間行う。

> **事例**　**結核の典型的な例**
>
> 　35 歳，男性。妻と子ども 1 人あり。2 週間前から咳嗽がみられた。昨夜
> 突然に血痰がみられたため，朝食後に病院を受診した。受診するとただちに
> マスクを装着するよう指示された。胸部 X 線検査では，右上肺野の空洞を
> 伴う陰影をみとめた。昨年の検診では異常なしと言われていた。喀痰検査を
> 行ったところ，抗酸菌塗抹＋＋が検出された。
>
> 　結核の疑いがあるためただちに入院が必要と判断され，結核病床を有する
> 病院へ連絡がとられ，マスクを着用して A 病院を受診するように指示され
> た。A 病院を受診し，即日入院となった。

6　非結核性抗酸菌症 nontuberculous mycobacteriosis

　抗酸菌は，培養が不可能なライ菌を除くと，**結核菌群**と**非結核性抗酸菌群**
nontuberculous mycobacteria（NTM）に大別される。NTM は水系や土壌などの
環境常在菌で約 200 種類あるが，そのうちヒトに感染症をおこすおもなもの
は 20~30 種類である。

1　疫学・原因

　おもに成人に呼吸器感染症をおこすが，小児では頸部リンパ節病変をおこ
す。進歩したさまざまな医療に関連して皮膚や軟部組織に病変をつくること
がある。世界的に増加傾向にある。

　肺非結核性抗酸菌症（肺 NTM 症）は胸部画像で異常陰影をみとめ，喀痰か
ら菌が培養にて複数回検出される場合に診断される。2014 年のわが国の疫
学調査では，肺 NTM 症の罹患率がすでに菌が証明された肺結核を凌駕し
ていることが示された。原因となる NTM の菌種は，MAC（*Mycobacterium
avium* と *Mycobacterium intracellulare* をあわせた総称）が約 90% である。
ついで *Mycobacterium abscessus* species と *Mycobacterium kansasii* が数%
を占めるが，*Mycobacterium abscessus* species が増加傾向にある。

　肺 NTM 症は胸部画像上，空洞を伴い結核に似ている線維空洞型と，結
節・気管支拡張型に大別される。近年，中高年のやせ型女性のおもに中葉・
舌区に気管支拡張と小粒影を伴う結節・気管支拡張型が増加している。

2　検査

　臨床症状は喀痰・咳嗽・血痰・体重減少などで特徴のあるものは少なく，症状の乏しい場合も多い。胸部X線検査では陰影を描出困難な場合もあるため，胸部CT検査が有用である。

　診断には喀痰検査でNTMを複数回検出することが重要である。喀痰検査で塗抹陽性となっても結核との鑑別がつかないため，結核が否定されるまでは空気感染予防策を要する。このような場合には，核酸増幅検査(●149ページ)により迅速に結核との鑑別をする。

3　治療

　ヒトからヒトに感染しないと考えられており，隔離や届け出は必要ない。慢性の経過をとり，診断がついても治療を要するかどうかは症例ごとに判断されるが，空洞の存在や喀痰検査で塗抹陽性は治療開始の目安になる。

　治療は菌種により少し異なるが，*M.kansasii*症以外に有効な治療法は確立していない。リファンピシン・エタンブトールなどの抗結核薬や，マクロライド系・アミノグリコシド系の抗菌薬が用いられることが多いが，最近，吸入抗菌薬(アミカシン硫酸塩)が承認された。治療効果の判定のため，治療開始後も定期的に喀痰検査を行う。

　治療期間は喀痰からの排菌が陰性化してから1年以上とされるが，症例ごとに異なる。長期にわたり病状の安定した例も多いが，喀痰培養で菌が陰性化しても再発・再感染する場合は多い。しだいに病変が広がって体重減少や呼吸機能低下が進行し，致命的な例も存在する。心理的なサポート，栄養療法，排痰法を含めた呼吸リハビリテーションが有用である。難治例には外科的治療が行われることもある。

C　間質性肺疾患

　肺における間質とは，肺胞壁(狭義の間質)と，血管や気管支を取り巻く支持組織，小葉間隔壁とよばれる肺内の隔壁，胸膜(広義の間質)のことである。間質に病変がおもに存在する疾患群を**間質性肺疾患** interstitial lung disease (ILD)とよぶ。しばしば病変が両側肺野にびまん性に分布することから「びまん性肺疾患」という用語もよく用いられるが，こちらには間質性肺疾患以外に腫瘍性病変，感染症，肺水腫なども含まれる。間質性肺疾患には，原因が明らかなもの(職業・環境性，膠原病関連，薬剤性，放射線など)と，原因不明なもの(特発性間質性肺炎，サルコイドーシス，好酸球性肺炎など)がある。

　診断には病理学的所見とそれを反映する画像所見，とくに高分解能CT画像が重要である。病理学的診断のためには気管支肺胞洗浄(BAL)(●83ページ)，経気管支肺生検(●81ページ)，胸腔鏡下肺生検などが用いられる。間質

性肺疾患が進行すると，肺のコンプライアンスが低下して拘束性換気障害（◯87ページ）をきたすとともに，肺胞・肺毛細血管間のガス交換障害を生じることがある。ただし，呼吸機能は間質性肺疾患において重症度（進行度）の指標であり，軽症例では正常となるため，呼吸機能異常（閉塞性換気障害）が診断に必須である喘息やCOPDとは位置づけが異なる。

1 特発性間質性肺炎

肺の間質の炎症や線維化をきたす原因不明の疾患を総称して**特発性間質性肺炎** idiopathic interstitial pneumonitis（IIP）とよぶ。主要な6つの病型，まれな2つの病型，分類不能型に分類されるが，そのなかの慢性線維化型の**特発性肺線維症** idiopathic pulmonary fibrosis（IPF）が最も頻度が高く，臨床的に重要である。その他に，急性/亜急性型，喫煙関連型のIIPがある。

特発性間質性肺炎のおもな診療の流れを◯図5-9に示す。

1 特発性肺線維症

● **病歴・症状**　高齢男性，喫煙者に多い。臨床症状は乾性咳嗽と慢性・進行性の労作時呼吸困難が多いが，初期には胸部画像の異常所見があっても無症状のことがある。呼吸器症状以外の自覚症状（皮疹，レイノー現象，関節痛など），粉塵曝露などの職業歴，環境要因，薬物・放射線療法歴などを詳細に聴取する。

● **身体所見**　胸部聴診で両側下肺背側に吸気相後半の細かい断続音（fine crackle，◯59ページ）をみとめることが特徴的である。また，ばち指（◯53ページ）をみとめることが多い（30〜60％）。膠原病の存在を示唆する関節腫脹や皮膚の異常などにも留意する。進行例では，二次性肺高血圧症によるⅡ音肺動脈成分（Ⅱp）の亢進をみとめるようになる。

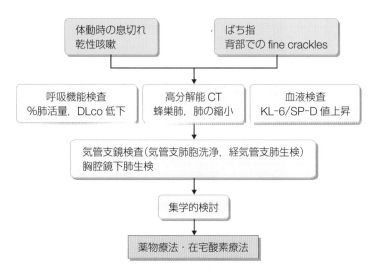

◯図5-9　**特発性間質性肺炎のおもな診療の流れ**

● **血液検査**　肺胞上皮細胞で産生される糖タンパク抗原(KL-6)やサーファクタントタンパク(SP-A, SP-D)などの血清中濃度の上昇をみとめることが多い。これらのバイオマーカーは，ほかの間質性肺疾患でもしばしば上昇する。

● **画像検査**　胸部X線検査では，慢性・進行性の肺の容積減少による横隔膜の挙上，肺野の縮小がみとめられる(▶図5-10-a)。肺野，とくに下肺野・末梢優位に線状・網状陰影をみとめる。

　高分解能CT(HRCT)では，両側下肺野・胸膜直下から広がる線状・網状陰影，牽引性気管支拡張像，蜂巣肺をみとめる。**蜂巣肺**(▶図5-10-b)は，肺胞壁の線維化による肺胞の虚脱に伴い呼吸細気管支・肺胞道が外側に牽引され嚢胞状に拡張した病変であり，牽引性気管支拡張とともに慢性線維化病変の存在を示唆する所見として重要である。典型的なHRCT所見をみとめれば，病理学的な検査を行わなくてもIPFと診断可能である。

● **呼吸機能検査**　間質の線維化により肺のコンプライアンスが低下し，しばしば進行性の肺活量減少(拘束性換気障害)をきたすため，肺活量はIPFの重症度の指標として有用である。さらに肺胞壁肥厚と肺胞虚脱による肺胞表面積減少によってガス交換が障害され，DLco(▶97ページ)の低下(拡散障害)と労作時の低酸素血症をみとめる。安静時低酸素血症をみとめない場合が多いが，6分間歩行検査(▶110ページ)などを行って労作時低酸素血症の有無を確認する。進行しても$Paco_2$は上昇しないことが多い。

● **病理学的検査**　気管支鏡によるBALや経気管支肺生検はIPFの診断に直結しないが，ほかの間質性肺疾患との鑑別に役だつ場合がある。典型的なHRCT所見をみとめない場合には，クライオバイオプシー(▶82ページ)や胸腔鏡下肺生検で，より大きな肺組織を採取して病理学的に評価する。

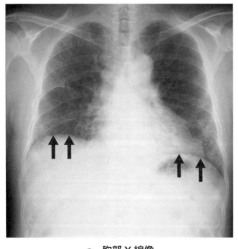

a. 胸部X線像

横隔膜が挙上し(→)，肺野の縮小を示唆する。下肺野には線状・網状陰影をみとめる。

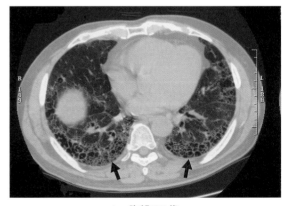

b. 胸部CT像

蜂の巣のような輪状の陰影(→)をみとめる(蜂巣肺)。

▶**図5-10　特発性肺線維症**

● **診断**　臨床症状・身体所見・画像所見・臨床経過・病理学的所見を総合して集学的検討 multidisciplinary discussion（MDD）を行って判断する。臨床所見・HRCT 所見が典型的である場合は, 病理学的検査を省略できる。

● **予後**　生存中央値は 3〜5 年であり, 多くの悪性腫瘍よりも予後不良な疾患である。患者間での差が大きいが, 肺活量減少速度が速いほど予後不良である。慢性経過中に, 両側肺野の新しい浸潤影の出現と急速な呼吸不全（低酸素血症）の悪化を伴う**急性増悪**によって死亡する患者が最も多い。その他に, 慢性呼吸不全の進行と肺性心による死亡, 併存症（肺がん・気胸など）による死亡が多い。肺がんの合併率は高いが, 外科手術・放射線療法・化学療法によって IPF の急性増悪をきたす危険性も高いため, 治療に難渋する。

● **治療**　線維化の進行を抑制する**抗線維化薬**として, ピルフェニドン（ピレスパ®）とニンテダニブエタンスルホン酸塩（オフェブ®）の 2 種類がある。いずれも肺活量の低下を遅らせる作用があるとともに, 急性増悪の抑制や死亡率低下が期待される。ピルフェニドンは光線過敏症と消化器症状が, ニンテダニブは下痢と肝機能障害がおもな副作用である。以前は副腎皮質ステロイド薬が用いられることもあったが, 現在はかえって安定期の予後を悪化させることが明らかとなったため, IPF には推奨されない。一方, 急性増悪時にはステロイド薬の大量投与がなされる。現時点では薬物療法での根治はむずかしく, 若年発症の進行例では肺移植も考慮する。

　労作時の低酸素血症が顕著になってきた場合には, 二次性肺高血圧症の予防のため, 在宅（長期）酸素療法の適応となる。急性増悪時に通常量の酸素投与では対応できない場合には, ハイフローセラピーが用いられる。

> **事例**　**特発性肺線維症の典型的な例**
>
> 　73 歳男性。60 歳まで 1 日 20 本の喫煙をしていた。2 年前から階段を上る際に息切れを自覚するようになり, 半年くらい前から平地歩行でも息切れで休むようになったため来院した。喀痰は出ないが咳嗽を自覚する。
>
> 　視診でばち指をみとめ, 聴診では背部下方で吸気終末に細かい断続音（fine crackles）が聴取された。血液検査では血清 KL-6, SP-D 値が高値を示した。胸部 X 線検査では両側肺の容積減少と下肺野に線状・網状陰影, 胸部 CT 検査では両側下肺野末梢を中心に蜂巣肺を指摘された。呼吸機能検査では％肺活量が 70%, DL_{CO} が予測値の 50% であった。
>
> 　抗線維化薬の内服が開始され, 安静時の動脈血酸素飽和度（Sao_2）は 94% だが歩行時に 82% まで低下するため, 在宅（長期）酸素療法が導入された。

---

②　特発性肺線維症以外の特発性間質性肺炎

　亜急性発症の特発性器質化肺炎 cryptogenic organizing pneumonia（COP）や, 慢性発症の非特異性間質性肺炎 nonspecific interstitial pneumonia（NSIP）の一部では, 副腎皮質ステロイド薬に対する反応が良好であり, 気管支鏡や胸腔鏡を用いた病理学的検討を含めた正確な診断が重要である。

2 サルコイドーシス sarcoidosis

● **病態**　細胞性免疫異常をきたす原因不明の全身性肉芽腫性疾患で，全身の臓器に中心部に壊死を伴わない類上皮細胞と多核巨細胞からなる肉芽腫（非乾酪性肉芽腫）を形成する。アクネ菌 *Propionibacterium acne* との関連が示唆されている。

● **好発年齢**　20歳代と40〜50歳代の2峰性。

● **症状**　全身の各臓器に病変を形成する（●表5-13）。病変が最も好発する部位は，縦隔・肺門リンパ節，肺，眼（ぶどう膜炎），皮膚である。霧視などの眼症状で診断されることもあるが，無症状で検診時の胸部異常陰影で発見される場合も多い。本疾患を疑った場合は，呼吸器系だけでなく全身を調べることが重要である。

● **身体所見**　胸部には特異的な身体所見を呈することは少ない。多彩な皮疹を呈することがあり，丘疹，皮下結節，結節性紅斑，陳旧性瘢痕（古い傷あと）部の浸潤などがみられる。

● **血液検査**　血清ACE（アンギオテンシン変換酵素）値や可溶性インターロイキン2受容体❶soluble interleukin-2 receptor（sIL-2）値の上昇は診断の参考になる。また，高カルシウム血症（10%）をみとめることがある。

● **画像検査**　胸部X線検査での**両側肺門リンパ節腫脹** bilateral hilar lymphadenopathy（BHL）が特徴的である。診断時あるいは経過中に上肺野を中心に多発粒状影を合併することがある。

● **病理検査**　皮膚生検，縦隔リンパ節の超音波気管支鏡ガイド下針生検，あるいは末梢肺組織の経気管支肺生検の病理所見に基づき診断される。BAL液中のリンパ球比率とCD4/CD8比の上昇も診断に有用な所見である。

● **治療と経過**　半数以上の症例では発症後2年以内に自然に軽快する。約20%の症例でなんらかの臓器病変のため治療継続が必要な難治例となる。肺病変による難治化は比較的少ないが，上中肺野の肺線維化とそれに伴う肺高血圧症が問題となることがある。心臓病変はA-V（房室）ブロックや心室性

□NOTE

❶可溶性インターロイキン2受容体

　インターロイキン2はＴ細胞などの分化・増殖に重要な役割をはたすサイトカインであり，その受容体のα鎖が血中に遊離したものをいう。サルコイドーシスのほか，成人Ｔ細胞白血病などさまざまな疾患で高値を示す。

●表5-13　サルコイドーシスのおもな全身病変

部位	病変
縦隔・肺門リンパ節	両側肺門リンパ節腫脹（BHL）。90〜95%にみられる。
肺	陰影に比較して自覚症状が乏しい。
眼	虹彩炎・ぶどう膜炎・霧視・視力低下。
心臓	刺激伝導障害・不整脈・心筋障害。死因の大部分。
腎臓	高カルシウム血症。
神経	尿崩症・顔面神経麻痺。
皮膚	結節型・局面型・びまん浸潤型・皮下型。結節性紅斑はわが国ではまれ。

不整脈などの致死性不整脈，心不全を合併して死因となることが多い。12
誘導心電図，ホルター心電図，心臓エコー，心臓 MRI，PET などが心臓サ
ルコイドーシス❶の評価に有用である。

　治療として副腎皮質ステロイド薬が有効であるが，適応については慎重に
判断し，心臓・神経系などの重要臓器・器官に病変をみとめる場合や，高カ
ルシウム血症をきたした場合には積極的に使用する。眼科領域の病変には点
眼ステロイド薬などの局所療法を用いることが多い。肺病変への長期的な効
果は確立されておらず，線維化が進行する場合は抗線維化薬も適応となる。

NOTE
❶心臓サルコイドーシス
　サルコイドーシスに合併
した心臓病変をいう。病変
が心臓のみに存在すること
もある。不整脈や心筋障害
をきたすことがある。

3　過敏性肺炎 hypersensitivity pneumonitis

　過敏性肺炎は，細菌・真菌，鳥類由来タンパクなどの有機粉塵を繰り返し
吸入することで，これらの物質に対する特異的抗体によるⅢ型アレルギー，
感作リンパ球によるⅣ型アレルギーを生じ，細気管支〜肺胞領域に炎症性
（肉芽腫性）病変や線維化病変を形成する疾患である。一度に吸入する抗原量
と曝露期間によって，急性・亜急性に発症する場合や，潜在性に発症・進行
して肺の線維化をきたしてから診断される場合がある。

　わが国では抗原の種類により約 50 種類が報告されている。職業性の病態
以外では，真菌であるトリコスポロン・アサヒ *Trichosporon asahi* の胞子を原
因抗原とする**夏型過敏性肺炎**，細菌・真菌に汚染された加湿器による加湿器
肺，住居内の真菌による住居関連過敏性肺炎，鳥類由来タンパクによる鳥関
連過敏性肺炎が多い。

● **症状**　大量に抗原を吸入した場合には，数時間後に発熱・咳嗽をきたし，
重症の呼吸不全を呈する場合もある。少量の抗原を長期間吸入している場合
は緩徐に病状が進行し，労作時呼吸困難などを呈するようになる。入院によ
り原因抗原から回避されると症状が改善し，退院すると再燃することが多い。

● **診断**　問診で抗原曝露歴と抗原曝露・回避による症状の変化を確認する
ことが重要である。HRCT では細気管支病変を反映する粒状影などの特徴
的な所見が診断に有用である（●図 5-11）。線維化が進行した症例では，特発

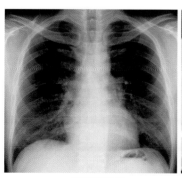
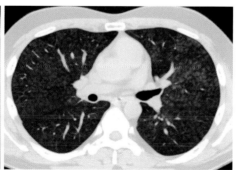

a. 胸部 X 線像　　　　　　　　　b. 胸部 CT 像

● **図 5-11　過敏性肺炎**
54 歳女性。両側肺野に細気管支に一致する粒状影がみられる。

性肺線維症と類似した画像所見を呈し，鑑別が困難である場合も多い。気管支鏡検査も有用で，BAL液中のリンパ球比率上昇や経気管支肺生検での細気管支〜肺胞領域のリンパ球を主体とする炎症像と肉芽腫がみとめられる。夏型過敏性肺炎，鳥関連過敏性肺炎では原因抗原に対する血中抗体の測定が可能である。抗原曝露（加湿器への曝露，帰宅試験など）で症状が悪化，あるいは抗原からの隔絶（入院など）で症状が消失すれば診断は確実である。

● **治療**　治療の原則は原因抗原の検索とその回避である。原因抗原が自宅や職場などに存在することが多く，転職や転居あるいは住居のリフォーム・建てかえを要することもある。薬物治療としては，急性・亜急性発症例では副腎皮質ステロイド薬が用いられるが，慢性的に線維化が進行する場合には抗線維化薬を用いる。

4 塵肺 pneumoconiosis

　塵肺は，有機珪酸や石綿などの無機粉塵を繰り返し吸入することで炎症性（肉芽腫性）病変や線維化病変を形成する疾患である。無機粉塵が沈着しただけでは塵肺とはよばない。いろいろな種類の無機粉塵が肺組織の各部位に沈着し，その種類・大きさなど性質によってそれぞれに特徴的な組織像を示し，胸部X線検査で陰影を呈するようになる（◯表5-14）。多くは職業に関連しており，無機粉塵を吸入する職業に従事する場合の定期検診が塵肺法に定められている。

　臨床症状は呼吸困難・息切れ・咳嗽・喀痰などであるが，塵肺に特異的なものはない。聴診では肺野に副雑音（ラ音）を聴取することが多い。

1 珪肺 silicosis

　珪肺は塵肺のなかで最も多い。岩や砂に含まれる遊離珪酸（シリカ）を吸入することにより発症するため，岩や砂の破砕作業（炭鉱・採石場・石材店など）や研磨作業（ガラス工場・鋳物工場など）を行う職業従事者でみられる。上肺野優位に小結節が多発し，進行すると結節が融合して塊状陰影を呈することがある。有効な治療法はなく，作業法の改善による予防と定期検診が重要である。本疾患に合併する頻度の高い疾患として，結核や非結核性抗酸菌症などが知られている。

◯表 5-14　無機粉塵の種類と病変

種類	病変
アスベスト，滑石，ベリリウム，アルミニウム	びまん性に肺線維化を引きおこす。
遊離珪酸	結節性線維化を引きおこす。
酸化鉄，バリウム，スズ	軽度の組織反応ないしはマクロファージの増殖のみを示す。

2 石綿肺 asbestosis

　石綿肺❶はアスベストの吸入によって発生する。耐熱性・耐火性にすぐれているアスベストは，建設や造船の材料，自動車のブレーキなどに使用されていたため，建設・解体業および関連職種，造船，自動車整備などの労働者とその家族が曝露されていた可能性がある。

　特発性肺線維症と同様に下肺野優位に線状・網状陰影を呈するが，胸膜プラーク（限局性の壁側胸膜肥厚，しばしば石灰化する）や肺組織内のアスベスト小体❷をみとめれば，アスベスト曝露歴の証明になる。肺がんや悪性胸膜中皮腫（◯208ページ）を発生することもある。

⬚ NOTE
❶石綿は「いしわた」とも読める。
❷アスベスト小体
　肺に取り込まれたアスベスト繊維の一部がマクロファージに貪食され，鉄タンパク質でおおわれたものをいう。

5　膠原病に伴う肺病変（間質性肺炎）

　膠原病は免疫異常を基盤として全身の血管・結合組織に病変を形成する疾患群である。関節リウマチ，全身性強皮症，多発性筋炎・皮膚筋炎，混合性結合組織病は，間質性肺疾患を伴う頻度が高い。肺病変が関節・皮膚などの症状に先行して特発性間質性肺炎との鑑別がむずかしい場合には，気管支鏡検査や胸腔鏡下肺生検が有用である。副腎皮質ステロイド薬や免疫抑制薬などが用いられるが，線維化が進行する場合は抗線維化薬も適応となる。

6　薬剤性肺炎 drug-induced pneumonitis

　治療目的で使用している薬剤も生体にとっては異物であり，薬理作用以外にさまざまな副作用をおこすことがある。抗がん薬，インターフェロン，漢方薬，一部の抗菌薬，抗不整脈薬（アミオダロン塩酸塩）などによる発症が多い。患者が薬剤とは考えていない健康食品や動植物からの抽出物なども薬剤性肺炎の原因となりうる。薬剤性肺病変の発症機序は，薬剤による直接の細胞傷害と，免疫・アレルギーによる非細胞傷害性の機序に大別される。

　肺病変はけっして単一ではなく，さまざまな経過と画像所見・病理所見を呈する。漢方薬などアレルギーが関与する場合には，原因薬剤の投与開始後1～6週で発熱・咳嗽・発疹などの症状と末梢血中好酸球増多症を呈し，胸部画像で肺病変がみとめられる場合が多い。薬剤の中止のみ，あるいは副腎皮質ステロイド薬の併用で改善する症例もあるが，急速に進行して致命的になることもある。たとえば，肺がん治療に用いる上皮増殖因子受容体チロシンキナーゼ阻害薬で肺傷害をきたした場合の致命率は50％である。原因薬剤の再投与は原則として禁忌となる。

7　放射線肺炎 radiation pneumonitis

　悪性腫瘍に対する治療で放射線が肺に照射されると間質性肺炎を発生することがある。肺がん以外にも食道がん・乳がん・悪性リンパ腫・転移性骨腫

瘍などに対する放射線療法の際に肺も部分的に照射野に入るため，放射線肺炎を生じることがある。照射野の大きさ・1回照射量・総照射量・照射期間などにより，発症のしやすさに差がある。

　放射線照射後1〜6か月後に乾性咳嗽・発熱・呼吸困難などを伴い発症するが，無症状のこともある。胸部X線・CT検査にて照射野に一致するすりガラス〜浸潤影をみとめるが，照射野をこえて陰影が拡がる場合もあり，その際は呼吸不全が重症化しうる。治療あるいは自然経過で病変部位は収縮して瘢痕様となって改善する。低酸素血症を伴うなど治療が必要な場合には，副腎皮質ステロイド薬を投与し，ゆっくりと減量・中止する。放射線療法を開始する前に放射線肺炎のリスクについて説明しておくことが重要である。

8　好酸球性肺疾患 pulmonary infiltration with eosinophilia (PIE)

　好酸球性肺疾患とは，白血球のうち顆粒球に属する好酸球の肺組織への浸潤を特徴とする疾患群である。病変が肺に限局する場合と，肺以外の多臓器に好酸球浸潤を伴う場合がある。また，薬剤・血管炎・寄生虫・真菌など原因が明らかな疾患と，原因不明の疾患がある。ここでは代表的な好酸球性肺疾患についてふれる。

1　急性好酸球性肺炎 acute eosinophilic pneumonia（AEP）

● **好発年齢**　新たに喫煙を始めて1か月以内の若年成人に多い。

● **症状・検査**　1週間以内の経過で，発熱や呼吸困難などの症状を呈して発症する。高度な低酸素血症を呈することも多く，胸部X線・CT検査では両側びまん性にすりガラス陰影〜浸潤影をみとめ，胸水を伴うことも多い。発症初期は末梢血好酸球数の増加をみとめないが，BAL（●83ページ）液中で好酸球比率の上昇（25%以上）をみとめることで診断される。喫煙以外に煙や粉塵の吸入曝露を契機に発症することがあり，吸入刺激によって気管支・肺の上皮が障害されることが原因と考えられる。

● **治療**　中〜高用量の副腎皮質ステロイド薬全身投与に対してすみやかに改善する。2週間程度の治療を終了したあとは，ほぼ再発しない。

2　慢性好酸球性肺炎 chronic eosinophilic pneumonia（CEP）

● **好発年齢**　中年女性に多い。約50%で喘息の既往がある。

● **症状・検査**　1〜4か月の亜急性経過で，咳嗽・喀痰・発熱・呼吸困難などの症状を呈して発症する。急性好酸球性肺炎と異なり，呼吸不全を呈することはまれである。胸部X線・CT検査では末梢優位な浸潤影をみとめ，陰影は移動性の場合がある。末梢血中好酸球数は上昇しており，BAL液中の好酸球比率も40%以上に上昇している。肺組織への好酸球浸潤も顕著である。

●治療　中用量の副腎皮質ステロイド薬経口投与から開始し，ゆっくり減量して3か月程度で治療を終了する。治療反応性はおおむね良好だが，ステロイド薬減量あるいは中止によって高頻度（50〜60％）に再発がみられる。

3 アレルギー性気管支肺アスペルギルス症 allergic bronchopulmonary aspergillosis（ABPA）

　環境真菌であるアスペルギルス属真菌（●143ページ），とくにアスペルギルス-フミガーツス *Aspergillus fumigatus* が気管支内に住みついてしまうことで強いアレルギー反応がおき，発症する。真菌は気管支内の粘液栓（粘液の塊）の中にとどまり，気管支壁には侵入していない。

●好発年齢　中高年者に多い。80％以上で喘息の既往がある。

●症状　咳嗽・喀痰・血痰・喘鳴・呼吸困難などの症状を呈する。

●検査　血液検査では末梢血好酸球数上昇，血清総IgE値上昇，アスペルギルス特異的IgE・IgG陽性となる。胸部X線・CT検査では気管支内の粘液栓をみとめ，その周囲の浸潤影を伴うこともある。粘液栓が排出されたあとは中枢性気管支拡張所見がみられる。気管支内の粘液栓は粘稠で，多数の好酸球と真菌の菌体をみとめる。

●治療　中用量の副腎皮質ステロイド薬経口投与から開始し，ゆっくり減量して3〜6か月程度で治療を終了する。経口抗真菌薬も有効である。治療反応性はおおむね良好だが，高頻度（50％）に再発がみられる。

4 好酸球性多発血管炎性肉芽腫症 eosinophilic granulomatosis with polyangiitis（EGPA）

●好発年齢　50歳以上の高年者に多い。80％以上で喘息，70％以上で好酸球性副鼻腔炎の既往がある。

●症状　喘息や好酸球性副鼻腔炎が先行し，末梢血好酸球数増加に引きつづいて血管炎を発症する。血管炎症状としては，発熱・体重減少などの全身症状，心臓・消化管・腎臓・皮膚などの臓器虚血症状を呈するが，とくに末梢神経病変である多発性単神経炎による手足のしびれ，運動障害は高頻度にみられる。心病変・消化管出血・腎病変があると，予後不良の可能性が高い。

●検査　末梢血好酸球数増加に加えて，血清CRP値・総IgE値の上昇を伴う。半数弱の症例ではMPO-ANCA❶（p-ANCA）陽性である。胸部X線・CT検査では気管支壁の肥厚などの気道病変と浸潤影，斑状のすりガラス影などの肺野病変を呈する。びまん性肺胞出血をきたすことがある。

●治療　副腎皮質ステロイド薬が有効であるが，改善が乏しい場合には免疫抑制薬を併用する。末梢神経障害が持続する場合は免疫グロブリン静注療法，ステロイド薬減量が困難な場合は抗インターロイキン5抗体療法の適応がある。

NOTE

❶MPO-ANCA
　好中球細胞質中の酵素などに対する自己抗体を抗好中球細胞質抗体（ANCA）といい，塩基性タンパク質の一種であるミエロペルオキシダーゼ（MPO）に対する抗体をMPO-ANCAという。

D　気道疾患

1　気管支喘息 bronchial asthma（BA）

　気管支喘息（以下，喘息）とは，①可逆性気流制限，②気道過敏性亢進，③好酸球性気道炎症の3つを特徴とする疾患である（●図5-12）。

　喘鳴（ゼーゼー，ヒューヒュー）を伴う呼吸困難発作（喘息発作）が特徴的である。発作は気管支平滑筋が収縮することで気管支が狭窄するためにおき，平滑筋弛緩作用がある気管支拡張薬（短時間作用性 β_2 刺激薬など）の吸入によりすみやかに改善する。発作時は1秒量やピークフローの低下（気流制限）がみられるが，発作がおさまると気流制限も改善する（**可逆性気流制限**）（●89ページ，図4-22-a）。より重症の発作時には，気管支平滑筋の収縮だけでなく，気管支内腔の分泌物貯留，気管支壁の浮腫による気道狭窄も加わり，気管支拡張薬だけでは改善しなくなる。喘息患者の気管支はさまざまな刺激などに対して過敏になっており，健康な人では反応しない程度の弱い刺激に反応して気管支の狭窄がおきる（**気道過敏性亢進**）。

　可逆性気流制限・気道過敏性亢進の根本的な原因は慢性の気道炎症であり，炎症をコントロールしない限り気管支拡張薬で気流制限を改善させてもすぐ再発作をおこす。好中球が主体である感染症の気道炎症と異なり，喘息の気道炎症は多くの好酸球浸潤を伴っているのが特徴的であり（**好酸球性気道炎症**），リンパ球（T細胞，B細胞，自然リンパ球❶）・マスト細胞なども関与する。好酸球性気道炎症のコントロールに最も有効な抗炎症薬は吸入副腎皮質ステロイド薬（ステロイド薬）である。吸入ステロイド薬だけではコントロールできない場合，好酸球，リンパ球，マスト細胞に関連するサイトカイン（IL-4，IL-5，IL-13，TSLP❷など）やその受容体などの作用を阻害する抗体を投与する場合がある。

□NOTE
❶自然リンパ球
　T細胞と同様にサイトカインを産生することで免疫を制御する機能をもつ細胞。抗原を介した獲得免疫を担うT細胞と異なり，活性化に抗原刺激を必要としない（自然免疫）。なかでも，2型自然リンパ球はアレルギー疾患の病態形成に深く関与しているとされる。
❷IL はインターロイキン interleukin，TSLP は胸腺間質性リンパ球新生因子 thymic stromal lymphopoietin の略。

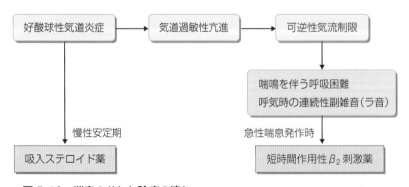

●図5-12　喘息のおもな診療の流れ

1　病型

　小児喘息の大半および成人喘息の半数はアレルギー疾患としての一面も
もっており（**アトピー素因**），吸入抗原（アレルゲン）に対するIgE抗体の血
中濃度が高値を呈する。アトピー素因の有無により**アトピー型**と**非アトピー
型**の2つに分類される。原因抗原はハウスダスト（ダニ）が最も頻度が高いが，
ペット（ネコ・ハムスターなど），真菌（アスペルギルスなど），昆虫（ガ・ゴ
キブリなど）などが原因のこともある。

◆ アトピー型喘息

　アトピー型喘息は小児期に発症することが多く，食物アレルギーやアト
ピー性皮膚炎がしばしば乳幼児期に先行する。小児期発症喘息の大半は思春
期に寛解するが，一部の患者ではそのまま成人喘息に移行する。いったん寛
解した患者でも成人後に喘息を再発する場合がある。

◆ 非アトピー型喘息

　非アトピー型喘息は成人期に発症することが多い。アスピリン喘息や鼻ポ
リープ（好酸球性副鼻腔炎）を合併することがある。小児期に発症した喘息と
異なり，寛解はまれである。

2　診断

　喘鳴を伴う呼吸困難発作があり，聴診で気道狭窄を反映する呼気時の連続
性副雑音（ラ音）を聴取する場合には，診断は比較的容易である。しかし，外
来受診時には症状や症候が消失している場合も多く，詳細な問診が必要であ
る。咳嗽，粘性〜粘膿性痰，胸の詰まる感じだけを訴える場合もある。

　喘息は夜中から早朝にかけて悪化しやすく，この時間帯に上記の呼吸器症
状が出現する場合には強く喘息を疑う。喘息発作の誘因としては抗原曝露
（アトピー型喘息の場合）やウイルス気道感染が多く，季節（秋・梅雨時）や気
象状況（低気圧・台風）なども影響する。そのほかに，飲酒・運動・薬剤・精
神的ストレス・妊娠・出産・職業などが発作を誘発する場合がある。

● **呼吸機能検査**　呼吸機能検査では気管支の狭窄による**閉塞性換気障害**（1
秒率の低下）と気管支拡張薬吸入による1秒量の改善（可逆性気流制限）を証
明する。受診時の1秒率・1秒量が正常な軽症例では，ピークフローメータ
（●90ページ，図4-23）を用いて朝・夕に測定した**ピークフロー**が20%以上の
日内・週内変動を示すことで可逆性気流制限を証明する（●表5-15）。専門施
設では，健常者では反応しない低濃度の気管支収縮物質（メサコリン❶など）
の吸入で1秒量が20%低下することを確認する気道過敏性試験や，呼気中
の一酸化窒素濃度を測定して好酸球性気道炎症を証明する検査を行うことも
ある。

● **血液検査・皮膚テスト**　血液検査で好酸球数が増加していることもある
が，喀痰中の好酸球比率増加のほうがより正確に気管支の好酸球性炎症を反

NOTE

❶**メサコリン**
　コリン作動性副交感神経
から放出される神経伝達物
質アセチルコリンの類似化
合物。

◉表 5-15　喘息のコントロール状態の評価

	コントロール良好 (すべての項目が該当)	コントロール不十分 (いずれかの項目が該当)	コントロール不良
喘息症状(日中および夜間)	なし	週 1 回以上	コントロール不十分 の項目が 3 つ以上あ てはまる
増悪治療薬の使用	なし	週 1 回以上	
運動を含む活動制限	なし	あり	
呼吸機能 (1 秒量およびピークフロー値)	予測値あるいは自己最 良値の 80%以上	予測値あるいは自己最良値 の 80%未満	
ピークフロー値の日(週)内変動	20%未満*1	20%以上	
増悪(予定外受診, 救急受診, 入院)	なし	年に 1 回以上	月に 1 回以上*2

＊1：1 日 2 回測定による日内変動の正常上限は 8%である。
＊2：増悪が月に 1 回以上あれば他の項目が該当しなくてもコントロール不良と評価する。
(日本アレルギー学会喘息ガイドライン専門部会：喘息予防・管理ガイドライン 2021. p.107, 協和企画, 2021 による)

映する。アトピー型で原因抗原を検索する場合には，血中抗原特異的 IgE
の測定，あるいは皮膚テスト(プリックテスト・スクラッチテスト)を行う。
発作時の動脈血ガス分析では低酸素血症がみとめられることがあるが，過換
気に伴って $Paco_2$ も低下する。$Paco_2$ が上昇している場合は大発作であり，
集中治療室での治療を考慮する必要がある。

3　治療

　喘息の治療薬は，抗炎症薬，気管支拡張薬，および抗炎症作用・気管支拡
張作用をあわせもつ薬剤に分類される。長期管理には最も強力な抗炎症薬で
ある**吸入ステロイド薬**を第一選択薬として用い，必要に応じて長時間作用性
の気管支拡張作用をもつ薬剤を併用する。抗炎症作用をもたない気管支拡張
薬を単独で用いるとかえって喘息のコントロールを悪化させるおそれがある
ため，注意が必要である。

　喘息はさまざまな要因によって悪化(増悪)しうるため，◉表 5-15 に準拠
して定期的に**コントロール状態**を評価し，コントロール不十分・不良であれ
ば治療をステップアップ，数か月以上コントロール良好であればステップダ
ウンを検討する。吸入ステロイド薬と気管支拡張薬を併用してもコントロー
ルできない重症喘息には，抗体医薬治療などを検討する。

　発作時は即効性の**短時間作用性吸入 $β_2$ 刺激薬**を第一選択薬として用い，
副腎皮質ステロイド薬の全身投与を併用する。吸入ステロイド薬の普及によ
り，喘息患者の救急外来受診や入院の回数，喘息死は著しく減少した。

◆ 慢性安定期

　吸入ステロイド薬をコントロール状態に応じて低〜高用量で使用する。た
だし，吸入ステロイド薬は吸入方法が正しくないと十分に効果を発揮できな
いため，患者に対する**吸入指導**が重要である。吸入ステロイド薬の副作用は
少ないが，口腔・咽頭カンジダ症や嗄声を予防するために，吸入後には十分

にうがいをさせる。小児では，高用量で成長抑制がおこりうるので注意が必要である。

　吸入ステロイド薬のみでは治療効果が不十分である場合には，長時間作用性吸入 β_2 刺激薬，長時間作用性吸入抗コリン薬，テオフィリン徐放製剤（経口薬）やロイコトリエン受容体拮抗薬（経口薬）を併用する。とくに吸入ステロイド薬と吸入長時間作用性 β_2 刺激薬の配合剤は効果と利便性にすぐれるだけでなく，気管支拡張薬の単独使用で喘息のコントロールを悪化させるリスクがないため，汎用されている。テオフィリンについては不整脈，痙攣，昏睡などの重篤な中毒をきたしうることに注意が必要であり，適宜，薬物血中濃度のモニタリングを行う。

　重症例のうちアトピー型には抗 IgE 抗体（皮下注射，2〜4 週ごと）が，末梢血好酸球数の増加や呼気一酸化窒素濃度の上昇を示す好酸球性気道炎症が強いと推定されるタイプには抗 IL-4 受容体 α 鎖抗体（IL-4 と IL-13 の作用を阻害する），抗 IL-5 抗体，抗 IL-5 受容体 α 鎖抗体，抗 TSLP 抗体が有効な場合がある（皮下注射，2〜8 週ごと）。これらの治療でもコントロールできない場合に経口の副腎皮質ステロイド薬併用を必要とすることもあるが，さまざまな全身性副作用（消化性潰瘍，骨粗鬆症，耐糖能異常など）がおきるため，使用量・期間は最小限にする。気管支鏡を用いた気管支熱形成術❶が有効な重症喘息例もある。

　喘鳴などの症状が出現した場合は，最も即効性の気管支拡張薬である短時間作用性吸入 β_2 刺激薬をまず用いる。ただし，適切な抗炎症薬を併用せずに吸入 β_2 刺激薬のみを連用すると喘息のコントロールがかえって悪化するので，短時間作用性吸入 β_2 刺激薬の使用頻度が高くなるようであれば，ためらわず治療をステップアップする。治療の各ステップを ▶表5-16 にまとめた。

NOTE

❶気管支熱形成術
　気管支鏡を用いて高周波電流により気管支壁を加熱し，肥厚した気道平滑筋を減少させ，喘息発作を緩和させる治療法。

▶表5-16　喘息の治療ステップ

	長期管理薬			発作治療薬
	吸入ステロイド薬	長時間作用性 β_2 刺激薬 長時間作用性抗コリン薬 ロイコトリエン受容体拮抗薬 テオフィリン徐放製剤	その他	
ステップ1	低用量	（単剤治療）[1]		短時間作用性 β_2 刺激薬
ステップ2	低〜中用量	（必要に応じ1剤併用）		
ステップ3	中〜高用量	1剤あるいは複数併用		
ステップ4	高用量	複数併用	抗体医薬[2] 経口ステロイド薬 気管支熱形成術	

1)長時間作用性 β_2 刺激薬，長時間作用性抗コリン薬は単剤治療不可
2)抗体医薬：抗 IgE 抗体，抗 IL-4 受容体 α 鎖抗体，抗 IL-5 抗体，抗 IL-5 受容体 α 鎖抗体，抗 TSLP 抗体。

◉表5-17　喘息発作の強さ

大発作	身動きできない，単語しかしゃべれない，失禁，意識喪失
中発作	仰臥位になれない（起座呼吸），文節しか話せない
小発作	苦しいが仰臥位になれる，文章を話せる
喘鳴のみ	ゼーゼーするが，息苦しさはない

◆ 急性喘息発作時

　発作時には◉表5-17に示すように発作の強さをすみやかに評価し，必要十分な酸素投与を行いながら，まず**短時間作用性β₂刺激薬**の吸入による気流制限の解除を行う。テオフィリン点滴静注も有効であるが，すでに経口のテオフィリン徐放製剤を服薬している患者や発熱を伴っている小児では，テオフィリン中毒症状が出現しやすいので，慎重に投与する。より重症の発作時には気道分泌亢進や気管支壁の浮腫を伴っているため気管支拡張薬だけでは効果が不十分であり，早期から経口あるいは静注で副腎皮質ステロイド薬を投与する。

　治療にもかかわらず発作が改善しない症例や，高二酸化炭素血症をきたしている患者，意識レベルの低下がみられる患者では入院治療の必要がある。

事例　喘息の典型的な例

　25歳男性。4歳ごろからときどき喘鳴発作のため小児科を受診していたが，小学校高学年以降はまったく発作がなくなっていた。9月下旬に咽頭痛・鼻漏などの感冒様症状が出現して以来，明け方になると咳嗽と喘鳴が出現して目がさめるようになった。明け方に苦しくて横になれない状況になったため，救急外来を受診した。β₂刺激薬の吸入を受けたところ，症状はすみやかに改善し，その後は吸入ステロイド薬を1日2回吸入している。現在，喘鳴などの症状は消失している。

4　アスピリン喘息 aspirin-exacerbated respiratory disease

　アスピリンやさまざまな解熱鎮痛薬に含まれる非ステロイド性抗炎症薬（NSAIDs）の服用30分〜2時間後に，重篤な喘息発作をきたす患者が喘息患者の5〜20％に存在する。多くは成人発症喘息患者で，鼻ポリープ，副鼻腔炎，嗅覚異常を伴っていることが多い。アスピリン以外の**酸性NSAIDs**（インドメタシン，イブプロフェンなど）や，内服薬以外の注射薬・坐薬・貼付薬でもおこりうることに注意しなければならない。

　喘息発作はこれらの薬剤のシクロオキシゲナーゼ阻害作用によって誘発され，その作用をもたない塩基性NSAIDsや中用量（500 mg以下）のアセトアミノフェンでは発作はおこらない。一部の静注用副腎皮質ステロイド薬（コハク酸エステル型）でも発作がおこりうるため，急性発作時でも副腎皮質ステロイド薬を投与する際には急速静注は避けるべきである。

2 気管支拡張症 bronchiectasis（BE）

　気管支拡張症とは，主として中等大の気管支壁の組織成分が破壊されたため，気道に不可逆性の拡張が存在する状態である（◯89ページ，図4-22-b）。気管支拡張の広がりから限局型・びまん型に，拡張の形態から円筒状・瘤状・嚢状に分類される。

　気管支拡張の原因には，先天的なものと二次的なものがある。頻度は低いが，先天的なものには，①気管の軟骨の異常に伴うもの，②γグロブリンの欠損や気道上皮の線毛の機能異常により気道感染を繰り返した結果，気管支拡張にいたるものなどがある。後天的なものの多くは，気道感染を繰り返すことにより二次的に発生する。発育段階にある小児期に気道感染を繰り返したり，麻疹・百日咳などによる肺炎を合併したあとに，不可逆性の気道の破壊と拡張を伴う。また，肺炎・結核・非結核性抗酸菌症・気管支炎などに続発する場合もある。ほかには化学物質の吸入などによっても発生する。

1 症状

　感染症を合併しなければ症状は乏しいことが多いが，合併すると膿性喀痰・咳嗽・血痰，ときには喀血をみとめる。喀痰の多い場合には副鼻腔炎を合併するものも多いので，耳鼻科的な評価も行う。

　診察所見として，肺野には coarse crackle（◯59ページ）を聴取するものが多い。また，ばち指（◯53ページ）をみとめることがある。

2 診断

　胸部X線検査や高分解能CT（HRCT）検査により，気管支の拡張を描出する（◯図5-13）。

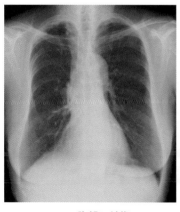

a. 胸部X線像

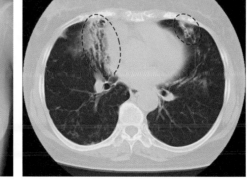

b. 胸部CT像

◯**図5-13　気管支拡張症（右中葉）**
54歳女性。右中葉と左舌区に気管支の拡張像をみとめる。

3 治療

● **気道内分泌物への対策** 痰の多い例では吸入療法や体位ドレナージなどの呼吸理学療法を行い，排痰に努める。痰の量や貯留部位によって1日数回行う。気管支拡張薬や，痰の粘稠度を改善し切れやすくする去痰薬を内服する。また，マクロライド系抗菌薬の長期少量投与を，抗菌作用ではなく抗炎症作用を期待して行う。

● **感染の合併への対策** 気道感染や肺炎を合併すると，発熱とともに膿性喀痰が増える。この場合には抗菌薬の投与を要するが，喀痰を培養して原因菌の検索に努める。抗菌薬の感受性をみながら適切な抗菌薬を用いる。喀痰からの検出菌には肺炎球菌・インフルエンザ菌・モラクセラ–カタラーリスなどが多いが，感染を繰り返すと緑膿菌を検出する頻度が高くなる。感染を伴うときは水分を十分に補給する。

● **酸素療法** びまん性の気管支拡張症では，病変の進行により慢性呼吸不全に陥るため，在宅酸素療法を導入する。

● **禁煙** 喫煙は気管支拡張症の症状を増悪させるため，禁煙指導を行う。

● **喀血への対応** ふだんから血痰をみとめる例もあるが，ときに数百mLにおよぶ喀血をおこすことがある。喀血時には気管支鏡により出血部位を特定して，止血薬の注入や，気管支動脈塞栓術を行う。大量喀血で止血困難な場合には，外科的な切除も考慮する。

● **外科的治療** 病変が限局しており，気管支拡張病巣に感染を繰り返したり，喀血をみとめる場合には，病巣を切除することもある。

3 慢性閉塞性肺疾患 chronic obstructive pulmonary disease (COPD)

本疾患は，2019（令和元）年には世界における死因の第3位，わが国の男性死因の第8位であった。治療を受けている患者の10倍以上の潜在患者がいると想定されている。

1 病態生理

慢性閉塞性肺疾患（COPD）は，おもにタバコ煙などの有害物質を長期に吸入することで肺の炎症と破壊が生じ，不可逆性の気流制限（"気流閉塞"ともいう）をきたす疾患である。進行すると慢性呼吸不全にいたることもある。COPDのおもな診療の流れを▶図5-14に示す。

病変は末梢気道から始まるとされ，比較的太い気道から肺胞領域のすべての領域にわたって生じる。肺胞壁の破壊（肺気腫）が顕著であるかどうかで気腫型と非気腫型（末梢気道病変優位型）に分けられる（▶図5-15）。

● **原因** **喫煙**はCOPD発症の最も重要な危険因子であり，日本人COPD患者の約80％は喫煙者である。喫煙のほかに職業性の粉塵吸入や大気汚染，受動喫煙，感染症などが外因性危険因子となりうる。一方で喫煙者の15〜

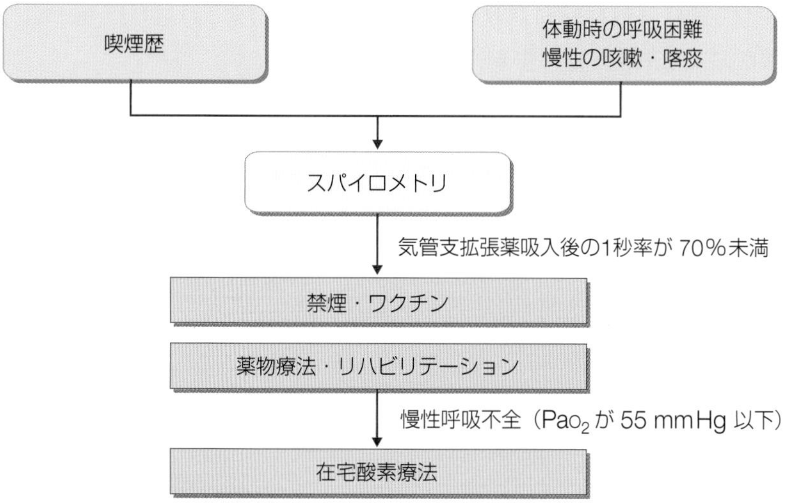

図 5-14　慢性閉塞性肺疾患（COPD）のおもな診療の流れ

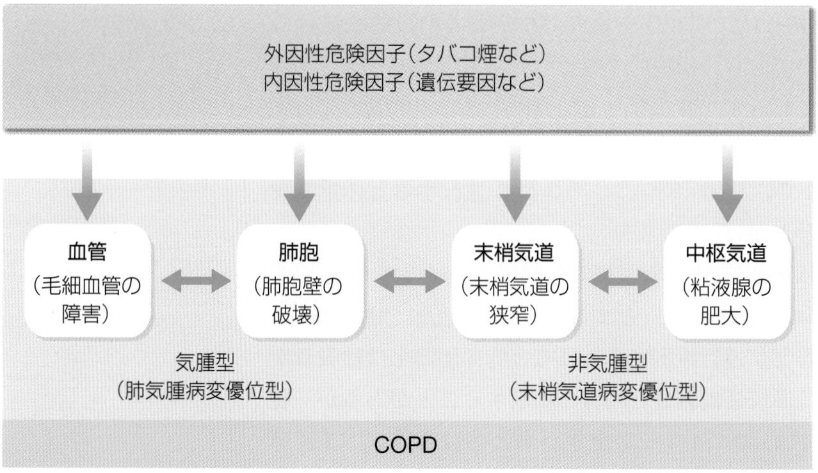

図 5-15　COPD の概念図

20％程度しかCOPDを発症しないことから，喫煙の影響を受けやすい人とそうではない人が存在すると考えられている。この個人差を規定するものが遺伝素因などの内因性危険因子であり，COPDとの関連が明確な遺伝素因としてα_1-アンチトリプシン欠損症（日本人ではごくまれ）がある。

● **病態**　気管支～肺胞領域における気道炎症とそれに伴うさまざまな病理学的変化がCOPD患者でみられる気流制限とガス交換障害の原因となっている。

1 中枢気道　粘液を産生する杯細胞の増生と粘膜下腺増大により，喀痰量が増加する。

2 末梢気道　細気管支の破壊・線維化や粘液貯留などにより末梢気道が狭くなる。さらに肺胞壁の破壊により細気管支壁の外側への牽引力が低下し，胸腔内圧が高まる呼気時に細気管支が容易に虚脱することも気流制限の要因

である（◉89ページ，図 4-22-c）。

③ **肺胞領域** 肺胞壁の破壊がおこり気腔が拡大する（肺気腫）。肺胞壁の弾性線維が破壊されるため，肺が縮もうとする力（弾性収縮力）が減少し，気流制限を悪化させるとともに肺の過膨張をきたす。さらに，肺胞領域での換気血流比不均衡と肺胞表面積減少による拡散能低下のため，ガス交換も障害される。

④ **血管** 肺胞壁の破壊に伴って毛細血管網も障害され，低酸素血症による肺血管収縮反応も加わって，肺高血圧症，肺性心（右室肥大），右心不全へと進行する。

⑤ **全身併存症と肺合併症** COPD ではしばしば全身性炎症，栄養障害，フレイル，サルコペニア，心血管疾患，骨粗鬆症，抑うつなどの**全身併存症**や，肺がん，気胸などの**肺合併症**を伴う。

2 診断

● **臨床症状・身体所見** 長期間の**喫煙歴**があり，慢性の咳嗽・喀痰，あるいは労作時の呼吸困難があれば，COPD を疑う。なかでも特徴的な症状は**労作時の呼吸困難（息切れ）**であり，持続的・進行性である。徐々に進行するために患者自身が気づいておらず，感冒などを契機に増悪してはじめて自覚することもある。労作時の呼吸困難（息切れ）を評価する指標として，修正MRC スケールが使用されている（◉49ページ，表3-5）。進行すると体重減少や食欲不振が出現することが多い。

身体所見としては，樽状胸郭（肺の過膨張による胸郭前後径の増大），口すぼめ呼吸（気道内圧を高めて虚脱を防ごうとする），呼気の延長，呼吸補助筋（胸鎖乳突筋など）の肥大などが進行症例でみられる。胸部聴診上は呼吸音が減弱する。連続性あるいは断続性副雑音（ラ音）を聴取することがあるが，特異的な所見ではない。肺性心（◉184ページ）をきたすと心音聴診上，Ⅱ音肺動脈成分（ⅡP）が亢進する。

● **画像検査** 胸部 X 線検査では肺の過膨張に伴う肺野透過性の亢進，横隔膜位置の低下やドームの消失（平低化），滴状心などの所見がみられることがあるが，診断上の感度・特異度ともにあまり高くない。一方，胸部 CT 検査では肺気腫が低吸収領域❶low attenuation area（LAA）として早期から明瞭に描出されるが，非気腫型（末梢気道病変優位型）では特徴的な所見を呈さない場合もある。

● **呼吸機能検査** COPD の特徴である不可逆性の気流制限（閉塞性換気障害）を最も鋭敏かつ簡便に検出できる検査は，スパイロメータ（◉88ページ，図 4-20）によるスパイロメトリである。気管支拡張薬（β_2 刺激薬，あるいは抗コリン薬）吸入後の 1 秒率（FEV_1/FVC）が 70% 未満の場合を，**不可逆性**の**閉塞性換気障害**ありと判断する（◉88ページ）。フローボリューム曲線では，呼気後半部分の気流速度低下が顕著となるため，下に凸の曲線となる（◉90ページ，図 4-24-b）。

COPD の重症度は，気流制限の程度に加えて，呼吸困難などの症状や身

□ NOTE

❶低吸収領域
　肺気腫では肺胞壁の破壊がおこり気腔が拡大する。空気の含有量が増えるため，X 線の透過性が亢進し，画像ではより黒く描出される。これを低吸収領域という。

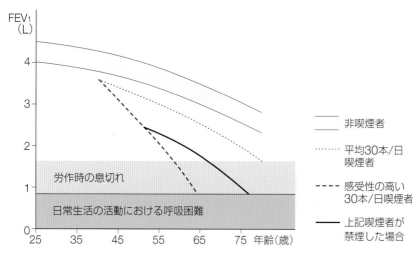

◉図 5-16　1 秒量の経年的変化
健康な非喫煙者でも 25 歳前後をピークにして 1 秒量は減少しはじめる。その減少の程度
は毎年 30 mL 程度である。喫煙者の多くもこの減少量には変化がないが，喫煙者の 10〜
15％にあたる喫煙に感受性の高い者では，毎年 60〜150 mL のペースで減少する。その
ため，高齢期を迎えるころから，日常労作でも息切れなどの自覚症状が出現するようにな
る。しかし，禁煙を徹底すれば 1 秒量の減少の程度は鈍化するため，症状の出現する年齢
を後らせることが可能になる。現在のところ喫煙に感受性のある人の 1 秒量の減少を改善
できる最も有効な手段は禁煙である。

体活動度，増悪の頻度なども含めて総合的に評価する。気管支拡張薬吸入後
の 1 秒量が性別・年齢・身長から算出される予測値の何％にあたるかを求め，
この値が低下するほど高度の気流制限があると判定する。

　◉図 5-16 は 1 秒量の経年的変化を示している。1 秒量は 25 歳ごろに最大
量に達し，その後は経年的に減少していくが，健常者では呼吸困難を自覚す
るほどまで低下することはない。しかし，喫煙者の一部は 1 秒量の減少速度
が速く，1 秒量が予測値の 60〜70％まで低下すると労作時の息切れを自覚し，
50％未満に減少すると正常な日常生活を送ることがしばしば困難になる。

　その他に，残気量増加，一酸化炭素拡散能（DL_{CO}）低下などの所見もみと
められる（◉97 ページ）。進行した症例では，動脈血ガス分析で Pa_{O_2} の低下
と Pa_{CO_2} の上昇がみられる。

3　治療と管理

● **禁煙**　**禁煙**は COPD 発症のリスクを低下させるだけでなく，すでに発症
した患者の呼吸機能低下速度や死亡率を減少させる，最も効果的な治療法で
ある。ニコチン依存症の基準を満たしている場合，**禁煙外来**での治療が保険
診療の対象となる（◉110 ページ）。

● **ワクチン**　**インフルエンザワクチン**は COPD の重篤な増悪，死亡率を減
少させるので，接種をすすめる（◉134 ページ）。65 歳以上の患者，あるいは
65 歳未満でも 1 秒量が予測値の 40％未満の患者には，5 年に 1 度の**肺炎球
菌ワクチン**の接種も考慮する。

● **薬物療法**　薬物療法，とくに気管支拡張薬は COPD 患者の症状を軽減し，

身体活動度を向上させて生活の質を高めると同時に，増悪やそれに伴う入院の頻度を減らす効果がある。呼吸機能の低下速度や死亡率を減少させる可能性もある。

　COPD治療に用いられる気管支拡張薬には，長時間作用性吸入 β_2 刺激薬，長時間作用性吸入抗コリン薬，テオフィリン徐放製剤がある。労作時の呼吸困難があり，中等症以上の閉塞性障害をきたしているCOPD患者では，**長時間作用性吸入抗コリン薬**あるいは**長時間作用性吸入 β_2 刺激薬**を単剤または併用で使用する。治療効果と副作用を考慮しながらテオフィリン徐放製剤の追加，喀痰量の多い症例では喀痰調整薬，マクロライド系抗菌薬の追加を行ってもよい。吸入ステロイド薬は，喘息との合併病態や増悪が頻回かつ末梢血好酸球数が増加している症例で併用する。

● **包括的呼吸リハビリテーション**　患者の日常生活を心身ともに良好な状態に保つように，多職種が協力して，患者教育，栄養指導，呼吸理学療法，運動療法を含めた**包括的呼吸リハビリテーション**を行う。

　運動療法は呼吸リハビリテーションの中核であり，薬物療法に上乗せして身体活動度，QOLの改善が期待できる。負荷が強いほど効果も期待されるが，継続できることが重要であり，病状に合った負荷強度・方法を選ぶことが重要である（●108ページ）。運動療法による体重減少を抑制するためにも栄養療法との併用が重要である。

● **在宅酸素療法**　低酸素血症は肺血管を収縮させ肺動脈圧を上昇させるため，**肺性心**，右心不全の原因となる。PaO_2 が55 mmHg以下，あるいは55〜60 mmHgでも睡眠時・運動時の低酸素血症をきたす高度慢性呼吸不全を伴うCOPD患者に1日15時間以上の**在宅酸素療法**（長期酸素療法）を行うと，肺高血圧・肺性心の発生・進行阻止効果を介して生命予後を改善する（●102ページ）。

　高二酸化炭素血症（$PaCO_2$ が55 mmHg以上）や夜間の低換気を合併している患者には，在宅でのハイフローセラピー（●102ページ）や鼻マスク型の**非侵襲的陽圧換気療法**（NPPV）併用を考慮する（●104ページ）。

● **増悪時の治療**　COPDでは呼吸器感染，大気汚染物質の吸入などにより，呼吸器症状（呼吸困難，咳嗽，喀痰）が急に悪化することがある（**増悪**）。このときには薬物治療として気管支拡張薬，とくに短時間作用性 β_2 刺激薬の吸入が効果的である。また，気流閉塞が高度な症例や入院を要する増悪例では，短期間のステロイド全身性投与が急性増悪からの回復を早める。膿性の喀痰をみとめる場合には抗菌薬を，右心不全を伴っている場合には利尿薬を併用する。呼吸不全症例では PaO_2 60 mmHg以上を目標に酸素投与を行うが，慢性的な高二酸化炭素血症を伴う患者に高流量の酸素投与を行うと**CO_2 ナルコーシス**（●30ページ，図2-16）をきたす危険性があるので，低流量（鼻腔カニューレで0.5〜1.0 L/分）から始める。換気補助療法が必要な場合は，気管挿管を行わない**非侵襲的陽圧換気療法**（NPPV）が第一選択である（●104ページ）。

● **予後**　予後に関与する因子として，年齢，性別，喫煙の継続，呼吸困難

の程度，1秒量，身体活動度，体重減少などがある。

事例　**慢性閉塞性肺疾患の典型的な例**

　65歳，男性。数年前から駅の階段で息切れを自覚していたが（修正MRCスケールでグレード1），最近平地を歩いていても息切れを感じる（修正MRCスケールでグレード2）ようになり，受診した。検診の胸部X線検査で異常を指摘されたことはない。20歳より1日30本の喫煙歴（ブリンクマン指数：30×45＝1350）があり，咳嗽・喀痰がみられたが気にしていなかった。じっとしていれば症状はない。やせが目だち（身長170cm，体重52kg，BMI 18），呼吸機能検査では，1秒量が1.34Lで1秒率は38％，予測1秒量に対しては43％であり，重度の気流制限を伴うCOPDと診断された。早急に禁煙をすすめられた。長時間作用性吸入抗コリン薬・β_2刺激薬配合剤を処方され，それを毎朝吸入するようになってから息切れは以前よりも改善している。

E　肺循環疾患

1　肺血栓塞栓症 pulmonary thromboembolism（PTE）

　末梢の静脈にできた血栓が遊離すると，肺動脈に詰まって**肺血栓塞栓症**（PTE）をきたす（●図5-17）。塞栓としては血栓以外に，腫瘍塞栓・脂肪塞

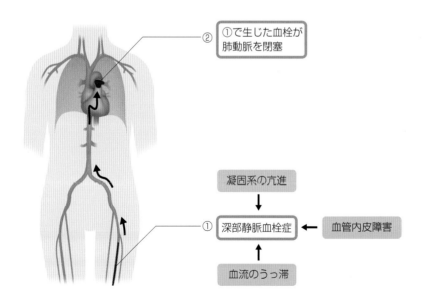

●図5-17　肺血栓塞栓症発症のメカニズム
血栓はまず深部静脈（おもに下肢，ときに上肢，骨盤腔）で生じる。その一部が遊離して塞栓となり，肺動脈を閉塞することで，肺血栓塞栓症が発症する。

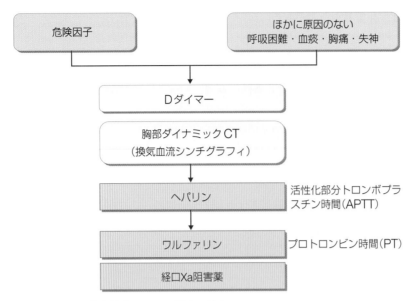

◎図 5-18　肺血栓塞栓症のおもな診療の流れ

栓・空気塞栓などがあるが，血栓性塞栓が最も頻度が高い。

　血栓は多くの場合，下肢・骨盤の静脈に生じる（深部静脈血栓症 deep vein thrombosis〔DVT〕）。血栓の危険因子としては，血流の停滞（心不全，長期臥床），血管内皮損傷（外科手術，出産，血管内留置カテーテル），凝固亢進（悪性腫瘍，妊娠，経口避妊薬，遺伝素因）などがある。婦人科（骨盤内臓器）手術や整形外科（膝，股関節）手術，腹部悪性腫瘍の手術などは，術後に肺血栓塞栓症をおこしやすいので，とくに注意が必要である。長時間飛行機の狭い座席に座ったあとにおこるエコノミークラス症候群も肺血栓塞栓症である。

　一方，慢性の経過で肺高血圧症をきたしたものを，**慢性血栓塞栓性肺高血圧症** chronic thromboembolic pulmonary hypertension（CTEPH）とよぶ。

　肺血栓塞栓症のおもな診療の流れを◎図 5-18 に示す。

1 症状

　急性肺血栓塞栓症では，急性発症の呼吸困難・息切れ，失神，胸痛などがみとめられる。肺には肺動脈と気管支動脈からの血行があるため，中枢の肺動脈のみが閉塞しても壊死にいたることはない。ただし，気管支動脈からの血行がない末梢領域で肺動脈塞栓を生じた場合には，出血性壊死を伴う**肺梗塞**となる。肺動脈本幹あるいは分岐部の血栓（サドル血栓）の場合には，急性肺性心をきたして心拍出量が低下し，突然死することもある。他覚所見としては頻呼吸や頻脈が高頻度にみとめられる。慢性血栓塞栓性肺高血圧症では，体動時の呼吸困難がおもな症状である。

2 診断

　肺血栓塞栓症の危険因子をもつ患者で，ほかに明らかな原因のない呼吸困

難・血痰・胸痛・失神をみとめた場合には，肺血栓塞栓症を疑う必要がある。動脈血ガス分析では低酸素血症と低二酸化炭素血症をみとめることが多い。凝固線溶系検査でDダイマーが正常の場合には急性肺血栓塞栓症は否定的と考えてよいので，除外診断に有用である。

　胸部X線検査や心電図，心エコーで異常所見がみられることがあるが，非特異的である。確定診断のためには胸部ダイナミックCT(◐74ページ)による肺動脈内血栓の証明が重要である。肺換気血流シンチグラフィによる換気血流ミスマッチ(換気がある領域の血流が途絶している状態)も診断に用いられることがある。慢性血栓塞栓性肺高血圧症では右心カテーテル検査が必要であり，治療方針の決定には肺動脈造影(◐75ページ)も重要である。

3 治療

　急性肺血栓塞栓症の治療では，できるだけ早期の診断によって新たな血栓が肺動脈をさらに閉塞するのを防ぐことが最も重要である。治療しなかった場合には約50％が再発をきたし，その約半分が致命的となる。これに対して治療した場合には再発率は5～7％程度にとどまる。

　抗凝固薬としてまずヘパリンの一定量を静注後に持続静注を開始する。ヘパリンの投与量は，活性化部分トロンボプラスチン時間(APTT)を指標として増減する。その後，経口薬であるワルファリンに切りかえ，プロトロンビン時間(PT)あるいはトロンボテスト(TT)を指標として投与量をコントロールする。ワルファリンは原疾患に応じて3か月から一生涯投与するが，ビタミンKを多く含む食品(納豆・モロヘイヤなど)やさまざまな薬物により作用が増強・減弱するので注意が必要である。新しい抗凝固薬である活性化第X(Xa)因子阻害薬は，直接凝固因子を阻害するために食事の影響を受けにくい。とくに経口Xa阻害薬はDOAC❶とも総称され，急性肺血栓塞栓症の維持治療あるいは初期～維持治療に用いられる。

　抗凝固薬が使用できない場合(脳出血後，活動性の消化管出血など)や抗凝固薬投与にもかかわらず再発を繰り返す場合には，下大静脈にフィルターを挿入する。すでに肺動脈内にある血栓を溶解する血栓溶解療法は，ショックなど循環動態が不安定な場合に適応が検討される。

　慢性血栓塞栓性肺高血圧症でも抗凝固療法と酸素投与が行われる。肺血管拡張薬である可溶性グアニル酸シクラーゼ刺激薬も本疾患の治療薬として承認されている。専門施設では中枢肺動脈の血栓に対する肺血栓内膜摘除術，末梢肺動脈の血栓に対するバルーンカテーテル治療が実施されることもある。

4 予防

　肺血栓塞栓症の危険因子をもつ患者の外科手術をする場合には，下肢静脈の血栓を予防するために弾性ストッキング(◐273ページ, 図6-14)や間欠的空気圧迫法(◐273ページ, 図6-15)，予防的抗凝固薬投与などが有効である。

▤NOTE
❶DOAC
　direct oral anticoagulant の略。非ビタミンK拮抗経口抗凝固薬 non-vitamin K antagonist oral anticoagulant (NOAC)とよばれることもある。

> **事例**　**肺血栓塞栓症の典型的な例**
>
> 　43歳，女性。卵巣がんの手術のため入院した。術後の経過は順調で，術後3日目に離床が許可された。ベッドから降りたところ，突然，呼吸困難，胸部圧迫感が出現した。室内気吸入下での動脈血ガス分析では，Pao_2 40 mmHg，$Paco_2$ 32 mmHg，pH 7.48(低酸素血症，低二酸化炭素血症と呼吸性アルカローシス)，血中Dダイマー値は，8.5 μg/mL(正常0.5 μg/mL未満)と凝固線溶系の亢進がみとめられた。胸部X線検査では明らかな異常をみとめなかったが，緊急胸部ダイナミックCTで肺動脈内の血栓をみとめたため，ただちにヘパリン投与が開始された。

2　肺高血圧症 pulmonary hypertension

　肺循環は本来低圧系であるが，なんらかの原因で平均肺動脈圧が25 mmHg以上❶となった場合に**肺高血圧症**と診断する。肺動脈圧が急に高まると右室は対応できず右心不全となるが，肺動脈圧が徐々に高くなった場合には，生体は代償性に右心室の肥大によって収縮力を高める。高い肺動脈圧が持続すると肺血管が傷害されて血管抵抗はさらに高まるため，右室肥大でも代償できなくなり，心拍出量が低下し，最終的には右心不全に陥る。

□NOTE
❶肺高血圧症の基準値
　近いうちに平均肺動脈圧20 mmHg以上に変更される予定である。

1　分類

　大きく5つのグループに分けられる(●表5-18)。グループ1の肺動脈性肺高血圧症 pulmonary arterial hypertension(PAH)はさらに，原因不明の特発性PAH，*BMPR2*遺伝子異常などによる遺伝性PAH，全身性強皮症などの膠原病によるPAHなどに分類される。

2　症状

　特発性/遺伝性PAHは20〜40歳代の女性に発症しやすく，遺伝性PAHでは家族性に発症することがある。心拍出量の低下による労作時呼吸困難や易疲労感がみられることが多く，胸痛・失神・血痰などの症状をきたすこともある。右心不全をきたすと軽い労作でも呼吸困難を自覚し，下腿浮腫などの症状を呈するようになる。

●表5-18　肺高血圧症の臨床分類

グループ1	肺動脈性肺高血圧症
グループ2	左心疾患に伴う肺高血圧症
グループ3	肺疾患・低酸素血症に伴う肺高血圧症
グループ4	慢性血栓塞栓性肺高血圧症
グループ5	詳細不明の肺高血圧症

3　診断

　心音聴診上，Ⅱ音肺動脈成分（ⅡP）が亢進し，進行すると三尖弁，肺動脈弁逆流による心雑音を聴取する。胸部 X 線検査で左第 2 弓突出などの肺動脈拡大所見や心拡大，心電図で右軸偏位，右室肥大，右房負荷所見をみとめるが，早期には所見に乏しいことも多い。心エコーで推定右室収縮期圧，肺動脈圧の上昇と心室中隔扁平化などの所見がみとめられる。確定診断には右心カテーテルによる肺動脈圧測定が必要である。

4　治療

　PAH に対する治療には肺血管拡張薬を用いる。PAH 治療薬として，①プロスタサイクリン誘導体（静注，皮下注，吸入，内服），②エンドセリン受容体拮抗薬（内服），③ホスホジエステラーゼ-5 型阻害薬（内服）と可溶性グアニル酸シクラーゼ刺激薬（内服）があり，これらを単独あるいは併用することで予後は改善しつつある。PAH 以外の他原因による肺高血圧症に対しては，それぞれの原因疾患に対する治療を行う。

　また，低酸素血症による肺高血圧症の悪化を防ぐための長期酸素療法や，右心不全に対する治療（利尿薬など）も，上記の治療とあわせて実施する。薬物療法で効果が得られない進行例では，肺移植を考慮する場合もある。

F　呼吸不全

1　呼吸不全の病態生理

　室内空気吸入時の動脈血酸素分圧（PaO_2）が 60 mmHg 以下になった状態を**呼吸不全** respiratory failure という。

　このような状態が続くと脳・心臓などの重要臓器の組織中酸素濃度が低下して生命の維持に危険をきたすため，すみやかな治療が必要である。

1　肺胞低換気とガス交換障害

　低酸素血症をきたす病態には 2 つある。1 つは肺胞換気量の不足により肺胞内の酸素分圧が低下している状態（**肺胞低換気**），もう 1 つは肺胞内酸素分圧は十分高いにもかかわらず，血液へ効率よく酸素が送られない状態（**ガス交換障害**）である。肺胞低換気とガス交換障害が複合した状態もおこりうる。

　肺胞低換気があるかどうか，ガス交換障害があるかどうかは動脈血ガス分析の動脈血二酸化炭素分圧（$PaCO_2$），肺胞気-動脈血酸素分圧較差（$A-aDO_2$）から推定する（●93 ページ）。$PaCO_2$ が上昇していれば肺胞低換気が，$A-aDO_2$ が開大していればガス交換障害があると判断できる。肺胞低換気を伴わない呼吸不全（$PaCO_2$ が 45 mmHg 以下）を**Ⅰ型呼吸不全**，肺胞低換気を伴う呼吸

不全（$PaCO_2$ が 45 mmHg をこえるもの）を **II 型呼吸不全** と分類する。

◆ 肺胞低換気

　肺胞低換気は分時換気量の低下あるいは死腔換気量の増加によっておこるが，とくに前者の場合には換気量を増やすだけで低酸素血症は改善する。たとえば，筋ジストロフィーの患者が呼吸筋力低下により低酸素血症をきたしているときには人工呼吸器を使って換気量を増やすだけでよく，逆に不用意に酸素投与を行うと CO_2 ナルコーシスをおこすおそれがある。

◆ ガス交換障害

　これに対してガス交換障害がある場合には，どれだけ換気量を増やしても肺胞内の酸素分圧は吸入気中の酸素分圧（150 mmHg）以上にはならないため，PaO_2 の改善はほとんど期待できない。このような場合でも酸素投与を行えば肺胞内の酸素分圧を大気中の酸素分圧の数倍（約 600 mmHg）まで上昇させることが可能であるため，ガス交換障害があってもある程度低酸素血症を改善することが可能である。このような場合に酸素療法が適応となる。

2 急性呼吸不全 acute respiratory failure と 慢性呼吸不全 chronic respiratory failure

　同じ程度の低酸素血症であっても，発症が急性であるのか慢性であるのかによって病態，治療の緊急性が異なってくる。

◆ 急性呼吸不全

　急性呼吸不全（ARDS や肺炎など）の場合には，生体側の代償機構がまだ機能していないので，ただちに酸素投与などの治療が必要であり，その後に原因疾患の治療を行う。ただし，喘息発作・気胸・窒息などが原因の急性呼吸不全に対しては，酸素投与よりも原因の治療が優先することもある。

◆ 慢性呼吸不全

　一方，COPD・肺線維症・結核後遺症などのように徐々に呼吸機能が低下して生じた**慢性呼吸不全**では，生体は低酸素血症の影響を最小限にするためにさまざまな代償機構をはたらかせている。このような場合には緊急性は少ないが，多くの原因疾患は根本的な治療法がなく，呼吸機能障害は不可逆的である。

　そのため，①生命予後の改善と②身体活動度の向上のために，長期的な治療方針が必要である。慢性呼吸不全患者の生命予後を規定する最も重要な因子の 1 つは**肺性心**であり（●184 ページ），酸素療法または人工呼吸療法による酸素化の改善によって肺性心の進展阻止と生命予後の改善がもたらされる。身体活動度の改善のために，薬物療法やリハビリテーション，栄養療法などの複合的な取り組みが必要である。

◆ **慢性呼吸不全の急性増悪**

慢性呼吸不全患者において，感染，心不全などを合併すると代償機構が破綻しうる。この状態を**急性増悪**という。この際には増悪の原因に対する治療とともに，早急な呼吸不全に対する治療(薬物療法，酸素投与量の調整，換気補助療法など)が必要である。

2　急性呼吸窮迫症候群 acute respiratory distress syndrome (ARDS)

さまざまな内科的・外科的誘因によって急速に発症し，胸部 X 線検査ではびまん性陰影を呈する非心原性肺水腫❶を**急性呼吸窮迫症候群**(ARDS)という。ARDS では好中球やサイトカインなどさまざまなメディエーターが関与するサイトカインストームとよばれるような炎症により，血管透過性が亢進して血管内の水分が肺胞に移動し，肺胞腔内に血漿成分があふれでた状態(水腫)になる。それが胸部 X 線検査でびまん性陰影を呈する。水腫になった肺胞では正常な換気が行われなくなり，低酸素血症をきたす。

1　発症誘因

誘因が肺自体の病変である場合と，肺以外の限局性・全身性病変である場合がある。肺の病変には，びまん性肺感染症(細菌性肺炎，ウイルス肺炎，粟粒結核，ニューモシスチス肺炎)，胃酸の誤嚥などがある。肺以外の病変で ARDS の内科的誘因のなかで最も多いのは，**敗血症**❷である。ARDS の外科的誘因は多発外傷が多く，出血性ショックとそれに対する大量輸血，多発骨折，肺挫傷をきたしている場合に発症しやすい。その他，急性膵炎，薬物過剰摂取(ヘロインなど)，高山病(高地肺水腫)，脳神経疾患(神経原性肺水腫)，胸水などにより虚脱していた肺が急速に再膨張した場合(再膨張性肺水腫)などにもおこりうる。

2　症状

急に始まる呼吸困難がおもな症状であるが，乾性咳嗽を伴うこともある。聴診上，肺野で小水泡音(進行すると大水泡音)を聴取する。動脈血ガス分析で $Pao_2/Fio_2$❸ が 200 以下となる顕著な低酸素血症を示す。心原性肺水腫と異なり，肺毛細血管楔入圧❹は正常である。

動脈血ガスの悪化には水腫になって換気が乏しくなった肺胞領域へ流入した肺動脈血は酸素化されない。このように換気のわるい場所への血流が増えると，シャント(◉33ページ，図2-17)が増えて肺内で肺換気血流の不均等が生じるため，低酸素血症になる。

3　治療

根本的な治療法はいまのところないため，①誘因(基礎疾患)に対する治療，

NOTE

❶肺水腫

うっ血性心不全などによって肺毛細血管の内圧が高まったためにおきる心原性肺水腫と，血管内圧は正常にもかかわらず血管内皮細胞の機能障害によって血管透過性が亢進しておきる透過性(非心原性)肺水腫がある。

NOTE

❷敗血症

2016(平成28)年に，感染症に対する制御不能な宿主反応に起因し，生命をおびやかす臓器障害と新たに定義された。

NOTE

❸Fio₂

吸入気酸素濃度。大気の場合は 0.21 である(◉27ページ)。

❹肺毛細血管楔入圧

左房圧を反映し，心不全で上昇する。

②人工呼吸管理を含む呼吸補助，③水・電解質・栄養管理，合併症の予防が治療の主体になる。人工呼吸管理法では呼吸管理そのものが肺損傷の原因になりうるため，1回換気量は最小限にとどめ（換気運動自体による肺胞の損傷を減らす），適切な呼気終末陽圧換気（PEEP）（◎106ページ）を用いた（肺胞の虚脱を防ぎ酸素化を改善する）モードで換気を行う。肺保護的な人工換気法によって肺損傷を防止し，ARDS の予後を改善させる。過剰な輸液は肺水腫を悪化させるため，血圧が安定し，尿量が保たれている場合には，電解質・血糖値に留意しながら水分バランスに配慮して補液を行う。エネルギー補給も重要であり，早期から経腸栄養を考慮する。薬物療法ではステロイド薬の有効性は示されておらず，むしろステロイド薬使用に伴う筋萎縮が指摘されている。

　敗血症が原因である場合には原因微生物の検出と適切な抗菌薬の使用が重要である。播種性血管内凝固症候群（DIC）や腎不全，肝不全，呼吸器感染症を合併し，多臓器障害をきたしやすいので，その予防と治療を行う。

> **事例**　**急性呼吸窮迫症候群の典型的な例**
>
> 　60歳，男性。糖尿病で通院中であったが，39℃の発熱と軽度の意識障害のため来院した。発熱は尿路感染によるものと考えられたが，脈拍130/分，血圧80/40 mmHg とショック状態にあったため，ただちに集中治療室に入院となった。輸液，昇圧剤・抗菌薬投与などが行われて状態は安定したが，入院翌々日に Pao_2 が45 mmHg（入院時は70 mmHg とほぼ正常）に低下し，胸部X線検査で両側肺野の透過性低下をみとめた。心エコーでは心不全の所見はみとめられなかった。ただちに気管挿管が行われ，人工呼吸（PEEP 10 cmH_2O を用いたモード）が開始された。

3 肺性心 cor pulmonale

1 原因

　COPD や間質性肺炎・肺線維症，肺結核後遺症などによる慢性呼吸不全の患者では，原疾患自体により肺血管が破壊されるのに加えて低酸素血症によって肺血管が収縮するため，肺血管抵抗が増加している。呼吸不全の代償作用である多血症も，さらに心臓への負荷を大きくしている。これに対して心臓は右室肥大で代償しようとするが，最終的には代償困難になり右心不全をきたす。これが**肺性心**である（◎図5-19）。

2 症状

　右心不全をきたすと呼吸困難の増悪や低心拍出量による全身倦怠感を訴える。身体所見として，肺高血圧症（◎180ページ）により心音で肺性Ⅱ音が亢進し，右室性Ⅳ音や三尖弁閉鎖不全による心雑音を聴取することもある。下腿浮腫もしばしばみとめられる。心電図では肺性Pや右室負荷所見をみと

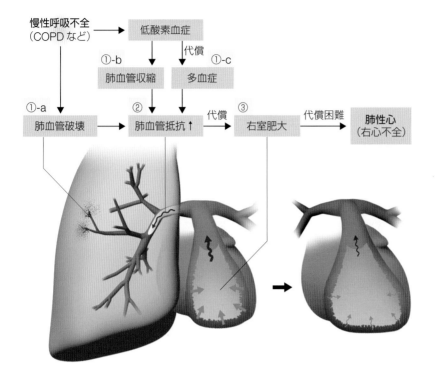

◉図5-19　肺性心発症のメカニズム
慢性呼吸不全の患者は，原疾患による肺血管の破壊（①-a），低酸素血症による肺血管の収縮（①-b），低酸素血症の代償作用による多血症（①-c）のため，肺血管抵抗が上昇する（②）。肺血管抵抗の上昇に対する代償作用として，右室が肥大し肺に血流を送るようになる（③）が，最終的に代償困難となり，肺性心（右心不全）をきたす。

める。ドップラー心エコーが診断に有用である。

3 治療

　適切な酸素療法を行うことで低酸素血症による肺血管収縮を抑え，肺性心の進行を抑制することが重要であり，これによって生命予後が改善される。右心不全をきたした場合は利尿薬を使用する。左心不全で用いられるジギタリスや血管拡張薬は無効である。

G 呼吸調節に関する疾患

1 過換気症候群 hyperventilation syndrome

　過換気とは肺胞換気量が過剰な状態を意味し，呼吸数が多い頻呼吸とは区別しなければいけない。呼吸の生理の項（◉31ページ）で述べたように肺胞換気量が増加すると$Paco_2$は低下するので，$Paco_2$が低下（35 mmHg 以下）していれば過換気状態である。さまざまな心肺疾患，中枢神経疾患，代謝性疾

患(サリチル酸中毒など)によっても過換気状態になるが，一般に**過換気症候群**とよばれるのは，明らかな器質的疾患がないのに発作的に過換気状態をきたす心因性のものをさしている。

1 診断

　若い女性に多い。呼吸困難・胸部圧迫感・動悸などの症状以外に，呼吸性アルカローシスによる低カリウム血症，低カルシウム血症によるめまい，手足のしびれ感，脱力感，テタニーなどの症状を呈する。脳血管の収縮により失神することもある。過換気状態の診断は$Paco_2$を測定することによって容易に可能であるが，重要なのは器質的疾患を見落とさないことであり，ガス交換(心因性では$A\text{-}aDo_2$が正常)や酸塩基平衡(代謝性アシドーシスの合併の有無)のデータをよく検討する必要がある。

2 治療

　さまざまな症状がなぜおきるのかを理解させ，心配する必要がないことを説明し，腹式呼吸をさせる。紙バッグで自分の呼気を再呼吸させる治療(ペーパーバッグ法)は低酸素血症をきたす危険があり，行うべきでない。

2 睡眠時無呼吸症候群 sleep apnea syndrome(SAS)

　睡眠時無呼吸症候群とは，「10秒以上の無呼吸が1時間の睡眠中に5回以上出現する状態」と定義される。実際には時間あたりの無呼吸と低呼吸(呼吸気流の50%以上の低下と3%以上のSpo_2の低下)の回数を合計した**無呼吸低呼吸指数** apnea-hypopnea index(AHI)が15以上である場合に積極的な治療が考慮される。

　上気道の閉塞によって無呼吸が生じる**閉塞型睡眠時無呼吸症候群** obstructive sleep apnea syndrome(OSAS)と，呼吸中枢の異常によっておこる中枢型睡眠時無呼吸症候群に分類される。臨床的に遭遇することが多いのはOSASである。肥満や扁桃肥大，短頸・小顎などがあるとOSASをきたしやすい。

1 症状

　無呼吸による頻回な睡眠の中断によって日中の眠け(●60ページ，表3-13)，夜間の覚醒などを訴え，起床時に頭痛，倦怠感を自覚する。ひどい場合は車の運転中に信号待ちや渋滞で居眠りをしてしまうこともあり，追突事故の履歴がある場合もある。自覚症状に乏しく，家族や友人にいびきと無呼吸を指摘されて受診する場合も多い。

2 診断

　呼吸気流センサと血中酸素飽和度，脈拍，胸郭運動，脳波などをモニタするポリソムノグラフィー(●98ページ，図4-27)により，無呼吸低呼吸指数を

測定する。重症例では鼻呼吸気流センサと血中酸素飽和度のモニタのみの簡易型検査機器でも診断可能である。

3 治療

　睡眠時無呼吸症候群の治療の目的は，自覚症状の改善と合併症の予防にある。本人が眠けを訴えていなくても，実際には毎日昼寝をせずにはいられない，あるいは居眠り事故などをおこしたことがあるなどの場合は，典型的な治療適応である。また，睡眠時無呼吸症候群の合併症としては，高血圧・脳血管障害・虚血性心疾患などがあり，AHI>15でこれらを伴う場合には自覚症状が乏しくてもなんらかの治療を検討する。

　飲酒や睡眠薬は気道閉塞を増悪させ，睡眠の質を低下させるので，避けるよう指導する。減量は有効であるが，中等症（AHI15〜30）から重症例（AHI≧30）では減量のみでは十分な治療効果が得られない。OSASの治療法には，経鼻持続陽圧呼吸 nasal continuous positive airway pressure（nasal CPAP），耳鼻科的手術，歯科装具などがある。nasal CPAP法は睡眠中に鼻マスクを介して上気道内を加圧することによって気道の閉塞を防ぐ方法で，OSASの最も有効な治療法である❶（◎図5-20）。

□NOTE
❶nasal CPAP法の保険適用
　わが国ではAHI20以上の場合に保険適用となる。

事例　**睡眠時無呼吸症候群の典型的な例**

　35歳，男性。身長170 cm，体重100 kg。以前からいびきを指摘されていた。夜中に何度も目がさめる，起床時に頭痛がするなどの症状があり，午後の会議で居眠りをすることが最近増えていた。車の運転をしていても信号待ちの間に眠ってしまうようになり，外来を受診した。

　ポリソムノグラフィー検査で1時間に60回の無呼吸を伴う重症の閉塞型の睡眠時無呼吸症候群と診断され，nasal CPAP装置を処方された。nasal CPAP装置を使った翌日には自分でも驚くほど頭がスッキリした状態で目ざめ，日中の居眠りもなくなったが，装置をつけずに眠るとその翌日は調子がわるい。

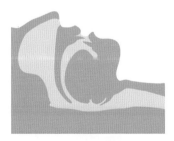
a. 正常な状態

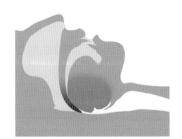
b. OSAS患者

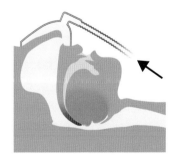
c. nasal CPAP治療時

◎**図5-20　nasal CPAP法**
正常な状態では上気道は広く保たれている（◎図a）。OSAS患者の場合，舌根，軟口蓋の沈下によって上気道が閉塞され無呼吸が生じる（◎図b）。nasal CPAPによって鼻マスクを介して上気道内を加圧することにより気道の閉塞を防ぎ，正常な呼吸が可能になる（◎図c）。

H 肺腫瘍

　肺腫瘍(しゅよう) lung tumor には良性と悪性の腫瘍(原発性肺がん, 転移性肺腫瘍)があるが, その頻度は圧倒的に悪性腫瘍のほうが高い。

1 良性腫瘍 benign tumor

　肺の良性腫瘍はまれであり, 全肺腫瘍の2〜5%程度である。そのなかでは**過誤腫**(かごしゅ)が最も多く全体の約半数を占め, ついで**硬化性肺胞上皮腫**が20%程度である。良性腫瘍の多くは無症状で, 胸部X線検査で偶然発見されることが多い。多くは境界が明瞭な腫瘍である。

● **過誤腫**　正常肺組織に含まれる上皮系の組織(気管支上皮, 気管支腺など)と間葉系の組織(軟骨, 線維組織, 脂肪組織など)が異常に混在して構成された奇形腫の一種であるが, 本来肺を構成する組織だけからなる点で一般の奇形腫とは異なる。発育は遅く, 過誤腫と診断がつけば経過観察でよい。

● **硬化性肺胞上皮腫**　中年の女性に多くみられる。組織学的に血管腫様の部分があるため硬化性血管腫とよばれていたが, 肺胞上皮由来であることが判明し, 現在の名称となった。血痰や咳嗽の原因ともなるので, 手術の適応となる。

2 悪性腫瘍 malignant tumor

　肺に発生する悪性腫瘍を総称して**原発性肺がん**といい, 肺に転移してくる悪性腫瘍を**転移性肺腫瘍**という。原発性肺がんのうち肉腫(非上皮性悪性腫瘍)は1%未満ときわめて少ないのに対し, 転移性肺腫瘍には肉腫も多数含まれる。

a 原発性肺がん primary lung cancer

　原発性肺がんは日本人の悪性腫瘍による死亡の第1位であり(2021年), 現在も増加傾向にある。この増加原因として最も関連が深いのが人口の高齢化と喫煙である。

　肺がんは60歳代以降に好発する腫瘍であるため, 高齢者人口の増加は肺がん発生数の増加に直結する。

　喫煙開始年齢および喫煙量は, 肺がんの発生率と密接な関係があることが示されている。喫煙量については「1日の喫煙本数×喫煙年数」で算出される**ブリンクマン指数** Brinkman index を用いることがある。たとえば, 1日にたばこ1箱(20本)の喫煙を20歳から60歳まで続けたとすると, ブリンクマン指数は20×40＝800となる。この指数が400をこえると肺がんが発生しやすくなり(危険群), 600をこえるととくに発生頻度が高くなる(高危険群)❶。また一般的に, 喫煙者に発生する肺がんは, 非喫煙者に発生する肺

がんと比較して悪性度が高い。

　また，受動喫煙も肺がんの発生に関与するといわれ，夫が1日20本以上喫煙する非喫煙の妻の肺がん死亡率は，夫婦とも非喫煙者である妻の約1.9倍という報告もある。女性の喫煙率は戦後上昇し，男性の喫煙率が急速に低下しはじめた現在でも下がる傾向が鈍いこともあって，女性の肺がんの増加は著しく，以前肺がん発生数の男女比は10：1から5：1であったものが近年は3：1まで差が縮まってきている。

　肺がんのおもな診療の流れを◉図5-21に示す。

1　病理

　原発性肺がんは，組織型によって大きく4つのタイプの腫瘍に分類される（◉図5-22）。

◆ 扁平上皮がん squamous cell carcinoma

　従来は肺門部近くの太い気管と気管支にみられる中枢型が主体であったが，近年は中枢型が減少して末梢肺野にみられる末梢型が増加傾向にある。喫煙との間には強い相関関係がみとめられており，煙の化学的な刺激による気管支粘膜の扁平上皮化生（かせい）が発生の一因と考えられている。同じ組織型のがんは食道がん・喉頭がんなどにみられ，いずれも喫煙との関係が指摘されている。これらのがんが一個人に複数発生する重複がんも少なくないのでヘビースモーカーではとくに注意が必要である。肺がん全体の30％程度を占め，近年その割合は減少傾向である。ほかの組織型に比べて，腫瘍の大きさのわりにはリンパ行（こう）性・血行性の転移がおこりにくい傾向がある。

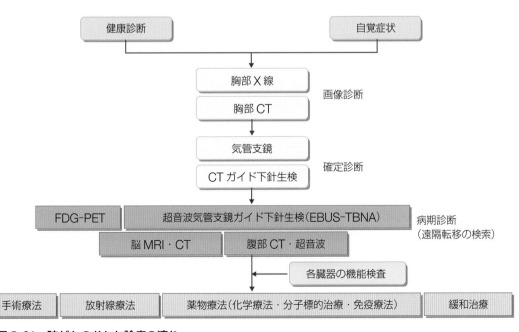

◉図5-21　肺がんのおもな診療の流れ

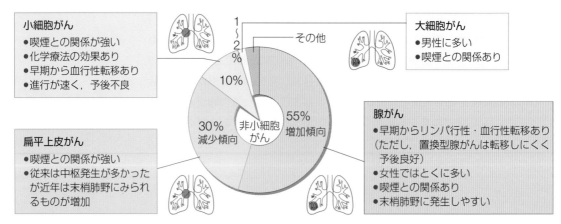

◉図 5-22　肺がんの分類と特徴

(割合は，日本肺癌学会：2022 年版 患者さんのための肺がんガイドブック WEB 版による)

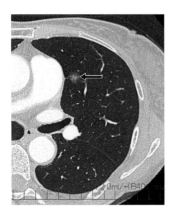

◉図 5-23　置換型腺がん

すりガラス陰影を呈する置換型腺がんである。増大速度が遅く，転移を生じにくいという特徴がある。

◆ 腺がん adenocarcinoma

　肺がんの 55％を占め，増加傾向にある。腫瘍は比較的小さいうちからリンパ行性・血行性の転移をおこすことが知られている。ただし，CT ですりガラス陰影を呈する置換型腺がんというタイプの腺がんは転移をおこしにくく，とても予後がよい(◉図 5-23)。喫煙との関係はみとめられるが，扁平上皮がんに比べると強くはない。末梢肺野に発生するものが多い。

◆ 大細胞がん large cell carcinoma

　次に述べる小細胞がんと同様に未分化がんであるが，転移の形式や治療への反応性などは腺がん・扁平上皮がんとほぼ同等であるため，治療上はこれら 3 種類の肺がんを一括して**非小細胞がん**とよぶ。最近の免疫組織化学の進歩に伴い，これまで大細胞がんとされていた肺がんのなかから，その他の稀少な肺がんに分類されるものが増えている。そのため，従来肺がんの 5％程度を占めていた大細胞がんは現在では 1～2％になっている。

◆ 小細胞がん❶ small cell carcinoma

　肺がんの10%程度を占める。腫瘍が小型のうちから血行性転移をおこしやすい一方，抗がん薬がよく奏効する。このため，ほかの腫瘍と区別した治療方針がとられる。喫煙との関係は深い。

◆ その他の低悪性度腫瘍

　上記以外でも肺の悪性腫瘍は多数存在するが，いずれもその頻度は低い。そのなかでは比較的頻度が高く（といっても1%程度かそれ以下），悪性度の低いものとして，肺カルチノイド，腺様嚢胞がん，粘表皮がんがある。これらの腫瘍はほかの肺がんに比べて転移する頻度が低く，局所での増大速度も遅いことから，**低悪性度腫瘍** low grade malignancy と分類される。

◆ 胸膜播種

　腫瘍が臓側胸膜に浸潤し，それを破って胸腔に露出した場合，そこから腫瘍細胞が胸腔内にこぼれ落ちることになる。そのなかの一部の細胞が胸膜の表面に着床し，そこで増殖することがある。胸膜上に形成された腫瘍塊を胸膜播種巣といい，そのような腫瘍の進展形式を**胸膜播種**という。

　このような進展形式をとる腫瘍としては肺がんが最も多く，ついで胸腺腫，胸腺がんなどである。病期分類としてはⅣ期になるが，血行性に全身の臓器に腫瘍細胞が運ばれて成立する転移とは異なり，腫瘍の広がりはあくまで胸腔という局所にとどまっているので，遠隔転移を有するⅣ期よりは予後がよい。

　同じ現象が腹腔内でおこったものを**腹膜播種**という。

2 症状

　肺は巨大な臓器であり，肺がんによる症状はその腫瘍が占めた部位によってさまざまなものがみられる。また，肺がんはさまざまなホルモン様物質を産生することがあるため，ときに特有の症状を呈する肺がんがみられる。

◆ 血痰・咳嗽・発熱・喀痰

　がんが比較的太い気管支に発生するか浸潤している場合，血痰や咳嗽が比較的早くからみられる。さらに，がんが気管支を閉塞しその奥の領域の肺が肺炎をおこすと，発熱や喀痰など一般の肺炎と同様の症状があらわれる。

◆ 胸痛

　肺内には痛覚神経がないため痛みを生じないことが多いが，がんが胸壁に浸潤したり，肋骨に転移すると胸痛がおこる。また，がん細胞が胸腔内に入り，がん性の胸水がたまった場合も胸痛がおこることがある。

NOTE
❶小細胞がん
　2015年のWHO分類から，小細胞がんやカルチノイドなど神経内分泌系由来の肺がんを一括して神経内分泌腫瘍とし，これを腺がん・扁平上皮がん・大細胞がんと並列に扱うようになった。しかし，肺がんの治療は従来から非小細胞がんと小細胞がんに分けて行われており，今後もこの枠組みのなかで進歩していくものと思われる。したがって，本書では新しい病理組織分類ではなく，従来の臨床上の非小細胞がんと小細胞がんという分類を踏襲する。

◆ 嗄声

　声帯の運動を支配する反回神経は，右は肺尖部近くの腕頭動脈の高さで，左は肺門部近くの大動脈弓の高さで反転するため，そこに肺がんが浸潤すると反回神経麻痺から嗄声がおこる。縦隔内の走行距離がより長い左反回神経のほうが障害されやすい。

◆ 上大静脈症候群

　上大静脈は上縦隔の右端を走っているため，おもに右側の肺がんの浸潤により閉塞されることがある。上大静脈は頭部と上肢からの静脈血が流れるため，ここが急に閉塞すると顔面と上肢に極度の腫脹が生じる。時間とともに（通常3～4週間）側副血行路の開通により顔面と上肢の腫脹は消退するが，かわって側副路としての前胸部の血管の拡張が観察されるようになる。

◆ 上腕痛・運動障害

　肺尖部のすぐ上を腕神経叢が通るため，肺尖の腫瘍の浸潤により上腕の痛みや運動障害がおこる。肺尖部に発生して胸壁に浸潤するパンコースト腫瘍[1]でおきる。

◆ ホルネル Horner 症候群

　第1，第2胸椎の椎体に沿って頸部交感神経節が存在するが，ここに肺がんが浸潤すると同側の交感神経麻痺による症状（縮瞳，眼瞼下垂，同側顔面の発汗停止）を呈する。これを**ホルネル症候群**[2]という。パンコースト腫瘍でおきる症状である。

◆ その他の症状

　悪性腫瘍の全般的な症状として，食欲の低下，体重減少，全身倦怠感などもみられる。

◆ 肺がんの転移に伴うおもな症状

　肺がんが転移しやすい臓器は，脳・肺・肝・骨・副腎である。これらの臓器に肺がんが転移した場合の典型的な症状をあげる。

● **脳転移**　肺がんが脳に転移すると，周辺の脳組織には強い浮腫が生じやすい。このため脳圧が亢進し，頭痛・吐きけ・嘔吐がおこりやすい。また，転移が局在する部位の神経症状がおこる。たとえば左側頭葉であれば右半身の麻痺などが生じる。

● **肺転移**　肺は大きな臓器なので，肺に転移が生じてもなかなか症状はあらわれにくいが，相当量の転移になると呼吸困難を生じる。また，肺門部の転移巣から気管支内腔へ浸潤が及ぶと血痰が出やすい。肺門部の気管支を閉塞すると，その末梢に閉塞性肺炎や無気肺を生じることがある。

● **肝転移**　肝臓も大きな臓器なので，転移巣が相当程度まで増大するまで

NOTE

[1] パンコースト腫瘍
　肺尖部で胸壁に浸潤する腫瘍を報告した，アメリカの放射線科医・パンコースト Pancoast, H. K. に由来する。

[2] ホルネル症候群
　上位の交感神経障害による症状を報告した，スイスの眼科医・ホルネル Horner, J. F. に由来する。

は症状があらわれにくい。大きな転移巣が肝内胆管を圧迫閉塞することで黄疸を生じる。

● **骨転移**　肺がんの骨転移は溶骨性（破骨性）の変化をおこすことが多いので，骨痛で発症することが多い。転移により骨がもろくなり荷重骨（体重がかかる骨）では自重により骨折をおこすことがある。これを病的骨折という。骨折する前に対応することが望まれる。

● **副腎転移**　副腎は肺がんが転移しやすい臓器であるが，左右2個あるため，両側に転移が生じて副腎不全をおこすことはまれである。副腎は良性の腺腫を伴うことが少なくないので，副腎に腫大があるとき，転移か原発腫瘍か診断がむずかしいことがある。

3 検査

さまざまな症状を訴えて患者は来院するが，肺がんに特異的な症状はない。長引く咳嗽や血痰などを訴える60歳以上の患者では，肺がんを念頭においてまず胸部X線写真を撮影し，肺がんを疑えば次のような検査を行っていく。肺がんの検査は大きく3つに分けて考えられる。

第1は，胸部X線写真の陰影が肺がんであるかどうかを確定し，さらに肺がんであれば組織型がなにかを確定するための検査である。

第2は，肺がんの治療方針を決定するにあたって，がんの広がりぐあい（病期）を決める検査である。

第3は，手術や化学療法など身体に負担のかかる治療方法を選ぶにあたって，それに耐えうるだけの能力が各臓器にあるかどうかを検討する検査である。

◆ 肺がんの診断のための検査

第4章B「検査」の項で述べたように，肺がんの診断のための検査としては，喀痰細胞診，気管支鏡による擦過細胞診や腫瘍生検，CTガイド下肺生検，さらに胸腔鏡下での病変部を含んだ肺部分切除などがある。また，腫瘍の存在を間接的に示す検査として腫瘍マーカー検査がある。

◆ 肺がんの広がりをみるための検査

肺がんの局所での広がりをみる検査としては，胸部X線検査（●図5-24-a），胸部CT検査（●図5-24-b, c），胸部MRI，FDG-PET（●78ページ）がおもに用いられる。局所の情報として重要なものは，肺がんの腫瘍の大きさ，肺がんの胸壁や縦隔臓器への浸潤の有無，縦隔リンパ節への転移を疑わせる腫大の有無，悪性胸水の貯留や胸膜播種巣の有無，肺内転移巣の有無などである。

肺がんの全身への広がり（遠隔転移の有無）を調べる検査としてFDG-PETが最も一般的に行われるが，FDG-PETは脳転移の評価が苦手なため，脳転移の有無を調べるために頭部MRIもしくは頭部CTが通常行われる。腹部臓器への転移の評価のために，腹部CTや腹部超音波検査が行われることが

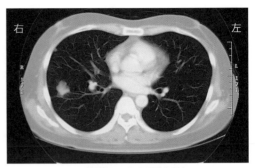

右　　　　　　　　　　　　左

b. 胸部 CT 像（肺野条件）

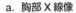

a. 胸部 X 線像

写真 a　右中肺野に直径 2.5 cm 大の淡い陰影がみられる（→）。陰影の辺縁は不整である。肺腺がんに特徴的な画像所見である。

写真 b・c　写真 a と同一の胸部 CT 写真（肺野条件）である。腫瘍と胸壁の間に一筋の引きつれがみられるが，これが胸膜陥入 pleural indentation（→）である。また，腫瘍の辺縁から周囲の肺野に向かってのびている多数のすじ状の陰影を棘 spicula といい，がん細胞が肺の間質を利用して周囲に向かって浸潤していく様子をみている。

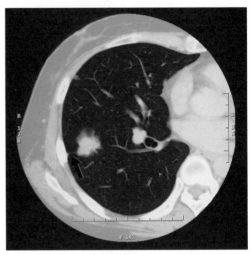

c. b の右肺部分を拡大したもの

▶図 5-24　肺がん（胸部 X 線検査・胸部 CT 検査）

ある。

◆ 肺がんの病期（TNM 分類）

　肺がんの進行の程度をあらわすために病期分類が用いられる。病期は肺がんの本体の広がり（T 因子），リンパ節への転移（N 因子），他臓器への転移（M 因子）の 3 つの因子によって決められ（**TNM 分類**），病期ⅠからⅣの 4 段階に分類される。TNM 分類の要約を▶表 5-19 に，病期分類を▶表 5-20 にまとめた。

　病期は画像情報から診断される**臨床病期**（手術前につけられる病期，あるいは手術できない症例につけられる病期）と，手術した検体を病理学的に調べて実際にリンパ節転移があるかどうか確認してからつけられる**病理病期**がある。

◆ 全身の機能検査

　肺がんに対して手術を計画する場合は，手術に耐えうるだけの各臓器の機能と，肺切除後も十分な呼吸機能が残ることの確認が術前に必要である。そ

○表 5-19　肺がんの TNM 分類（要約）

肺がんの本体の広がり（T：tumor）
TX　潜伏がん
Tis　上皮内がん：肺野型の場合は充実成分径 0 cm かつ病変全体径≦3 cm
T1　充実成分径≦3 cm
T1mi　微少浸潤性腺がん：部分充実型を示し，充実成分径≦0.5 cm かつ病変全体径≦3 cm
T1a　充実成分径≦1 cm かつ Tis・T1mi に相当しない
T1b　充実成分径＞1 cm かつ≦2 cm
T1c　充実成分径＞2 cm かつ≦3 cm
T2　充実成分径＞3 cm かつ≦5 cm，あるいは主気管支浸潤，臓側胸膜浸潤，肺門まで連続する部分的または一側全体の無気肺・閉塞性肺炎
T2a　充実成分径＞3 cm かつ≦4 cm
T2b　充実成分径＞4 cm かつ≦5 cm
T3　充実成分径＞5 cm かつ≦7 cm，あるいは壁側胸膜，胸壁，横隔神経，心膜への浸潤，同一葉内の不連続な副腫瘍結節
T4　充実成分径＞7 cm あるいは横隔膜，縦隔，心臓，大血管，気管，反回神経，食道，椎体，気管分岐部への浸潤，同側の異なった肺葉内の副腫瘍結節

リンパ節への転移（N：node）
N0　リンパ節転移なし
N1　同側肺門リンパ節転移
N2　同側縦隔リンパ節転移
N3　対側縦隔，対側肺門，前斜角筋または鎖骨上窩リンパ節転移

他臓器への転移（M：metastasis）
M0　遠隔転移なし
M1　対側肺内の副腫瘍結節，胸膜または心膜の結節，悪性胸水，悪性心囊水，遠隔転移
M1a　対側肺内の副腫瘍結節，胸膜結節，悪性胸水（同側・対側），悪性心囊水
M1b　肺以外の一臓器への単発遠隔転移
M1c　肺以外の一臓器または多臓器への多発遠隔転移

注：病変全体径とはすりガラス成分と充実成分を合わせた最大径を，充実成分径とは充実成分の最大径をあらわす。
（日本肺癌学会：臨床・病理肺癌取扱い規約，第 8 版，p.7，金原出版，2017 による，一部改変）

○表 5-20　肺がんの病期分類

TNM 分類		N0	N1	N2	N3	M1a	M1b	M1c
T1	T1a	ⅠA1	ⅡB	ⅢA	ⅢB	ⅣA	ⅣA	ⅣB
	T1b	ⅠA2	ⅡB	ⅢA	ⅢB	ⅣA	ⅣA	ⅣB
	T1c	ⅠA3	ⅡB	ⅢA	ⅢB	ⅣA	ⅣA	ⅣB
T2	T2a	ⅠB	ⅡB	ⅢA	ⅢB	ⅣA	ⅣA	ⅣB
	T2b	ⅡA	ⅡB	ⅢA	ⅢB	ⅣA	ⅣA	ⅣB
T3		ⅡB	ⅢA	ⅢB	ⅢC	ⅣA	ⅣA	ⅣB
T4		ⅢA	ⅢA	ⅢB	ⅢC	ⅣA	ⅣA	ⅣB

（日本肺癌学会：臨床・病理肺癌取扱い規約，第 8 版，p.6，金原出版，2017 による，一部改変）

のため，肺機能検査だけでなく，心電図や腎機能検査，血液生化学検査，さらに必要に応じて心エコー，動脈血液ガス分析，肺換気血流シンチグラフィなども行われる。

◆ 腫瘍マーカー

　がん患者の血液中に特異的に増加する物質を**腫瘍マーカー**という。ただし，

●表 5-21　肺がんのおもな腫瘍マーカー

種類	特徴
CEA	肺がんの 40〜60％で陽性，大腸がん・胃がんでも陽性のものが多い。
CA19-9	肺がんの 20〜30％で陽性，肺の炎症性疾患でも高値となることがある。膵臓がん・胃がんでも陽性のものが多い。
NSE	小細胞がんの 70％以上で陽性，ほかの肺がんでは 30％程度で陽性。
ProGRP	小細胞がんの 70〜80％で陽性，ほかの肺がんではほとんど陽性にならない。
CYFRA21-1	扁平上皮がんの 70〜80％で陽性，ほかの肺がんでは 30％程度で陽性。

肺がんであれば必ず上昇するという物質はなく，逆に肺がんでしか増加しないという物質もいまのところみつかっていない。したがって，肺に異常陰影のある患者の血液で，ある腫瘍マーカーが高値を示したからといってその陰影を肺がんと断定することはできない。なぜなら，他臓器にその腫瘍マーカーを産生している別の腫瘍があるかもしれないからである。また逆に腫瘍マーカーが基準値であるからといって肺の陰影に対してがんを否定することもできない。肺がんのおもな腫瘍マーカーを●表 5-21 にあげる。

4　治療

　肺がんに限らず，悪性腫瘍のおこりはじめは局所(腫瘍が発生した臓器)である。しかし，成長するにしたがって血管内に浸潤した腫瘍細胞は全身の血管をめぐり，他臓器に転移巣を形成するにいたる。この時点で悪性腫瘍は局所の疾患ではなく，全身疾患としてとらえなければならない。

　ところが，このような遠隔転移巣の形成初期においては，転移巣は小さすぎて画像診断では発見できない場合が多い。これが手術は成功したのに数年後に他臓器に再発することがある理由である。したがって，肺がん治療の多くは局所療法と全身療法の組み合わせで行われるが，その方針の決定には前述の病期が重要な役割を果たす。肺がんと診断された患者の治療方針は，臨床病期の進行度に合わせて●表 5-22 のように決定される。

　ただし手術が行われた場合は，切除検体を用いて肺がんの広がりを病理学的に調べると，術前には CT で指摘できなかったリンパ節の中の小さい転移巣が発見されたり，逆に CT で転移が疑われた腫大したリンパ節に実際には転移がなかった場合などもありうる。このように真の肺がんの広がりを知るうえで病理病期は重要で，これによって手術後の肺がんの再発の確率(潜在的に微小転移巣が存在する確率)を知り，必要に応じて化学療法の追加(術後補助化学療法)などが検討される。

◆ 肺がんの局所療法

　肺がんの局所療法のおもなものは，外科療法と放射線療法である。また，気管支内に浸潤し喀血や気道狭窄の原因となっている腫瘍に対しては，経気管支鏡的な局所療法としてレーザー治療や光線力学的治療❶が行われる。

NOTE

❶光線力学的治療
　ある一定の波長の光を受けると，エネルギーを放出して細胞障害性にはたらく物質がある。この物質を腫瘍細胞にだけ集まるようにしておき，気道内に浸潤している腫瘍あるいは主気管支などの太い気管支に生じた肺がんに対し，気管支鏡下にその波長のレーザー光を照射する治療法である。太い気管支原発の早期がんでは，腫瘍が気管支壁の浅いところにとどまっているため，本治療法だけで完治が可能である。

○ 表 5-22　肺がんの治療法

病期	進行度	治療法*
ⅠA期	早期の肺がん	手術もしくは定位放射線照射
ⅠB期	比較的早期の肺がん	手術±薬物療法
ⅡA期	比較的早期の肺がん	手術±薬物療法
ⅡB期	比較的早期の肺がん	手術±薬物療法
ⅢA期	局所進行肺がん	薬物療法±手術または放射線療法
ⅢB期	局所進行肺がん	薬物療法±放射線療法
ⅢC期	局所進行肺がん	薬物療法±放射線療法
ⅣA期	進行肺がん	薬物療法
ⅣB期	進行肺がん	薬物療法

＊ 各項目の"±"に続く療法は必要に応じて実施される。

外科療法

　がんに対する局所の制御力は放射線療法よりもすぐれるが，一時的にせよ大きな侵襲が加わるため，適応の決定には腫瘍学的検討ばかりでなく，各臓器の機能的な評価も慎重に行われなければならない。

　原則として，遠隔転移のある肺がんや心臓大血管に浸潤のある肺がんは，手術適応から除外される。手術は肺葉切除と肺がんのリンパ節転移経路にしたがった系統的縦隔リンパ節郭清が根治手術と考えられているが，近年2cm以下の小型肺がんに対しては，両肺で18ある区域のうち1（〜2）区域だけを切除する区域切除も普及しつつある。

　わが国の手術による治療成績は，病期Ⅰ期の肺がんでの5年生存率が72〜83％と比較的良好であるのに対して，縦隔リンパ節に転移のあるⅢA期の肺がんになると48％と低い[1]（○表5-23）。

　手術に関連した死亡は，術中と術後の死亡を合わせて周術期死亡という。手術技術の進歩と術中・術後管理の改善により，肺がんの周術期死亡率（30日以内）は1994（平成6）年には1.4％であったが，2010（平成22）年には0.4％まで下がっている（○図5-25）。

放射線療法

　原則として外科的切除ができない肺がんの局所の制御を目的として行われる。年齢や他臓器の機能の問題で外科療法の対象とならなかったⅠ，Ⅱ期の肺がんの放射線療法の成績は，5年生存率で20〜40％とされている。外科治療のⅠ期60〜80％，Ⅱ期40〜55％と比べ局所制御力に劣る。

　局所進行型の肺がんに対しては，抗がん薬との併用療法（同時型放射線化学療法）後に免疫療法を追加することによって，43％の5年生存率が得られている。遠隔転移を伴う肺がんでは，局所のコントロールが予後の延長に寄

1）Okami, J., et al.：Japanese Joint Committee of Lung Cancer Registry. Demographics, Safety and Quality, and Prognostic Information in Both the Seventh and Eighth Editions of the TNM Classification in 18,973 Surgical Cases of the Japanese Joint Committee of Lung Cancer Registry Database in 2010. *Journal of Thoracic Oncology*, 14（2）：212-222, 2019.

▶表 5-23　わが国の肺がん手術成績（5 年生存率）

臨床病期（第 7 版）	2010 年
ⅠA	83.5
ⅠB	72.2
ⅡA	58.9
ⅡB	54.3
ⅢA	48.9
ⅢB	40.1
Ⅳ	37.4

（肺癌登録合同委員会による）

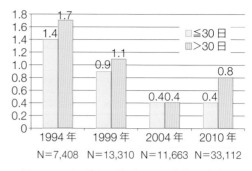

▶図 5-25　わが国の肺がんの周術期死亡率の変遷（%）

（肺癌登録合同委員会および日本胸部外科学会による）

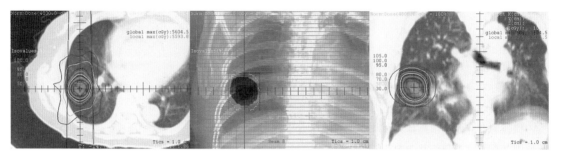

▶図 5-26　定位放射線照射
定位放射線照射では，目標とする腫瘍に放射線のエネルギーを集めることができる。右下葉の肺がんとその周囲の肺に対して放射線がかかる量の分布（線量分布）を示した図である。腫瘍には高エネルギーの放射線がかかっている一方で，周囲の肺には比較的低線量の放射線しかかかっていないことが示されている。

与する，もしくは QOL の改善につながると判断される場合にのみ，本治療が選択される。

　近年，腫瘍にだけエネルギーを集めて周囲の正常臓器に放射線の影響を与えないように制御された**定位放射線照射** stereotactic body radiation therapy（SBRT）（▶図 5-26），重粒子線治療，陽子線治療が肺がんに対しても行われるようになってきた。治療成績についてはまだ一定のデータは得られていないが，従来の放射線療法より格段にすぐれた治療成績が得られるものと期待されている。

　胸部の放射線療法に伴うおもな合併症は，**放射線肺炎**と**放射線食道炎**である。放射線肺炎は放射線による肺間質の炎症（間質性肺炎）で，一般の細菌性肺炎とは異なる。この間質性肺炎の範囲が放射線照射野をこえて広がる場合は，重大な肺機能の喪失につながるので注意が必要である（▶163 ページ）。放射線食道炎は照射野に含まれた食道粘膜の炎症で，食物の嚥下時のしみるような痛みと通過障害感が特徴である。照射の終了または休止により軽快する。

◆ 肺がんの全身療法

　全身に散ったがん細胞を攻撃するには，血液を介して全身に行きわたる治

療法でなければならない。肺がんのおもな全身療法としては，化学療法・分子標的治療・免疫療法などがある。

化学療法

　肺がんに対する抗がん薬の奏効率は小細胞がんではきわめて高く，80～90％の小細胞がんで腫瘍の消失もしくは50％以上の縮小がみられる。ただし，小細胞がんでは化学療法終了後の再発率が高く，遠隔転移のない症例でも3年生存率は20％程度である。

　一方，非小細胞がんでは，抗がん薬の奏効率は小細胞がんに比べて低く，シスプラチンとビンデシン硫酸塩の組み合わせでは20～25％，ドセタキセル水和物，パクリタキセル，ビノレルビン酒石酸塩，ゲムシタビン塩酸塩のいずれかとシスプラチンの組み合わせでは35～45％であった。近年非小細胞がんの中でも扁平上皮がん以外に対しては，ペメトレキセドナトリウム水和物にシスプラチンと血管内皮成長因子（VEGF）の分子標的阻害薬であるベバシズマブを加えることで，60％に近い奏効率も報告されるようになってきた。また，生存期間についてもこれまで中間生存期間 median survival time（MST）で11～14か月であったものが，シスプラチンとペメトレキセドナトリウム水和物の併用療法で治療が有効であった症例に対して，その後もペメトレキセドナトリウム水和物を維持治療として使いつづけることでさらに生存期間が延長されることが示されている。

　抗がん薬は悪性腫瘍を攻撃するばかりでなく，正常組織に対してもダメージを与える。化学療法に伴う副作用は薬剤によりさまざまなものがみられるが，多くの抗がん薬に共通するものも少なくない。代表的な副作用とその注意点，対処方法を以下にあげる。

● **白血球（好中球）減少**　抗がん薬の投与から1～2週間目にかけて末梢血中の白血球（好中球）は減少する。この時点で発熱を伴う場合は，抗菌薬の投与が必要である。また好中球数が $500/mm^3$ 以下では顆粒球コロニー刺激因子（G-CSF）の投与が行われる。

● **血小板減少**　血小板の寿命は約7日と好中球の約8時間よりも長いこともあって白血球（好中球）程の頻度で減少がみとめられるわけではない。血小板数 $10,000/mm^3$ 以下では，脳などでの出血の危険性が高くなるため，血小板輸血が推奨される。

● **貧血**　赤血球の寿命は約120日とさらに長いため，化学療法開始後すぐに貧血がみられることはあまりない。シスプラチンのように腎臓に対して強い毒性をもつ薬剤では，腎臓で産生される赤血球産生因子であるエリスロポエチンが減少して貧血を生じやすい。治療はエリスロポエチンの投与（現状では保険適応外）または赤血球輸血である。

● **吐きけ・嘔吐**　抗がん薬による吐きけ・嘔吐には，原因と発症時期により急性，遅発性，予測性の3つのパターンがある。急性の吐きけ・嘔吐（投与から24時間）と遅発性の吐きけ（投与2～5日目ぐらいまで）では，吐きけを誘発する脳内の受容体が異なっているため，制吐薬の使い分けが必要である。また，予測性の吐きけは，抗がん薬の投与に対する不安や，過去の抗が

ん薬による吐きけ・嘔吐の体験から誘発されるもので，投与前から投与後も長期にわたることがある。

● **末梢神経障害** 抗がん薬投与中に手足の末梢を中心とした知覚の過敏，しびれ感あるいは知覚鈍麻，味覚障害，筋力低下，便秘などを生じることがしばしばみられる。これらは腫瘍自体により生じることもあるので鑑別には注意を要するが，抗がん薬投与が原因である場合の有効な治療法は，便秘以外にいまのところない。薬剤の使用中止以外に進行をとめる方法はなく，いったん発症した症状は薬剤の使用中止後も数か月以上にわたって続くことが少なくない。

▐ 分子標的治療薬

がんに対する分子標的治療薬とは，おもにがん細胞が分裂・増殖していく過程で重要となるタンパク質に対して，そのタンパク質が機能するスイッチとなる構造に分子レベルで直接はまり込んで，いわゆるスイッチを切るはたらきをする薬剤である。

● **EGFR[1]阻害薬** ゲフィチニブ（イレッサ®），エルロチニブ塩酸塩（タルセバ®）はいずれも経口投与のため投与が簡便であり，アジア人，女性，非喫煙者の腺がんに限ると，70〜80％の患者に奏効する。一方，このグループに含まれないと奏効率は10％以下となる。これは両薬が有効とされる *EGFR* 遺伝子に変異のある肺がんをもつグループがアジア人の女性で非喫煙者の腺がんにほぼ一致するためである。また，これらの薬剤の副作用として，薬剤性の間質性肺炎が日本人におこりやすく（約4％の発症率），発症者の約半数が死亡するため，慎重な投与が求められている。近年第1世代とされるゲフィチニブ（イレッサ®），エルロチニブ塩酸塩（タルセバ®）に続き，上皮成長受容体（EGFR）に高い親和性をもつアファチニブマレイン酸塩（ジオトリフ®）が利用できるようになった。さらにこれらの薬剤に対して耐性を獲得した肺がん患者では，その約2/3にT790M遺伝子の変異がみとめられる。この変異に対して有効なオシメルチニブメシル酸塩（タグリッソ®）がすでに開発され，臨床で使用可能である。

● **VEGFR[2]阻害薬** ベバシズマブ（アバスチン®），ラムシルマブ（サイラムザ®）は，ほかの抗がん薬との併用で有効性が示され，さらにその治療後，ベバシズマブ（アバスチン®）の投与だけを継続する維持療法でも有効性が示されている。

● **ALK阻害薬** *ALK* 融合遺伝子を有する肺がんに有効とされるクリゾチニブ（ザーコリ®），アレクチニブ塩酸塩（アレセンサ®）は80％程度の高い奏効率を示すが，*ALK* 融合遺伝子を発現している肺がんの頻度は4〜6％程度でそれほど高くはない。

● **ROS1阻害薬** *ROS1* 融合遺伝子を有する肺がんに対しては，*ALK* 融合遺伝子と同様にクリゾチニブ（ザーコリ®）が有効であるが，その発現頻度は1〜2％と低い。

▐ 免疫療法

免疫療法には，溶連菌抽出物のピシバニール®（OK-432）のように非特異

的に免疫細胞を刺激する方法や，LAK療法❶のように腫瘍を特異的に認識するリンパ球を活性化して身体に戻す治療などがあったが，これまで肺がんに対して効果はあまり期待できなかった。この原因の1つとして，肺がん細胞がその細胞表面にPD-L1抗原というタンパクを発現させると，これが免疫細胞（Tリンパ球）表面のPD-1というタンパクと結合する。この結合がおこるとTリンパ球はがん細胞を自己（の正常細胞）と認識して攻撃をやめるという機序が知られている。

　最近使用が始まった免疫チェックポイント阻害薬（ニボルマブ〔オプジーボ®〕，ペムブロリズマブ〔キイトルーダ®〕，アテゾリズマブ〔テセントリク®〕）は，T細胞の表面にあるこのPD-1と結合して，PD-1がPD-L1抗原と結合できなくする。こうすることでがん細胞がT細胞からの攻撃を避けようとすることを阻害する。したがって，この薬剤は細胞表面にPD-L1抗原を発現しているがん細胞に対してより有効と考えられている。

　以前の免疫療法では副作用はあまり問題にならなかったが，この免疫チェックポイント阻害薬ではT細胞が自己を認識するしくみを阻害するため，種々の自己免疫疾患（免疫関連有害事象）を誘発することが知られている。とくに間質性肺炎や1型糖尿病など致死的な合併症もおこしうるので，使用にあたっては十分な観察が必要である。

b 転移性肺腫瘍 metastatic lung tumor

　肺は血液のフィルターのような臓器であるため，他臓器に発生した悪性腫瘍が血管内に浸潤すると肺に転移巣を形成しやすい。とくに肺に転移をおこしやすい腫瘍は，骨肉腫，軟部組織の肉腫，肺がん，大腸がん，子宮体がん・子宮頸がん，乳がん，腎細胞がん，甲状腺がんなどである。

● **症状・検査**　通常，腫瘍が相当大きくなるまで症状はあらわれにくいが，気管支内に浸潤してくると，咳嗽・喀痰・血痰などがみられるようになる。その原発腫瘍の経過観察中に胸部X線検査やCT検査で発見されることが多い。

● **治療**　基本的に他臓器の悪性腫瘍の遠隔転移巣であるから，外科的治療の対象になりにくいが，なかには切除することで治癒したり，明らかに生存期間の延長がみられる症例がある。このため，原発となる腫瘍が完全にコントロールされていて，肺以外の臓器に転移がなく，肺への転移の個数も少ない場合に切除術が行われる。切除成績のよい腫瘍は，子宮体がん・子宮頸がん，大腸がん，腎細胞がんなどである。

☐ NOTE
❶**LAK療法**
　LAK は lymphokine-activated killer cell の略。生体から採取したリンパ球を IL-2(interleukin-2)というリンフォカインで刺激し，腫瘍に対する攻撃性の高いキラー細胞を増やしてそれを生体内に戻す治療法である。

I 肺・肺血管・胸郭の形成異常

1 肺分画症 pulmonary sequestration

● **分類**　正常な気管支と交通がなく，かつ体循環系（多くは大動脈）から血液の供給を受けている異常な肺組織が存在し，この異常肺組織が正常肺組織と同じ臓側胸膜に包まれているものを**肺葉内肺分画症**という。正常肺とは独立した腫瘤を形成するものを**肺葉外肺分画症**という。

　肺葉内肺分画症の多くは下葉に存在し，感染の反復により正常肺の気管支と交通をつくっていることも多い。肺葉外肺分画症は左横隔膜の近くに存在することが多く，ほかの先天奇形を合併（とくに横隔膜欠損は60％に合併）することが多いため，生後早期に発見されるものが多い。

● **診断**　胸部X線・CT検査で囊胞状あるいは腫瘤状陰影を呈する。体循環系からの動脈の流入を確認するため，大動脈造影が行われる。

● **治療**　外科的切除が行われる。

2 肺動静脈瘻 pulmonary arteriovenous fistula

　肺動静脈瘻は，肺内での肺動脈と肺静脈の異常短絡（シャント）である。先天性のものが圧倒的に多いが，まれに外傷，寄生虫，肝臓病などにより後天的にもおこる。先天性のもののうち家族性に発生し，他臓器の動静脈瘻，皮膚粘膜からの反復出血などを合併したものを**遺伝性出血性毛細血管拡張症** hereditary hemorrhagic telangiectasia（ランデュ-オスラー-ウェバー Rendu-Osler-Weber 病）という。

● **症状・検査**　動静脈瘻を通過した血液は肺毛細血管を介したガス交換が行われずに左心系に還流されるため，肺動静脈瘻が大きい場合や数が多い場合は，チアノーゼ・ばち指などが観察される。また，聴診上，血管性雑音が聴取されることがある。胸部X線検査では腫瘤影としてみとめられ，肺動脈造影で造影剤の充満した腫瘤として動静脈瘻が描出される。

● **治療**　動静脈瘻を通して脳膿瘍や脳梗塞をおこす可能性があるため，発見しだい治療を行うべきである。過去には外科的切除がおもに行われてきたが，近年は血管カテーテルを通してコイルなどを送り込んで血栓をつくらせ動静脈瘻をつぶしてしまう動脈塞栓術も多く行われている。

3 漏斗胸

　漏斗胸は前胸部の骨（胸骨・肋骨）・肋軟骨が陥凹することにより胸郭の変形がおこる疾患である（●図5-27）。陥凹の原因は肋軟骨の過形成などいくつかの要因が考えられているが，明らかにはなっていない。生まれつき陥凹を

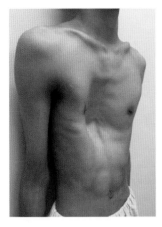

◉図 5-27　漏斗胸（胸部写真）
前胸部が大きく陥凹していることがわかる。

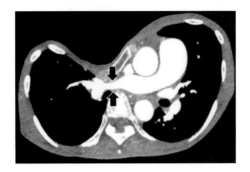

◉図 5-28　漏斗胸（胸部造影 CT）
右肺動脈が胸骨と胸椎にはさまれて狭窄している（➡）。

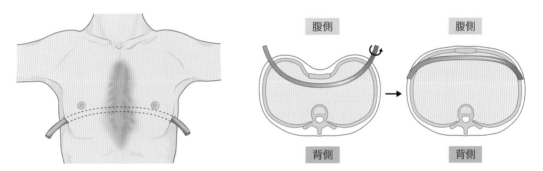

◉図 5-29　ナス法手術のイメージ
金属バーを胸腔内に挿入したのち，金属バーを 180 度反転させることで，陥凹している前胸部を前方に押し上げることができる。

みとめる患者や，成長とともに陥凹が出現する患者がいる。男性に多く（男性：女性＝4：1），400 人から 1,000 人に 1 人の割合で発生する。中胚葉に由来する結合組織の異常をきたす一部の疾患（マルファン症候群やヌーナン症候群など）では漏斗胸を発症しやすく，一部の漏斗胸にはなんらかの遺伝子異常が関与している。

●**検査・診断**　漏斗胸の診断は視診で可能であるが，視診による評価は主観的要素が強く，手術適応の決定や術後の評価などを行うには客観的な指標が必要である。胸部 X 線や胸部 CT は手術適応の決定や手術計画に重要な客観的情報を与えてくれる（◉図 5-28）。重症例では，心臓や肺が圧迫されて心電図異常，弁膜症，拘束性換気障害などを引きおこすことがあるが，患者の大部分は軽症例で整容性の問題で受診する患者が多い。

●**治療**　胸腔鏡下に金属バー（ペクタスバー pectus bar）を体内（胸骨の裏側）に挿入して胸郭を持ち上げるナス法手術が標準手術として広く行われている（◉図 5-29，30）。手術の実施時期は 10 歳すぎから骨の成長がとまる時期（男 17 歳，女 15 歳）までの期間がよいとされるが，近年では成人にも行われる。

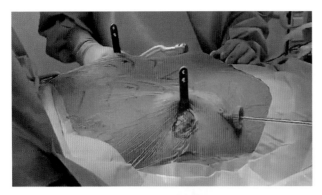

▶**図 5-30 ナス法手術の実際**

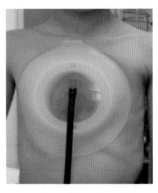

▶**図 5-31 陰圧吸引療法**
吸引器を装着している様子。おもに小児患者を対象に，陰圧により前胸部の陥凹が改善することを期待する低侵襲治療である。

骨の成長の度合い，整容性の程度などを十分考慮して手術時期を決める必要がある。挿入した金属バーは 2〜3 年で抜去するのが一般的である。手術を行うことで胸郭形態の改善，心肺機能の改善，患者満足度・QOL の改善が見込まれる。

　手術以外の治療法として，陥凹部の陰圧吸引療法がある（▶図 5-31）。吸引療法は専用の器具で 1 回 60 分程度，1 日 2 回，2〜3 年継続して使用する方法である。

J 胸膜・縦隔・横隔膜の疾患

1 胸膜の疾患

1 胸膜炎 pleuritis

　胸膜炎では胸膜になんらかの原因で炎症がおこり，多くは胸水が増量して**胸水貯留**として画像的にとらえられる。原因は多岐にわたるため，まず原因の特定が重要である。

● **検査**　胸水そのものの存在を確認するため，胸部 X 線検査（胸水の量が少ないときは患側を下にした側臥位で撮影する）や CT 検査を行う。また，胸腔穿刺（▶85 ページ，図 4-17）により胸水を採取して，その性状の確認，培養，細胞診，生化学検査，DNA 検査などを行う。さらに，原因となる胸膜の病変部を病理学的に直接診断するため，胸膜の生検を行うこともある。

● **症状**　ウイルスや一般の細菌性の胸膜炎では発熱や胸痛を伴うことが多いが，結核や腫瘍によるものでは無症状の場合も多い。

●**診断・治療**　原因別に診断・治療を行う。

　□**一般細菌**　肺炎に続発するものがほとんどで，生化学検査と培養から診断は容易である。治療は抗菌薬の投与と胸腔ドレナージを行う。

　□**結核菌**　肺内病変がないものもある。培養では菌が証明されない場合が多い。DNA 検査，胸膜生検が役だつ。治療は抗結核薬の服用と胸腔ドレナージである。

　□**腫瘍**　胸水の細胞診，胸膜生検により診断される。がん性胸膜炎では胸水の再貯留の防止と肺の拡張を促すため，胸腔ドレナージとそれに引きつづいて抗がん薬や胸膜癒着剤（ミノサイクリン塩酸塩，溶連菌抽出物〔ピシバニール®〕，タルク末など）を胸腔内に注入する胸膜癒着術が行われる。

　□**膠原病**　胸水中の抗核抗体やリウマチ因子などが高値を示す。治療はステロイド薬が有効なことが多い。

2　膿胸 pyothorax

　胸腔内に化膿性の滲出液が存在する場合を**膿胸**（のうきょう）といい，臨床上，**急性膿胸**と**慢性膿胸**に分けられる。

●**原因**　肺炎・肺化膿症・肺結核などの肺内感染症から感染が胸腔に波及したものが多いが，食道穿孔などの縦隔炎からあるいは横隔膜下膿瘍や肝膿瘍などからの横隔膜をこえての波及，胸壁の外傷などからも発生する。炎症により臓側胸膜も肥厚するが，感染の消退とともに肺の再拡張が期待できるうちを急性膿胸，炎症の長期化に伴い臓側胸膜に線維性の肥厚が加わり肺の拡張が不可逆的に阻害された状態を慢性膿胸と考えることができる。

●**症状**　急性膿胸ではその原因となる肺炎や縦隔炎などの症状が先行していることが一般的である。高熱・胸痛・呼吸困難・咳嗽などが共通の症状である。結核性膿胸では炎症に伴う症状に乏しいことが多く，ときに膿胸腔内の膿の一部が皮下に穿通して皮下に膿瘍を形成することがある。この場合も皮膚に発赤などの炎症所見がおこらないため，**冷膿瘍**（れいのうよう）cold abscess とよばれる。

●**治療**　急性膿胸の治療の基本は，原因菌に感受性のある抗菌薬の投与と，胸腔ドレナージである。膿を体外へ排出し，肺を十分に拡張させることによって肺機能の回復をはかるとともに，拡張した肺で膿がたまる空間を排除することがこの治療の目的である。

　慢性膿胸では単にドレナージだけでは不可逆的な臓側胸膜の肥厚により肺が拡張できないため，膿がたまる空間がいつまでも残り，感染を制御することができない。このため，肥厚した胸膜の切除（肺剝皮術）（はくひ）や，肋骨を3~5本切除して膿胸腔をつぶす（胸郭形成術）などの外科的治療が必要である。

3　自然気胸 spontaneous pneumothorax

　本来空気が存在しない胸腔内になんらかの理由で空気が入った状態を**気胸** pneumothorax という。このうち明らかな外傷によらない気胸を**自然気胸**（◯図5-32），外傷によるものを**外傷性気胸**，鎖骨下静脈カテーテルの挿入や気管

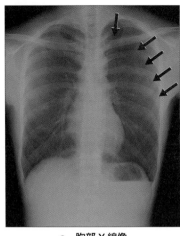 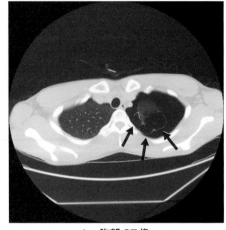

a. 胸部 X 線像　　　　　　　　　　b. 胸部 CT 像

▶図 5-32　自然気胸（胸部 X 線検査・胸部 CT 検査）
左側の自然気胸の写真。左側の肺は第 5 肋骨の高さまで虚脱している。肺尖部にはブラが
肺から突出するように存在しているのが写っている。

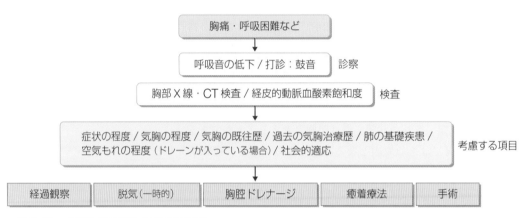

▶図 5-33　自然気胸のおもな診療の流れ

支鏡下肺生検，CT ガイド下肺生検など医療上の手技による肺の損傷から生
じた気胸を**医原性気胸** iatrogenic pneumothorax という。

　自然気胸のおもな診療の流れを▶図 5-33 に示す。自然気胸のうち，明ら
かな肺の基礎疾患をもたないものを**特発性自然気胸**といい，COPD などの
肺の基礎疾患が原因で発症したものを**続発性自然気胸**という。

● **特発性自然気胸**　10 代後半から 20 代前半の長身やせ型の男性に多くみ
られる気胸で，男女比はおよそ 5：1 から 9：1 で男性に多い。症状は，突然
の患側の胸痛，呼吸困難である。肺胞壁の脆弱な部分がこわれ，いくつもの
肺胞が融合して風船状にふくらんだブラあるいはブレブの破綻により，空気
が胸腔にもれて発症する。ブラ・ブレブは肺尖部に生じることが多い。臓側
胸膜の内層の破壊がないのが**ブラ** bulla，内弾性板が破壊されそこに空気の
流入があるものが**ブレブ** bleb である（▶図 5-34）。

● **続発性自然気胸**　60〜70 歳代の喫煙歴のある男性に多くみられる。肺内

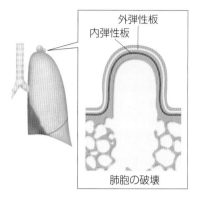

外弾性板
内弾性板

肺胞の破壊

a. ブラ

肺胞隔壁の破壊により大きな気腔が
形成されたもので，肺の外に向かっ
て突出しているものが多い。

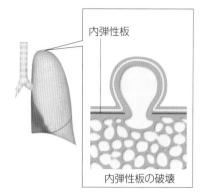

内弾性板

内弾性板の破壊

b. ブレブ

臓側胸膜のうち内弾性板が破壊され
肺胞と交通することにより，薄くな
った外弾性板のみの胸膜がふくらん
だものである。

◖**図 5-34　ブラとブレブ**
いずれも破れやすく，気胸の原因となりうる。

に多発する肺囊胞が破れて発症する。肺に基礎疾患があるために手術のリス
クも高く，ドレナージによる自然閉鎖もおこりにくいため，**難治性気胸**とも
よばれる。

● **緊張性気胸**　気胸は通常は激烈な症状はおこらないが，空気がもれてい
る部分が一方向弁（チェックバルブ）様になって胸腔内に空気がもれつづける
と，患側の胸腔内圧が高くなることがある。この状態を**緊張性気胸**といい，
原因にかかわりなくどのタイプの気胸にもおこりうる。胸腔内圧が高くなる
ことで患側の肺は完全に虚脱し，縦隔は反対側に移動するため，心臓への血
液の還流が阻害される。著しい呼吸困難と血圧の低下をきたし，死にいたる
こともある。緊急に胸腔ドレナージが必要である。

● **月経随伴性気胸**　気胸が月経の時期に一致しておこり，再発を繰り返し
ていれば本症を疑う。好発年齢は 30 歳代で，右側に多くみられる。異所性
子宮内膜が原因と考えられているが，定説はまだない。手術を行っても明ら
かなブラ・ブレブがみられず，多くは横隔膜上に腹腔に通じる小孔をみとめ
る。ときに横隔膜上に子宮内膜をみとめることもある。肺の臓側胸膜に子宮
内膜をみとめることもあるが，頻度は低い。ホルモン療法により月経をとめ
ることで本症の発症はおさえられるが，妊娠を希望する場合やホルモン療法
が合わない場合は手術も行われる。

● **治療**　軽度の気胸であれば，無治療でも自然に治癒することが多い。症
状がある場合は胸腔ドレーンを挿入して脱気する。ドレーンからの排気がな
くなればドレーンを抜いて治療を終わるが，この方法では自然気胸の 50%
が再発するといわれている。

再発を繰り返す気胸やドレーンからの排気がとまらない気胸などには，外
科療法が行われる。過去には開胸手術が行われていたが，現在では特殊な理

由がある場合を除いて胸腔鏡下に手術が行われ，空気がもれている部分（多くはブラ・ブレブ）の切除術（●123ページ，図4-47）または縫縮術などが行われる。

> **事例** **自然気胸の典型的な例**
>
> 　18歳，男性。身長180cm，体重55kg（長身，やせ型）。授業中に突然右の胸痛を自覚したが，軽いため放置した。痛みは続き，帰宅時，駅の階段を上る際に軽い息切れを自覚した。その後，息切れがひどくなったため，病院を受診した。胸部X線検査で右の自然気胸を指摘され，右胸腔にドレーンが挿入された。

4 巨大肺嚢胞 giant bulla

　自然気胸の項で述べたブラが巨大化して胸腔の1/3以上を占めるようになったものを**巨大肺嚢胞**という。残存肺をブラが圧迫するため，一側胸腔の2/3から3/4以上を嚢胞が占めるようになると呼吸困難がみられることが多い。治療は外科切除で，嚢胞により圧迫されている肺は正常な肺である場合が多いので，嚢胞の切除により残存肺の拡張が得られ，症状が消失する。

5 胸膜腫瘍 tumor of the pleura

　胸膜原発のおもな腫瘍には，**胸膜中皮腫** mesothelioma と**孤立性線維性腫瘍** solitary fibrous tumor of the pleura（SFT）がある。胸膜中皮腫にはびまん型と限局型があり，びまん型は悪性，限局型は良性と悪性の両方がある。胸膜中皮の直下の間葉系細胞から発生するのが胸膜の孤立性線維性腫瘍である。これも良性と悪性があるが，胸膜中皮腫よりは良性のものが多く，またアスベストとの関連はない。一方，肺がんや胸腺腫からの胸膜播種や，乳がんからの胸膜への直接浸潤が胸膜腫瘍としてみられることも多い。

● **悪性胸膜中皮腫**　アスベスト❶（石綿）の曝露歴のある人に多く発生する。アスベストは繊維が細かいため飛散しやすく，これを人が吸い込むと末梢の気管支を穿破して肺に突き刺さり，さらに臓側胸膜を突き破って壁側胸膜にまで達する。アスベストの慢性的な刺激が1つの原因となって，曝露から30〜40年後に悪性胸膜中皮腫（●図5-35）が発生すると考えられている。

□ NOTE

❶アスベスト
　アスベストは天然の繊維状の鉱物で，熱や摩擦に強く切れにくいため，建築材や耐熱材として身のまわりに多く使われてきた。保温断熱の目的での建物への石綿の吹きつけは1975（昭和50）年に原則禁止されたが，スレート材，ブレーキライニング，ブレーキパッド，防音材，断熱材などは近年ようやく原則製造禁止となった。

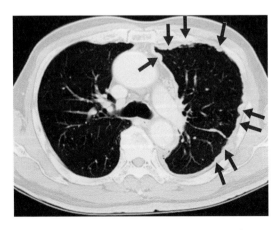

● **図5-35　悪性胸膜中皮腫（胸部CT検査）**
矢印の肥厚した胸膜が悪性中皮腫である。

　腫瘍が片側の胸膜面に限局していてリンパ節転移がないものがおおよそ外科治療の適応と考えてよいが，そのような早期の症例であっても，多くの場合術式は胸膜肺全摘術となる。この手術に伴う死亡率は 5～15％と高く，合併症も約半数の症例で発生するとされ，侵襲の大きな手術である。化学療法は 2 剤併用療法で 20～40％程度の奏効率であるが，中間生存期間は 10～12 か月程度と不良である。

● **石綿健康被害救済法**　アスベストを原因とする悪性胸膜中皮腫や肺がんは，その曝露から 30～40 年を経過して発症するため，原因者（企業など）を特定することが困難であり，労災補償などを受けられない人が多かった。その救済をはかることを目的として，「石綿による健康被害の救済に関する法律」（石綿健康被害救済法）が 2006（平成 18）年に制定された。

2　縦隔の疾患

1　縦隔炎 mediastinitis

　縦隔炎は，食道の穿孔，歯科領域の感染症，扁桃膿瘍などの頭頸部からの感染の波及などに続発することが多い。十分な化学療法と原因となった病変の治療が重要であるが，CT 撮影で縦隔内に膿瘍の形成がみられる場合には，頸部もしくは胸腔内への切開排膿（ドレナージ）が必要である。

2　縦隔気腫 mediastinal emphysema

　縦隔内に空気が貯留した状態を**縦隔気腫**という。激しい咳嗽，嘔吐などのあとや胸部外傷時にみられる。胸部外傷で縦隔気腫がみられる場合は，気道損傷や食道損傷に伴っていることがあるので原因の検索が必要である。気胸を合併することもある。症状は胸骨の奥のほうの痛み，胸内苦悶感などである。縦隔気腫自体は治療の対象にはならないが，食道損傷が原因として否定できない場合は，抗菌薬の投与と禁食が必要である。

3　縦隔腫瘍 mediastinal tumor

　縦隔に発生する腫瘍を総称して**縦隔腫瘍**という。このうち，胸腺から発生する腫瘍で**胸腺腫**と**奇形腫**は，その頻度が比較的高い。その他，胸腺からは胸腺がん，悪性リンパ腫，胚細胞性腫瘍など悪性度の高い腫瘍が発生するが，その頻度は高くない。中縦隔には厳密には腫瘍ではないが気管支原性嚢胞や心膜嚢胞がみられる。後縦隔では神経原性腫瘍が発生する頻度が高い。

　縦隔腫瘍は心臓と大血管による陰影に重なるため，小型のうちは胸部 X 線検査で発見することは困難である。そのため，腫瘍が大きくなって縦隔の臓器を圧迫し，症状が出現してから発見されるものも多い。胸腺から発生する悪性腫瘍の多くは抗がん薬や放射線に感受性が高いので，組織診断を確実につけることが重要である。

● **胸腺腫**　縦隔腫瘍のなかで最も頻度が高い。病期の進行とともに腫瘍細

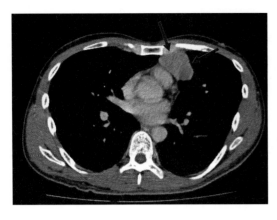

●図 5-36　胸腺腫（胸部 CT 検査）
胸部 CT 写真で前縦隔のやや左寄り（胸骨の後ろで肺動脈幹の腹側）に充実性で辺縁が凹凸やや不整形な腫瘤がみられる（→）。このようなコロッとした感じの腫瘤を形成するのが胸腺腫の特徴である。

胞自体の悪性度も高くなる傾向がある。がんに比べれば進行は遅いが，胸膜播種や転移もおこす。胸腺腫は自己免疫疾患，とくに**重症筋無力症**に合併することが多い。その他，赤芽球癆（純赤血球無形成症），低γグロブリン血症，慢性甲状腺炎などを合併することがある（●図 5-36）。

● **胚細胞性腫瘍**　本来卵巣や精巣から発生する腫瘍であるが，胸腺にも発生する。胚細胞が胎生期には胸腺にも存在するためと考えられている。セミノーマ seminoma（精上皮腫）と非セミノーマに大別され，非セミノーマのなかにはさらに成熟奇形腫 mature teratoma，未熟奇形腫 immature teratoma，卵黄嚢がん yolk sac tumor，胎児性がん embryonic carcinoma，絨毛がん choriocarcinoma などが含まれる。成熟奇形腫以外は悪性腫瘍である。卵黄嚢がんではαフェトプロテイン α-fetoprotein（AFP）が，絨毛がんではヒト絨毛性ゴナドトロピン human chorionic gonadotropin（hCG）が腫瘍マーカーとして有用である。これらの組織が1つの腫瘍のなかに混在していることも多い。セミノーマは放射線療法と化学療法に感受性が高く，治療によく反応して予後は比較的良好である。非セミノーマは化学療法に感受性が高い成分も多いが，すべての腫瘍細胞を化学療法だけで治療することは困難な場合が多い。化学療法に外科切除を加えた集学的治療により，近年治療成績が向上してきている。

3　横隔膜の疾患

1　吃逆（しゃっくり）hiccough

吃逆は，横隔膜の間代性の痙攣によりおこる不随意の吸気である。原因は中枢性から頸部，縦隔，横隔膜自体，腹腔内臓器のいずれかに横隔神経あるいは迷走神経や交感神経を刺激するなんらかの異常が存在することによって発症しうる。胸部では縦隔腫瘍，肺がんの縦隔浸潤，胸膜炎，横隔膜ヘルニア，横隔膜下膿瘍などがおもな原因となる。治療は原因病変の除去であるが，それが困難な場合は薬物による対症療法を行う。

2 横隔膜麻痺 paralysis of the diaphragm

　横隔膜麻痺は，横隔膜の運動を制御している横隔神経の麻痺によっておこる。両側性と片側性があるが，原因は両者でまったく異なる。

　両側性横隔神経麻痺は，神経筋疾患や脊髄損傷によるものがそのほとんどである。**片側性横隔神経麻痺**は，悪性腫瘍の浸潤，手術時の損傷，分娩時の外傷，大動脈瘤などによっておこる。横隔神経の麻痺により横隔膜は挙上する。片側性では多くは無症状であり，そのような症例ではとくに治療を必要としない。両側性では電気刺激療法などもあるが，原則としては人工呼吸器が必要である。

3 横隔膜ヘルニア diaphragmatic hernia

　横隔膜はドーム状の形状の中心部分が腱からなり（腱中心），そこを中心に放射状に筋肉線維が走る構造（筋束）になっている（◉26ページ，図2-12）。横隔膜には先天的にあるいは外傷などの後天的な理由により欠損や脆弱化がおこりやすい部位があり，そこを通って腹部臓器が胸腔内に脱出する現象が**横隔膜ヘルニア**である。発生部位と発生機序の違いから，次の4つのヘルニアに分類できる。

● **食道裂孔ヘルニア**　食道裂孔を通して胃が胸腔内に脱出するものである。小児にも成人にもみられる。成人では，肥満，妊娠，繰り返す嘔吐などが誘因としてあげられている。症状は胃内容物の逆流による胸やけ，心窩部痛，嘔吐などである。診断は上部消化管造影または内視鏡検査で行われる。逆流性食道炎の症状が強い場合は，オメプラゾールなどのプロトンポンプ阻害薬による減酸が有効である。胃内容物の逆流がひどい場合は，外科的治療により裂孔拡大部の修復と逆流防止措置を行う。

● **ボホダレク Bochdalek 孔ヘルニア**　横隔膜の後側方の部分におこる先天性ヘルニアで，ほとんどが新生児期・乳児期に発症する。左側に多い。胎生期に胸腔と腹腔の間に存在する胸腹裂孔の閉鎖が不完全であったことにより発生すると考えられている。ボホダレク孔を通じて腹腔内臓器が左胸腔内へ脱出するため，左肺は虚脱し，縦隔は右に偏位して右肺も圧迫される。新生児や乳児では呼吸困難やチアノーゼが出現する。診断は胸部X線検査で左肺野に腹腔内ガスと連続する腸管のガス像がみられ，CT検査により胸腔内に腹部臓器の脱出が確認できる。治療は手術による横隔膜欠損部の閉鎖である。

● **モルガニー Morgagni ヘルニア**　胸骨の後面におこるヘルニアであり，胸骨後ヘルニアともよばれる。同部分の横隔膜筋束の発育不全が原因と考えられる先天性のタイプと，肥満や腹圧の上昇により発症すると考えられる後天性のタイプがあり，前者は乳幼児，後者は高齢者に発症する。小児期に症状があらわれることはまれで，成人になってから発症するものが多い。多くは横行結腸と大網が脱出する。診断は胸部X線検査で胸腔内に結腸ガス像をみとめる。治療は手術による横隔膜欠損部の閉鎖である。

● **外傷性ヘルニア**　多くは鈍的外傷により発症する。発症の時期により3つの型に分けられる。

1 **急性型**　受傷直後に発症する。胸部外傷の横隔膜破裂の項を参照（●213ページ）。

2 **遅発型**　受傷時に血腫や癒着などにより腹部臓器の脱出がおこらず，数日後に腹圧の上昇時にヘルニアが発症する。

3 **再発型**　横隔膜損傷時はヘルニアにいたらず治癒したものが，瘢痕治癒部位が脆弱なため，後年ヘルニア化する。

いずれの型であっても，治療は外科的な脱出臓器の還納とヘルニア門の閉鎖である。

K 肺移植

肺移植は1963（昭和38）年にアメリカではじめて行われたが，手術合併症と拒絶反応のため成功せず，その後も20年の間成功例はなかった。その後，免疫抑制薬の開発により，1983（昭和58）年にやはりアメリカで最初の肺移植成功例が報告され，以後肺移植件数は飛躍的に増加し，1990（平成2）年にはアメリカでは年間1,000例弱の移植が行われた。

しかし，その後の移植件数はのび悩み，移植希望者に対してドナー（提供者）の肺の慢性的な不足状態が続いている。心臓移植が年間3,000件以上行われているのに対して肺移植が少ないのは，脳死となったドナーの肺の多くが感染をおこしているためである。このため，血液型の一致した2人の親族から右と左の下葉の一方ずつを提供してもらう**生体肺移植**も並行して行われている。

わが国では，1998（平成10）年10月に肺移植の第1号症例（生体肺移植）が行われて以来，2022（令和4）年12月までに1,036例（生体から284例，脳死から752例）が行われている。

肺移植の適応となる疾患は，原発性肺高血圧症，肺気腫などの閉塞性肺疾患，特発性間質性肺炎，肺リンパ脈管筋腫症，気管支拡張症などである。

肺は気道を介して外界と交通する臓器であるため，心臓・肝臓・腎臓と比べて感染をおこしやすく，移植がむずかしい。免疫抑制薬と感染症という相反する問題をかかえているため，アメリカでは術後の生存率は1年で80%，5年で60%程度とされる。わが国における5年生存率は，原疾患による差があるものの，総じて70%（60〜80%のものが多い）である。

L 胸部外傷

交通事故や転落などのさまざまな理由により，胸部に直達外力または介達外力がはたらいて**胸部外傷**が発生する。閉鎖性外傷が多く，開放性外傷は少

ない。また，頭部・腹部・四肢など他部位の外傷を伴うことが多く，胸部単独の外傷はむしろ少ない。以下におもな胸部外傷をあげ，その特徴を示す。

1 肋骨骨折 rib fracture

● **原因・症状**　転落や打撲など直達外力による骨折が一般的であるが，強い咳嗽をしただけあるいはゴルフのスイングをしただけでも骨折を経験することがある。肋骨骨折は骨折点に一致した強い圧痛と，そこに付着する筋肉の運動に伴う痛み(深呼吸や咳嗽に伴う痛み)を特徴とする。

● **検査**　外傷の程度により気胸や血胸を伴うことがあるので，肋骨撮影だけでなく胸部X線検査による観察も必要である。

● **治療**　通常は1〜2本の骨折であれば安静だけで十分であるが，痛みが強い場合は胸帯による固定や肋間神経に対する局所麻酔が有効な場合もある。4本以上の骨折があり，肋骨の変異が著しい場合は，観血的に肋骨の整復固定を行ったほうがよい。

　前面から側面にかけての胸壁で複数の肋骨が1本につき2か所以上で折れている場合，骨性胸郭の固定性が失われ，吸気時に胸壁が陥凹し，呼気時に胸壁が膨隆するいわゆる**胸郭動揺** flail chest(フレイル-チェスト)がおこり，換気量が減少する。この減少が著しく，二酸化炭素の蓄積がおこる場合は，胸郭の固定が必要となる。人工呼吸器による陽圧換気により内側から胸郭を固定する方法を**内固定**といい，手術により肋骨を固定する方法を**外固定**という。

2 横隔膜破裂 rupture of diaphragm

● **原因**　横隔膜は外傷時に直達外力が及びにくい臓器であり，介達外力による外傷としてはおもに腹部を強く圧迫されたときや胸部に一時的に強い圧がかかったときに発生する。右横隔膜は下方を肝臓によって広範に支えられた格好になっているため，このような外力がかかっても損傷はおこりにくい。横隔膜の破裂は主として左側にみられ，腹部臓器(胃・大網・大腸など)の胸腔内への脱出がおこる。

● **治療**　外科的に脱出した腹部臓器の還納と破裂した横隔膜の一期的な閉鎖である。

3 肺損傷

● **原因**　外傷に伴う肺の損傷には，保存的な経過観察だけで軽快するものから，緊急手術により肺を摘出しなければならないもの，さらには他臓器の外傷の合併も多いため手術すら困難なものまでさまざまな病態が存在する。

● **治療**　鈍的な外傷による**肺挫傷**では，受傷後数時間から24時間程度の間にCT検査で肺内に浸潤影が出現し，多くは動脈血中の酸素ガス分圧の低

下を伴う。肺損傷のみの場合，数日の経過観察で回復がみられる場合が多い。肋骨骨折や血気胸を合併する場合は，胸腔ドレナージだけで回復するものから緊急手術を必要とするものまでさまざまであるが，他臓器の外傷を伴うものも多く，手術適応は肺の状態だけで決められないことも多い。

4　気管・気管支損傷

● **原因**　外傷における気管・気管支の損傷は，急激な気道内圧の上昇により気管・気管支の膜様部が裂ける場合や，縦隔と肺の外力に対する運動性のズレから主気管支レベルでの引き抜き損傷などが多い。

● **症状・検査**　縦隔内気管もしくは主気管支レベルでの外傷では，気管・気管支の断裂に伴って縦隔気腫・皮下気腫・血痰・気胸などがみられることが多い。胸部外傷後にこのような症状をみとめたときは，気管支鏡検査により気管・気管支の断裂の有無を精査する必要がある。

● **治療**　気管挿管または気管切開によって気道内圧を下げるだけで治癒する症例も少なくない。断裂の程度がひどい場合は，外科的に断裂部の閉鎖が必要である。

✍ work　復習と課題

❶ インフルエンザワクチンについて説明しなさい。

❷ 結核患者が発生したときの対応についてまとめてみよう。

❸ 間質性肺炎の患者の特徴をあげてみよう。

❹ 喘息の長期管理と発作時の第一選択薬をそれぞれ1つあげてみよう。

❺ アスピリン喘息患者にアスピリン以外の解熱鎮痛薬を投与してもよいか。

❻ 慢性閉塞性肺疾患（COPD）の原因をあげて，口すぼめ呼吸について説明してみよう。

❼ ワルファリン投与中の肺血栓塞栓症の患者が食べてはいけない食品はなにか。

❽ 喫煙と肺がんの関係を調べてみよう。

❾ 肺がんに特徴的な症状をあげて，それらの症状がおこる原因をまとめてみよう。

❿ 肺がんの治療法をあげて，進行度（病期）や組織型の違いによってどのような治療法の組み合わせがよいのか調べてみよう。

第 **6** 章

患者の看護

A　疾患をもつ患者の経過と看護

　ここでは，代表的な呼吸器疾患である慢性閉塞性肺疾患（COPD）と肺がんの事例を取り上げ，患者がどのような経過をたどるか整理し，それぞれの状況に応じた看護のポイントを述べる。経過による患者の変化を学ぶことにより，全体像を描き，本章B節以降の具体的な看護実践の学習に役だててほしい。

1　慢性閉塞性肺疾患（COPD）患者の経過と看護

　COPD は不可逆的で通常は進行性の疾患であるため，第5章までに学んできた症状や疾患という視点に加え，慢性の病いに伴うその人の「体験」を理解することが重要である（COPD 患者の看護の詳細は ▶305 ページ）。

1　慢性期の患者の看護

◆　慢性期①：安定期

　呼吸器疾患の多くは，適切な療養法を継続することにより病状のコントロールが可能となる。慢性期の看護の目標は，安定期をよりよい状態で長期間過ごせるようにセルフマネジメントができることである。看護師は十分な病態の理解に基づき，患者のアドヒアランス❶を高め，QOL の向上に向けて援助する。疾患をかかえながらも患者1人ひとりがその人らしい生活ができるよう，医療チームの一員として患者のエンパワメント❷を支援していく。

> **慢性期❶**　息切れの自覚から COPD と診断された A さん
>
> A さんの **終末期** 219 ページ
>
> ● **症状の自覚から受診まで**
>
> 　A さん，60 歳男性，農家。妻（57 歳），娘（25 歳，会社員）と同居，息子（30 歳）は結婚して独立。
>
> 　20 歳から 20 本/日の喫煙をしていた。数年前からときどき咳が出ていたが，とくに生活には支障がなかったため放置していた。半年ほど前から農作業時に息切れがあり，作業の中断を余儀なくされたが，年齢による身体の衰えかと思っていた。最近，農作業時の息切れが一段と強くなり，身体活動性が低下して疲労感が増した。かかりつけ医より専門外来への受診をすすめられた。
>
> ● **診断から治療開始まで**
>
> 　専門外来の受診後，COPD と診断された。治療開始にあたり，妻同席のもと，医師から疾患の説明・治療方針と予後について説明を受けた。その後，看護師との面談が予定されている。A さんはうすうす自分が病気かもしれないと思っていたが，COPD と診断され今後の生活への不安を感じた。とく

NOTE

❶アドヒアランス

　患者が積極的に治療方針の決定に参加して，治療を受けること。コンプライアンスが医療者の指示に患者はどの程度従うかという医療者側の視点である一方，アドヒアランスは患者側の視点であり，患者と医療者の相互関係に力点がおかれる。

❷エンパワメント

　症状や疾患などのために，本来の力を発揮できない状況にある人が，それらの要因を除去することで，本来の力を取り戻していくこと。

に医師の説明にあった「感染などにより病状が急激に悪化すると余命に影響する」と言われたことが気になっていた。Aさんは，指示された療養法について知りたいという気持ちと，呼吸困難に伴い自分で自分のことができなくなり自分らしさをなくすのではという思いが混在していた。そのなかで，看護師から「Aさん，どうぞ」と声をかけられた。

　看護師との面談のなかで，Aさんは労作時の呼吸困難により大好きな農業ができなくなることや，日常生活で他者への依存度が増すことで自分の役割を果たせなくなることへの不安を話した。

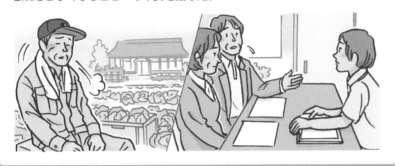

▍看護のポイント

● **セルフマネジメントの支援**　患者の病気の受けとめ方は，セルフマネジメントに大きく影響する。患者がどのような生活を送ってきたのか，日常生活と息切れの関係，症状や病気のとらえ方などをていねいに聴く。そして身体機能・ADL の動作方法や手順などをアセスメントし，問題を特定する。患者がセルフマネジメントの重要性を理解し，症状悪化の予防に必要な自己管理行動に取り組んでいけるように支援する。

● **行動変容への介入と支援**　達成可能な目標・計画を患者自身が立案していくことを援助する。やる気と「できる」という自信を引き出し，自己効力感を高める支援を行う。

● **精神的支援**　呼吸機能の低下に伴う社会的役割の遂行や日常生活への影響，予後など今後の不安はつきない。状況に応じて不安の内容も変化する。患者・家族と医療者が率直に話せる関係性をつくり，納得して希望する治療やケアが選択できるように継続的に支援し，安定期からアドバンスケアプランニング❶を実施していく。

◆ 慢性期②：急性増悪期

　COPD の急性増悪時は，安定していた状態からなんらかの原因で急激に呼吸機能が低下し，多くは動脈血ガス分析値の急激な悪化をみとめる。患者には強い呼吸困難と生命への危機感（死への恐怖）がある。同時に患者・家族ともにセルフマネジメントしてきたことが否定された気持ちにもなる。看護師はすみやかに患者の気道の清浄化に努め，換気の改善と不安の緩和に焦点をあてて援助する。

NOTE

❶アドバンスケアプランニング

　今後の治療や療養に関して，患者・家族と医療者が事前に話し合い共有し，ケアを計画していくプロセスをいう。

症状改善に取り組むものの，急性増悪となったＡさん

Ａさんの 終末期 219ページ

治療の継続

　Ａさんは，家族と担当の看護師とともに，症状の改善に向けて取り組みはじめた。禁煙をはじめ，何十年も継続してきた食事・更衣・洗面・入浴といった生活習慣を変更するのは容易ではなかったが，目標を定めて定期的に受診して学んだ呼吸方法やADLの動作などを取り入れ，自分たちなりに「うまくやれている」と感じながら毎日を過ごせるようになった。

急性増悪

　ある日，喀痰が白色から黄色に変化し，喀痰量が増加した。その翌日に発熱を伴い呼吸困難をみとめたため，受診した。胸部X線検査，動脈血ガス分析，心電図検査などの結果，COPDの急性増悪と診断され，緊急入院となった。

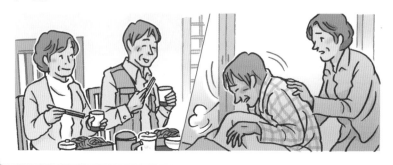

▌看護のポイント

● **全身状態の観察**　呼吸状態の悪化は全身に影響を及ぼす。バイタルサインの観察，アセスメントを行い，それらをもとに二次的に障害を受けていることについてもアセスメントする。

● **呼吸困難の緩和**　薬物療法や酸素療法などの治療がすみやかに行われるようにする。咳嗽への援助，体位や環境調整を行い，安楽な呼吸ができるように援助する。必要に応じて急性期の呼吸リハビリテーションが考慮される。

● **精神的支援**　低酸素血症・高二酸化炭素血症のため，不安定な精神状態を示すことがある。また，予定外の入院は不安を増強させ，酸素需要の増加につながる。患者・家族は状況が悪化したことについて自責の念をいだくことがあるため，安心して感情を表出できるように援助し，不安の軽減をはかる。

> **本章で取り上げる慢性期患者の看護**
>
> 　呼吸器領域には，ほかにも慢性の経過をたどる疾患が多くある。本章では，慢性期の看護の理解を深めるため，以下の疾患の看護を解説している。
> - 結核患者の看護（慢性期の看護，●298 ページ）
> - 気管支喘息患者の看護（慢性期の看護，●302 ページ）
> - 睡眠時無呼吸症候群患者の看護（●323 ページ）
> - 肺がん患者の看護（日常生活への援助，●331 ページ）

2 　終末期の患者の看護

　COPD の経過は，呼吸機能の低下がゆるやかに進行するのに伴い症状も進行する場合や，肺炎など感染症に罹患し急激に状態が悪化したあと遅々として回復しない場合などさまざまであり，予後の予測は困難である。そのため，患者・家族と医療者は，安定期から話し合いを重ねてきたアドバンスケアプランニングをもとに，経過（時間軸）の先にある終末期を見すえて緩和ケアの早期介入を検討し，最後までその人らしく生きることができるように援助する。

終末期　在宅酸素療法導入となり，終末期を迎える A さん

　　　　　　　　　　　　　　　　　　　　Aさんの 慢性期 216ページ

● 退院後の日常生活

　Aさんは COPD の急性増悪による緊急入院から病状が改善し，自宅に戻ることができた。しかし，活動に伴う呼吸困難に加えて，高血圧の合併症があるために活動量が減少し，生きがいであった農業を継続することができなくなった。筋肉量も減少し，鏡に映る自分の姿を見るとやせたと実感した。

● 在宅酸素療法の導入

　Aさんは退院に伴い在宅酸素療法を導入することになった。酸素療法により息苦しさは軽減したが生きがいをなくした A さんは人生の 終 焉（しゅうえん）について考えるようになった。家族は，自分にはなにができるのかと考えこむことも多くなりふさぎがちな A さんを見て心配している。

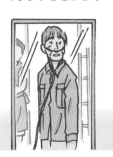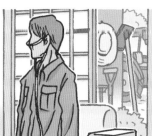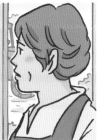

看護のポイント

● **症状のマネジメント**　COPD が進行すると，呼吸困難が高い頻度でみとめられ，QOL を低下させる。頻回な咳嗽，喀痰に伴う疲労感，睡眠障害は，栄養状態を悪化させて活動性を低下させるとともに，自律性をうばい悪循環をまねく。また，抑うつなど多彩な症状に対する緩和ケアも必要とされる。看護師は医療チームと協働してトータルペイン❶の考え方に基づき，全人的なケアを行い，苦痛の緩和をはかる。

● **意思決定支援**　死の直前まで自分らしく人生を生きるために，患者の意思決定を支援する。患者・家族と安定期から重ねてきた話し合いの過程（アドバンスケアプランニング）をもとに，今後受けたい治療，事前指示の確認や治療の中止・差し控えなどについて納得したうえで意思決定できるように支援する。

● **セルフケアの充足**　食事・排泄・清潔・更衣などが整えられることにより，患者には快や安寧がもたらされる。同時に，家族は患者が大切にされていると感じられる。患者の意思を尊重し，可能な限り自立・自律を支える。

● **家族のケア**　状況が変化するなかで家族はさまざまな思いや苦悩をかかえている。看護師は家族間の関係性を意識し，家族の存在の大切さが伝わるように支援する。残される家族は大切な人の看取りの経験をかかえて生きていくことになるため，患者・家族が当事者として最後までその人らしく生きたと思えるように支援する。また，在宅での看取りを希望した場合は，地域支援連携のキーパーソンとなる退院支援看護師などを交えてカンファレンスを行うなどタイミングを逃さないように調整する。

本章で取り上げる終末期患者の看護

　呼吸器領域には，ほかにも終末期にいたる疾患が多くある。本章では，終末期の看護の理解を深めるため，以下の疾患の看護を解説している。

- 肺がん患者の看護（●325 ページ）

3　患者の経過と看護のまとめ

　A さんは息苦しさが発端となって受診したが，COPD 患者の大多数は加齢に伴う変化だと見過ごし，未受診・未診療であったと推定される。呼吸機能の障害は生命に直結するだけではなく，セルフケア，社会的役割，自己概念など生きていくことすべての QOL に関連する。また，喫煙に深く関連しているため，青年期から禁煙や健康管理行動に結びつくように早い段階から関与していくことが重要である。

　なお，COPD の経過や患者・家族が直面する課題は多彩である。COPD の病期などに応じて，症状マネジメントは異なる。それぞれの患者の生活に焦点をあてたアセスメントを行い，セルフマネジメント能力の維持と精神的

NOTE

❶トータルペイン
　患者のかかえる苦痛を，身体的苦痛のみでなく，精神的苦痛・社会的苦痛・スピリチュアルな苦痛を含めた全体としてとらえること。全人的苦痛とも訳される。

安寧が得られるように支援する。そして，安定期からアドバンスケアプランニングに取り組み，本人の意向が尊重された医療が受けられるように支援することが望まれる。

Aさんの経過のまとめ

慢性期 ❶	安定期

安定期
- 生活のなかで活動に伴う呼吸困難を自覚し，COPDと診断される。
- 呼吸機能低下に伴う生活の変更や社会的役割遂行に向けての不安をかかえる。
- 薬物療法と並行して，家族とともに生活習慣の改善やセルフマネジメントに取り組む。

慢性期 ❷　急性増悪期
- 感染により急激に呼吸状態が悪化し，緊急入院となる。
- 緊急入院によりセルフマネジメントに対する自信を失う。
- 治療により呼吸状態は改善するが，在宅酸素療法が必要となる。
- 呼吸困難の出現による活動性の低下や，社会的役割の変化などによる自尊感情の低下，器械を装着して生きることによる葛藤（苦悩）が生じる。

終末期　在宅療養
- 呼吸困難に伴う活動量のさらなる低下，セルフケア能力の低下，ボディイメージの変化，社会的役割の喪失に伴い，自己の存在意義に苦悩する。
- 家族はAさんをどのように支えていけばよいのか悩んでいる。

2　肺がん患者の経過と看護

　肺がんでは，診断・治療法が確定するまでの不安な時期を経て，手術適応となった場合には侵襲により健康状態が急激に変化する急性期（周術期）にいたる。術後には身体の回復過程（回復期）に入り，社会復帰への準備を行う。このような経過の全体を頭の片隅におきつつ，各経過において質の高い看護を提供していく必要がある（肺がん患者の看護の詳細は◉325ページ）。

1　急性期の患者の看護

　急性期（周術期）では，看護師の責任において患者の安楽と安全のニーズの充足をはかる。看護師は生命維持を中心とした援助を行いながらも，患者の苦痛となる原因を取り除くように努める。また，家族が病状を理解でき，治療に参加できるように援助する。

急性期　定期健康診断をきっかけに肺がんと診断され，手術を受けるBさん

Bさんの 回復期 223ページ

● **健康診断受診から診断まで**

　Bさん，55歳男性，IT関連の会社員。妻50歳，高校生の息子2人。20歳から15年間にわたって20本/日喫煙していたが，子どもに気管支喘息があることがわかってから禁煙した。

　会社の定期健康診断で胸部異常陰影を指摘された。その後，喀痰検査，気管支鏡，MRIなどの検査を重ね，右肺がん（腺がん）と診断された。医師から「右上葉肺がん，T2aN1M0，病期分類はⅡA期であり，胸腔鏡による手術を行う」こと，手術手順，合併症のリスク，入院予定期間などについて説明を受け，Bさんは手術を受けることに同意した。そしてまっさきに仕事への影響を考えた。

● **術前準備から入院・手術まで**

　さまざまな社会的役割の調整を重ねながら，全身麻酔による手術の準備のために麻酔科外来，周術期の口腔管理のために口腔外科外来，呼吸リハビリテーションのためにリハビリテーション外来，入院・手術に伴う不安軽減のために術前看護外来を受診した。

　入院して手術日を迎え，胸腔鏡下右上葉切除術が行われた。手術直後，挿入された胸腔ドレーンからの出血量は基準範囲内であり，バイタルサインも安定していた。

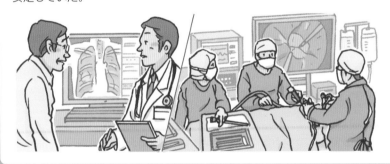

■ **看護のポイント**

● **全身状態管理と呼吸器合併症予防**　手術創，手術創による疼痛，挿入されている胸腔ドレーンや尿道カテーテルのほか，全身麻酔による影響，安静に伴う影響などを含め，バイタルサインや意識レベルなどの細やかな観察を行い，異常の早期発見に努める。また，換気障害や酸素化の障害がおこりやすいため，術前に計画・練習した合併症予防対策を実施する。

● **苦痛の軽減**　疼痛に対して十分な鎮痛をはかる。疼痛の増大はさまざまな症状の発症リスクを高める。疼痛の緩和により，必要な睡眠・休息をとることができ，離床への不安がやわらいで早期離床につながる。

● **早期離床による合併症予防**　手術に伴う出血や脱水，安静臥床に伴う身体への影響は，肺血栓栓塞栓症や呼吸器合併症のリスクを高める。合併症を予防するためのケアとともに，早期離床をはかる。

● **精神的支援**　多くの患者・家族にとって手術ははじめての体験である。

手術後の経過を説明し，患者・家族が出現している症状やおかれている状況について理解でき，不安が軽減されるよう支援する。

本章で取り上げる急性期患者の看護

　呼吸器領域には，ほかにも急性の経過をたどる疾患が多くある。本章では，急性期の看護の理解を深めるため，以下の疾患の看護を解説している。

- 肺炎患者の看護（急性期の看護，●286ページ）
- 結核患者の看護（急性期の看護，●293ページ）
- 気管支喘息患者の看護（急性期の看護，●301ページ）
- 肺血栓塞栓症患者の看護（●317ページ）
- 急性呼吸窮迫症候群患者の看護（●320ページ）
- 自然気胸患者の看護（●334ページ）

---

2 回復期の患者の看護

　肺がん術後の回復期では，手術による生命の危機的状態から脱し，身体の回復過程にある。生死の問題から呼吸機能障害をもちながらの生き方の問題へと移行する時期ともいえる。

　回復期の看護の目標は，手術侵襲と呼吸機能の喪失や低下に伴う身体・心理・社会的な影響を最小限にすることである。手術による苦痛が緩和され，変化している身体を整え，早期に社会生活を営むことができるように援助する。また，術後の身体の状態が安定することに伴い，心理・社会的不安の内容は変化する。こうした心身の急激な変化をのり切れるように援助する。

回復期 　手術後から退院にいたるまでの B さん

Bさんの **急性期** 222ページ

● 術後から退院まで

　手術後，Bさんは体位をかえることで挿入されている胸腔（きょうくう）ドレーンが抜けてしまうのではないかと心配で熟睡感が得られなかった。看護師は術後に体位変換の必要性と，創部は離開（りかい）しないことを説明し，不安の軽減をはかった。術後2日目には胸腔ドレーンが抜去され，病室のトイレに行けるようになった。

　右手は利き手なので動かすと創部が痛むと訴えていたため，看護師は患側を動かす必要性を説明した。術後疼痛は，術直後は硬膜外カテーテルから鎮痛薬が投与され，抜去後は内服薬の処方により，睡眠や活動への大きな影響はなかった。

　退院前には，看護師から仕事への復帰，生活のなかでの呼吸の整え方などについて説明を受けたが，今後の生活は体験していない未知の世界であることから一抹（いちまつ）の不安は感じていた。合併症はなく，術後5日目に退院した。

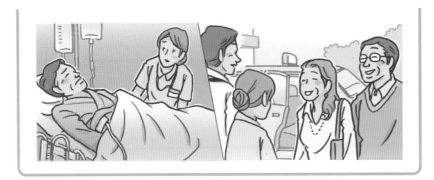

▌ 看護のポイント

● **疼痛緩和とセルフケア行動確立の促進**　十分な鎮痛により，活動範囲を拡大していくことに対する不安を軽減する。同時にセルフケアの自立を促し，活動量を増やしていく。段階的に入院前の活動量にしていき，患者がセルフケア行動を修正・獲得していくための学習を支援する。

● **創傷ケアと異常の早期発見**　退院後は自宅で手術創と胸腔ドレーン挿入部のケアが必要となる。入院中から創傷ケアの必要性，手技とともに，異常の早期発見，仕事への復帰，活動時の呼吸の整え方などについて説明する。

● **疾患・術式による身体変化の理解**　患者・家族が疾患・術式により術後の身体がどのようになり，どのようなことがおこりやすくなっているのか，それを予防するにはどうするのか，理解できるように説明する。

本章で取り上げる回復期患者の看護
呼吸器領域には，ほかにも回復期にいたる疾患が多くある。本章では，回復期の看護の理解を深めるため，以下の疾患の看護を解説している。 ・肺炎患者の看護（回復期の看護，●287ページ） ・間質性肺炎患者の看護（回復期の看護，●289ページ）

3 患者の経過と看護のまとめ

　成人期にあるBさんは，多くの社会的調整を行い，診断・治療（手術）を受けることができた。呼吸器疾患の手術では，生命の維持に直結する機能に影響が及ぶ。手術前には患者・家族の不安を緩和し，手術に関する情報提供や患者教育を行う。手術後は全身状態を観察し，苦痛を緩和し，合併症の予防・早期発見をはかる。

　なお，肺がんの病期などに応じて，手術適応とならない事例，ほかの治療法（化学療法など）と組み合わせて行われる事例，手術後に再発・転移した事例などもある。

Bさんの経過のまとめ

急性期	**入院前**

- 定期健康診断により胸部異常陰影を指摘され，受診して肺がんと診断される。
- 入院と手術に関する説明があり，同意する。
- 麻酔科外来，口腔外科外来，リハビリテーション外来，術前看護外来を受診する。
- 入院に伴うBさんの仕事や家庭での役割の調整，社会資源の利用を検討する。

術中・術直後

- 胸腔鏡下右肺上葉切除術を実施し，右胸腔ドレーンを挿入して帰室する。
- 術後のバイタルサインは安定し，術後2日目に胸腔ドレーンを抜去する。
- 疼痛は鎮痛薬によりコントロールされている。

回復期	**術後から退院**

- 疼痛はコントロールされ，順調に活動範囲は拡大し，セルフケアは自立する。
- 退院へ向けて創傷ケア，異常の早期発見，日常生活上の注意について説明を受ける。
- 退院後の生活は体験したことのない未知の世界であり，一抹の不安が残る。
- 術後5日目に退院。

B　症状に対する看護

1　咳嗽・喀痰のある患者の看護

　咳嗽は吸入される異物から呼吸器系をまもる生体防御反応の1つである。そのため，安易に咳嗽をとめるような治療・処置は行うべきではなく，患者の状態を見きわめたうえで判断しなければならない。

　しかし，長引く咳嗽は体力を消耗させ，睡眠や日常生活に障害をきたすなど，QOLを著しく低下させる。また，気胸や気道粘膜を損傷するなどの合併症を引きおこすこともある。そのため，有効な咳嗽ができるように援助しつつ，原因となっている疾患を治療する（●39ページ）。

　喀痰は気道粘膜の炎症などが原因となって停滞した気道内分泌物が，おもに咳嗽によって喀出されたものである（●41ページ）。健常者は痰を喀出しないため，少量であっても注意深く観察する。また，痰が喀出されずに貯留されたままになると，気道を閉塞し，症状を悪化させる原因となる。したがって，できるだけ喀出させるように援助する。

1　アセスメント

　咳嗽・喀痰の原因疾患は多様であり，今後の看護を考えるうえで咳嗽・喀痰の詳細を確認することは重要である。咳嗽・喀痰のある患者のアセスメントを ●表6-1 に示す。

2　看護目標

　患者が効果的な咳嗽により排痰ができ気道の清浄化をはかり，咳嗽による苦痛が軽減するように努める。患者の状況を考慮して，以下の目標を設定する。
（1）状態に応じた効果的な咳嗽・排痰・深呼吸の方法を理解し，気道の清浄化をはかる。
（2）感染経路を遮断する重要性を理解し，感染予防行動を実践する。
（3）指示された薬剤の作用・副作用・使用方法を理解し，実行する。
（4）咳嗽や痰の喀出により苦痛が軽減する。
（5）咳嗽や痰の貯留に伴う合併症を予防する。
（6）咳嗽や痰の喀出による疲労を最小限にする方法を理解し，実行する。
（7）咳嗽・喀痰が減少し，正常な肺音になる。

3　看護活動

　咳嗽は原因や病態によって，喀痰を伴わない乾性咳嗽と，喀痰を伴う湿性咳嗽に大別できる（●39ページ）。いずれの場合でも安静を保ち，咽頭への刺激を最小限におさえる。
　激しい咳嗽は患者のセルフケアのレベルを低下させる。咳嗽は疲労・不眠の要因となり，精神的に不安定となることがある。看護師は患者の苦痛を受けとめ，適切な援助を行う。
（1）室内環境（温度・湿度・気流・ほこり・臭気など）を整え，咽頭への刺激を最小限にする。喫煙は気道に強い刺激を与えるため，絶対に避けるよ

●表6-1　咳嗽・喀痰のある患者のアセスメント

項目	内容
既往歴・併存症	①アレルギー（気管支喘息など），②慢性の循環器疾患・呼吸器疾患，③HIV感染
症状の経過	①咳嗽・痰が出はじめた時期・持続期間，②症状はよくなっているか・わるくなっているか，③咳嗽の頻度・時間帯，④食事との関連の有無，⑤咳嗽がおさまる状況・悪化する状況，⑥喀痰の量・性状・色調・臭気，⑦咳嗽に伴う随伴症状（発熱・咽頭痛・鼻汁・胸痛など）の有無
呼吸状態	①呼吸数，②呼吸の深さ・呼吸パターン，③呼吸音，④呼吸困難感の有無，⑤呼吸補助筋の使い方
全身状態	①発熱，②意識レベル，③全身倦怠感・易疲労感，④胸部・腹部筋肉痛，⑤頭痛，⑥血圧，⑦食欲不振・体重減少，⑧尿の量・性状，⑨胸痛・胸やけ・咽頭違和感，⑩チアノーゼ，⑪発汗
その他	①喫煙歴，②刺激物の吸入，③薬剤の使用状況（副作用として咳嗽をおこす可能性があるACE阻害薬〔降圧薬〕など），④住環境，⑤環境の変化（乾燥した空気・冷たい空気の吸入），⑥清潔状態，⑦睡眠障害，⑧精神状態，不安・不穏状態，⑨セルフケアレベル，⑩検査所見（胸部X線，胸部CT，喀痰検査，心電図，血液検査）

うに説明する。家族が喫煙している場合には，分煙・禁煙への理解と協力を求める。

(2) 咳嗽による患者の苦痛を軽減するため，安楽な体位を整える。その際，横隔膜運動を妨げないようにし，腹圧をかけやすいようにする。

(3) 効果的な咳嗽と深呼吸の方法を説明する（●307ページ）。胸部や腹部に創傷がある場合は，咳嗽により痛みが増強しないように，両手で創部が動かないように固定して保護する。咳嗽は疲労感を伴うため，休憩をはさみながら実施する。

(4) 医師の指示がある場合は，吸入療法を実施する。

(5) 口腔内の保清をはかり，適度な水分摂取を促す。

(6) 咳嗽は体力を消耗するため，栄養価の高い食事がとれるように援助する。

(7) 就寝前に排痰を行う。医師の指示により鎮咳薬や去痰薬が処方されている場合は投与時間を工夫し，十分な睡眠がとれるよう援助する。

(8) 周囲への感染を予防するためにマスクを装着し，手洗いや含嗽などの保清行為，咳嗽のマナー，喀出した痰の始末方法を説明する。

(9) 咳嗽・喀痰によって生じたセルフケアの不足を補う。

(10) 乾性咳嗽の場合は，咳嗽をとめることが患者の身体に好都合である場合が多い（●41ページ）。とくに，咳嗽による体力の消耗が激しい場合，睡眠が妨げられる場合などは，医師の指示によって鎮咳薬が投与される。その場合は，鎮咳薬の効果と副作用（便秘など）を観察する。

(11) 喀痰や湿性咳嗽は，感染や気管支喘息などの炎症が原因であることが多い。痰の喀出を促し，気道の清浄化をはかるように努める。その際に投与される去痰薬・気管支拡張薬・粘液溶解薬の効果と副作用を観察する。

(12) 慢性呼吸不全患者で経過が長期にわたり線毛運動の低下によって気道内分泌物が多量に貯留した場合は，気道の清浄化のため体位ドレナージを行う（●図6-1）。

2　血痰・喀血のある患者の看護

　喉頭・気管・気管支から肺胞にいたる呼吸器系から出血が生じ，喀痰に少量でも血液成分が混入するものを血痰，血液そのものを喀出する場合を喀血という（●42ページ）。原因疾患により胸部圧迫感などの前駆症状を伴う場合もあれば，前駆症状なしに喀出される場合もある。大量の喀血の場合は，血液が凝固して気道を閉塞し，窒息する危険性がある。

　呼吸器系に原因疾患をもつ患者の場合には，たとえ少量の喀血であってもガス交換機能の低下をみとめることがあるため，注意が必要である。いずれの場合でも，血痰・喀血に伴う患者の精神的な動揺は大きい。そのため，不安・恐怖感をやわらげるように援助する。

1 アセスメント

　血痰・喀血は原因疾患や併存疾患により多様な症状を伴うことがあり，出

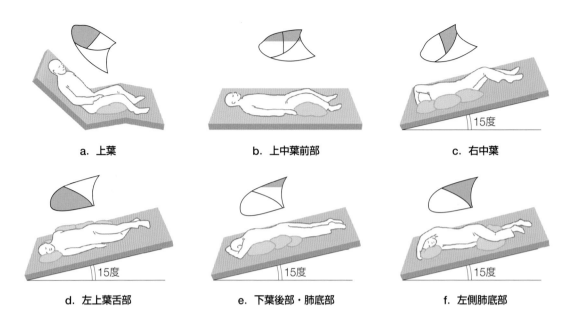

a. 上葉　　b. 上中葉前部　　c. 右中葉

d. 左上葉舌部　　e. 下葉後部・肺底部　　f. 左側肺底部

◍図6-1　体位ドレナージ
重力を利用して効率よく痰を喀出する方法である。痰が貯留している部位を上部にもっていく体位を5〜15分保持し，痰を中枢に移動させる。

◍表6-2　血痰・喀血のある患者のアセスメント

項目	内容
既往歴・併存症	①出血性素因(白血病・再生不良性貧血・肝硬変など)，②呼吸器疾患(悪性腫瘍〔喉頭がん・咽頭がん・肺がん〕，感染症〔肺結核・肺炎など〕，気管支拡張症，肺循環障害〔肺血栓塞栓症・肺梗塞など〕)，③気道異物，④心疾患(肺うっ血・肺水腫・先天性心疾患など)，⑤胸部外傷，⑥子宮内膜症
症状の経過	①喀痰に血液がまじるようになった時期，②前駆症状の有無：急激に始まったのか，③頻度：過去にも同様の症状があったか，頻繁になってきたか，④出血量：患者が説明しやすいようにスプーン1杯・コップ1杯など目安となる表現を用いる
呼吸状態	①呼吸数，②呼吸の深さ・パターン，③呼吸音，④呼吸困難感の有無，⑤呼吸補助筋の使い方，⑥血痰・喀血の量・性状・色調・臭気，⑦チアノーゼ，⑧動脈血酸素飽和度，⑨胸痛の有無・部位・程度
全身状態	①意識レベル，②バイタルサイン，③四肢冷感，④皮膚の損傷，⑤吐きけ
その他	①最近まで内服していた薬剤の使用状況(抗凝固薬・経口避妊薬・副腎皮質ステロイド薬など)，②呼吸器系への侵襲的な検査(気管支鏡・喉頭鏡・肺生検など)，③呼吸器系への侵襲的な治療(放射線照射)，④喫煙歴，⑤吐血との鑑別，⑥症状の受けとめ方，⑦不安・恐怖を示す言動，⑧セルフケアレベル，⑨検査所見(喀痰検査・胸部X線・胸部CT・MRI・気管支鏡・血液検査・血液ガス検査・心電図など)

血量によっては生命にかかわるため，すみやかに◍表6-2に示すアセスメントを実施する。

2　看護目標

　患者の状況に応じて，以下の目標を設定する。
（1）気道が確保され，安楽に呼吸できる。
（2）喀血に伴う不安や死への恐怖が軽減する。
（3）出血している局所の安静をはかり，バイタルサインが安定する。

（4）心身の安静をはかり，体動に伴う再出血をおこさない。

（5）口腔内を清潔にし，不快感が軽減する。

（6）無気肺や感染をおこさない。

（7）喀血を予防し，症状をコントロールするための方法を知り，実践できる。

3　看護活動

　血痰・喀血の量によって行われる治療・処置，看護は異なる。基本的には安静をはかり，気道を確保し，患者の不安を軽減する。止血後は，喀血の原因となった疾患を治療する。大量の喀血の場合には，すみやかに患者の気道を確保して呼吸困難を緩和するとともに，出血性ショックに対する援助を行う。血痰・喀血を取り扱う際には，血液汚染事故に注意する。

（1）気道を確保し，窒息を予防する体位をとる❶。また，喀出された血液や痰による気道閉塞や誤嚥を予防するために，口腔・気道内の血液をすみやかに除去する。喀出が困難な場合は吸引を行う。その際，吸引による咳嗽が出血の誘因となることもあるため，注意して行う。

（2）患者の呼吸状態・意識レベル・バイタルサインを確認して異常の早期発見に努め，呼吸状態の悪化を防止する。同時に，呼吸状態を維持するための酸素投与に加えて，緊急処置が必要となる場合を想定して，気管挿管・人工呼吸器・気管支鏡などを準備する。また，大量喀血による出血性ショックに対応できるように，血管を確保して輸液・輸血ができるようにするとともに，気管支鏡による止血治療が行えるように準備する。

（3）活動に伴う再出血を予防するため床上安静とし，バイタルサインの安定をはかる。患者は自分におこった状況を確認したい，知りたいという欲求をもつ。一方で，喀血直後は出血を誘発する可能性がある会話・咳嗽・あくび・くしゃみを抑制するように指示される。看護師は患者のそばに付き添い，ゆっくりと静かに呼吸するように説明する。また，状況に応じて意思の疎通のために筆談が利用できることを説明する。

（4）患者が自分の身におこっていることや出血部位特定のために行われる検査など，状況が理解できるように支援し，喀血による精神的動揺，生命への不安を緩和する。患者の家族も，大量の喀血と呼吸困難，侵襲や苦痛を伴う検査などにより動揺する。家族への精神的支援，不安の緩和をはかるとともに，患者の不安を軽減するために家族の協力が得られるようにする。

（5）口腔内の清潔を保持する。喀痰や血液のにおいは嘔吐を誘発し，それが再出血の誘因となることを予防するため，誤飲に注意しながら冷水で静かに含嗽する。また，血痰・喀血はすみやかに処理し，部屋に臭気がこもらないよう環境を整える。

（6）長時間の同一体位による誤嚥性肺炎を予防するため，静かに体位変換を行う。

（7）排便の努責による再喀血を予防するため，便通の調整を行う。

（8）患者の状態に応じて食事・洗面・トイレ歩行・入浴・面会などが制限さ

NOTE
❶窒息予防の体位
　出血側が判明していて出血量が多い場合は，健側への血液の流入（垂れ込み）を防ぐため，患側を下にした体位にする。止血が完了して肺内に貯留した血液を排除したい場合は，患側を上にした体位にする。

れる。血痰・喀血によって生じたセルフケアの不足を補う。

（9）止血が確認され，安静度が緩和される場合は，これまでの生活習慣・生活様式，検査データなどのアセスメントに基づき，再喀血を予防する生活上の注意事項を患者・家族に説明する。

（10）再出血がおきた場合の対応，受診が必要となる前駆症状や随伴症状，相談窓口などについて説明する。

（11）二次感染を予防するため，口腔内と気道の清潔を保持するように説明する。

3　胸痛のある患者の看護

　胸痛は，胸部の皮膚から胸部すべての臓器，組織の障害に由来する感覚的な訴えの総称である。主観的な，あるいは心因性の要素も大きい症状であり，胸痛の訴え方は非常に多様である（◗45ページ）。一方，胸痛は重大な疾患の初発症状であることも多いため，患者の不安は大きい。一般的に胸痛は心臓の異常であり，死と結びつけて考えられやすい。不安は胸痛をより増幅させる。

　看護師は，患者の苦痛と胸痛に伴う不安・恐怖を緩和し，適切な治療が行われるように援助する。その判断と対処によって，患者に残される障害の程度が異なり，生活様式の変更を余儀なくされる場合もある。それだけに，的確なアセスメント，すみやかな対処，苦痛に寄り添う誠実な態度が必要とされる。

1　アセスメント

　胸痛をきたす疾患は多岐にわたり，訴え方も多様である。異常の早期発見とともに胸痛に伴う患者の不安・恐怖と苦痛の緩和へ向けて，◗表6-3に示すアセスメントを実施する。

2　看護目標

　原因疾患によっては生命の危機に直結する胸痛の場合があるため，患者の自覚する苦痛にすみやかに対処する。同時に胸痛に伴う不安，死への恐怖が緩和されるよう援助する。患者の状況に応じて以下の目標を設定する。

（1）胸痛が緩和する。

（2）適切な処置が行われることにより，バイタルサインが安定する。

（3）胸痛による不安・恐怖が軽減する。

（4）胸痛の原因や増強させる誘因とコントロールの方法を理解し，実践する。

3　看護活動

（1）胸痛を訴える患者を安静にし，衣服をゆるめ，安楽な体位にする。

（2）バイタルサインを測定し，患者の全身状態を把握する。同時に胸痛の強さ・部位・程度・持続時間を言葉だけでなく表情や態度を含めて観察す

◯表6-3　胸痛のある患者のアセスメント

項目	内容
既往歴・併存症	①胸部外傷，②慢性の循環器疾患・呼吸器疾患，③膠原病，④悪性腫瘍(がん)，⑤食道，胃・十二指腸，胆囊，膵臓などの消化器疾患，⑥血栓性静脈炎・深部静脈血栓症，⑦慢性的な咳嗽による呼吸筋への負荷，腕や胸部筋肉を使用した過度の運動
症状の経過	①部位：限局した痛み・広範囲の痛み・放散する痛み，②時間：夜間〜早朝・通勤時・日中・食後など，③頻度：持続的・間欠的，④随伴症状：発熱・背部痛・歯痛・腹痛・黄疸など，⑤誘因：運動・食事・呼吸・咳嗽など，⑥表現の仕方：できるだけ患者の言葉で表現してもらう，⑦対処方法：どうすると痛みはおさまるか(安静・体位など)
呼吸状態	①呼吸音，②呼吸の深さ・パターン，③呼吸数，④呼吸困難感，⑤咳嗽・喀痰・血痰・喀血を伴うか，伴う場合は量・性状・色調・臭気など，⑥呼吸補助筋の使い方
全身状態	①バイタルサイン(とくに脈拍，心雑音，心電図モニタ波形)，②意識レベル，③消化器症状(腹痛・嘔吐・胸やけ・灼熱感・嚥下痛・下痢)，④冷汗，⑤発熱，⑥悪寒，⑦頭痛，⑧筋肉痛，⑨放散痛(頸部・肩・腕・背部)，⑩寝汗，⑪胸部外傷，⑫不安・恐怖，⑬皮膚の状態，⑭栄養状態
その他	①最近まで内服していた薬剤の使用状況(経口避妊薬，テオフィリン製剤など)，②侵襲的な検査・治療(気管支鏡下肺生検など)，③喫煙歴，④アルコールの摂取状況，⑤職業歴・住居環境(アスベスト・石炭の粉塵やその他の刺激物への曝露)，⑥症状の受けとめ方，⑦セルフケアレベル，⑧検査所見(胸部X線，心電図，血液ガス検査，血液検査など)

る。的確に症状を把握するためにすみやかに心電図モニタやパルスオキシメータを装着し，必要に応じて酸素療法，気道確保，血管確保，指示された薬剤の準備をする。投与された薬剤がある場合は，その効果と副作用を観察する。

(3)患者は胸痛を「胸が締めつけられるようだ」「胸が熱い」「胸をえぐられるようだ」などと表現することがある。その苦痛は患者や周囲の人たちに死を連想させ，強い危機感をいだかせる。強い不安はさらに胸痛を増強させ，悪循環に陥る。看護師は，胸痛に伴って患者の不安や孤独感が増強しないように，共感的態度で接して不安を緩和する。また，家族や周囲の人々の精神的動揺は患者に伝わりやすいため，家族にも患者の状況を説明し，理解と協力が得られるようにはたらきかける。同時に，患者・家族にとって未知のできごとである処置・検査などに関してわかりやすく説明し，不安を緩和する。

(4)胸痛の状況を的確に判断して対処につなげていくため，変化をすみやかに伝えるように説明する。

(5)胸痛によって生じたセルフケアの不足を補う。

(6)これまでの生活習慣や検査データなどのアセスメントに基づき，胸痛を引きおこした原疾患の悪化・増強を予防するため，日常生活のなかで患者が主体的に療養法に取り組めるように支援する。

4　呼吸困難のある患者の看護

　呼吸困難は「自分の思うように息が吸えない」「たくさん息をしても苦しい」という自覚症状である。胸痛と同様に，精神的要因や過去の経験などの影響により患者の感じ方，訴え方は異なるため，客観的に評価することはむ

ずかしい。機能障害があっても呼吸困難の自覚がない場合もあり，検査所見と自覚症状は必ずしも一致しない（●47ページ）。

　呼吸困難の原因は呼吸器疾患だけでなく，循環器疾患・代謝性疾患・精神的要因など多様である。睡眠・排泄・食事・清潔・活動といった日常生活に影響を及ぼし，ときには全身的な障害にいたることもある。呼吸困難のある患者には，第一に生命の危険性と緊急対処の必要性を考え，障害を最小限にするために優先すべき援助がなにかを判断し，実施する。

　その際，患者はいままで無意識にしていた呼吸が思うようにできないことから，「息がとまるのではないか」「死ぬのではないか」といった生命の危機を予感させられる。症状が改善されないと不安や恐怖は増幅する。患者の苦しみを理解しつつ，周囲の人々への配慮を忘れないようにし，トータルディスニア❶の考え方に基づいて援助することが大切である。

NOTE

❶トータルディスニア

　患者の苦痛 pain をさまざまな側面から総合的にとらえるトータルペイン total pain という考え方と同様に，呼吸困難 dyspnea を身体的（呼吸不全・心不全など）な側面だけでなく，精神的（不安や抑うつなど）・社会的（社会的地位や経済的基盤の喪失など）・スピリチュアル（人生における苦痛症状の意味など）な側面も含めてとらえることを，トータルディスニア total dyspnea という。

1 アセスメント

　呼吸困難は，病態に応じた適切な処置を実施するために，症状の経過や呼吸状態・全身状態の観察が重要となる。呼吸困難のある患者のアセスメントを●表6-4に示す。

2 看護目標

　呼吸困難の原因となる病態の重症度によっては生命の危機に直結する場合もあるため，すみやかに対処する。同時に患者の呼吸ができないことに伴う不安，死への恐怖が緩和するよう援助する。患者の状況に応じて以下の目標を設定する。

（1）正常な換気が行えるよう，気道を確保する。

（2）気道の清浄化をはかり換気を改善することで，適切な酸素化を維持する。

（3）呼吸困難に伴う不安や恐怖が軽減する。

（4）呼吸機能の回復により，呼吸困難が軽減・消失する。

●表6-4　呼吸困難のある患者のアセスメント

項目	内容
既往歴・併存症	①アレルゲンへの曝露，②呼吸困難の原因となる既往歴（気管支喘息，COPD，気胸，結核，循環器疾患，深部静脈炎・静脈瘤，外傷，妊娠，上気道感染など），③放射線照射などの治療歴，④糖尿病
症状の経過	①呼吸困難を感じるようになった時期，②呼吸困難がおきる状況：活動中・休息中，③頻度：過去に同様の症状はあったか，過去と比べて今回の症状はどの程度か，④体位との関連
呼吸状態	①呼吸数，②呼吸の深さ・パターン，③呼吸音，④喘鳴，⑤咳嗽，⑥喀痰の量・性状・色調，⑦呼吸補助筋の使い方，⑧呼吸時の姿勢や行動（起座呼吸・口すぼめ呼吸），⑨血痰・喀血
全身状態	①意識レベル，②ショック症状，③チアノーゼ，④バイタルサイン（血圧低下・発熱・不整脈），⑤易疲労感，⑥胸痛・胸やけ・咽頭痛，⑦食欲不振・体重減少，⑧口臭，⑨発熱，⑩発汗，⑪浮腫
その他	①異物・胃内容物の誤嚥，②食事内容，③汚染された空気や刺激物の吸入，④薬剤の服用状況（アスピリン関連物質，β遮断薬，カルシウム拮抗薬などの副作用として呼吸困難をおこす可能性があるもの），⑤喫煙歴，⑥渡航歴，⑦セルフケアレベル，⑧病気の受けとめ方，⑨不安・恐怖感を示す言動，精神状態，⑩検査所見（血液ガス検査・胸部X線・MRI・血液検査・生化学検査・心電図・心エコー・血糖値）

(5)症状の増悪を予防する。

(6)呼吸困難に伴う栄養状態の低下を防ぐ。

(7)残存機能を維持し，適切な療養法を実行することでセルフケアを確立する。

3 看護活動

(1)全身状態を注意深く観察する。患者・家族やともに来院した人に呼吸困難出現時の状況や症状の経過などの必要な情報を聞く。

(2)呼吸状態をアセスメントし，必要に応じてすみやかに気道を確保する。吸気時の「ヒーヒー」という高調性の喘鳴がある場合は，窒息の兆候である。窒息であればすぐに強い咳をするように指示する。口腔内に異物があることが確認されたら，すみやかに除去する。異物が確認されない場合は，盲目的に指などを口腔内に入れて異物を探してはならない。咳ができない，あるいは咳が弱くなってきた場合は，背部叩打法❶や腹部突き上げ法❷により異物を吐き出させる。舌根沈下が観察された場合は，頭部外傷がないことを確認し，下顎を挙上させて気道を確保する。気道が確保されたあとは，呼吸音を確認して換気が維持されるよう援助する。必要に応じて吸引を行う。患者の意識がない場合は，エアウェイの挿入，気管挿管の準備をする（◑113ページ）。

(3)安楽な体位にする。起座位は，重力を利用しながら横隔膜の動きを妨げずに呼吸しやすくする。クッション・布団・オーバーテーブルなどを利用して，安定した体位を保持する。ただし，呼吸困難の原因（循環器疾患・呼吸器疾患など）に応じて身体にかかる負担とそれが軽減される体位が異なる場合があるため❸，注意する。その際，呼吸筋の運動を妨げないよう衣服をゆるめ，胸郭が十分に広がるようにし，リラックスできる体位がとれるようにする。

(4)酸素欠乏による呼吸困難を軽減するために，酸素吸入を行う（◑101ページ，「酸素療法」）。動脈血酸素飽和度をモニタリングし，適切な酸素化が行われているかを観察する。

(5)呼吸困難に伴う不安を緩和する。「思うように息が吸えない」「息をしても苦しい」という苦痛は，患者・周囲の人々に死を連想させ，強い危機感をいだかせる。強い不安は呼吸困難を増強させる要因となる。看護師は，患者の呼吸困難に伴う苦痛，不安や恐怖を受容的態度で受けとめる。落ちつけるよう静かな環境を整え，患者の安全と安心のニーズにこたえるよう誠実な態度で接する。検査方法や治療方法，状態について，患者や周囲の人々が理解しやすいように説明する。

(6)適切な換気と酸素化を維持するため，気道の清浄化をはかる。気道内分泌物を喀出させるために必要な気流や咳嗽力が低下している場合は，体位ドレナージを行う。痰の粘稠度が高い場合は，飲水が可能であれば水分補給や吸入療法を行う。また，効果的な咳嗽が行えるように支援する。喀痰量が多い場合は，頻回な咳嗽により呼吸困難が悪化しないよう

NOTE

❶**背部叩打法**
片手を患者の胸部にあて，もう一方の手を開いた状態にして，患者の肩甲間を手掌基部で鋭く4〜5回叩打する。このとき，患者の頭部はできるだけ胸部より下にあるようにする。

❷**腹部突き上げ法**
患者を後ろからかかえ込む。片方の手を握って拳をつくり，患者の臍部のやや上方，剣状突起より十分下方にあてる。もう一方の手で拳をつかみ，すばやく手前上方に突き上げるようにして，患者の腹部を圧迫する。この方法を用いたときは，腹腔内臓器を損傷する可能性があるため，必ず医療機関を受診させる必要がある。

❸**安楽な体位**
相対的な呼吸筋の機能不全が考えられる場合（緊張性の気胸，大量の胸水など），健側を上にすると重力などにより患側肺が圧迫され呼吸しづらくなることや縦隔偏位をきたすことがあるため，健側を下にした体位にすることが多い。

に吸引するなどして痰の除去をたすける。

(7) 呼吸困難が原因となって速く浅い呼吸を続けることにより，呼吸筋が疲弊して体力が消耗する。浅い呼吸では1回換気量が少なく，肺胞に十分量の酸素を供給できないため，症状を軽減する呼吸法(口すぼめ呼吸〔◐307ページ〕や腹式呼吸〔◐307ページ〕)を説明し，実施する。

(8) 換気によって水分の喪失が加速され，気道内分泌物の粘稠度を上げることになり呼吸困難が増悪するという悪循環をつくる。症状に伴う脱水を予防するために，水分出納バランスを観察する。

(9) 栄養状態の悪化は免疫機能低下や筋力低下を引きおこし，呼吸運動に不利にはたらくため，呼吸困難に伴う栄養状態の悪化を予防する。腸内ガスによる腹部膨満は横隔膜運動を妨げるため，栄養バランスのとれた消化のよい食品を選び，分食をすすめ食べ過ぎないように説明する。不足するエネルギーは栄養剤などで補充するように工夫する。説明の際は，患者の生活習慣・生活様式を考慮した内容とする。

(10) 呼吸困難によって生じたセルフケアの不足を補う。

(11) 呼吸困難を引きおこした原疾患の悪化，呼吸器合併症を予防するための療養法とその必要性について説明し，自己管理できるように支援する。活動に伴って呼吸困難が増悪した場合は，気持ちを落ち着かせ呼吸するパニックコントロールの方法を説明する。

(12) 指示された薬物がある場合は，自己判断で中断しないよう内服継続の必要性を説明する。

(13) 感染予防，感染徴候の把握に努め，良好な状態が維持できるように援助する。喫煙は気道を刺激するため，禁煙するように説明するとともに，家族が喫煙している場合には禁煙・分煙への理解と協力を求める。

C　検査を受ける患者の看護

　近年，画像診断技術の進歩に伴い，末梢の微小陰影も発見されるようになってきた。発見した陰影の確定診断のために，侵襲性の高い検査が行われることがある。侵襲性の高い検査は，患者の身体への影響も大きく苦痛を伴うことが多いため，看護師は検査が安全・安楽に行われるように援助する。

1　内視鏡検査を受ける患者の看護

a　気管支鏡検査

　呼吸器疾患の確定診断のために，経口的あるいは経鼻的に気管支鏡を挿入して行われる(◐79ページ)。ほかに，気道内異物や血液・分泌物の除去，腫瘍の切除，肺生検や肺胞洗浄，ステント挿入など気管支鏡を使用して多くの検査・処置が行われる。気道に気管支鏡を挿入するので，検査中は息苦しく

発声できず苦痛を伴う。患者の苦痛を緩和し，安全に検査が終えられるよう援助する。

1 検査前の看護

（1）検査日程が決まったときに，検査の注意事項を含め以下のことを説明する。

- 気管支鏡検査の目的・具体的方法・所要時間など，医師から説明されている内容を確認し，疑問があれば説明する。このとき写真やイラストなどを利用し，視覚的に情報を提供して理解をたすけ，検査がイメージできるようにする。
- 既往歴を確認する。
- 気管支鏡を挿入するときは，嘔吐反射を誘発する。嘔吐による窒息や誤嚥を予防するために，検査前日の就寝時から禁食とし，検査前の2〜3時間前からは飲水も禁止する。
- 患者の安全と苦痛の緩和目的で鎮静薬が使用される。検査時に使用する鎮静薬・麻酔薬に対するアレルギーの有無，とくにリドカイン塩酸塩（キシロカイン®）に関して過去の使用歴やアレルギーの有無を確認する。
- 検査時の気道内分泌物の抑制と迷走神経反射を防ぐ目的の前投薬として，抗コリン薬のアトロピン硫酸塩水和物を使用する場合は，視調節障害などの影響が残る可能性があるため，自分でバイク・自動車を運転して来院しない，危険を伴う機械の操作などは控えるように説明する。

（2）検査当日は，検査前に飲食していないことを最終確認する。検査着に更衣し，義歯や眼鏡があれば取り外しておく。口紅を除去する。

（3）検査に対する不安の軽減をはかる。

（4）検査に必要な物品を準備し，検査中の緊急事態に対処できるように救急カートの点検・整備を行う。

（5）気管支鏡を挿入するには声門を通過しなければならない。そのため，検査中は呼吸はできるが発声はできなくなるので，患者と苦痛時のサインを決めておく（例：苦しかったら右手を上げるなど）。

（6）バイタルサインを測定し，状態を把握する。とくに，動脈血酸素飽和度，出血傾向，心電図上の虚血性変化には十分な注意が必要である。

（7）検査の安全と苦痛緩和の目的で使用した薬剤について，副反応の出現の有無や鎮静の効果を観察する。

（8）局所麻酔のために麻酔薬を喉頭に噴霧する。このとき使用されるリドカイン塩酸塩のアレルギー反応などを観察する。口腔内に貯留した唾液・痰・麻酔薬などは喀出させる。その後，患者を仰臥位とし，気管支鏡が挿入される。

2 検査中の看護

（1）低酸素血症がおこる可能性があるため，パルスオキシメータによる動脈血酸素飽和度のモニタリングを行う。また，定期的に血圧測定を行う。

(2)検査中の副作用や合併症(呼吸不全，低酸素血症による不整脈，冠不全，出血，経気管支肺生検時の操作に伴う気胸)を観察し，異常の早期発見に努める。

(3)苦痛や緊張により身体に力が入ると胸郭運動が制限される。気管支鏡がスムーズに挿入されるのは声門が開く吸気時である。そばにいて手を握るなどをして患者の不安や緊張を緩和し，短時間で検査が終了するように援助する。

3 検査後の看護

(1)検査が終了したことを告げ，バイタルサインを測定し，呼吸状態をアセスメントする。

(2)咽頭・喉頭の局所麻酔により喉頭蓋が麻痺しているため，検査終了後1～2時間は，誤嚥防止のため飲食をしない。飲食を開始する際は少量の水を飲み，誤嚥がないことを確認する。

(3)検査終了後，咽頭痛・発熱・血痰❶が出現することがあるが，検査後の症状であることを説明し，不安の軽減をはかる。帰宅後に，息苦しさを伴う胸の痛みが持続する場合(気胸)，血痰の量が増加する場合(肺・気管支からの出血)など検査後に受診が必要な症状について説明する。検査後の注意事項の大切な内容は，パンフレットなどを活用して理解をたすける。

(4)気管支鏡実施前・中・後のバイタルサインと呼吸状態のアセスメント，合併症の有無，気管支鏡所見，検体を採取した場合は採取部位と性状，使用した薬剤に対する反応などを記録する。

□ NOTE
❶経気管支肺生検を行った場合は，血痰が喀出されやすい。

b 縦隔鏡検査

　気管周囲の縦隔リンパ節の生検検体を採取するために，全身麻酔下で頸部に切開を加え，縦隔鏡(●84ページ)を気管に沿うように挿入して行われる。

1 検査前の看護

(1)検査中の緊急事態に対処できるように，救急カートの点検・整備を行う。

(2)患者に検査に関する目的・具体的方法・安全性などを説明し，同意と協力を得る。

(3)全身麻酔下で行われるため，麻酔導入前に検査や麻酔に対する不安や緊張の緩和をはかる。

(4)検査前に，嘔吐による窒息や誤嚥を予防するため禁飲食としてきたことを確認する。義歯があれば取り除いて保管しておく。また，ヘアピンやアクセサリーなど金属類を身につけていないことを確認する。

(5)指示があれば，縦隔鏡を挿入する部分(胸骨上窩)の周囲を除毛する。

(6)患者を仰臥位とし，安全のため身体を固定する。

(7)バイタルサインを測定し，一般状態を把握する。出血傾向にはとくに注意する。

2 検査中の看護

(1) バイタルサイン・出血量を測定し，呼吸状態をアセスメントする。

(2) 検査中の副作用や合併症(左腕頭静脈や側副血行路の損傷などによる出血，胸膜の損傷による気胸)を観察して，異常の早期発見に努める。

(3) 採取したリンパ節の生検検体を確認し，創部の状態を観察したのちに保護する。

3 検査後の看護

(1) 全身麻酔からの覚醒状態，バイタルサインを測定し，呼吸状態をアセスメントする。

(2) 意識レベルが回復したら，発声をさせて神経損傷による嗄声がないかを確認する。

(3) 検査終了後，創部の感染を予防するための清潔方法について説明する。また，発熱，創部の発赤・腫脹・疼痛があった場合は感染が疑われるため，受診するように説明する。

(4) 看護記録に縦隔鏡検査を行った日時，穿刺部位，採取した検体の部位と数，検査室へ依頼した検体，縦隔鏡検査前・中・後のバイタルサインと呼吸のアセスメント，胸部 X 線検査の結果，合併症の有無，処置に対する患者の反応を記録する。

2 肺組織の生検を受ける患者の看護

a 経気管支肺生検(TBLB)

　経口的あるいは経鼻的に気管支鏡を挿入し，肺野の異常陰影の組織を採取する(◐81ページ)。看護活動は気管支鏡検査の看護(◐234ページ)を参照。

b 胸腔穿刺

　胸腔に穿刺し，胸水を採取する(◐85ページ，図4-17)。

1 検査前の看護

(1) 検査に必要な物品を準備し，検査中の緊急事態に対処できるようにトロッカーカテーテル(◐115ページ，図4-40)や救急カートの点検・整備を行う。

(2) 検査で使用する浸潤麻酔薬(リドカイン塩酸塩)に関して過去の使用歴やアレルギーの有無を確認する。また，出血傾向，感染症の有無を確認する。

(3) 患者に検査の目的・具体的方法・安全性などを説明し，同意と協力を得る。このとき，写真やイラストなどを利用し，穿刺時の体位と穿刺の位置，肋間を広げた体位をとる必要性，検査中の呼吸方法などを説明する。

安全に検査が進行して終了するよう理解をたすける。

(4) 壁側胸膜には多数の知覚神経が分布しているため，痛みを感じやすい。医師が十分な局所麻酔を行ったうえで挿入することを説明し，胸部に針を刺すことによる不安を緩和する。

(5) 病室の環境を整え，患者の保温をはかる。

(6) 指示があれば，鎮静薬を投与する。

(7) 指示があれば，穿刺部位を除毛する。

2 検査中の看護

(1) 安全に肋間腔へ針が挿入できるように，胸部や背部を伸展させた体位を保持する。患者が座ることができる場合は座位にし，オーバーテーブルなどの上に枕を置いて手を組み，頭を置いてもらう。座ることができなければ健側を下にして側臥位とし，患側の手を頭の上に挙上させる。禁忌でなければベッドを30〜40度程度挙上する。

(2) ドレーン挿入部の清潔が保たれ，患者が安全で安楽な体位であることを確認する。

(3) 患者が突然動くことによって臓側胸膜や肺を損傷することがないように，深呼吸やため息，咳嗽をしないように注意を促す。

(4) バイタルサインを測定し，状態の変化を把握する。呼吸困難や顔面蒼白，頻脈，血圧低下などの症状がみられた場合は，続発性気胸や循環血液量減少性ショックの可能性を疑い，すみやかに医師に報告する。

(5) 局所麻酔を行う際や検体採取時など，必要に応じて医師の介助をする。

(6) なにをされているのかわからないことによる不安を緩和するために，患者に検査の実施状況に応じて情報を提供する。また，患者の不安徴候をアセスメントし，必要に応じて援助する。

(7) 検査が終了したら，穿刺部位を保護する。

3 検査後の看護

(1) 患者に検査が終了したことを告げ，安楽な体位にする。

(2) 吸引した検体の性状と量を確認し，必要に応じて検査室へ送る。

(3) 処置後，患者のバイタルサインと穿刺部位の観察，呼吸状態のアセスメントを行う。とくに自然気胸や胸水により肺の虚脱が強く，発症から胸腔ドレーンを入れるまでの時間が長かった患者の肺は，急激なドレナージをすると再膨張性肺水腫となる可能性がある。胸腔穿刺直後から2〜3時間は継続して患者のバイタルサインを観察する。

(4) 処置による結果を確認するために，胸部X線検査が行われる。その後は医師の指示を確認し，日常生活動作について説明する。

(5) 胸腔穿刺を行った日時，穿刺部位，吸引した検体の性状と量，検査室へ依頼した検体，穿刺前・中・後のバイタルサインと呼吸のアセスメント，胸部X線検査の結果，穿刺部位の状態，合併症の有無，処置に対する患者の反応を記録する。

c CTガイド下肺生検（経胸壁針生検）

　対象とする病変が小さく，経気管支肺生検（TBLB）が不成功の場合にCTガイド下に表皮から針を刺し，胸壁を通して肺野の異常陰影の組織を採取する。この検査はX線透視下と比べて診断の精度は高いが，実施した場合は合併症としてほぼ全例に気胸が発生するため，状況に応じた適切な援助を行う（●86ページ，図4-19）。

1 検査前の看護

　胸腔穿刺時の看護（●237ページ）に準ずる。

2 検査中の看護

（1）患者を側臥位にし，穿刺部位である体側面を伸展させる。肋間腔への針の挿入がスムーズにでき，検査が安全に行われるように患者をしっかり支える。また，この状態で患者に苦痛がないことを確認する。

（2）検査中の深呼吸や咳嗽により肺を損傷する可能性があるため，検査中の呼吸や体動について説明する。

（3）患者のバイタルサインを測定し，呼吸状態をアセスメントする。咳嗽・呼吸困難などの症状がみられた場合は，医原性気胸が発生した可能性があるためすみやかに医師に報告する。

（4）検査中に耐えられない痛みや呼吸困難が生じた場合には，遠慮なく告げるように説明する。

3 検査後の看護

（1）検査が終了したことを告げ，バイタルサイン測定と聴診を行い，呼吸状態をアセスメントする。また，患者に気胸の臨床症状（咳嗽・胸痛・呼吸困難など）の有無を確認する。

（2）採取した検体を確認し，検査室へ送る。

（3）処置後1時間は，患者のバイタルサインと穿刺部位の観察，呼吸状態のアセスメントを続ける。

（4）検査による気胸の有無を確認するために，胸部X線検査が行われる。その後，医師の指示を確認し，日常生活動作について説明する。

（5）胸腔穿刺を行った日時，穿刺部位，採取した検体の性状と量，検査室へ依頼した検体，穿刺前・中・後のバイタルサインと呼吸状態のアセスメント，胸部X線検査の結果，合併症の有無，処置に対する患者の反応を記録する。

d 胸腔鏡下肺生検

　胸腔鏡下肺生検を受ける患者の看護は，胸腔鏡による手術を受ける患者の看護に準じる（●267ページ）。

D　治療・処置を受ける患者の看護

1　吸入療法を受ける患者の看護

　吸入療法は呼吸器疾患特有の治療法であり，エアロゾル化した薬物（液体や粉末）を吸入することによって気道の状態を回復・維持し，また乾燥した気道内分泌物に水分を与え，分泌物の喀出を促す（●99ページ）。

　吸入療法は，喘息，COPD，気管支拡張症，呼吸器感染症，術後などの気道内分泌物を喀出する必要がある患者に行われる。吸入療法に用いられる器具（ネブライザ・定量噴霧器）はさまざまであるが，代表的なものを●図6-2に示す。また，エアロゾル粒子の大きさと沈着部位との関係，使用する器具

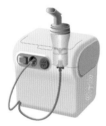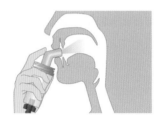

a. ジェット式ネブライザ

空気圧によりエアロゾル粒子を発生させる装置で，吸入療法に適した大きさのエアロゾル粒子を大量につくることができる。

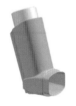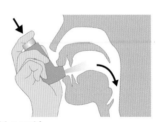

b. 定量噴霧器（加圧式定量噴霧器〔pMDI〕）

代替フロンを使用し，一定量の薬液を3〜8μmの微細粒子として吸入させる。吸入器を口にくわえ息を十分に吐き出してから，ボンベを押し切ってゆっくりと深く息を吸い込み，そのまま5〜10秒程度息をこらえる。

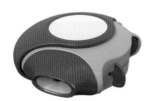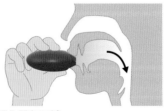

c. 定量噴霧器（ドライパウダー吸入器〔DPI〕）

吸入器を平らに持ち，息を十分に吐き出してから，吸入口をくわえ，強く深く息を吸い込む。吸入口から口をはなし，そのまま3〜5秒程度息をこらえる。

●**図6-2　ネブライザと定量噴霧器**

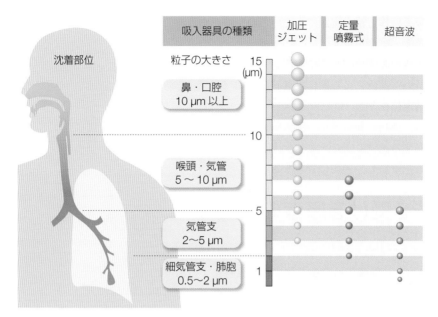

● 図 6-3　**エアロゾル粒子の大きさと沈着部位**
ネブライザの種類によって，つくられるエアロゾル粒子の大きさと沈着部位が異なる。粒子の大きさや吸入方法，目的とする部位の気道の開存状態などが効果に影響する。

の種類は ● 図 6-3 のとおりである。
　看護師は吸入器具の特徴と方法を理解し，患者の状態に合わせて説明する。

■ 看護活動

（1）医師から患者・家族に吸入療法の必要性と方法について説明されたことを確認する。

（2）患者は手洗いをし，清潔に使用する機器・必要物品を準備する。

（3）通常の呼吸状態をアセスメントする。

（4）看護師は，患者に吸入療法の目的と方法を説明する。デモンストレーションやビデオを利用して吸入方法を視覚的に説明し，イメージ化をたすけると効果的である。

（5）薬物を効果的に吸入できるように体位を整える。患者を座位にすることによって肺が拡張しやすくなり，薬物の吸入を効果的に行うことができる。薬物を気管支に定着させるためにマウスピースは軽くくわえるか，口を軽く開いて，口と吸入器のすき間から周囲の空気も一緒に吸い込み，気流を発生させるように説明する。吸入マスクの場合は鼻・口をおおうようにあてる。

（6）装置のスイッチを入れ，噴霧量を確認・調整する。定量噴霧器の場合は，ボンベを 1 回押す。ドライパウダー吸入器（DPI）の場合は，ある程度の速度で吸入する。

（7）吸入中はできるだけ大きくゆっくりと呼吸をして吸気終末で数秒間息をとめ，気道に薬物を沈着させるようにする。吸入療法開始後，吸入力，薬物に対する反応（気管支攣縮による呼吸困難の有無など）を観察しな

がら，患者が正しい吸入操作方法を実践できているかを確認する。

(8) 吸入終了後，患者に咳嗽・喀痰を促す。

(9) 喀痰の性状・量，吸入後の呼吸状態を観察する。

(10) 終了後は口腔ケアを行い，薬物による副作用(口腔内カンジダ症)を防ぐとともに，口腔内を清潔にする。

(11) 吸入療法を行った日時，薬物の種類と量，吸入前後の呼吸音，喀痰の性状，患者の反応を記録する。

(12) 使用後の器具は，感染を予防し，適切に管理する。

2　酸素療法を受ける患者の看護

酸素療法とは，細胞や組織が正常な代謝活動をするのに十分な量(分圧・含有量)の酸素を肺胞に供給し，低酸素血症を予防または改善をする治療法である。さらに，酸素を補うことで呼吸器や心臓の仕事量を軽減させることを目的としている(●101ページ)。

原因のいかんにかかわらず，PaO_2 が 60 mmHg 以下，あるいは SaO_2 が90％以下になった場合には，全身状態が正常に維持できなくなるおそれがあるため，酸素療法が考慮される。

酸素療法の目的は低酸素血症の改善にあるが，酸素欠乏が急激に生じた場合と慢性的に低酸素血症が続いている場合，さらに二酸化炭素の蓄積がある場合とない場合があり，それぞれにおいて PaO_2 の目標値が異なる。実際には患者の最適値に保つことを目標とする❶。SaO_2 は，リアルタイムでの酸素療法のモニタリングができ，非侵襲的であるパルスオキシメータ❷により評価する。

呼吸器疾患患者の看護では，酸素療法は日常的に行われる一方で，上記のように合併症が生じることも念頭におかなければならない。呼吸状態のアセスメントを行い，適切に酸素療法が行われるように援助する。

a　酸素吸入による酸素療法

酸素吸入器具には，さまざまなものがある(●102ページ，図4-28)。患者の呼吸状態と吸入する酸素の濃度により選択される。それぞれの器具の特徴を知り，酸素化の改善，QOL の維持に向けて，合併症や不快感を最小限にする方法を考慮して選択する。

近年は，鼻腔内に高流量の酸素を投与するハイフローセラピーの適応となる患者が多い。ハイフローセラピー導入のメリットとして，①マスクの閉塞感が減る，②飲食や会話が自由にできる，③加温加湿効果が高く排痰しやすい，④息苦しさの軽減が期待されることがある。

看護活動

(1) 患者に酸素投与の必要性と方法について説明する。

(2) 酸素供給源(中央配管，酸素ボンベ，液化酸素，酸素濃縮装置)，酸素流

NOTE

❶ その理由として，①PaO_2 が 80 mmHg 以上になったとしても SaO_2 は96％程度であり，それ以上に PaO_2 が上昇しても SaO_2 はほとんど変化しないこと(●95ページ，図4-26)，②反対に PaO_2 が高い状態が続くと，酸素中毒による肺胞障害が生じることがあげられる。PaO_2 が正常であっても CO_2 の蓄積を伴う場合では，低酸素性呼吸不全よりも PaO_2 の目標値は低い。また，慢性的な高二酸化炭素血症の患者に酸素投与を行う場合は，CO_2 ナルコーシスをきたす可能性があるので，十分に注意する。

❷ パルスオキシメータ

センサを手足の指や耳朶などにはさんで，非侵襲的に SpO_2 を測定できる。器械自体が小さく，操作方法も簡便であり，在宅でも使用可能である。

量計，加温加湿器，適切な酸素吸入器具などの必要物品を準備する。ハイフローセラピーに用いる経鼻カニューレは，通常の経鼻酸素カニューレに比べて鼻腔に入る部分が太いため，鼻腔の圧迫創傷とならないよう，患者に適したサイズを選択する。

(3) 患者の安静度，活動できる範囲によって準備する酸素用チューブの長さを調節する。

(4) 酸素を安全に投与するために，患者の病床環境を整える。とくに酸素は燃焼をたすけるため，火気厳禁とする。事故を防ぐため，使用している医療機器のプラグなどを点検する。患者が体温調節のために酸素消費量が増加することがないように，室内環境を整える。

(5) 基礎となる呼吸状態のアセスメントを行い，SaO_2 などを調べてから酸素吸入器具を患者に装着する。酸素供給源と接続部，酸素流量を確認し，指示量を開始する。その際，酸素吸入器具による患者の皮膚の状態などを点検する。

(6) 酸素吸入開始後は，患者が酸素吸入に慣れるまではそばにいて，呼吸音，呼吸状態，酸素療法に対する反応をアセスメントする。不安は代謝を亢進させ酸素使用量を増やすため，精神的な安静が得られるように工夫する。

(7) 随時，パルスオキシメータを用いて SpO_2 をチェックする。また，低酸素血症の徴候（意識レベルの低下，心拍数の増加，不整脈），不穏状態，発汗，あくびや鼻翼と鼻孔の拡張，呼吸困難，チアノーゼなどが出現していないか観察する。

(8) 酸素吸入器具によって耳・頬・鼻周囲に発赤（圧迫発赤）がないか，定期的に装着部を観察する。必要に応じて，スキンケアや皮膚保護剤で発赤を予防する。

(9) 酸素吸入療法の効果には，肺胞での酸素化の状態や酸素の運搬機能が影響する。無気肺を予防して換気を促進するため，定期的に深呼吸や咳嗽をするように説明する。

(10) 換気障害のある患者に酸素投与をする場合，二酸化炭素の蓄積により呼吸運動が抑制され，意識障害や呼吸性アシドーシス（CO_2 ナルコーシス）をおこすことがあるため，酸素分圧の上昇のみに注意を奪われないよう観察する。

(11) 酸素療法継続中は，①正確な酸素流量，②酸素吸入器具の接続部やチューブの屈曲，③回路内の水滴，④加温加湿器用蒸留水の残量などを定期的に確認する。

(12) 患者の安静度に応じて，酸素療法を行ったまま室内で排泄や洗面をする場合がある。活動時は酸素チューブによる転倒を予防する。その際，活動に伴う呼吸状態をアセスメントする。活動後は(11)のとおり機器を点検する。活動により酸素消費量が増加するため，患者を呼吸筋の負担が軽減される姿勢（座位あるいは半座位）とし，深呼吸を促す。

(13) 酸素療法中は，客観的データをもとに，呼吸音や胸郭の上がりぐあいな

どの呼吸状態，意識レベルなどを観察し，CO$_2$ナルコーシスなど異常の早期発見に努める。患者が不快を訴えた場合は，その原因を探り対処する。

(14) 看護記録には，酸素投与開始あるいは酸素投与量が変更された日時，酸素吸入装置の種類，酸素濃度，患者のバイタルサイン，呼吸状態のアセスメント，患者の反応，患者・家族への説明内容などを記録する。

ⓑ 在宅酸素療法

　在宅酸素療法は厚生労働省が定めた基準にあたる慢性呼吸不全患者を対象に，退院後在宅で酸素吸入を行う。酸素欠乏を予防して生存期間を延長させ，運動耐容能の向上や ADL ないし QOL を改善するために行われる（◯102ページ）。在宅酸素療法により，労作時の呼吸困難が改善され，住み慣れた場所で社会の一員として自分らしい生活を送ることが可能になる。

　在宅酸素用の酸素濃縮器を自宅に準備し，携帯用の高圧酸素ボンベを組み合わせる（◯図6-4, 5）か，在宅および携帯用に液化酸素を用いるかのいずれかを選択する。酸素供給源は，患者のニーズ，使用する場所，価格や維持費などのコスト面，メンテナンスなどの状況によって選択する。

看護活動

　在宅酸素療法を行いながら，安全に安心して生活ができるように援助する。

(1) 在宅酸素療法を開始することに対する不安や期待，家庭での生活状況，酸素供給源を設置するための環境などについて情報収集を行い，受け入れ状況をアセスメントする。

(2) 入院中に患者・家族に酸素療法の必要性と効果について説明し，前向きに取り組めるように支援する。

(3) 入院中に患者・家族に同席してもらい，酸素投与方法，日常生活の管理，酸素濃縮器や携帯用酸素ボンベの使用方法，事故防止の注意点をわかりやすく説明する。必要に応じて業者の協力を得て，実際に使用してみる。

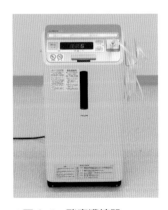

◯図 6-4　酸素濃縮器

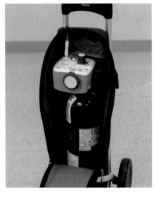

◯図 6-5　携帯用酸素ボンベ
携帯用酸素ボンベは，カートやリュックなどに格納される。

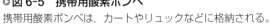

MOVIE

　　退院後に独居となる患者の場合は，早期に地域連携室と連携をはかり，説明の場に同席できるように調整する。

(4) パルスオキシメータを用い，エネルギー消費を必要とする活動時(排泄，料理・食事，入浴，買い物，掃除など)，安静時，睡眠時などの状況に応じたSpO_2を測定し，呼吸数や自覚症状を確認する。そのうえで，SpO_2と自覚症状の比較ができるようにし，呼吸苦への対処方法について説明する。ただし，ささいな変化にとらわれて精神状態が不安定にならないように支援する。

(5) 患者・家族に記録する目的(①退院後に患者自身が症状の変化を早期発見できる，②受診時に医師が健康状態を知る参考となるなど)を説明する。入院中から実施し，看護師は記録を介して患者の状態を確認し，励まし，適切な支援を行う。

(6) 実際に酸素療法を行う際，以下の注意事項を説明する。

• 酸素供給源の周囲2m以内には，火気または引火性・発火性のものを置かない。

• 充 填容器(ボンベ・液化酸素)は40℃以下に保つようにする。

• ボンベを使わないときはバルブを閉める。

• 酸素吸入を行う場所では患者以外の人も禁煙する。旅行時は必ず禁煙車両を利用する。

(7) 息切れを回避する日常生活動作の工夫，呼吸法について説明する。

(8) 酸素吸入をしながら家事をする際の注意(火気厳禁)について説明する。

• 酸素への引火による火傷・火災を予防するために，ガス調理器やストーブの点火，線香・ろうそくの点火はしない。必要があるときは酸素吸入を一時停止してから行う。

• 料理は電磁調理器の使用をすすめる。

(9) 酸素療法が継続されるよう，患者・家族に①酸素供給源の外観や酸素流量，②ガスもれや加湿器のもれ，③酸素チューブや延長チューブによる屈曲・転倒防止，④加湿器への精製水の補充，⑤鼻腔カニューレの定期的な交換，カニューレによる皮膚トラブルの予防法，⑥活動に伴う呼吸状態の確認方法と異常の早期発見ポイントを説明する。なじみのない専門用語を交えた機器の操作などの説明は，チェックリストなどを用いて繰り返し行う。

(10) 酸素療法の器具装着による容貌の変化に関する言動を観察し，外見を気にして活動範囲が狭まること，酸素を使用しなくなることがないよう情報を提供する。

(11) 飛行機に乗る際には低酸素血症が悪化する危険性があるため，事前に医師に相談する。

(12) 定期的な外来受診，急性増悪時の症状と受診方法について確認する。また，在宅療養に向けて外来看護師，地域連携室と患者の情報を共有し，医療・看護面での連携をはかる。必要時には，患者会や社会資源の導入など支援体制について説明する。

(13)患者・家族に酸素供給源のトラブル時の連絡先，対処方法について説明する。また，平常時から地震などの災害時を想定して，重要な行動（例：ボンベの備蓄と切りかえのタイミング，酸素供給量の調節の許可，病院や酸素業者への緊急の連絡方法，避難先など）を確認し，対処できるようにする。そのほか，災害時に必要となる物品（夜間の接続のための懐中電灯，情報収集のためのラジオ，備蓄食料や水，衣類，寝袋など）の点検・備蓄について説明する。

3　人工呼吸療法を受ける患者の看護

　人工呼吸療法は，なんらかの理由で自発的に十分な換気と酸素化ができなくなった患者に対して，ガス交換の改善，呼吸仕事量の軽減，気道確保を目的に行われる（◉104ページ）。人工呼吸器を装着する患者には，次の問題が生じることが考えられる。

(1)呼吸困難による苦痛とそれに伴い，生命への危機感，死への恐怖感をいだく。

(2)治療・処置に伴う苦痛・体動制限がある。

(3)コミュニケーション手段が制限され，要望，不安・恐怖の表現の伝達がむずかしい。

(4)モニタや明るすぎる照明などに囲まれた非日常的な生活環境，苦痛・不安などによって，基本的欲求が障害された状態となる。

　看護師は，患者のおかれた状況を理解し，苦痛・不安・恐怖を軽減し，安楽に過ごせるようにすると同時に，早期に人工呼吸器から離脱できるように援助する。また，地震などの自然災害を想定し，非常用電源の確認など非常時の対応をスタッフと共有・確認しておく。

1　人工呼吸器のメカニズム

　手動式にはバッグバルブマスク❶とジャクソン–リース回路❷，機械式には侵襲的なものと非侵襲的なものがある。広義には体外式膜型人工肺（ECMO）も含まれる。

◆ 人工呼吸器の基本構造

　一般的な人工呼吸器は，気管チューブから設定した気道内陽圧換気を行う。装着の方式は侵襲型と非侵襲型（NPPV）に分けられるが，後者のほうが操作は簡便である。臨床では多機能化された人工呼吸器が導入されているが，基本的な構造は，駆動源・送気装置・ガス流方向変換装置・呼吸回路から構成される（◉図6-6）。

● 駆動源　電気または高圧ガスを用いて，ガスの流れをつくる。

● 送気装置　酸素・圧縮空気が適切に注入されることにより，酸素・空気の混合比を自在に調整し，設定した酸素濃度のガスの流れをつくる。

● ガス流方向変換装置　送気装置から送られてきたガスの一定流量を吸気

◻NOTE

❶バッグバルブマスク

　バッグが自動的にふくらむため，酸素の供給源がなくても使用できる。

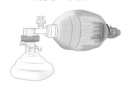

❷ジャクソン–リース回路

　自発呼吸に合わせやすいが，酸素の供給源がないと使用できない。

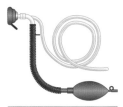

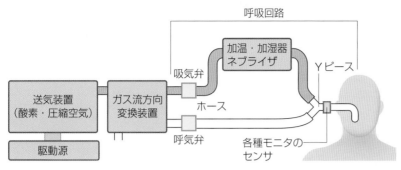

▷図 6-6　人工呼吸器の構造

時にのみ患者の肺に送り込むため，ガスの流れの方向を一定間隔で周期的に
変換させる。最新のものは精密に制御でき，さまざまなパターンの吸気流量
波形をつくることができる。

● **呼吸回路**　ガス流方向変換装置と患者を接続し，ガスを運ぶ。次のもの
で構成されている。

　1 **呼気・吸気弁**　呼吸回路内のガスが一定方向に流れるようにする一方
向弁。

　2 **加温・加湿器，ネブライザ**　通常の呼吸では，吸入される空気は気道
で加温・加湿され肺胞に達する。人工呼吸器を用いる場合，乾燥した空気が
直接肺胞に到達すると，気道粘膜の線毛運動の低下や痰の粘稠化が生じ，痰
の喀出が困難となる。その結果，無気肺や肺炎などの呼吸器合併症，気道抵
抗の上昇，気管チューブの閉塞などの問題が生じる。加温・加湿器は人体本
来の機能を代償するために必要なもので，いくつかのタイプがある。ネブラ
イザは気管支拡張薬などを吸入する場合に用いられ，人工呼吸器の回路に組
み込まれる。

　3 **ホース(蛇管)**　人工呼吸器本体と患者をつなぐ管のことをいう。圧縮
などによって容量が変化しないしっかりとしたものが望ましい。

　4 **各種モニタのセンサ**　呼吸回路内の圧，酸素濃度，温度などを検知す
るためのセンサをいう。センサと機器本体はモニタラインなどで接続されて
いる。この機能が機器本体に内蔵されている機種もある。

　5 **Yピース**　ホースと気管チューブを接続するときに使用するアダプタ
をいう。

　6 **フィルタ**　感染防止のため，吸気側・呼気側に取りつけられる。

◆ 人工呼吸器による陽圧呼吸が生体に及ぼす影響

　通常の呼吸(自発呼吸)では，横隔膜と肋間筋のはたらきによって胸郭を広
げることにより，胸腔内を陰圧にして肺に空気を送り込む。人工呼吸による
陽圧呼吸は，強制的に空気を送り込む非生理的な呼吸である(▷図 6-7)。そ
のため，さまざまな合併症が生じやすくなる。

■ 循環器系から全身への影響

　自発呼吸をしているときの胸腔内圧は，吸気・呼気相とも陰圧(−3〜−7

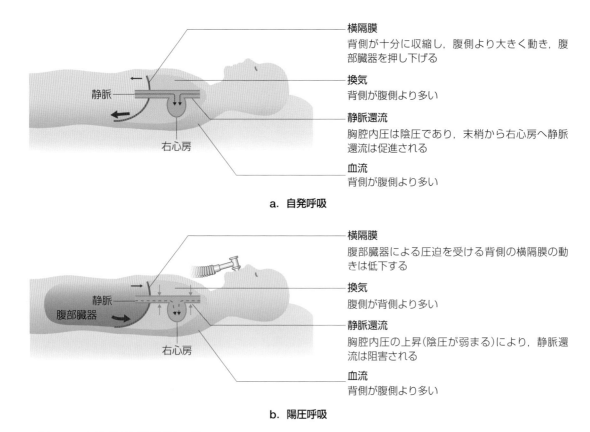

横隔膜
背側が十分に収縮し，腹側より大きく動き，腹部臓器を押し下げる

換気
背側が腹側より多い

静脈還流
胸腔内圧は陰圧であり，末梢から右心房へ静脈還流は促進される

血流
背側が腹側より多い

a. 自発呼吸

横隔膜
腹部臓器による圧迫を受ける背側の横隔膜の動きは低下する

換気
腹側が背側より多い

静脈還流
胸腔内圧の上昇(陰圧が弱まる)により，静脈還流は阻害される

血流
背側が腹側より多い

b. 陽圧呼吸

▶図6-7　自発呼吸と陽圧呼吸の違い

cmH_2O)で，吸気相末期で陰圧が顕著となる。胸腔内が陰圧であることにより，胸腔内外との圧較差が生じ，末梢から中枢の右心房へ静脈血の還流が促進される。

　人工呼吸器による陽圧呼吸では，気道内が陽圧となり肺を介して胸腔内圧を上昇させる。その結果，右心系の静脈還流が阻害されることになる(▶図6-7)。胸腔内圧の上昇により肺血管抵抗が上昇，右室の後負荷増大により左室への血液循環が障害され，心拍出量は減少する。心拍出量の減少は，血圧の低下，重要臓器への血流量の減少，ひいては酸素供給量の低下をもたらし，各臓器の機能低下や障害をまねく(腎機能障害・肝機能障害など)。

　また，胸腔内圧の上昇は中心静脈圧(上・下大静脈圧)を上昇させる。上大静脈圧と頭蓋内圧は相関するため，頭蓋内圧亢進症状のある患者に人工呼吸を行うと重篤な神経障害をおこす可能性もある。

▐ 呼吸器系への影響

　仰臥位での自発呼吸では，横隔膜は腹腔内臓器の重さに拮抗して緊張しており，解剖学的形状から腹側より背側のほうが大きく動く。そのため，吸気は肺の背側に多く入る。血流も重力の影響で背側に多く，換気量と血流量のバランスが保たれている。

　人工呼吸器による陽圧呼吸では，横隔膜の緊張性の低下や腹腔内臓器の重さの影響で，背側の横隔膜の動きが制限される。その結果，吸気は腹側に多

く入る。血流は重力の影響で背側に多く，換気量と血流量のバランスがくずれ（換気血流比不均等），ガス交換の効率が低下し，低酸素血症の要因となる。また，人工的な陽圧呼吸を続けることで肺コンプライアンスが低下し，進行した場合には**無気肺**となることがある。

　肺に持続的に圧負荷をかけつづける陽圧呼吸は，肺が過膨張して**気胸**などの肺損傷（**人工呼吸器関連肺損傷** ventilator-associated lung injury〔VALI〕）をおこす危険性がある。肺胞が過膨張することにより，肺胞上皮や微小血管の透過性を亢進させ，肺胞に水分やタンパク質が漏出して肺胞性肺水腫や間質性肺水腫の状態となる。

　さらに，挿管に加えて疼痛や鎮痛薬の使用により気道の線毛運動，呼吸運動，咳嗽が抑制され，気道内分泌物を十分に出すことができないことから**肺炎**を発症する可能性がある。また，気管吸引など人為的な要因に加え，口腔内分泌物の誤嚥などにより**人工呼吸器関連肺炎** ventilator-associated pneumonia（VAP）を発症することがある。人工呼吸療法中に罹患した肺炎が全身に及ぼす影響は大きく，重症となることもある。

■ **その他の影響**

　意識レベルが低下している患者などは空気を嚥下することが多い。膨満した胃は横隔膜を押し上げ，呼吸運動を妨げ，換気障害の原因となる。環境，コミュニケーション手段が制限されることなどによるストレスは，潰瘍形成や消化管出血の要因となる。

2 アセスメント

　人工呼吸療法を受ける患者のアセスメントを○表6-5に示す。

3 看護目標

（1）呼吸状態が改善され，早期に人工呼吸器から離脱できる。
（2）治療や処置に伴う苦痛が軽減する。

○表6-5　人工呼吸療法を受ける患者のアセスメント

項目	内容
呼吸状態	①呼吸回数・パターン・努力呼吸，②気道内分泌物の量・性状，喀出状況，③呼吸音，④非同調呼吸（ファイティング）
低酸素血症の徴候	①意識状態，②傾眠・不穏・混乱，③頭痛，④不整脈・頻脈，⑤血圧低下，⑥チアノーゼ
全身状態	①バイタルサイン，②栄養状態，③感染徴候，④倦怠感・疲労感，⑤全身の皮膚（口腔粘膜を含む）の状態，挿管チューブ固定部位の皮膚の状態，⑥腹部膨満感・腸蠕動音，⑦浮腫，⑧冷汗・末梢冷感
検査所見	①動脈血ガス分析：肺の酸素化，換気，酸塩基平衡の状態，②動脈血酸素飽和度，③胸部X線検査
その他	①患者・家族の病気や挿管・人工呼吸管理の受けとめ方，②挿管・人工呼吸管理による苦痛・疼痛，③コミュニケーション手段が制限されることによる不安の程度，④既往歴，⑤精神的・心理的状態，⑥四肢運動麻痺の有無，⑦ベッド上安静（体動制限）に関する苦痛，⑧活動に対する意欲，⑨社会的役割，⑩発達課題の達成状況，⑪支援体制，⑫経済状況

（3）自分の意思を伝達でき，不安が軽減する。

（4）合併症をおこさない。

4　看護活動

◆ 安楽な呼吸への援助

　人工呼吸器を装着して安楽な呼吸をするためには，①効果的な分泌物の喀出，②十分な酸素化，③呼吸パターンの安定が必要である。具体的には次の援助を行う。

▌効果的な分泌物の喀出

（1）人工呼吸器の加温・加湿器の水位や温度を定期的に確認する。

（2）適宜，気管吸引により分泌物を除去する。挿管中の患者は，鎮静薬を投与されて呼吸筋の機能が低下し，声門の動きが抑制されるため，胸腔内圧を上昇させることができず，効果的な咳嗽が困難である。そこで，気管吸引を実施して分泌物を除去する。その際，吸引時の挿入抵抗の変化をみながら閉塞の有無を確認する。

（3）定期的に呼吸状態のアセスメントを行う。

（4）医師の指示に応じて，気管支拡張薬や去痰薬などを投与する。

▌体位変換

　人工呼吸器を装着している患者は，意識レベルの低下，気管内チューブの刺激，咳嗽反射の抑制，線毛運動の低下などにより分泌物が貯留しやすい。体位変換により患者の換気血流比を是正し，下側肺障害❶を予防する。

　また，重力作用による痰の移動の促進，呼吸運動の刺激・促進をはかる。痰が貯留している肺（区域）の改善をはかるため，特定の誘導気管支を選択してその区域が上になるように排痰体位をとることがある（●図6-8）。患者の循環動態を考慮し，モニタを確認しながら注意深く実施する。実施時には，確実な体位の保持と変換時間や回数に注意する。体位は，側臥位・半腹臥位（前傾側臥位）・半座位・腹臥位などが選択される。

　人工呼吸器装着患者に体位変換を行うときの注意点として，次のものがあげられる。

（1）実施前には障害された肺（区域）の改善をはかるため，画像所見，呼吸音，パルスオキシメータなどで患者の状態をアセスメントし，変換する体位を決める。

（2）事故防止のため，看護師2人以上で行う。

（3）施行前・中・後には人工呼吸器関連肺炎（VAP）を予防するため，鼻腔・口腔内，カフ上の唾液や分泌物を吸引する。

（4）施行前・中・後には必ずライン・ドレーン類・人工呼吸器を点検して，機器類接続部の屈曲・ゆるみ，気管切開患者の場合はカニューレ挿入部に無理がないかなどを確認する。

（5）胸郭運動が制限されたり，術創が圧迫されないよう，支持枕で確実な体位を保持し，呼吸状態を時間経過とともに確認する。急な体位変換は循

NOTE
❶下側肺障害
　仰臥位を続けることにより肺の下側（背側）に生じる肺障害をいう。

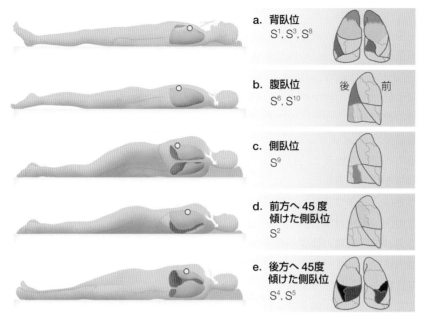

a. 背臥位
S^1, S^3, S^8

b. 腹臥位
S^6, S^{10}
後　前

c. 側臥位
S^9

d. 前方へ45度
傾けた側臥位
S^2

e. 後方へ45度
傾けた側臥位
S^4, S^5

◉**図6-8　人工呼吸器装着時の体位ドレナージ**
複雑な体位変換は循環動態などを考慮するとむずかしいが，特定の誘導気管支を選択して
その区域が上になるように排痰体位をとる。その際，モニタを確認しながら合併症を誘発
しないように注意しながら行う。

環動態の変化（徐脈，血圧低下，異常高血圧など），低酸素状態，チュー
ブの屈曲・位置異常に伴う声帯損傷・気道損傷など合併症の原因になる。
とくに初回の体位変換時には注意する。

（6）有効な肺胞換気が維持されるように，咳嗽介助❶を併用する場合は，理
学療法士の指導を受けて実施する。

（7）腹臥位にした場合は，それまで両下葉の背側に貯留していた痰が，気管
チューブに吹き出してくることがある。ほかの体位変換後も同様だが，
痰により気管チューブ内が閉塞する可能性がある。閉塞による低酸素状
態を予防する。

（8）施行後，患者の呼吸・循環・皮膚の状態，疲労度などを確認し，記録す
る。

▌十分な酸素化

（1）人工呼吸器の設定を定期的に確認し，適正な酸素濃度や換気条件が維持
されているか，呼吸回路や機器本体に異常がないかを点検する。

（2）動脈血ガス分析のPao_2濃度とともに低酸素血症の症状をモニタする。

（3）60％の吸入酸素濃度下で48時間以上経過後は，胸骨下部不快感，咳嗽，
吐きけ，嘔吐，呼吸困難，肺コンプライアンスの低下，$Paco_2$の低下な
どの酸素中毒症状が出現しうるため，動脈血ガス分析のPao_2濃度とと
もに症状・徴候をモニタする。

（4）腹腔内臓器による横隔膜圧迫を避け，最大限の肺拡張を促すため，適宜
ファウラー位またはセミファウラー位にする。

▭NOTE
❶咳嗽介助
　おもに咳嗽機能や呼気筋
力が低下した患者に対して，
咳嗽の効果を高めるために，
咳嗽に合わせて胸部または
腹部を徒手的に固定あるい
は圧迫することをいう。咳
嗽を胸郭の運動方法に従っ
て徒手的に介助することに
よって，胸腔内圧を高める
とともに呼気流速を速め，
気道内分泌物の喀出を促す。

▌ 呼吸パターンの安定

(1) 人工呼吸器の設定を定期的に確認し，適正な酸素濃度や換気条件が維持
されているか，呼吸回路のリーク（もれ）や機器本体の異常がないかを点
検する。

(2) 気管チューブのカフ圧が低下すると換気のための十分な圧が得られない
ため，定期的にカフ圧を確認する。

(3) 人工呼吸器との非同調呼吸（ファイティング）により肺胞換気量が減少し
て胸腔内圧が上昇すると，静脈還流量と心拍出量が低下することがある
ため，非同調呼吸の有無を観察する。

(4) 非同調呼吸が激しいときは，安全で効果的に呼吸管理を行う目的で医師
と相談し，鎮静薬などの投与を検討する。

(5) 挿管中の患者は，鎮静されて呼吸筋の機能が低下し，声門の動きが抑制
されているため，胸腔内圧を上昇させることができず，効果的な咳嗽が
困難な状態にある。適宜吸引を行い，分泌物を除去する。

(6) 鎮静中の患者や混乱している患者が，偶発的に自己抜管することを防い
で生命の安全をまもるため，注意深く観察する。

◆ 苦痛の緩和と不安への援助

　患者は，手術・処置に伴う疼痛や人工呼吸器の装着にいたった基礎疾患に
よる不安定な身体状況に加え，気管挿管による苦痛やコミュニケーション手
段の制限など，通常とはまったく異なる環境で過ごすことを余儀なくされる。
患者の不穏・興奮は，十分に治療されていない痛み，不安，人工呼吸器の不
同調が原因である可能性がある。

　苦痛や疼痛などのストレスにより交感神経が刺激され，呼吸は浅く速くな
る。また，異化作用は亢進し，体内環境が変化する。苦痛・疼痛は不眠ひい
てはせん妄❶の促進因子となる。したがって，患者の苦痛や不安を軽減する
ために以下の援助を行う。

(1) 人工呼吸器の装着が予定される患者の場合は，事前にオリエンテーショ
ンを行い，予測される状況が理解できるように説明する。必要に応じて
事前に見学する。

(2) 体位変換を行い，不動による苦痛を緩和する。

(3) 看護師は不自由な状態のなかで発せられる患者のメッセージをくみとり，
傾聴する姿勢を示す。

(4) 看護師は呼吸・循環の生命徴候を観察しながら，疲労感が少なく患者に
合ったコミュニケーション方法を選択して，患者のニーズを明らかにす
る。

(5) 患者が鎮静されている場合，患者と直接コミュニケーションできない家
族の不安を緩和するため，鎮静している患者の状態について説明する。
家族のニーズを確認して支援する。

(6) 評価指標に基づき，バイタルサインの変化，痛み・不穏・せん妄状態の
アセスメントを行う。

（7）苦痛を緩和するために鎮静を行う場合は，医療チームで鎮静の目的と鎮静指標の目標スコアについての協議・評価を行い，共通認識をもつ。

（8）適切な間隔で評価指標を用いて鎮静状態を評価する。医師と患者情報を共有し，十分な鎮痛が得られていないと判断される場合は，鎮痛薬の増量などを検討する。

（9）今後の治療・回復への見通し，人工呼吸器の早期離脱へ向けて患者と目標を共有する。

（10）早期離床をはかる。

◆ 安寧を促す環境の調整

　呼吸管理をされている患者の生活環境は，多くのモニタ類に囲まれ，機械音や周囲の人の会話が聞こえるために落ち着かないことが多い。夜間もバイタルサインの測定や気管吸引などの処置のために，睡眠が障害されやすい。また，昼も夜も同じような照明で時間感覚を失いやすく，せん妄のリスクとなる。

　せん妄の発症には，直接因子・促進因子・準備因子がある[1]。促進因子には，環境変化，感覚障害，動けない状態（不動化），身体的ストレス（疼痛，呼吸困難など），心理的ストレス，睡眠障害などがある。

　そこで，安寧が得られるように生活環境，サーカディアンリズムを整え，せん妄を予防するために次の援助を行う。

（1）評価指標に基づき，せん妄のアセスメントを行う。

（2）可能であれば，起床後に光を浴び，昼間の活動を促す。

（3）夜間の照明，モニタ音やアラーム（警報音）など睡眠環境を調整し，睡眠を確保する。

（4）入眠困難や中途覚醒などの睡眠障害をアセスメントし，適切な睡眠薬の選択へつなげる。

（5）離床を阻害している因子を明らかにし，早期離床をはかる。

◆ コミュニケーションへの援助

　困難な状況をのりこえて信頼関係を形成していくために，コミュニケーションは欠かせない。看護師は，不自由な状態のなかで発せられる患者のメッセージをくみとる姿勢を大切にしたい。

　人工呼吸器装着前に患者と確認していたコミュニケーション手段がある場合は，その方法を再確認し，患者に看護師間の連携がはかられていることを伝え，安心感を与える。看護師は傾聴する姿勢を示し，疲労感が少なく，患者に合った方法を選択する（●表6-6）。

1）日本サイコオンコロジー学会・日本がんサポーティブケア学会：がん患者におけるせん妄ガイドライン2019年版. p.16，金原出版，2019.

○表6-6　声以外のコミュニケーション手段

手段	特徴・留意点
筆談	ホワイトボードやノートを用いる。筆圧が軽くて疲労感を与えない筆記具を選択するとともに，患者の負担の少ない体位と筆記用具の位置などを工夫する。
指文字	看護師の手のひらやシーツなどに指先で1文字ずつ書く。単語を伝える場合にはむずかしい字を使わずにゆっくりと書くように説明する。
口の動き	声は出ないが，口唇をゆっくりと動かしてもらい，看護師が読みとる。指文字と同様に，単語を伝えるには簡単である。
カード	あらかじめ訴えの多い単文(息が苦しい，のどが渇いた，のどが痛い，暑い，寒い，眠いなど)をカードにして，患者に指し示してもらう。患者のニーズが表現されている場合は，すみやかに意思の疎通がはかれる。
五十音表	大きな文字で五十音を書いた表を用いて，患者に指し示してもらう。ただし，文字を探すのに時間がかかったり，文字を指し示すのに腕を上げることで疲労することがある。

◆ 合併症の予防

　人工呼吸器装着中の患者は，挿管されて体動が制限されることにより，気道内分泌物が貯留しやすい。また，代謝が亢進してエネルギー消費量が増大し，相対的な供給不足による栄養障害がおこりやすい。栄養障害は免疫機能の低下，易感染性と関連し，さらに人工呼吸器装着に伴う種々のストレスも免疫機能に影響を与える。

　陽圧換気により，血液循環器系，腎臓，肝臓なども影響を受ける。安静臥床に伴う苦痛，筋の萎縮，関節の柔軟性の低下，倦怠感などにより，活動性は低下した状態にある。このようにさまざまな状況がからみ合い，全身の臓器に影響を及ぼす。合併症を予防するために，早期に人工呼吸器からの離脱に向けて援助することが重要である。

■ 人工呼吸器関連肺炎の予防

　気管チューブが挿管され人工呼吸器に接続してから48時間以降に，新たに発生する肺炎を**人工呼吸器関連肺炎**(VAP)という(●104ページ)。VAPの発生は，①挿管チューブのカフ上部に貯留した細菌が口腔・鼻・咽頭に定着して誤嚥する，②汚染された人工呼吸器回路からの吸入が考えられる。

　医療チームでVAP予防バンドル❶を共有し，実践する。

(1)手指衛生を確実に実施する。

(2)人工呼吸器回路を適切に交換する。

(3)適切な鎮静・鎮痛をはかる。

(4)早期に人工呼吸器からの離脱をはかる。

(5)人工呼吸管理中の患者に適切な体位変換を行う。

■ 口腔ケア

　挿管中は経口摂取が中止される。そのため，それまで生活習慣として行われていた歯みがきの習慣がくずれる。咀嚼しなくなることで唾液の分泌量が減少し，口腔内自浄作用が低下し，細菌数は急増する。

□NOTE

❶VAP予防バンドル
　バンドル bundle は日本語で「束」を意味し，複数の行為・対策を実施することで効果が得られるものをいう。VAP予防としては，日本集中治療医学会が作成したバンドルや，IHI(アメリカ医療改善研究所)が作成したバンドルがおもに活用されている。

　また，咽頭には口蓋扁桃をはじめとするリンパ組織が集まり，気道・食道への防御の役割を果たしているが，挿管によりその役割は果たせなくなっている。そのうえ，挿管チューブや胃管などによって嚥下が困難になり，咽頭・喉頭には分泌物が貯留しやすく，チューブ類による粘膜障害が発生しやすい。対策として，挿管チューブより上部を清潔にし，歯垢や舌苔をなくすことが重要である（具体的な方法は，●263ページ「口腔ケア」参照）。

▌ 誤嚥の防止

（1）挿管チューブのカフは気管壁に密着しているが，貯留した分泌物の侵入を防ぐ役割は期待できない。カフ上部に吸引ポートをもつ挿管チューブを使用し，貯留した分泌物を吸引する（●図6-9）。

（2）カフ圧計を用い，適正なカフ内圧管理を行う。

（3）胃内容物の逆流防止をはかる。人工呼吸管理中は，胃膨満，消化管内容物の誤嚥を防止するために胃管が挿入される。胃管は胃噴門部の逆流防止機構が障害されるだけではなく，管に沿って逆流を促進させる。したがって，人工呼吸管理中の患者には，消化管内容物が逆流して気管内に流入する危険性があるため，以下のとおり援助する。

• 褥瘡発生のリスクを考慮しつつ，入院早期から30〜45度の頭部挙上位とし，体位を維持する。

• 腸蠕動音の有無，胃管の位置を確認する。

• 経管栄養剤を注入する場合は，胃に残渣が残らないような注入時間計画を立案する。

• 消化管内容物を定期的に吸引する。

• 早期に胃管を抜去する。

▌ 全身調整運動

　人工呼吸器装着中の患者は，活動が低下している。エネルギー活動を必要とする運動は，生命の維持を中心とした患者の呼吸や循環動態への負荷となり，病状改善のために安静臥床が必要とされる。しかし，安静臥床を続けることによる苦痛，深部静脈血栓症や廃用症候群の危険性もある。

　患者の全身状態・心理状態・リスクをアセスメントして，患者の日常性を回復させ，筋力低下・関節拘縮・深部静脈血栓症などの合併症を予防する

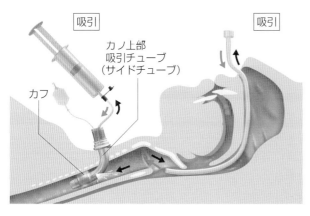

●図6-9　カフ上部の管理
気管カニューレのカフ上部は分泌物が貯留するため不潔になりやすい。適宜吸引して清潔な状態を保つ。

ために，早期に意図的な運動を計画して実施する。

栄養管理

　人工呼吸管理をしなければならない急性期の患者は，侵襲により代謝が亢進している。長期にわたり消化管からの栄養補給がなされないと，消化管粘膜細胞が萎縮し，免疫防御機能の低下によって細菌が増殖し，その細菌などが管腔臓器から粘膜下組織，血液へと侵入しやすくなる。消化管からの細菌の侵入は免疫機構に影響を与え，全身性炎症反応を引きおこすため，可能な限り消化管を利用して栄養を摂取する方法を選択する。どのような疾患にどの方法で栄養補給を行うかについての判断は医師が行う。

　人工呼吸器を装着している患者は，床上安静，空気の嚥下，鎮痛薬・鎮静薬の使用，ストレスなどにより，副交感神経の活動は抑制されて消化管の蠕動運動は低下する。そのため，栄養管理の開始前には，患者の覚醒状況や排泄のアセスメントを行い，次のとおり援助する。

(1) 医療チームで患者の状態のアセスメントを共有し，栄養管理の開始時期，方法，内容，量と水分管理，評価方法について検討する。

(2) 経腸栄養の場合は少量ずつ開始し，指示された投与の速さ・量とし，誤嚥を予防する。投与時は体位管理（30〜45度の半座位）を行い，全身状態を観察する。

(3) 経腸栄養開始後は必要に応じて胃内残量を評価する。

(4) 薬剤の使用などを含め消化管の蠕動運動を促すようにし，排便をコントロールする。

(5) 口腔・肛門・仙骨部などの皮膚・粘膜を観察する。

(6) 静脈栄養の場合は，血糖値や電解質，腎機能，肝機能などの推移をみながら安全に栄養管理が行われるようにする。

◆ 人工呼吸器からの離脱（ウィーニング）への援助

　人工呼吸器の装着の長期化は，圧損傷や肺炎などによる合併症のリスクとなるため，早期にウィーニングを計画する。ただし，不適切なウィーニングは呼吸筋の疲労を高めて全身状態の悪化をまねき，失敗体験が心理的に悪影響を及ぼしてウィーニングを困難にする。したがって，ウィーニングの時期は人工呼吸器装着にいたった原疾患が改善していることや呼吸不全の徴候がないこと，十分な吸気，効果的な咳嗽が行えること，循環動態・全身状態が安定していることなどを総合的に判断して決められる。

　看護師は，患者のウィーニングが成功してADL・QOLが改善されるように，以下の援助を行う。

(1) チームでウィーニング開始基準と患者の状況を共有し，必要な準備を進める。抜管後の緊急時に備えた用具の準備をする。

(2) 患者にウィーニングに関して説明し，不安を軽減するとともに，患者と目標を共有する。同時にウィーニングの失敗に対する恐怖感などにより呼吸状態が悪化しないよう，患者の精神状態をアセスメントする。

(3) ウィーニングはスタッフの多い日勤帯に開始し，患者とスタッフともに

ウィーニングに伴う不安を最小限にする。

(4) 実施前に，安楽に呼吸ができるよう体位(セミファウラー位)を整え，酸素消費量を増加させる活動は中止あるいは延期する。

(5) 指示に従って人工呼吸器の設定条件を変更する。

(6) ウィーニング開始後は，バイタルサイン，呼吸パターン，人工呼吸器との非同調呼吸の有無，顔色，動脈血酸素飽和度など患者の変化を観察する。患者の生理的変化が大きい場合(努力呼吸の出現，意識レベルの低下，不整脈など)は，ウィーニングを中止する。

(7) 人工呼吸器を外す前に気道内分泌物を除去し，呼吸状態を整える。

(8) 患者の状態が安定して条件が満たされた場合は，手順書に従って挿管チューブを抜去する。

(9) 抜管後は患者のベッドサイドで深呼吸を促し，患者の呼吸状態を観察する。同時に，声帯麻痺や咽頭浮腫に続発する嗄声の有無と咽頭痛についてアセスメントする。

(10) 反回神経麻痺症状がないことを確認し，状態が落ち着いたら口腔内を清潔にする。

(11) 抜管に伴う患者の状態と経過を記録する。

◆ 非侵襲的陽圧換気療法 noninvasive positive pressure ventilation（NPPV）

　非侵襲的陽圧換気療法(NPPV)とは，マスクを使用して上気道から機械的に陽圧をかけて換気を補助する治療法である。NPPV は，①患者への侵襲が少ない，②早期に人工呼吸を開始できる，③会話や食事・飲水が可能である，④肺の圧損傷や人工呼吸器関連肺炎(VAP)などの合併症リスクが低いという利点があり，在宅での長期人工呼吸などに適している。

　しかし，呼吸状態を改善・維持していくために，器械操作や合併症予防のための自己管理が求められるなど，患者の理解と協力が不可欠である。NPPV を導入・維持して呼吸苦を軽減することにより，身体活動性が維持され QOL が向上するよう，以下の支援を行う。

▌NPPV の導入準備

(1) NPPV の導入に向けて，治療目的・内容について説明を受けられるように調整する。説明された内容の理解度，不安や期待，受けとめ方などついてアセスメントする。

(2) NPPV について患者・家族が前向きにとらえられるように，実際に使われている NPPV マスクや器械に触れるなど，体験する機会を設定する。そのうえで，使用方法・注意点・治療効果について説明する。鼻マスクであれば人工呼吸器を装着していても会話や食事も可能であることを具体的に説明し，気がかりや不安の軽減をはかる。フルフェイスマスクを用いる場合は圧迫感が強いため，不安や精神状態の変化を注意深く観察する。

▮ NPPV の継続支援

(1) 適切なマスクを選択する。周囲から空気がもれていないかを確認・調整する。また，マスクの圧迫により皮膚トラブルが生じないよう予防方法について説明する。

(2) 器械の調整を行う。導入直後は，呼吸器と患者の呼吸が合わず息苦しさを訴えることがあるため，治療が中断しないように支援する。

(3) 口渇，眼の乾燥，腹部膨満感などの症状出現の可能性を伝え，症状出現により中断しないよう対処方法を説明する。

(4) 入院中に患者・家族に具体的な使用方法(マスクの組み立て・装着，人工呼吸器の取り扱い方，フィルタの交換，加温・加湿器の水の補充，回路交換)，注意点，トラブルへの対処方法などについて，チェックリストなどを用いて説明する。手技獲得へ向けて支援する。

(5) パルスオキシメータを用いて，エネルギー消費を必要とする活動時(食事，排泄，整容・清潔など)，NPPV の中断時(食事や洗面時など)，安静時など活動状況に応じたSpO_2を測定し，呼吸数や自覚症状を確認する。そのうえで，SpO_2と自覚症状が比較でき，呼吸苦への対処ができるように説明する。

(6) 無気肺や気道閉塞を予防するため，自己排痰の必要性と方法を説明する。

(7) 導入後，セルフモニタリングを行い，効果を認識してアドヒアランスを高めると同時に，異常の早期発見に結びつくように支援する。

(8) NPPV を中断しないように，定期的な外来受診，呼吸不全徴候出現時や急性増悪時・器械のトラブル時などの連絡先や対処方法について確認する。退院後の生活について地域連携室と連携し，必要時には社会資源の導入を検討する。

4　気管切開を受ける患者の看護

　気管切開は，なんらかの原因により気管が狭窄し，呼吸困難をきたしている場合に必要とされる処置である(●113 ページ)。気道を確保し，適切な酸素化を行うことを目的として，一時的あるいは永久的に第2〜第4気管軟骨を切開する(●114 ページ，図 4-39)。

　気管切開を受ける患者は，生命に直結する呼吸がおびやかされ，さし迫った状況にある。また気管切開後は食事・排泄・活動・コミュニケーションといった日常生活行動に影響する。看護師は，患者の不安の原因を明らかにして援助することが大切である。

　気管切開の適応には，①外傷やアレルギー反応による気道粘膜の浮腫に伴う気道の狭窄，②異物や腫瘍などによる気道の閉塞，③咽頭の反射が低下して気道内分泌物を自発的に喀出できない場合，④長期の挿管を必要とし，声帯や気管などへの影響が考えられる場合，⑤呼吸機能の低下に伴い生理学的死腔の減少が必要な場合，⑥顔面や上気道に損傷があり，経鼻あるいは経口挿管が困難な場合などがある。

a 気管切開術前の看護

1 アセスメント

　緊急に気管切開を行う患者の場合は，さし迫っている状況を理解することがむずかしく，処置が今後のライフスタイルにどのような影響を及ぼすのかといった判断をするゆとりがもてないことが多い。慢性的に呼吸状態が悪化してきた患者の場合は，気管切開を行うことで，呼吸がおびやかされていた状態から解放されることを期待する場合もある。

　また，気管切開は一時的あるいは永久的に声を喪失させる。声による言語＝会話は，コミュニケーションの代表的な手段である。声は「私らしさ」を表現し，アイデンティティを示すものであるため，声がその人にとってどのような意味をもつのかを考え，全人的視点からアセスメントする。

　気管切開術前の患者のアセスメントを◎表6-7に示す。

2 看護目標

（1）気管切開を行う理由を理解することができる。
（2）不安や恐怖が軽減する。
（3）気管切開によって生じる変化を理解することができる。
（4）会話以外のコミュニケーション方法を学習する。

3 看護活動

◆ 説明と同意への援助

　気管切開を行う目的と方法，所要時間，気管切開による変化（会話が制限されること，外見的変化〔美容上の問題〕など）について医師からの説明がなされる。看護師は，患者の理解度を確認し，追加説明が必要と判断したら，

◎表6-7　気管切開術前の患者のアセスメント

項目	内容
呼吸状態	①呼吸回数・パターン・努力呼吸，②気道内分泌物の量・性状・臭気，喀出状況，③呼吸音（副雑音の有無），④呼吸困難
低酸素血症の徴候	①意識状態，②傾眠・不穏・混乱，③頭痛，④不整脈・頻脈，⑤血圧低下，⑥チアノーゼ
全身状態	①バイタルサイン，②口唇・全身の皮膚の状態，③パニック，④呼吸時の体位，⑤コミュニケーションの障害となるほかの機能障害（視力・聴力・意識レベルなど），⑥感染徴候，⑦栄養状態，⑧浮腫
検査所見	①動脈血ガス分析：肺の酸素化，換気，酸塩基平衡の状態，②動脈血酸素飽和度，③胸部X線検査，④心電図，⑤気管支鏡検査
その他	①気管切開にいたる過程，②患者・家族の気管切開に関する説明内容の受けとめ方，③会話によるコミュニケーションが制限されることの理解と受けとめ方，④気管切開後の外見的変化への思い，⑤気管切開後の身体機能の変化の理解，⑥既往歴，⑦声の喪失に伴う生活上の変化，社会的役割の変更，⑧発達課題の達成状況，⑨支援体制，⑩過去の困難なできごとに遭遇したときの対処方法と対処能力，⑪精神的・心理的状態，⑫経済力

医師と相談しながら疑問に対して誠実にこたえていく。その際，患者は呼吸状態がよくないなかで説明を受けていることを理解し，会話が多くなり呼吸困難が増強しないように配慮し，コミュニケーションの方法を検討する。なお，緊急処置としての気管切開の場合，説明と同意への援助が困難となることがある。

◆ 不安・恐怖への援助

患者は納得して気管切開を受けるとしても，気管に穴が空く恐怖は消失しないであろう。看護師は，患者の不安や恐怖を明確にし，患者が知りたいこと，予測されることに対して説明する。可能ならば，使用する実際の用具を見せて説明する。また，よく使用される言葉（気管孔・吸引・カニューレなど）がなにを意味するのかがわかるように患者の理解をたすける。気管切開後の疼痛緩和へのケアを保証し，安心して手術・処置にのぞめるように援助する。

術後は会話ができなくなるため，カード・五十音表・指文字といったコミュニケーション方法を患者に説明し，一緒に練習する。習得できているかを確かめ，コミュニケーションができることを伝えて，疎外感や孤独感が軽減するように援助する。

◆ 気管切開を行うための援助

病床・周囲の環境を整える。患者に気道を伸展した姿勢を保持することを説明し，体位が維持できるようにする。そのほか，酸素や気道を確保するための吸引器の準備と点検を行って状態の変化に備え，すみやかに対応できるように救急カートを準備する。病床の周囲がかたづけられ，酸素（ときには人工呼吸器）や吸引器が準備される。気管切開術は局所麻酔で行われ，患者の意識は保たれ周囲の状況を知ることができる状態にあるため，患者・家族の不安が増強しないように援助する。

気管カニューレは周辺臓器への圧迫が少なく，気道の走行に沿ったものを選択することが望ましい。患者の状態に応じて，苦痛が少なく残存機能が最大限に活用されるようにする（▷図6-10）。

b 気管切開術後の看護

1 アセスメント

気管切開術後は，呼吸の状態と，開放創となった気管切開部を観察し，合併症を最小限にするためのアセスメントを行う。感染は酸素消費量を増加させる。患者は排痰し，気管切開部を管理して気道を清潔に保つことが，感染を予防して呼吸機能を維持するために重要となる。また，気管切開による影響は，呼吸だけではなく日常生活全般に及ぶことにも注意したい。

気管切開術後の患者のアセスメントを▷表6-8に示す。

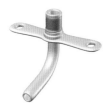
a. カフなし
　気管カニューレ

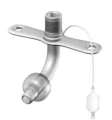
b. カフつき
　気管カニューレ

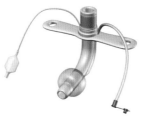
c. カフつき・サイドチューブ
　つき気管カニューレ

d. 気管カフス状ボタン

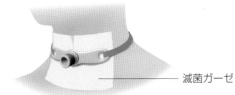
e. 気管カニューレ装着後
　　　　　　　　　　　　　　　　　　　　　　　——滅菌ガーゼ

◉図6-10　気管カニューレ
誤嚥の危険性がある場合は，カフつきの気管カニューレを使用する。内筒と外筒が分離し，
発声を可能にする気管カニューレ，発声が可能なカフつきの気管カニューレもある。

◉表6-8　気管切開術後の患者のアセスメント

項目	内容
呼吸状態	①呼吸回数・パターン・努力呼吸，②気道内分泌物の量・性状・臭気，③呼吸音（副雑音の有無），④呼吸困難，⑤咳嗽
気管切開孔の状態	①出血，②発赤，③腫脹，④疼痛，⑤皮下気腫
低酸素血症の徴候	①意識状態，②傾眠・不穏・混乱，③頭痛，④不整脈・頻脈，⑤血圧低下，⑥顔色不良・チアノーゼ
全身状態	①バイタルサイン，②口唇の乾燥状態や損傷・口臭，舌苔，歯肉の状態，③耳下腺部の炎症症状，④コミュニケーションの障害となるほかの機能障害（視力・聴力・認知機能，手指の運動機能など），⑤感染徴候，⑥栄養状態，⑦水分出納バランス，⑧排便，⑨全身倦怠感など
検査所見	①動脈血ガス分析：肺の酸素化，換気，酸塩基平衡の状態，②動脈血酸素飽和度，③胸部X線検査，④血液凝固系検査，⑤感染徴候を示す血液データ，⑥細菌培養検査
その他	①患者のセルフケア能力と援助者の有無，②日常生活（病床療養）環境，③会話によるコミュニケーションが制限されたことによる反応と生活への影響，④気管切開後の外見的変化，気管切開後の身体機能の変化への反応，⑤活動意欲，活動・運動量，⑥声の喪失に伴う社会的役割の変更，⑦発達課題への影響，⑧支援体制，⑨精神的・心理的状態，⑩ケア用品を購入・維持していくための経済力

2　看護目標

（1）安楽な呼吸ができる。

（2）気管切開後の変化（ライフスタイル・外見・身体機能など）についての不
　　安を表現する。

（3）会話以外のコミュニケーション手段を用いて基本的ニーズを伝えること
　　ができる。

（4）気管切開部のケアの必要性を理解する。

（5）気管切開部のケアを学習し，安楽な呼吸を維持することができる。

（6）合併症をおこさない。

3 看護活動

◆ 安楽な呼吸と安心へのケア

　看護師は，気管切開部の出血や分泌物によって気道が閉塞しないように注意し，安楽な呼吸ができるように援助する。具体的には，以下の援助を行う。

（1）気管切開術が終了したことを告げ，苦痛・恐怖をねぎらう。

（2）患者の呼吸状態，苦痛様顔貌や落ち着きのない表情などに注意し，観察する。

（3）患者に効果的な深呼吸と咳嗽の方法を説明し，咳嗽と痰の喀出をたすける。

（4）自力で分泌物の喀出が困難な場合は，無菌操作で吸引を行い，気道の閉塞を予防する。吸引カテーテル挿入時の抵抗は内部の閉塞を意味するため，1回1回の吸引の手ごたえを確認しながら行う。

（5）皮下気腫によって気管チューブの位置が変化することも考えられるため，固定した気管チューブの位置を確認する。

（6）出血の症状と徴候を観察する。とくに吸引とは関係のない気管切開周囲の出血には注意が必要である。

（7）患者の状態が安定したら，ベッドを30〜45度挙上する。この体位は分泌物の喀出が容易となり，気管切開部周囲の浮腫を減少させる。

（8）気管切開により気管が乾燥すると線毛運動が障害され，分泌物の粘稠度が増すため，人工鼻や加湿器など吸気の湿度を調整する。

（9）カフつき気管チューブを挿入している場合は，定期的にカフ圧を測定して適切なカフ圧を維持する。

（10）気管切開後，24時間以内に気管チューブが外れると，気管の浮腫により再挿入は困難となる。そのような事故を防止するため，気管チューブを確実に固定する。

（11）分泌物の性状を観察し，適切な水分補給状態を維持する。

◆ コミュニケーションへの援助

　気管切開術による言語的コミュニケーションの障害は，声帯を損傷したのではなく，空気流入経路が変更されたためである。患者には発声のメカニズムが説明されなければ，現象の理解は得られないであろう。

　ゆったりとしたコミュニケーションに努める，コミュニケーションに適した静かな環境づくりに配慮することが重要である。術前に実施したコミュニケーション方法を，患者とともに試しながら評価して改善していく。

◆ 合併症の予防

▍口腔ケア

　食事が禁止されると，それまで行っていた歯みがき習慣がくずれやすい。また，唾液の分泌量が減少して口腔内自浄作用が低下するため，口腔内の細菌数が急増して不潔になりやすい。義歯を使用している患者は，歯肉が衰えて合わなくなる場合がある。気管切開孔を閉じることができても，口腔に機能的障害を残しては食事の開始が遅れることになるので，注意が必要である。

　口腔ケアは口腔内を観察する機会であり，①口腔内の細菌を減少させる，②唾液分泌を促進し，口腔内の自浄作用を促進する，③口渇を緩和する，④耳下腺炎を予防する，⑤歯肉をマッサージして機能的状態を保つ，⑥1日の生活リズム（覚醒と睡眠）を維持する，⑦気分を爽快にすることが期待できる。

　患者の状態に応じて適切な口腔ケアの方法を選択し，患者を疲労させないように手ぎわよく実施する。以下にブラッシング法による口腔内洗浄法の具体例を述べる。

(1) 口腔ケアの実施前に必要物品を準備し，実施可能か口腔内アセスメントツールを用いて観察する。実施前に患者にこれから行うケアの内容を説明する。

(2) カフつき気管チューブを挿入している患者は，カフの空気もれがないかを確認し，洗浄液の気管内へのたれ込みによる誤嚥を防止するため，カフ圧を高く調整する。誤嚥に備えて，吸引器は必ず準備・点検しておく。

(3) 患者の状態に応じた誤嚥予防の体位を整える。

(4) 出血傾向のある患者以外は，歯ブラシを使用して歯垢を除去する。開口できない場合は，バイトブロックや開口器を用いる。

(5) 歯頸部（歯と歯肉の境界）や歯間部（隣接する歯と歯の間）など歯垢が付着しやすいところや汚れが残る気管チューブの裏側を注意してみがく。

(6) 洗浄するときは，顔を横に向け排水管で確実に吸引する。誤嚥のリスクが高い場合は，洗浄を行わない。

(7) 舌苔は含嗽や洗浄だけでは除去しにくいため，舌清掃用具を使用する。

(8) 終了後，カフ圧をもとに戻す。

(9) 口唇周囲や鼻腔を清拭し，乾燥を予防するため口腔・口唇を保湿する。気管カニューレを固定しているテープにゆるみがないかを確認する。

(10) 人工呼吸器を装着している場合は，体位をもとに戻し，呼吸器の条件，呼吸器との接続，呼吸状態を確認し，病床環境を整える。患者に口腔ケアを終了したことを伝える。

(11) 口腔内のアセスメントツールに，観察結果を記載する。

(12) 口腔内観察の結果，歯周病・口腔病変が疑われる場合や技術的に困難な場合は歯科に依頼し，専門的助言を得る。

▍気管切開部のケア

　気管孔は，乾燥による線毛運動の障害，また気道粘膜の損傷を防ぐために加湿される。高齢者や手術後の患者は免疫機能が低下しており，また気管切

開部に近い位置に手術創がある場合の感染は，予後に影響を及ぼす可能性がある。

　看護師は気管切開部の清潔保持の方法を説明し，感染を予防する。具体的には以下の援助を行う。

- (1) 気管切開部周囲の観察（異常な発赤，皮膚の損傷，出血，臭気，滲出 <small>しんしゅつ</small> など）
- (2) 定期的および必要時に気管切開孔のケアを行い，清潔な状態を保持する。気管切開孔周囲の創部，分泌物をよく観察する。
- (3) 定期的および必要時に気管カニューレを交換する。気管カニューレの固定は，皮膚と摩擦をおこさない程度のゆるみをもたせつつほどけないように結ぶ。ゆるすぎると気管カニューレの固定がわるく，咳嗽が誘発され抜去につながることもある。

▌吸引

- (1) 呼吸状態を確認し，患者に吸引することを説明する。吸引は苦痛を伴うため，理解と協力を得て不安を緩和し，吸引しやすい体位にする。
- (2) 気道粘膜の損傷を予防するために，患者に適したサイズのカテーテルを用いて，吸引圧や吸引時間をまもり，無菌操作で吸引する。カフつき気管カニューレを挿入している場合は，カフ上部に貯留している分泌物も吸引する。
- (3) 吸引は分泌物と同時に酸素も奪うため，不整脈の原因となりやすい。そのため，吸引前には Sao_2 を確認し，低酸素状態を予防・軽減するために深呼吸を促すか，必要に応じて酸素を補給する。
- (4) 吸引された分泌物の量と性状・臭気を確認する。
- (5) 患者に吸引が終了したことを告げ，ねぎらいの言葉をかけ，深呼吸を促す。
- (6) 患者の呼吸状態をアセスメントする。

▌排泄への援助

　気管切開を行った患者は，努責ができなくなる。こうした変化に加え，気管切開後は状態が安定するまでは，床上排泄や環境の変化から便秘になりやすい。スムーズな排便に向けて援助する。

◆ ライフスタイルの変化への適応と自己管理への援助

　患者の状態が安定してきたら，療養の場の移行が検討される。その場合は，自宅などで継続的なケア（気管切開部の管理，身体の清潔，衣服の調節など）ができるように計画し，説明する。具体的には以下の援助を行う。

- (1) 患者・家族に咳嗽・深呼吸，気管切開部のケア，器械の使用方法，吸引方法，清潔操作の必要性と方法を説明する。
- (2) 患者・家族とともに注意点を確認しながら吸引を実践する。
- (3) ケアに必要な物品（気管孔用ガーゼ・吸引用カテーテル・生理食塩水・吸引用具など）について説明する。
- (4) 口腔ケアの必要性と方法を説明する。

（5）シャワーや入浴時に気管切開孔から水を吸い込まない方法を説明する。

（6）粘膜を刺激する，あるいは感染の機会が増大するような生活環境（乾燥・ほこり・雑踏など）について説明し，注意を促す。

（7）感染の徴候（喀痰の量・臭気・色の変化，気管切開孔の発赤など），気管チューブが外れた場合の対処方法を説明し，連絡先・緊急時を含めた対処方法を確認する。その際，発声ができないため，緊急時の電話連絡が困難なことに注意する。

（8）栄養摂取の必要性と食事摂取時の注意を説明する。また，そのときに感じる嗅覚と味覚の変化のメカニズムを説明する。

（9）ボディイメージの変化に対する心情を傾聴する。そのうえで衣服の選択についてアドバイスをする。

（10）身体機能の変化が性的機能に与える影響について説明する。そして個々の不安を話し合う機会をもつ。必要に応じてカウンセリングを行うか，専門機関を紹介する。

（11）気管切開，発声ができないことに起因する社会的・経済的問題について確認し，対応する支援機関と，利用方法を説明する。必要に応じて医療ソーシャルワーカー（MSW）と連携をはかり，社会資源の導入を検討する。

5 胸腔ドレナージを受ける患者の看護

　胸腔ドレナージの目的は，胸腔内に貯留した空気や血液，膿，滲出液を排出し，肺の再膨張をはかることである。胸腔ドレーンは，肺切除術などの胸部外科手術後，気胸，血胸，胸水貯留，膿胸，乳び胸の治療のために挿入される。

　胸腔ドレーンを留置する場合の注意点は，①排液などの逆流による胸腔の汚染，②接続が外れることや誤ってドレーンが抜去されること，およびドレーンの閉塞による緊張性気胸，③挿入部位に生じる血胸などの合併症や二次障害を防止することである。そのため，看護師はドレーンを挿入しながら生活する患者に，ドレーンの取り扱いや活動上の注意点をよく説明し，合併症を予防する。胸腔ドレナージは生命を維持する呼吸に関する直接的な治療であり，患者の不安を理解して援助する。

　ドレナージシステムには，①水封式吸引装置，②低圧持続吸引装置（◯116～118ページ，plus）の2つの型があるため，事前に医師の指示を確認し，必要物品を準備する。

　ドレーンが挿入される部位は，患者の状態によりさまざまである。気胸の場合は，空気が肺尖部に上がり貯留しやすいこと，血胸や膿胸，胸水などは胸腔の下層に液体が貯留しやすいことが考慮され，挿入部位が選択される。

1 ドレーン挿入前・挿入中の看護

　ドレーン挿入前・挿入中の看護は，「胸腔穿刺」の項を参照（◯237ページ）。

2　ドレーン挿入後の看護

（1）ドレーンの挿入が終了したら，挿入部位を保護し，挿入部位から離れた箇所にあるドレーンを患者の胸にテープで固定し，不慮の抜管を防ぐ。胸腔ドレーンチューブとドレナージチューブの接続部も外れないように固定する。

（2）患者に検査が終了したことを告げ，安楽な体位にし，バイタルサインを測定し，呼吸状態をアセスメントする。

（3）ドレナージシステムに接続したあとは，定期的に深呼吸を促し，胸腔からの排液あるいは肺の拡張をはかる。

（4）処置後，バイタルサイン，呼吸状態，疼痛のアセスメントを行う。とくに自然気胸や胸水により肺の虚脱が強く，発症から胸腔ドレーンを入れるまでの時間が長かった患者の肺は，急激なドレナージを行うとそれまで虚血状態だった肺に大量の血液を流すことになり，肺水腫をおこす危険性がある（再膨張性肺水腫）。したがって，胸腔ドレーン挿入直後から2～3時間は継続して患者のバイタルサインを観察する。また，呼吸音の減弱，呼吸困難，呼吸数の増加，低血圧などの徴候は，続発性気胸の可能性があるため，すみやかに医師に報告する。

（5）胸腔ドレーンの位置を確認するために，胸部X線検査が行われる。その後は医師の指示を確認し，日常生活動作について説明する。

（6）看護記録に胸腔ドレナージを開始した日時，使用したシステムの型，挿入部位，胸腔から排液の性状❶と量（気胸の場合はエアリーク❷の有無，▶図6-11），呼吸性移動，ドレーン挿入前・中・後のバイタルサインと呼吸状態のアセスメント，胸部X線検査の結果，挿入部位（出血や皮下気腫の有無），疼痛，処置に対する患者の反応を記録する。

NOTE

❶排液の性状
　胸部手術や胸腔ドレーン挿入，外傷，悪性腫瘍などにより胸管に傷がつくなどして，乳び（▶71ページ）がもれることがある。

❷エアリーク
　胸腔内にたまった空気，あるいは肺切除術後縫合部など肺から直接もれてきた空気が胸腔ドレナージの水封室に気泡として観察される。これをエアリークという。エアリークがみられる場合はその経路を考え，回路の接続部や挿入部，創部などを注意深く確認する。

水封室

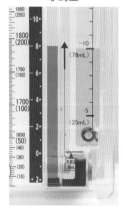

a. 水位の上昇

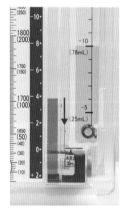

b. 水位の下降

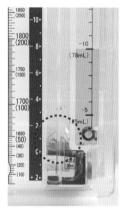

c. エアリーク

▶図6-11　胸腔ドレナージの水封室の観察
患者の呼吸に合わせて水封室の水位が上下する。吸気時に水位の上昇（▶図a），呼気時に水位の下降（▶図b）がみられる。エアリークは気胸などで排気がある場合にみられる（▶図c）。

MOVIE　MOVIE

（7）患者にドレーンの圧迫や屈曲により排気・排液が妨げられないようにすること，ドレーンが抜けないように体位・体動の際の注意点を説明する。

（8）歩行可能な患者の場合は，ドレナージシステムの取り扱い方法，すなわち，①挿入部より下にドレナージシステムを保つこと，②誤ってドレナージ装置を倒さないこと，③歩行時には接続が外れないように留意することを説明する。看護師はキャスターつきで安定していてバッグが確実に固定できる台を用意する。必要に応じて，ドレーン鉗子（かんし）の使用方法を説明する。

（9）ドレーン挿入後，定期的に挿入部位，呼吸状態のアセスメント，挿入部の状態，発熱，胸部X線写真，採血結果の炎症所見，疼痛，排液の性状など感染徴候のアセスメントを続け，記録する。

（10）凝血（ぎょうけつ）や排液によるドレーンの閉塞を防ぐために，定期的にドレーンをしごく。その際，ドレーンを損傷しないように留意する。同時に，ドレーンを固定している皮膚の状態と挿入部位を観察し，接続部位のゆるみを確認する。

（11）ドレーン挿入に伴う疼痛，活動制限，睡眠，排便などの日常生活への影響，患者の受けとめ方をアセスメントし，セルフケアの不足を補う。

3 ドレーン抜去時・抜去後の看護

（1）抜去時は胸腔内に大量に空気が流入しないように注意する。患者と抜去のタイミングを合わせるため，息をとめる指示に従うように説明する。ドレーン抜去後は，呼吸状態をアセスメントして胸部X線撮影結果を確認し，記録する。

（2）抜去部位の創の観察，処置方法，清潔ケアなどの日常生活行動について説明する。

（3）抜糸前に退院する場合は，上記（2）の内容に加え，異常の早期発見と受診方法について説明する。

6 手術を受ける患者の看護

　呼吸器外科で行われる手術は，部位に応じて①肺，②気管・気管支，③縦隔，④胸壁・胸膜の手術に分けられる。近年の手術方法の進歩に伴って，切除範囲を限定した縮小手術や胸腔鏡手術が増加しているが，手術によって生命維持に必要不可欠なガス交換に影響を及ぼすため，身体への侵襲度は高い。

　手術の適応となる疾患は，青年期に多い気胸，壮年期から老年期に多い肺がん・縦隔腫瘍などさまざまであり，患者の年齢は幅広い。また，病変の部位や大きさに応じて，自覚症状のない場合や，咳嗽・喀痰・血痰・発熱・胸痛・呼吸困難などのさまざまな症状を示す。とくに呼吸困難がある患者は，生命をおびやかされる恐怖を感じている場合がある。

ⓐ 手術前の看護

　入院期間の短縮化に伴い，受診から各種検査，確定診断，告知を含めた治療の説明のほとんどは外来で行われる場合が多い。外来看護師は，病気の受けとめや意思決定を支援し，患者が安心して手術を受けられるように，外来・病棟・手術室の間で連携をはかり，入院前から退院まで継続した看護を提供する必要がある。手術を受けるにあたってのリスク評価や合併症予防が行えるように，情報収集して多職種で共有できるようにする。

1 アセスメント

◆ 術前アセスメント

　◯表6-9 の視点で情報収集を行い，手術を受けることに対するリスクをアセスメントする。予測される問題は，術前より予防的介入を行う。

◆ せん妄リスクアセスメント

　全身麻酔による手術は，せん妄を引きおこすリスク因子となる。ほかにも，①高齢，②認知症・認知機能障害，③脳器質的疾患(脳梗塞や脳出血など)の既往，④アルコール多飲歴，⑤ベンゾジアゼピン系睡眠薬や抗不安薬の使用，⑥せん妄の既往はリスク因子となるため，注意を要する。

◯表6-9　術前アセスメント

項目	内容
病変の程度	①病変の部位・進行度(腫瘍であれば病期分類)，②障害されている機能，③臨床症状の有無・程度
患者情報	①年齢・身長・体重・体格：肥満は呼吸器合併症のリスクが高くなる，②既往歴・基礎疾患(高血圧・虚血性心疾患・気管支喘息・COPD・脳血管疾患・慢性腎臓病・肝疾患など)の有無：糖尿病は創傷治癒遅延や感染のリスクが高くなる，③喫煙歴：喫煙者は喀痰量が多くなり，呼吸器合併症をおこすリスクが高くなる。手術を受けるには禁煙が必須であり，禁煙できているかを確認する，④飲酒歴・アレルギー・内服薬
身体的側面 (術前検査結果)	①血液検査：栄養状態・凝固能・肝機能・腎機能・貧血の有無・免疫機能・電解質異常・耐糖能異常，②呼吸機能検査(スパイロメトリー・動脈血ガス分析)：拘束性換気障害・閉塞性換気障害の有無を確認する，③心機能検査(心電図検査・負荷心電図検査・心臓超音波検査)，④皮膚・粘膜，歯・口腔の異常の有無，⑤活動・運動(日常生活動作)，⑥認知・知覚
精神的側面	①入院・病気・手術・全身麻酔に対する理解，②不安や期待，③過去の手術経験の有無，痛みの体験の有無，せん妄の既往の有無，④自己概念・ボディイメージ，⑤ストレス・コーピング(対処方法)
社会的側面	①社会的役割：入院・手術による中断，②経済的問題，③社会資源の活用状況
その他 (退院後の生活)	①手術が影響する機能と関連する日常生活動作(通勤・仕事，買い物，入浴，食事など)：創痛により上肢の挙上が制限される場合がある，②身体の保清習慣：背部に手が届くか。手術創が背部にできる場合が多いため，患者自身で洗浄ができるか確認する，③支援体制：家族などの介助が受けられるか。

2　看護目標

（1）手術の必要性を理解し，それに同意できる。

（2）禁煙・深呼吸といった術前準備を実施し，手術に対する身体的準備ができる。

（3）疾患や手術に対する不安や恐怖が軽減され，手術に向けて精神的準備ができる。

3　看護活動

◆ インフォームドコンセント

医師は，患者と家族に対して，手術の目的や方法，術後おこりうる合併症の可能性，麻酔の種類，術後の経過，疼痛対策，社会復帰の目安などについて説明する。看護師は，患者・家族が内容を理解したうえで同意していることを確認し，治療に対する意思決定を支援する。

◆ 術前オリエンテーション

入院してから手術当日までの期間は短いため，術前オリエンテーションの多くは外来受診時に行われる。外来看護師は，図や表になっているクリニカルパス（●図6-12）などを用いて，手術に向けた準備から，手術前日から当日の流れ，手術後の状態，退院後の生活の注意点にいたるまで，わかりやすく情報を提供する。

病棟看護師は，患者が外来でオリエンテーションをされた内容をどのように理解しているのかを確認する。患者がイメージしてきた内容と現実にズレがある場合には，補足や修正を行い，患者が正しく情報を理解し，安心して手術にのぞめるように援助する。

◆ 合併症予防のための身体的準備

術後呼吸器合併症の発生率は2〜40％にのぼり，そのうち最も頻度の高い合併症が無気肺であると報告されている[1]。手術後は，以下の状況から無気肺や肺炎などの呼吸器合併症になりやすい。

（1）全身麻酔と筋弛緩薬による呼吸抑制のため，末梢気道が閉塞し，肺胞が虚脱しやすくなる。

（2）呼吸筋や横隔膜への手術侵襲により，浅い呼吸となり十分な換気ができなくなる。

（3）手術操作や麻酔薬により気道内分泌物が増加しやすい。

（4）疼痛や胸腔ドレーンなどのライン類による拘束，手術後の安静臥床により，効果的な深呼吸や咳嗽ができず，気道内分泌物が貯留しやすい。

とくに，喫煙者，肥満者，高齢者，術前に呼吸機能が不良であった患者は，

1）下薗崇宏：術後管理　術後呼吸不全の予防と治療．Intensivist，4(2)：275-287，2012．

胸腔鏡下肺部分切除手術を受ける方へ

_____ 様

	入院日〜 （　／　）	手術前日 （　／　）	手術当日 （　／　）	
目標	手術前後の状態がイメージできる 疑問・不安な点は質問できる		深呼吸や痰をしっかり 痛みのコントロールが 退院後の生活について	
食事	常食（必要に応じて治療食）	21時から食事はできません	お水は（　）時まで飲めます	
安静度	制限はありません		ベッドの上で安静です	
排泄			尿管が入っています	
清潔	シャワー浴ができます			
検査 処置 内服薬	採血とレントゲンを行います	就寝前に下剤・胃薬を飲みます 眠れなければ眠剤を飲むことができます	午後手術の方は点滴をします 朝の薬がある方は看護師が6時に配薬します	抗生剤の点滴をします
説明 指導	手術・病棟のオリエンテーションをします 医師より手術の説明があります 麻酔の説明外来に行きます		義歯やコンタクトレンズ，時計や指輪などは外してください	

◉図6-12　手術を受ける患者のクリニカルパスの例（患者用）

（資料提供：慶應義塾大学病院看護部，一部改変）

その危険性が高まる。そこで，術後合併症予防のため，手術前から術前オリエンテーションで①呼吸リハビリテーションの必要性と実践方法，②早期離床の必要性，③術後の創痛緩和方法，④手術後ベッド上でできる手足の運動，⑤周術期の口腔ケアについて説明し，患者自身ができる具体的な方法を指導する。

▌呼吸リハビリテーション

　術後は呼吸筋を切開することや創痛により呼吸運動が妨げられ，浅く速い呼吸パターンとなりがちであるため，横隔膜を効果的に活用する腹式呼吸を

主治医			看護師長	
術後1日目 （　／　）	術後2日目 （　／　）	術後3日目 （　／　）	術後4日目 （　／　）	退院日まで （　／　）
出して呼吸器合併症を予防できる できる 理解できる				
朝〜お水が飲めます 昼〜お食事が始まります　　　　　　　　　　　　　　　　　　　　　　　　　　　　　→				
看護師と歩きます	痛みや呼吸の状態に合わせて活動範囲を拡大します			
	管を抜き，トイレまで歩きます			
清拭を行います	管が抜けたらシャワーに入れます			
採血とレントゲンを行います	採血とレントゲンを行います	レントゲンを行います	採血を行います	追加で採血やレントゲンを行うことがあります
→				
朝から痛み止めなど薬の内服が始まります　　　　　　　　　　　　　　　　　　　　　　　　　　　　　　　→				
医師より手術後の説明があります 退院に向けてのオリエンテーションを行います				

行うように指導する。仰臥位で深くゆっくりと呼吸し，腹部が上下することを確認するように指導する。

　術前の呼吸機能検査が不良の場合，医師の指示により，呼吸訓練器具（インセンティブ-スパイロメトリ）を用いた練習を行うことがある（●図6-13）。インセンティブ-スパイロメトリは，深い吸気を促す（吸気筋をはたらかせる）ことで肺の伸展性を高めるためのトレーニング器具であり，無気肺の予防と改善などを目的として用いられる。患者がインセンティブ-スパイロメトリの使用上の注意と正しい方法を理解し，実施できるように指導する。

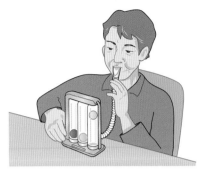
a. トリフローⅡ®
吸気によって目標の個数のボールを最上部まで上昇させ，目標の秒数を維持する。

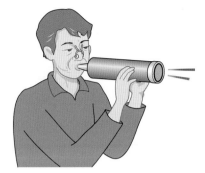
b. スーフル®
呼気時に抵抗があり，この抵抗より強く息を吐くと音が鳴る。

▶図6-13　インセンティブ-スパイロメトリ（呼吸訓練器具）

▐ 咳嗽と排痰の練習

　前述のように，術後は換気不良や痰の増加・貯留がおこりやすいため，効果的に咳嗽・排痰を行う必要がある。ベッドに臥床したままでいると痰が貯留し，無気肺やそれに伴う閉塞性肺炎などがおこりやすいため，術後はできるだけ早期に離床することを指導する。歩行が困難な場合でも，座位やファウラー位などなるべく身体を起こすように説明する。

　術後は創痛や手術創が離開するのではないかという不安から，効果的な咳嗽をすることがむずかしいため，術前から排痰方法について練習を開始しておく。咳嗽することで創が離開するのではないかと心配する患者には，どんなに咳嗽しても傷が開くことはないことを説明し，両手で創部を保護する方法やクッションなどを抱きかかえる方法を指導する。

▐ 禁煙の徹底

　喫煙による炎症で気管支が刺激に対して過敏になり咳嗽や痰が増える。たばこに含まれるニコチンは，気道の分泌を増加させ気管支を収縮させる。その他，タールなどは気管を収縮させ気道の易刺激性を高めるとともに，異物を外に運び出す気管支の線毛運動を抑制する。そのため，喫煙習慣のある患者は必ず禁煙させる。禁煙ができない場合は，手術が延期あるいは中止になる可能性もあることを説明する。

▐ 深部静脈血栓症・肺血栓塞栓症の予防

　術中から術後にかけて臥床が続くと，下肢の血流が停滞し，術操作による血管壁の障害が加わることで深部静脈に血栓ができやすくなる（深部静脈血栓症）。術後の起立や歩行開始時，排便時などに静脈還流量が増加し，血栓の一部が遊離して肺動脈を閉塞すると肺血栓塞栓症が生じる。閉塞の程度に応じてさまざまな症状（呼吸困難・胸痛・頻脈・ショックなど）を示す。

　術前から深部静脈血栓症・肺血栓塞栓症を予防するため，必要に応じて患者に適した弾性ストッキング（▶図6-14）を手術出室前に装着し，下肢周囲からの圧迫によって静脈還流を促す。装着時には血行障害・皮膚障害・腓骨神経麻痺をおこさないように注意し，その後は定期的に観察する。術中は，下

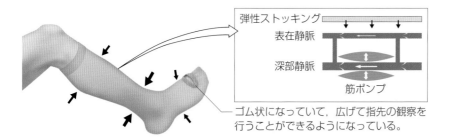

ゴム状になっていて，広げて指先の観察を
行うことができるようになっている。

◐図6-14　弾性ストッキング
下肢周囲から圧迫を加えることにより静脈径を小さくし，静脈血流速度を速くすることと
静脈弁機能を高めることで静脈還流量を増加させ，静脈血のうっ滞を防ぎ，血栓の形成を
予防する。

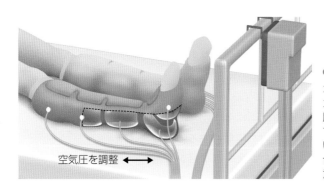

◐図6-15　間欠的空気圧迫法
ポンプから間欠的に空気を送り込んで下肢に巻いた
カフを圧迫することで，静脈還流を促進させる。下
肢を動かせない場合にも，他動的に静脈還流を促進
することができ，弾性ストッキングよりも効果が高
い。しかし，すでに深部静脈血栓を発症している場
合，肺血栓塞栓症を誘発する可能性があるため，注
意が必要である。

肢骨格筋を収縮させて静脈還流を促す間欠的空気圧迫法に基づく装置（カー
フポンプやフットポンプ）を装着することが多い（◐図6-15）。

手術後，床上安静の期間でも可能な範囲で手足を動かすことや早期離床を
行うことを説明する。

▍口腔ケア

全身麻酔のための気管挿管チューブは口腔から挿入される。チューブ挿入
に伴い口腔内の細菌を気道内に押し込んでしまうことにより，術後の誤嚥性
肺炎・発熱を引きおこす可能性があるため，術前から口腔内の清潔を保つこ
とが重要となる。また，術前後に禁食となる場合は，経口摂取時よりも口腔
内細菌が増加し，感染症を引きおこしやすくなるため，食事を食べなくても
口腔ケアを行う必要があることを指導する。

全身麻酔下手術では，口腔ケアをした場合はしなかった場合と比較して，
術後呼吸器合併症の発生率軽減や術後在院日数短縮につながる。

◆ 不安の緩和

患者は手術という未知の体験に加え，入院に伴う慣れない生活環境への適
応，生活習慣の変更，社会活動の制限，手術後の痛み，ボディイメージの変
化などへの不安や，漠然としたおそれをいだいている。それまで自立してい
た日常生活行動を一時的ではあるが手術後に全面的に他者に依存しなければ
ならない状態になることへの不安を感じている場合もある。また，入院によ

り家族と切り離されることなどから不安が増大することがある。

　看護師は日常生活の援助のなかから行動の変化，表情や言動などを観察し，意図的に情報を収集し，アセスメントする。とくに手術に対する患者と家族の受けとめ方，治療への期待，予後の理解，意思決定や判断する根拠となった情報の理解に誤りがないかなどを知り，患者の不安を明らかにする。適切な対応を行い，不安の緩和に努める。

◆ 手術前日の準備

　手術前日は，クリニカルパスにそって援助する。食事は21時以降を禁食とするが，飲水は手術の開始時間によって禁止となる時間が異なる。最終食事時間・飲水時間がまもられない場合は手術が延期となる可能性もあるため，必ずまもるよう患者に説明する。

　また，入浴と洗髪を行い，皮膚を清潔にする。入浴できない場合は清拭を行う。就寝前に下剤の内服を確認する。睡眠薬を使用する場合には患者の状態を観察し，転倒などをおこさないように注意する。

◆ 手術当日の準備

　手術当日は禁飲食であるが，必ず歯をみがいて口腔内を清潔にする。義歯がある場合は取り除いて保管する。眼鏡・コンタクトレンズ・ヘアピン・指輪・時計・補聴器などを装着している場合は外し，貴重品は患者・家族と保管場所を確認しておく。また，最終食事時間・飲水時間を確認する。

　手術着に更衣し，手術室に行く。手術創に体毛がある場合は，手術部位感染(SSI)の観点から手術室で手術開始直前に除毛する。

b 手術後の看護

　手術後の看護では，呼吸状態の観察や気道の清浄化，創痛・苦痛の緩和，合併症の予防などに重点がおかれる。術式や切除範囲によって患者の状態は異なるため，それぞれの術式を理解し，手術中の情報を確認することが重要である。

◆ 開胸術

　開胸術は，胸腔内に術者の手を直に入れて胸腔内臓器を直接見て手術操作を行うもので，一般的には後側方切開が行われる(119ページ)。背部から側胸部にかけて肋骨に沿った手術創ができる。肋骨を切断して行う場合もある。

　患部を切除するため，組織をより分け，動静脈，気管支の処理を行い，臓器を摘出し，必要に応じてリンパ節の郭清を行う。採取した組織は術中迅速病理診断を行い，病変部の良悪性の診断や断端病変の有無，リンパ節転移の有無などを確認することがある。

　残存肺や気管支断片からの空気もれがないことを確認し(リークテスト)，胸腔内にドレーンが挿入され，水封式ドレナージバッグに接続される。その後，筋層・皮下・皮膚が縫合され，手術は終了する。胸腔ドレーンは，手術

創面から出血した血液・滲出液を胸腔外に排出する目的で挿入される。

◆ 胸腔鏡手術 video-assisted thoracic surgery（**VATS**）

　胸腔鏡手術（VATS）は，胸腔内にカメラを挿入しその画像を見ながら専用の手術器具を用いて行う手術である（●122ページ）。

　切開後の操作は開胸術と同様であるが，開胸術に比べて手術創が小さく肋骨を折ることなく手術ができるので，痛みが少ない，筋肉の切開も少なく運動機能に影響がない，手術侵襲が少なく呼吸機能の回復が速い，在院期間が短縮されるなどの長所がある。

◆ 肺の切除範囲

　肺葉切除は，病変が存在する肺葉を切除し，周囲のリンパ節を郭清する。病変の進行度によっては，縮小切除（区域・楔状切除）を選択することもある。

　一側肺全摘術は病変が各肺葉にある場合や，肺動脈・肺静脈や主気管支を巻き込んでいる場合に行われる。術後は残存する肺の呼吸面積が半分以下になるため，心肺機能は低下する。

1 アセスメント

　手術中の情報（●表6-10）を確認し，継続的な観察とアセスメントを行う。

2 看護目標

（1）呼吸・循環動態が安定する。
（2）気道内分泌物を効果的に喀出し，呼吸器合併症をおこさない。
（3）創痛が緩和する。
（4）不安や苦痛が軽減する。

●表6-10　術中の情報

項目	内容
手術内容	①麻酔の種類・時間，手術時間：長いほど術後合併症のリスクが高くなる，②手術方法・体位：体位により上肢や肩の痛みが出ることがある，③バイタルサインの変化，④水分出納，⑤輸血の有無，⑥皮膚切開部位，⑦胸腔ドレーンなどの挿入物の種類・本数，⑧合併症や異常の有無
病変の程度	①肺などの臓器・組織の切除範囲，②病変の進行度
身体的側面*	①疼痛の有無・部位・程度：客観的に評価できる指標（NRS など）を用いる，②創部の出血・腫脹・発赤の有無，③皮下気腫の有無・程度，④胸腔ドレナージ（排液の量・性状，呼吸性移動），⑤呼吸の状態（数・リズム・深さ，胸郭の動き）・呼吸音，⑥検査データ（胸部 X 線・動脈血ガス分析値・動脈血酸素飽和度），⑦発熱・胸痛・呼吸困難の有無，⑧分泌物の量・性状，⑨離床の程度，患者の活動量，咳嗽力
精神的側面	①せん妄の有無，②病状や手術の説明内容と受けとめ方

＊呼吸器外科手術に特徴的なことのみを示す。

3　看護活動

◆ 呼吸状態の観察と酸素療法

　手術後は代謝が亢進し，酸素消費量が増大するが，以下の理由から換気量が低下し，低酸素状態を引きおこしやすい。

- 全身麻酔，筋弛緩薬，鎮痛薬による呼吸抑制
- 呼吸筋や横隔膜への手術侵襲による呼吸抑制
- 創痛・胸腔ドレーン挿入部の痛みによる深呼吸の制限
- 手術による呼吸面積の減少
- 術後の安静臥床

　低酸素状態は全身の組織に十分な酸素を供給できず，回復を遅延させるため，患者の呼吸状態や検査データに応じて酸素療法を行う。酸素療法のモニタは，おもに非侵襲的なパルスオキシメータを用いた動脈血酸素飽和度（SpO_2）で行われ，医師により吸入酸素量・濃度が指示される。

　看護師は，酸素療法から早期に離脱できるように，次の援助を行う。

(1) 適正な酸素量・濃度を確認し，適切な酸素療法を行う。

(2) 呼吸状態を観察し，低酸素血症の徴候を早期に発見する。

(3) 深呼吸（腹式呼吸）を促す。

(4) 疼痛を緩和する。

(5) 早期離床を目ざす。

◆ 気道の清浄化

　手術後は以下の理由により気道のクリアランスが低下しやすい。

- 手術操作や麻酔薬により気道内分泌物が増加しやすい。
- 疼痛や胸腔ドレーンなどのライン類による拘束，手術後の安静臥床により，効果的な深呼吸や咳嗽ができず，気道内分泌物が貯留しやすい。
- 酸素吸入や絶飲食，血管内脱水により気道内分泌物の粘稠度が高まる。

　呼吸器合併症を予防するため，気道内分泌物を効果的に喀出させることが重要である。看護師は気道のクリアランスを保つために，次の援助を行う。手術侵襲を受けた術後の身体には，咳嗽・排痰などは予想以上に患者の体力を消耗するため，休息を十分にとって患者の負担とならないように注意する。

(1) 麻酔より覚醒して意識が清明になり，一般状態が安定してきたら，術前に練習したことをイメージさせて定期的に咳嗽・排痰を促す。

(2) 鎮痛薬を使用して疼痛を緩和する。

(3) 看護師が両手で創部を保護するか，または患者に自分で保護するように指導し，咳嗽に伴う疼痛や創部の離開に対する不安を軽減する。

(4) 含嗽（うがい）を行う。含嗽は口腔内を清潔に保つだけでなく，咽頭・喉頭の乾燥を防ぎ，気道内分泌物の喀出を促進する。

(5) 気道内分泌物の喀出が十分でない場合は，医師の指示により加湿作用のある生理食塩水や去痰薬・気管支拡張薬などの薬剤による吸入療法を行う。

（6）自力で喀出できない場合は，気道内にカテーテルを挿入して吸引する。

（7）それでも喀出が困難な場合や，痰の貯留が細気管支に及ぶ場合は，医師により気管支ファイバースコープを用いて吸引することもある。分泌物の量が多く粘稠度が高くて喀出が困難な場合は，気管切開を行って気管カニューレから吸引・除去する方法がとられることもある。

◆ 循環管理

　肺葉切除以上の大きな手術では，胸腔内に肺の切除に伴う空間が生じる。その結果，胸腔内圧の変化や縦隔の偏位を伴いやすく，急激な縦隔の偏位は循環動態へ影響しやすい。手術によって肺容積が減少することで肺内の血管容量は減少し，肺血管抵抗は増加する。その結果，右心系への急激な圧負荷が生じ，右心不全となる可能性がある。また，血圧は出血による血漿量の減少や呼吸面積の減少による酸素不足が誘因となって下降することがある。

　こうしたことから，手術後は呼吸器系だけではなく循環器系を含めた全身の観察が必要である。手術室から帰室後はモニタを装着し，心電図・脈拍・血圧・動脈血酸素飽和度などのバイタルサインを経時的に観察・記録する。手術後数日は水分摂取量と，排尿やドレーンからの排出量をそれぞれ経時的に測定し，水分出納バランスを観察する。

◆ 胸腔ドレナージの観察と管理

　胸腔ドレナージの概要は第4章C-⑦「胸腔ドレナージ」（●114ページ），基本的な看護は第6章D-⑤「胸腔ドレナージを受ける患者の看護」（●265ページ）を参照してほしい。以下に術後の胸腔ドレナージに特徴的なポイントのみを示す。

（1）排液の性状は，通常では術直後は血性であるが，時間の経過とともに血性度が薄くなり，しだいに漿液性になり，排液量も減少する。鮮血の流出が続いたり，100 mL/時以上の出血がある場合には術後出血の可能性があるため，医師に報告する。

（2）ドレーンの抜去は，排液量が100 mL/日以下になり，胸部X線検査による残存肺の膨張の程度などを参考にして24～72時間後に行われる。抜去は医師が行い，ドレーン孔は縫合閉鎖する。抜去時は，患者をファウラー位にし，胸腔内圧が陽圧となるように深呼吸させて呼吸をとめた状態で手ばやく行う。

（3）肺全摘術後の胸腔ドレーン管理は，全摘以外の肺切除術後の場合と異なり，胸腔ドレーンは2本の鉗子を用いて閉鎖しておく。閉鎖していないと，全摘術後の胸腔内の死腔にある空気が胸腔外に出て陰圧となり，術側への縦隔偏位をおこし循環動態の変調をきたすことがあるからである。閉鎖しておくことで全摘術後の死腔には滲出液が貯留し，しだいに器質化して術側の肋間は狭くなり，胸郭が縮小して，胸腔は長い時間をかけて徐々に縮小していく。右肺は肺容積が大きく縦隔偏位をおこしやすいため，右肺全摘術後はとくに呼吸・循環障害に注意する。胸腔ドレーン

は, 医師がバイタルサインを観察しながらときどき開放し, 滲出液を排除する。

◆ 創痛の緩和

開胸術後は, 肋間に走行した広範囲の皮膚, 神経, 筋の切離が行われるため, 腹部の手術に比較して創痛が強い傾向にある。強い創痛は深呼吸や咳嗽, 体位変換を妨げ, 呼吸器合併症を引きおこす要因になる。また, 活動や睡眠を妨げるなどさまざまな苦痛を引きおこし, 不安感が増強して精神状態を不穏にすることもある。

創痛や苦痛の緩和は, 身体機能の回復を促し, 患者の意欲を高めるために重要である。したがって, 術後は鎮痛薬を適切に使用し, 積極的に鎮痛をはかる。その際, 使用薬剤による有害事象に注意する。

痛みは主観的なものであり, 疼痛を客観的に評価できる指標(NRS❶など)を用いて, 鎮痛薬の効果をアセスメントする。また, 呼吸数や血圧などの身体的徴候や活動量, 情緒的反応や言語的反応, 睡眠や休息などを観察し, 効果を確認する。痛みの感じ方や表現の仕方は個人差があるため, 術前に知りえた患者の情報(過去の体験や疼痛の知覚と耐性閾値(いきち), 性格傾向など)をふまえて援助する。

┌─ NOTE
❶NRS
Numerical Rating Scale の略。痛みを0から10の11段階に分けてあらわす。

▌鎮痛薬の種類

● **NSAIDs(非ステロイド性消炎鎮痛薬)** ロキソプロフェンナトリウム水和物, ジクロフェナクナトリウム, フルルビプロフェンアキセチルに代表される。解熱・鎮痛作用がある。副作用には, 腎障害, 胃腸障害, 低血圧, 喘息(アスピリン喘息の既往がある場合は使用を控える)などがある。

● **アセトアミノフェン** 解熱・鎮痛作用がある。NSAIDs に比べると腎障害や胃腸障害などのリスクは低く, NSAIDs と併用することで相乗効果が期待できる。

● **オピオイド** 麻薬性鎮痛薬(モルヒネ塩酸塩水和物, フェンタニルクエン酸塩など)がある。フェンタニルクエン酸塩に代表される麻薬性鎮痛薬は, 術後に硬膜外鎮痛法で用いられる。副作用には, 呼吸抑制, 吐きけ・嘔吐, 尿閉, 徐脈などがある。

▌投与方法

● **硬膜外鎮痛法** 手術中に脊椎の硬膜外腔(脊髄をおおう硬膜の外側のスペース)にカテーテルを留置し, そこから持続的に鎮痛薬を注入する方法である(○図6-16)。呼吸抑制も少なく, 鎮痛効果にすぐれている。合併症には, 下半身のしびれや麻痺などの神経症状, 尿閉などがある。

● **静脈内注射** 手術直後で意識が清明でないときや, 禁飲食の間にも使用できる。

● **経口薬** 術後に飲水が許可され, 嚥下に異常がないことを確認してから投与する。

● **坐薬** 吐きけなどがあり, 経口薬が内服できないときにも使用できる。

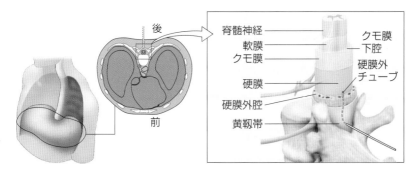

◎図 6-16　硬膜外麻酔
硬膜外腔に注入された鎮痛薬は硬膜に浸透してクモ膜下腔に達し、知覚神経を遮断することによって強力な鎮痛作用を示す。低濃度の鎮痛薬では運動神経は遮断されないので、術後の早期離床に適している。

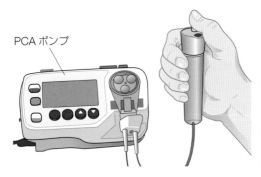

**◎図 6-17　自己調節鎮痛法
（PCA）**
PCA 専用のポンプを使用し、持続投与・急速投与・ロック機能などの設定を組み合わせることで、安全に投与できる。

▌ 自己調節鎮痛法 patient controlled analgesia（PCA）

　自己調節鎮痛法（PCA）とは、患者自身が痛みをコントロールすることができるしくみをさす（◎図6-17）。持続的に鎮痛薬が投与され、疼痛時にボタンを押すと持続的に流れている薬剤が一定量急速投与される。一度ボタンを押すとロック機能が作用して、一定時間たたないと再度押せなくなり、必要以上に流れすぎないようになっているため、過剰投与の心配がない。硬膜外鎮痛法でも静脈投与でも用いられる。

◆ 神経痛の緩和

　術後の痛みには、創部の傷の痛み（侵害受容性疼痛）のほかに、肋間神経の痛み（神経障害性疼痛）がある。肋間神経痛は手術後しばらくしてからあらわれることもあり、天候のわるい日や季節のかわり目などに痛みが強くなる場合がある。また、長期にわたって神経痛が残ることもある。あたためると緩和されるため、入浴や温罨法が効果的なことがある。

　神経の興奮を抑えて鎮痛作用を発揮する鎮痛薬（プレガバリンやミロガバリンベシル酸塩など）を併用する。副作用として眠け・ふらつき・めまいがみられることがあるため、徐々に投与量を増やし、反応をみていく必要がある。

◆ 手術創の管理

　術後の創感染を予防して創傷治癒を促すため，手術創からの出血や滲出，皮下気腫の有無などを観察し，適切なドレッシング材を選択する。手術創の周囲や胸腔ドレーン挿入部周囲に皮下気腫がおこると，その部位に腫脹があらわれ，圧迫するとプチプチと小さな気泡がつぶれるような感触がする。皮下気腫とは皮下組織内に空気がたまった状態をいい，手術によって胸腔内に入った空気が，術後にあふれて胸壁の創部に出てきたものと考えられる。

　増強しなければとくに対処せず，そのまま経過をみる。しかし，皮下気腫の範囲が拡大する場合には，皮膚の損傷による外部からの空気の侵入，損傷された壁側胸膜を通しての胸腔内空気の侵入，気管・気管支損傷や食道損傷などに伴う縦隔からの侵入を疑うため，医師に報告する。

◆ 早期離床

　意識が回復してバイタルサインが安定したら，体位変換を行う。体位変換は，気道内分泌物の喀出をたすけ，胸腔内に貯留した空気や滲出液の排除を促進するほか，換気や血液循環を改善する。体位変換と同時に，臥床したままで可能な，膝や足関節の屈伸，手首や肘関節の運動を行う。これは血栓形成や肺血栓塞栓症の予防になる。

　全身状態が安定したら，座位を励行する。座位は，①横隔膜が下がり，肺容積が増加し，ガス交換が改善される，②ドレーンからの胸腔内貯留物が排出されやすくなるなどの効果があり，呼吸機能の回復に有効である。

　立位や歩行などの早期離床は，呼吸器合併症の予防や循環動態の改善，腸管蠕動運動の促進，皮膚障害の予防，筋肉の萎縮・筋力低下からの回復といった利点がある。低酸素状態にある患者や高齢者，術後合併症があった患者は，慎重に離床を進める。

◆ 肩と上肢の運動

　開胸術により，肩甲骨を形成して姿勢を保持する筋肉を切断するため，筋肉の拘縮をきたしやすい。創痛に加えて，胸腔ドレーンの挿入による拘束感や活動することへの不安感も加わり，患側上肢の運動が制限され，肩・上肢の関節可動域が低下する。

　肩・上肢の運動機能障害を予防するために，両腕を肩関節から大きく回したり，上肢を横方向や上方向に上げたりする運動を励行する。

◆ 日常生活の援助

▌食事

　意識が回復して吐きけや嘔吐がなければ，手術翌日から食事を開始する。体力回復のために，高エネルギー・高タンパク食を摂取する。気道内分泌物の喀出を容易にするために，水分摂取量を多くする。摂取量の不足が考えられる場合は，輸液が行われる。

▌身体の清潔

　手術時に気道内分泌物の抑制および副交感神経反射の予防を目的として使用される麻酔薬(抗コリン作用薬)は，覚醒時に口渇を伴うことが多い。術後は，腸管活動が低下しているため禁飲食となり，加えて咀嚼をしないことから唾液の分泌量が減少し，口腔内の自浄作用は低下する。自浄作用の低下により，口腔内の細菌が繁殖し，呼吸器系感染症をおこす可能性が高まるため，口腔ケアを行い，口腔・咽頭の清潔を保つ。含嗽は口腔内・咽頭・喉頭をうるおし，痰の喀出を促進する。

　創部に問題がなければ，胸腔ドレーンや硬膜外カテーテルが抜去されたあとにシャワー浴が許可される。手術後はじめてシャワー浴を行うときには，安全に行えるように看護師が介助し，創部の観察方法や洗浄方法を指導する。

▌排泄

　術直後は水分出納バランスを知るために，尿道カテーテルを留置して持続導尿を行い，尿量を経時的に観察する。尿道カテーテル留置は尿路感染の原因にもなるため，手術後1～2日で抜去する。

　食事開始後は，腸蠕動音や排ガスを確認する。麻酔により消化管の運動は抑制され，創痛による活動の低下や経口摂取量減少のため，便秘となりやすい。腸蠕動を促すため積極的に離床を行い，トイレへの歩行をすすめ，必要時には緩下剤を投与する。

◆ 術後合併症の予防

　術後合併症は，生命の危機をもたらし，社会生活への復帰を妨げることになるため，観察と早期発見を行う。呼吸器外科の手術後に多い術後合併症は◉表6-11のとおりである。

◆ 術後の不安緩和

　手術後，麻酔から覚醒した患者は，各種の機器や機械音に囲まれ，身体には各種のチューブ類が挿入され，自由に身体を動かすことができず，不安を感じている。患者のそばでコミュニケーションをはかり，不安の解消に努める。あわせて鎮痛をはかり，十分な睡眠・休息がとれるようにする。

C 回復期の看護

　手術を受けた患者は，程度の大小はあるがなんらかの身体機能の喪失と，それに伴う変化を体験する。身体機能は徐々に回復傾向にあるが，機能障害が残る可能性がある。たとえば，肺切除術後の患者は，肺容量減少により活動耐性が低下し，場合によっては酸素療法が必要となることもある。

　入院期間の短縮により，患者は手術侵襲の影響や創痛が残っている状態で退院する。加えて，変化した身体機能で入院前の生活に戻るため，今後の生活に対する不安をいだいている。

　看護師は，患者が身体機能の喪失と，それに伴う状況の変化を受容し，今後の生活を再構築できるように援助する。

◉表6-11　呼吸器外科の手術後に多い術後合併症

合併症	特徴	観察	対処
出血	• 術後早期にみられる。 • 切除した組織周辺からの毛細管出血，切離した動・静脈端からの出血がある。 • 胸腔ドレーンの排液が濃い血性となり，時間単位の排液量が増加する。	• バイタルサイン • 胸腔ドレーンからの排液量と性状，呼吸性変動	• 輸液・輸血。 • 経過によっては止血術。
無気肺	• 数日たって発症する。 • 気道内分泌物により気管支が閉塞し，肺が虚脱・縮小した状態になる。	• 呼吸数の増加，頻脈，チアノーゼ，発熱，呼吸音の減弱など	• 気道内分泌物の喀出。 • 酸素療法。 • インセンティブ-スパイロメトリを行う場合もある。
肺炎	• 術後3日〜1週間ごろ発症する。 • 無気肺の状態で感染や誤嚥により炎症がおこる。	• 発熱，呼吸困難，チアノーゼ，頻脈，胸痛など	• 気道内分泌物の喀出。 • 誤嚥を防ぎ，口腔内を清潔にする。 • 酸素療法，抗菌薬投与など。
肺瘻・気管支瘻	• 肺を切った場所から空気がもれることでおこる。 • とくに喫煙の影響で肺がもろくなっている患者におこりやすい。 • 感染をおこすと胸膜炎や膿胸に発展する。	• 胸腔ドレーンからのエアリーク，皮下気腫	• 自然閉鎖を待つ。 • 胸膜癒着術（薬剤を用いて空気もれをとめる）。 • まれに再手術が必要になる場合がある。
膿胸	• 胸腔内に膿がたまる状態をさす。 • 細菌感染がおこり化膿すると膿がたまる。	• 発熱 • 胸腔ドレーンからの膿の排出 • 血液検査結果	• 抗菌薬投与。 • 胸腔内から膿を排出するため，治療・回復に長期間かかったり，再手術が必要になる場合がある。
肺塞栓	• 頻度は低いが発生すると命にかかわる。	• 突然の呼吸困難，胸痛，頻脈，呼吸数の増加，不安感，ショックなど	• 酸素療法。 • 創傷の治癒状況に応じて抗凝固療法。
嗄声	• 声帯をコントロールしている反回神経の麻痺によりおこる。 • とくに左肺の手術で生じやすい。 • 反回神経麻痺が重度になると誤嚥が生じることもある。	• 声のかすれ • 嚥下障害	• 数か月は持続することが多く，時間がたってもかすれたままの場合もある。
乳び胸	• 手術で胸管（胸腔に存在するリンパ管）に傷がついて，乳び（胸管を流れる乳白色のリンパ液）がもれ出し，胸腔内にたまる状態をいう。	• 胸腔ドレーンからの白濁した排液	• 禁食，脂肪制限食。

1 アセスメント

▌身体機能の変化

（1）身体機能の回復状態：呼吸機能，循環機能，疼痛の程度，日常生活動作
　　（排泄・食事・歩行など），手術創の治癒程度，合併症の有無，新たな医
　　療処置の発生の有無

（2）健康管理能力：服薬行動，創傷処置の理解度・実施状況，新たに獲得す
　　べき手技の理解度・実施状況

（3）今後の治療方針：通院の頻度，治療方法，再発・転移の可能性

▊ 病気や身体機能の変化の受容過程

（1）手術・疾患に対する認識：術後に説明された内容とその理解（術前に説明された内容と異なる場合がある）

（2）手術後の生活に対する不安，継続治療の必要性とその理解，予後に対する考え

▊ 退院後の生活

（1）退院後の生活環境：療養場所，家族などの支援体制

（2）社会復帰に関する情報：職業や学業の継続を妨げる要因，必要となる社会資源

2 看護目標

（1）全身動態が安定して，日常生活動作が自立する。

（2）身体機能の喪失と，それに伴う状況の変化を受容できる。

（3）休息・活動の注意点や，禁煙や呼吸訓練の継続，創傷の管理，定期な受診の必要性を述べることができる。

（4）退院後の生活を想定し，必要な準備ができる。

3 看護活動

◆ 日常生活指導

　下記の内容をわかりやすく説明し，患者が自分で実行できるように指導する。患者が実行できない場合は，家族などに理解と協力を得る。退院時には注意点をまとめたパンフレットなどを渡し，継続して行えるようにする。

▊ 活動・休息

　歩行や運動は，息切れや疲労感などの症状を参考に，徐々に活動範囲を広げる。息切れや疲れが出るようであれば，休息をとって深呼吸をする。退院直後は入院中と同程度の活動量とし，無理をしない。

▊ 創傷の管理

　傷口は医療用ボンドで接着するか，糸で縫合されているため，無理にはがしたり，引っぱったりしないようにする。創傷感染を予防するため，毎日の入浴時に泡だてた石けんでやさしく洗い，よくすすぐ。水気をふきとる際も，こすらずに押さえるようにふく。

　入浴時には創部の自己点検を行い，発赤・腫脹・滲出液の有無などの感染徴候を観察し，異常の早期発見を行う。手術創は背側にできることが多く，見られず手が届かない場合がある。その場合は，鏡の利用や，家族の協力を得るなどの方法を提案する。

　入浴は血液の循環をよくし，疼痛の緩和に効果的である。呼吸・脈拍の変化や疲労感に注意し，ぬるめの湯につかるようにする。

▊ 内服管理

　手術に伴って開始となった薬（おもに鎮痛薬）は指示された量をまもって服用する。傷の痛みは時間の経過とともに改善していくため，鎮痛薬は不要で

あれば減らしていく。

　抗菌薬が処方された場合は，処方された日数分を最後まで飲み切るようにする。手術に際して中止・変更した薬剤（抗凝固薬・糖尿病薬など）がある場合には，医師の指示により再開・変更がされるため注意する。

　神経痛に対して使用する薬剤によっては眠け・ふらつき・めまいが出るものがあるため，注意し，自動車の運転などは控えるようにする。

▌禁煙

　喫煙により咳嗽や痰が誘発されるため，禁煙を継続する。

▌感染予防

　術後は体力が低下しているため，かぜをひかないように，含嗽・手洗い・マスク着用などの感染予防行動を励行する。

▌異常時の対応

　発熱時や息苦しさの増悪，創部の異常などをみとめた場合には，手術を受けた医療機関を受診する。

◆ 継続治療・継続看護

　手術後は運動機能や呼吸循環機能が低下しているため，医学的リハビリテーションが必要になる。退院後は定期的に通院し，与薬や血液検査，X線検査などを受ける必要性を説明する。また，免疫機能も低下しているため，かぜなどの感染症を予防する必要性を指導する。

　肺がん患者には，再発を予防するために化学療法や放射線療法が行われる場合がある。これらの治療は退院後に決定することが多いため，継続して通院することを指導する。

　退院後も看護上の問題が継続する場合は，外来看護師と共有し，患者・家族には退院後の相談窓口について説明する。

◆ 社会復帰

　職場や学業に復帰し，社会的な活動に参加することは術後の回復を自覚できる機会となる。しかし，呼吸機能が低下した場合は，術前と同様に社会復帰することが困難な場合もあるため，残された身体機能に見合った社会活動ができるように支援する。機能障害の程度や家族などの支援を受けられるか確認し，必要に応じて社会資源を活用できるようにする。

E　疾患をもつ患者の看護

1　肺炎患者の看護

　肺炎は病原微生物による肺実質の急性の炎症であり，感染症の症状として発熱をはじめとする炎症性反応と，呼吸器症状として咳嗽や喀痰，ガス交換

の障害に伴う呼吸困難などを呈する。

　肺炎発症前の患者(宿主)の抵抗力が十分であり，肺が正常な場合の予後は一般に良好であるが，高齢者，侵襲の大きな手術後など患者(宿主)の感染防御力が低下している場合や，ほかの疾患の治療中に併発した場合は致命的となりうる。また，高齢者では高熱を出さずはっきりとした感染症の症状を示さないこともある(◐136ページ)。

1 アセスメント

　肺炎による身体症状とともに症状発現までの経過を知り，重症化を予防するために生活環境を含めた注意深い観察が重要である。肺炎患者のアセスメントを◐表6-12に示す。

2 看護目標

　肺炎の急性期には，患者の苦痛を最小限に抑え，安静により酸素消費量を節約し，合併症の発生を防ぐ。回復期には，再発防止のための日常生活の調整を中心とした患者教育が重要となる。以下の目標を設定する。
（1）症状をコントロールし，炎症所見が消失して正常の呼吸機能に回復する。
（2）合併症を発症しない。
（3）再発を予防するための生活上の注意を理解し，自己管理ができる。

3 看護活動

　肺炎患者への治療と看護には，抗菌薬による化学療法と安静，保温，栄養・水分・電解質補給，低酸素血症への酸素投与，胸痛を緩和するための鎮痛薬投与などの支持療法(あるいは補助療法)が行われる。炎症に伴いエネルギー消費は増大する一方，食欲不振により摂取する栄養量は低下し，体力を

◐表6-12　肺炎患者のアセスメント

項目	内容
既往歴・併存症	①慢性の呼吸器疾患，②併存症(糖尿病，心臓病，アルコール依存症，鎌状赤血球症，低栄養状態)，③脳血管疾患，口腔内病変，閉塞性病変(肺がん)，④上腹部または胸部外科手術
呼吸状態	①咳嗽，②喀痰，③呼吸音(呼吸音の左右差，断続性副雑音など)，④呼吸数，⑤不規則な呼吸パターン，⑥呼吸困難，⑦胸痛
全身状態	①低酸素血症(チアノーゼ・頻脈・不穏・意識障害)，②発熱，③悪寒，④全身倦怠感，⑤頭痛，⑥食欲不振，⑦筋肉痛，関節痛，⑧脱水，⑨低血圧，⑩消化器症状(吐きけ・嘔吐，下痢など)，⑪徐脈，⑫体重減少，⑬浮腫
合併症の有無	①胸膜炎，②無気肺，③膿胸，④肺膿瘍，⑤肺水腫，⑥髄膜炎，⑦心内膜炎，⑧菌血症，⑨多臓器不全
検査所見	①胸部X線検査での浸潤陰影，②CRP陽性，③白血球数の増加，④血液培養により検出される原因菌，⑤細菌やウイルスを含む喀痰，⑥動脈血ガス分析：Pao_2低下，$Paco_2$上昇，⑦Spo_2低下，⑧血清抗体価の上昇，⑨検体(血液や尿)中の抗原検出
その他	①インフルエンザの流行，②鳥類・家畜との接触，③温泉や循環式の風呂などの使用，④抗がん薬の投与，長期ステロイド薬の投与，HIV感染症のリスクファクター，⑤同居者と生活状況，⑥長期臥床者であるか，⑦海外渡航歴

消耗するため，早期に症状の改善をはかる。安楽な呼吸ができるように支援し，合併症を予防する。また，感染の媒介とならないようにすることや，再発防止のための患者教育を中心とした援助を行う。

◆ 急性期の看護

▌気道の清浄化

効果的に気道内分泌物を喀出できるように援助する。

(1) 気道の保湿（水分摂取，湿度調整，含嗽，口腔ケア，医師の指示に基づく吸入）をはかり，痰の喀出を促す。

(2) 効果的な呼吸法，咳嗽を促し，介助する。

(3) 体位ドレナージを介助する。その際，酸素消費量の増大，換気血流比の変化などによる低酸素血症や血圧の変動に注意する。

▌酸素療法

動脈血ガス分析値が基準範囲内になり，呼吸困難が消失するよう援助する。

(1) 患者の呼吸状態，意識レベル，動脈血酸素飽和度，動脈血ガス分析値などをモニタし，アセスメントする。

(2) 指示に従い効果的な酸素吸入を行う。患者の基礎疾患に慢性肺疾患がある場合には，意識レベルの変化などを注意深く観察する。

(3) 患者をセミファウラー位とし，安楽に呼吸ができるように援助する。

(4) 状態が悪化して人工呼吸器の装着が予測される場合には，気管挿管と人工呼吸器の準備を整える。

▌安静の保持

身体の治癒能力を促進するため心身の安静が保持されるように援助する。

(1) 静かで落ち着ける環境を提供する。

(2) 心身の安静により酸素消費量を最小にし，体力の消耗を防ぎ早期に炎症をしずめる。同時に回復のためには十分な休息が必要なことを説明し，日常生活動作を行う場合にはゆっくりと動くこと，活動の途中で休息をとることをすすめる。

(3) 呼吸困難や発熱は患者の不安を増幅するため，一時的な症状であることを説明して安静をはかる。

(4) 労作後には，患者の呼吸状態，脈拍数，チアノーゼの徴候を観察する。観察結果をもとに，活動レベルを検討する。

▌疼痛の緩和

炎症が胸膜まで及ぶと，呼吸に伴う強い胸痛を感じるようになる。激しい胸痛は苦痛となり，呼吸や咳嗽を妨げるため，安楽に呼吸ができるよう援助する。

(1) 胸痛により呼吸や咳嗽が妨げられる場合は，指示された鎮痛薬を投与し，患者の反応をアセスメントする。

(2) 咳嗽時に痛みのある部分を保護する方法を説明する。

(3) 胸膜の摩擦に伴う疼痛を緩和する体位（患側を下にした側臥位）を工夫する。

▌栄養状態の改善

感染による代謝需要の増加に対し，水分・栄養が不足しないように援助する。また，口腔内の清潔が保たれ，気持ちよく食事が摂取できるようにし，誤嚥を予防する。

(1)不感蒸泄量の増加に伴い脱水になっていることもあるため，栄養状態，口腔粘膜，水分の摂取と排泄，消化器症状，血液検査結果をアセスメントする。

(2)努力呼吸と感染によりエネルギー消費量が増大するため，回復のために質・量ともにバランスがよく(高タンパク・高エネルギー・高ビタミン)，刺激が少なく，消化のよい食事が必要であることを説明する。

(3)必要な栄養が摂取できるように援助する。気道内分泌物を排出しやすくするため，十分に水分が摂取できるように援助する。

(4)食事の環境を整え，食事が進みやすいように工夫する。

(5)必要に応じて，家族に患者の嗜好に合った食事の差し入れなどの協力を依頼する。

(6)全身状態がわるく経口摂取ができない場合は，医師の指示により経管栄養法や中心静脈栄養を開始する。

▌化学療法

抗菌薬投与の指示が出た場合は，すみやかに開始できるように準備する。

▌不安の緩和

不安は交感神経を優位にし，呼吸状態を悪化させることもある。不安が緩和され，安楽な呼吸ができるように援助する。

(1)身体症状の悪化，悪性腫瘍などの他疾患の悪化，治療に伴う不安など身体症状の変化と不安とを関連させながら，言語・非言語的不安の表出を観察する。

(2)患者・家族の不安に関心を示し，傾聴する。

(3)睡眠・休息がとれるよう体位，環境を整える。

◆ 回復期の看護

▌化学療法

再発を予防するため，抗菌薬による化学療法について患者が理解し，アドヒアランスを高め，セルフマネジメントできるように援助する。

(1)化学療法と服薬方法に対する患者の反応をアセスメントする。

(2)安易に服薬の変更や中断をしないように説明する。正確な服薬は有効血中濃度を維持するために重要であり，必要性と治療効果について説明し，アドヒアランスを高めるように支援する。

(3)治療薬の服薬継続に伴い出現しうる副反応と観察のポイント，日常生活上の注意点について説明する。体温や体重など観察したことを記録し，早い段階で変化に気づき判断・行動できるようにする。

▌感染予防

感染の広がりを抑えるための方法を患者が理解し，実行できるように援助

する。
(1) 肺炎の感染経路について説明する。微生物によって引きおこされた肺炎で鳥やペットが感染と関連していた場合は，再発防止へ向けて患者と検討する。
(2) くしゃみや咳嗽をするときには，ティッシュペーパーなどで口や鼻を押さえ飛沫（ひまつ）を防ぐ咳エチケットを実施する。また，使用したティッシュペーパーは，所定の場所に捨てるように説明する。必要時にはマスクを着用する。
(3) くしゃみや咳嗽のあとは手指消毒をする。
(4) 口腔を清潔に保つ。
(5) 肺炎球菌ワクチンやインフルエンザワクチンの接種を受けるように説明する。居住地により異なるが，予防接種には費用の助成があることを説明する。

▌再発防止のための生活指導

日常生活上の注意事項を理解して，自己管理ができるように援助する。
(1) 患者とともにいままでの生活の休息と活動のバランスのとりかたを見直し，退院後の生活を考える。日常生活行動の範囲を徐々に広げていき，仕事への復帰に関しては医師と相談して決定する。
(2) 今回の発病により飲酒や喫煙などの生活習慣を見直し，喫煙していた場合は禁煙教育を行う。ほこりなど気道を刺激する物質を避けるなど生活環境を整える。
(3) 深呼吸，効果的な咳嗽による気道清浄化の必要性と方法を説明する。
(4) 免疫機能を低下させないために，栄養状態を改善・維持する。
(5) 状態が悪化した場合の徴候について，対処方法を説明する。

▌その他

セルフケアの不足を補う。

2　間質性肺炎患者の看護

間質性肺炎は，おもに肺胞隔壁を炎症性・線維化病変の場とする疾患の総称である。無症状の場合もあるが，肺の障害が短期間に広範囲にわたると急速に呼吸状態が悪化する可能性がある。進行するとチアノーゼ，肺性心，末梢性浮腫などがみられ，倦怠感・疲労感が強くなると日常生活が困難になる。一般的に特発性肺線維症（IPF）では，**拘束性換気障害**がみとめられる（●157ページ）。

治療は組織病理パターンにより異なるが，副腎皮質ステロイド薬や免疫抑制薬を中心とした薬物療法が行われる。療養法を実践し，感染などによる急性増悪を防ぎ，残存機能の低下をおさえ生活できるようセルフマネジメント支援を行う。

1　アセスメント

　間質性肺炎の発症初期の多くは無症状であるが，進行すると呼吸器症状が出現し，特徴的な身体所見をみとめることもある。生活環境や活動への影響を含めた注意深い観察を行う。間質性肺炎患者のアセスメントを ◐表 6-13 に示す。

2　看護目標

　間質性肺炎の急性期は，呼吸困難に伴う苦痛や不安・恐怖を緩和し，安楽に過ごせるように援助する。回復期には，感染などによる急性増悪を防ぎ，治療を生活のなかに取り込みながら生活習慣を整え，予後への不安の軽減に向けて支援する。また，患者・家族とアドバンスケアプランニングを重ねる。以下の目標を設定する。

（1）咳嗽や呼吸困難などの症状が緩和する。
（2）症状の出現，疾患の進行に伴う不安が緩和する。
（3）合併症を発症しない。
（4）再発を予防するための生活上の注意を理解し，自己管理ができる。

◆ 急性期の看護

　肺炎患者の看護を参照のこと（◐286 ページ）。

◆ 回復期の看護

▌薬物療法

　患者が治療薬（副腎皮質ステロイド薬・免疫抑制薬など）の重要性を理解し，セルフマネジメントできるように援助する。

◐表 6-13　間質性肺炎患者のアセスメント

項目	内容
既往歴・併存症	①慢性の呼吸器疾患，②併存症（膠原病，サルコイドーシス，糖尿病，心臓病，肝臓病，腎臓病，肺がんなど）
呼吸状態	①咳嗽，②喀痰，③呼吸音（捻髪音など），④呼吸数，⑤不規則な呼吸パターン，⑥呼吸困難，⑦胸痛
全身状態	①低酸素血症（チアノーゼ・頻脈・不穏・意識障害），②発熱，③悪寒，④全身倦怠感，⑤浮腫，⑥ばち指，⑦筋肉痛・関節痛，⑧脱水，⑨低血圧，⑩体重減少
合併症の有無	①心不全，②肺高血圧
検査所見	①胸部 X 線検査：すりガラス陰影や浸潤陰影，線状影や網状影，肺容量の減少，②血液検査（好中球数，炎症反応，特定の血清マーカーの上昇），③動脈血ガス分析：Pao_2 低下，④ 6 分間歩行時の Spo_2 低下，⑤肺機能検査，⑥CT 検査
その他	①職業歴（粉塵吸入歴など），②鳥類・家畜との接触，③自宅環境（築年数や住居内や浴室の状態，ペットの飼育状況，自宅周辺の環境を含む），④ライフスタイル，⑤抗がん薬の投与，長期ステロイド薬の投与，HIV 感染症のリスクファクター，⑥治療・検査等で使用した薬物，⑦放射線療法，⑧海外渡航歴，⑨病気の受けとめ方，⑩発達課題の達成状況

(1) 化学療法と服薬方法に対する患者の反応をアセスメントする。

(2) 安易に服薬の変更や中断をしないように説明する。正確な服薬は有効血中濃度を維持するために重要であり，必要性と治療効果を説明し，理解を得る。

(3) 治療薬の服薬継続に伴い出現しうる副反応と観察のポイント，日常生活上の注意点について説明する。咳嗽・呼吸困難などの体調と副反応などを記録し，早い段階で変化に気づき判断・行動できるようにする。

(4) 定期的な受診の必要性と治療の継続について説明する。

▌感染予防

患者が治療薬に伴う易感染性を理解し，予防行動を実践できるように援助する。

(1) 治療薬の作用と出現しうる副反応について説明する。

(2) 感染予防行動（手指衛生，口腔の清潔，マスクの着用など）の重要性と具体的な予防行動について説明する。必要に応じて，家族（同居者）にも感染予防行動について説明し，協力を得る。

(3) 体温・脈拍など体調のセルフチェックをもとに，変化を予測して早期の受診に結びつくようにする。とくに，好中球が減少しているときは細菌感染のリスクが高まるため，患者と情報を共有して感染予防に努める。

(4) 肺炎球菌ワクチンやインフルエンザワクチンの接種を受けるように説明する。居住地により異なるが，予防接種には費用の助成があることを説明する。

(5) 生活環境のなかにある感染リスクを検討し，改善する。

▌日常生活の工夫と息切れの管理

病状悪化への不安から活動への意欲が低下し，活動を制限することがないように支援する。看護師は呼吸状態の悪化により日常生活が困難とならないよう，COPDとは異なる病態のちがいをふまえた呼吸の整え方を説明し，安楽に過ごせるように援助する。

(1) 多職種と協力し，生活のなかでどのような動作をすると呼吸困難が出現するのかを知り，生活行動が調整できるようにする。

(2) 多職種と協力し，退院後の日常生活のなかの息切れを軽減する呼吸リハビリテーションを実施し，呼吸法を説明する（○310ページ）。

(3) 労作時に呼吸困難が出現した場合は，労作を中断して休息する。座れる場合は前傾座位姿勢をとり，呼吸困難の軽減をはかる。そのとき，肺や胸郭を大きく動かす深呼吸をすることにより咳嗽を誘発する可能性があるため，患者のペースに合わせて呼吸を整える。

(4) 副交感神経が優位となるように，リラクセーションをはかる。

(5) 間質性肺炎のリスク要因に喫煙があるため，必ず禁煙するようにすすめる（○312ページ）。

(6) 免疫機能を低下させないために，栄養状態の改善をはかる。必要に応じて栄養士など多職種と連携をはかり，支援する。

(7) 体重の増減，浮腫など状態が悪化した場合の徴候と対処方法について説

明する。

（8）睡眠による休息がとれるように安楽な体位を検討し，寝具や寝室の環境を調整する。

■ その他

セルフケアの不足を補う。

（1）在宅酸素療法を導入する場合は，●244ページを参照のこと。

（2）社会資源の活用が必要な場合は情報を提供し，地域連携室などと連携をはかる。

（3）定期的に患者・家族，医療チームはアドバンスケアプランニングを実施する。

（4）予後の予測はむずかしいが，早期から呼吸困難感や不安・抑うつに対する患者ケアを計画し，緩和ケアを検討する。

3　結核患者の看護

結核は，結核菌の飛沫核を吸入することにより感染が成立する感染症である（●146ページ）。結核菌は分裂増殖に時間を要するため，ほかの感染症に比べると治癒状態となるまでに時間を要する。

療養生活の長期化に伴い，①耐性をつくりやすい最大の原因といわれる不規則な服薬となりやすいこと，②回復への道のりが長いことから希望を見いだせなくなる感情の出現，③社会的偏見などを感じることによる自立や社会復帰への不安の出現，④抗結核薬の副作用の出現による一時的な服薬中断と治癒への不安，などが問題となる。これらのことから，結核は個人的な問題のみにとどまらず，社会的問題もかかえた感染症であるといえる。

看護師は，患者が結核を発症して医療機関を退院後，どのような法律・制度に基づき，どのようにフォローアップされているのかを理解し，援助することが必要である（●図6-18）。

1　アセスメント

結核は生体の免疫機能が低下するような疾患への罹患や治療，薬物の使用，加齢に伴い発症するリスクが高まるため，既往歴・併存症を確認する。また，感染性の強い疾患であることから，すみやかに感染経路や接触者を確認し，関係者と情報を共有することにより感染の拡大を防ぐことが重要となる。結核患者のアセスメントを●表6-14に示す。

2　看護目標

結核は慢性の消耗性疾患であり，伝染性が強い疾患である。臨床症状を改善するだけにとどまらず，体内の結核菌を根絶しない限り，高い確率で再発する。また，かなり長期間の治療を要する。そこで，治療への理解と継続，日常生活の調整が重要となる。以下の目標を設定する。

（1）病気に対する正しい認識をもち，治療方針に従うことによって良好な全

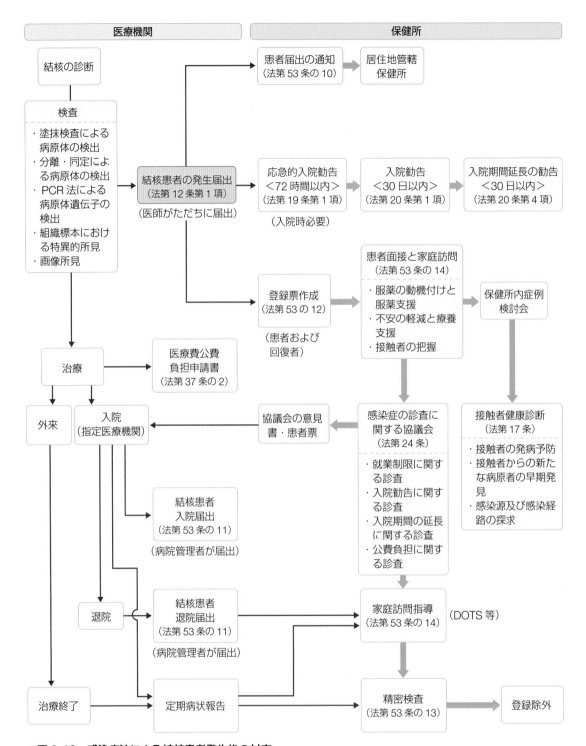

● 図 6-18　感染症法による結核患者発生後の対応

（四元秀毅編：医療者のための結核の知識，第 5 版，p.75，医学書院，2019 による，一部改変）

●表6-14　結核患者のアセスメント

項目	内容
既往歴・ 併存症	①免疫機能障害をきたす疾患(糖尿病，HIV，腎機能障害など)への罹患，②呼吸器疾患(塵肺，結核など)の罹患，③副腎皮質ステロイド薬・抗がん薬などの使用，④結核患者との接触歴，⑤家族・近親者の既往歴，⑥ツベルクリン反応歴
呼吸状態	①咳嗽，②喀痰(膿性・粘液性)・血痰，③息切れ・呼吸困難，④胸痛，⑤喘鳴
全身状態	①次の症状の有無と程度：発熱と発熱パターン(朝には症状がなく，午後になると微熱が出るなど)，全身倦怠感，食欲不振，体重減少，寝汗，易疲労感，消化器症状，嗄声，チアノーゼ，②活動による症状の出現と程度(咳嗽の増悪，呼吸困難，疲労感など)
検査所見	①胸部X線検査：異常陰影(浸潤影，結節影，肺門・縦隔リンパ節腫大など)，胸水貯留，②白血球・好中球数の増加，③CRP陽性，④インターフェロンγ遊離試験，⑤喀痰・胃液・咽頭からの結核菌の検出(抗酸菌塗抹検査陽性)
生活背景	①定期検診の受診状況，②生活地域・生活環境，③海外渡航歴(とくに開発途上国への渡航)，④住居・職場・学校の環境，⑤家族構成と支援体制，⑥ライフスタイル，⑦病気の受けとめ方，⑧発達課題の達成状況

身状態を維持する。

(2)再発・悪化を予防するため，感染予防行動など継続的なケアが必要なことを理解し，生活をみずから律することができる。

(3)長期療養に伴う不安が軽減する。

3　看護活動

◆ 急性期の看護

かなり進行した状態ではじめて症状が出現するため，急性期には咳嗽・喀痰・発熱，ときには喀血や呼吸困難などの激しい症状が出現する。排菌している場合は，空気感染隔離予防対策を実施する。

▎感染予防

空気感染隔離予防対策として，患者は周囲の区域に対して陰圧に設定され，室内空気が排出される前に高性能の濾過を受けるように設定された個室に入室する。

(1)原則として活動は病室内に制限される。

(2)医療者や面会者が患者の部屋に入室する際は，N95マスク(●153ページ)を着用する。

(3)病室内で面会するとき，病室から出るときは，サージカルマスクを着用する。

(4)喀痰の処理方法，手指衛生について説明する。

▎安楽な呼吸の援助

気道の清浄化をはかり，安楽な呼吸ができるように援助する。

(1)呼吸状態，痰の性状・量・喀出状況，咳嗽力，検査結果などをアセスメントする。乾性咳嗽と胸痛が持続する場合は，胸膜に炎症が波及していることが考えられる。湿性咳嗽，聴診により痰の貯留がみとめられた場合の喀痰は，病巣からの炎症性産物および気管支粘液や漿液からなる。

病巣の状況によって喀痰の量・性状は変化する（●68ページ，図4-1）。

(2) 症状の悪化，気道の閉塞（窒息）を防ぐため，深呼吸・咳嗽・排痰の必要性と方法を説明し，排痰への援助を行う。また，夜間の咳嗽による睡眠の中断を予防するために，就寝前に十分な排痰を行うように説明する。

(3) 治癒を促進できるように病室環境を整える（清浄な空気と適切な室温・湿度の維持など）。

(4) 血痰・喀血は病巣部から出血した場合におこる。少量の場合には毛細血管からの出血であることが多く，その場合は止血しやすいので，安静臥床にし，会話は最小限にして観察を続ける。血痰・喀血など症状の増悪をみとめた場合は，すぐに看護師に報告するように説明する。

(5) 突然に鮮紅色で泡沫状の血痰を大量に喀出することがある。この場合に問題となるのは，喀出力が弱い場合や患側の癒着が強い場合に，健側の気管支に血液が吸引され，それが凝固したり誤嚥することである。大喀血がおきた場合は，窒息の危険性があるためすみやかに気道を確保し，血液の喀出をはかり，患側を下にして健側への血液の流入を防ぐようにする。すみやかに気道を確保するとともに，救急処置を行う（●227ページ）。

(6) 喀血時に呼吸困難を伴った場合は，患者・家族も生命の危機感が強くなる。大量の血液は不安を増強させるため，排泄物はすみやかに処理する。同時に，精神的な動揺は再喀血につながることもあるため，そばに付き添い緊張感をやわらげ，不安の軽減をはかる。また，大量の喀血の場合は家族も動揺するため，病状について十分に説明し，患者への精神的支援を要請する。

(7) 呼吸困難を緩和する。

安静の保持

身体の治癒能力を促進するため，心身の安静が保たれるように援助する。

(1) 安楽な体位をとり，咳嗽や喀痰，呼吸困難による苦痛の緩和をはかる。

(2) 安静により呼吸数が減少すると病巣部の安静をはかることができ，炎症症状の回復に有効であることなど，安静の効果と必要性を説明する。また，指示された安静がまもられているかを確認する。

(3) 排泄・洗面・清潔・更衣などのセルフケアにより呼吸困難が出現しないように不足を補う。

栄養状態の改善

栄養摂取の不足を補う。

(1) 栄養状態，食事摂取量，栄養所要量，血液データ，従来の食生活，嗜好，処方されている薬剤の作用と副作用などをアセスメントする。

(2) 結核は消耗性疾患であるため，回復のために栄養バランスのとれた食事（高タンパク・高エネルギー・高ビタミン）が必要であることを説明する。

(3) 必要な栄養が摂取できるように援助する。

(4) 食事の環境を整え，食事が進みやすいように工夫する。必要に応じて栄養士と食事内容について検討する。

（5）家族に患者の嗜好をふまえた食事の持参を依頼する。

（6）定期的に体重測定を行い，記録する。

▌化学療法

　治療開始初期に複数の薬剤を用いてすみやかに排菌をとめ，薬剤のきかない耐性菌の出現を防ぎ，治療終了後の再発を防ぐ。排菌量が減少してきたら維持療法が行われる。規則的で確実な服薬と直接服薬確認療法（DOT）の実施，副作用の早期発見・早期対処への援助を行う。

（1）化学療法の必要性，治療効果，耐性菌の出現を予防するための規則的な服薬の必要性，出現しうる副作用について説明する。

（2）看護師など医療者の目の前で化学療法薬を服薬してもらうこと（DOT）について説明する（◐151ページ）。

（3）化学療法と服薬方法に対する患者の理解度をアセスメントする。

（4）内服している薬剤から予測される副作用を観察し，アセスメントする。

（5）副作用の早期発見のために，医師の指示に従って定期的な検査を実施する。

（6）副作用が出現した場合にはすみやかに対処する。また，患者の自覚症状でしかわからない副作用もあるため，ためらわずに報告するように説明する。

（7）アレルギー反応は，減感作によって軽減できること，継続投与が可能であることを説明し，安心させる。

▌ストレス・コーピング

　患者は外部と遮断され，なぜ自分が発症したのかという疑問，突然の社会的役割の中断，家族と離れて密室の中で生活することによる孤立と疎外への不安をいだく。また，家族あるいは学校・職場などへ感染の危険性をもたらしたことによる罪悪感，治療の結果がすぐに得られないことに伴う閉塞感などにより，落ち着きのなさ，イライラ，うつ状態といったストレス反応を示す。看護師はこれらの症状の早期発見と緩和に努める。

　家族も疾患の経過，予後，周囲への感染の可能性，経済的な不安をいだいているため，並行した援助が必要となる。とくに家族に乳幼児や高齢者，免疫機能が低下している人がいる場合には，すぐに専門施設を受診するように支援し，早期に不安が軽減されるようにはたらきかける。

　以上のことをふまえて，次の援助を行う。

（1）入院までの健康管理，生活背景，疾患に罹患したこと，入院環境，治療・検査・処置に関する情報と理解度，発達課題の達成状況などをアセスメントする。

（2）患者の言動，表情，睡眠，食事摂取量など不安に伴う症状をアセスメントする。

（3）性格傾向，対処方法，患者の強みについて観察し，アセスメントする。

（4）一度に多くのことを説明しても覚えることは困難であるため，計画的に行う。今後の予定が理解できるクリニカルパスを提示する（◐図6-19）。

（5）感染症であるため他人に感染させる可能性があることを説明し，一定期

活動性結核の治療を受ける方へ

　　様

	入院当日 （　／　）	2日目 （　／　）	3日目 （　／　）	4日目 （　／　）	5日目 （　／　）	6日目 （　／　）	7日目 （　／　）
目標	入院・治療について理解しましょう。不安なことや知りたいことについて質問しましょう。苦しいときはがまんせず伝えましょう。			抗結核薬の必要性を理解しましょう。抗結核薬の服用方法，副作用を理解しましょう。			病気を理
検査	痰の検査① 身長・体重測定 血液検査，検尿 胸部X線写真・CT 心電図，視力測定 インターフェロンγ遊離試験（またはツベルクリン反応検査）	痰の検査②	痰の検査③ 痰の検査を3回提出したことを確認してから，抗菌薬の治療が始まります。				痰の検査 採血
治療	治療中は禁煙・禁酒をしましょう。 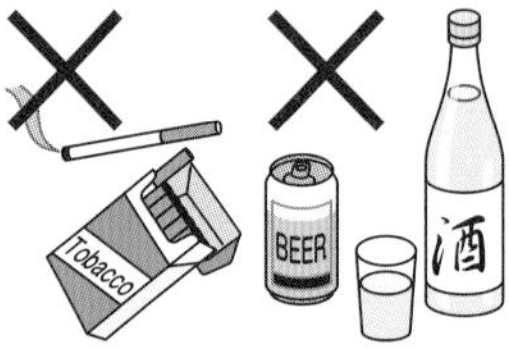		看護師が10時に薬を持って部屋に伺います。看護師の前で薬を内服したことを確認させていただきますので，お飲みくださいますようお願いします。	内服している薬は， です。 薬剤師による説明があります。			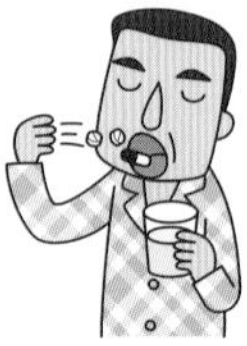
活動・安静	薬の効果が得られて結核菌の力が衰えてくるまでに数週間かかります。検査など必要な場合を除き，病棟内で静かにお過ごしください。 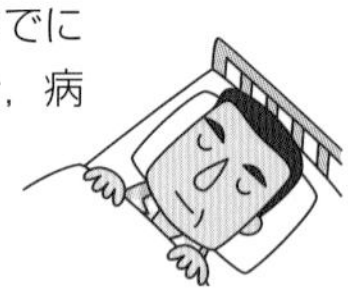						
食事	とくに制限はありません。 糖尿病などの病気のある方は，治療食となります。						
清潔	入浴・シャワーは主治医の許可が必要です。手洗い・うがいはこまめに行いましょう。						
感染予防	病棟から外に出るときは，必ずマスクをしましょう。 面会のときはマスクをしましょう。 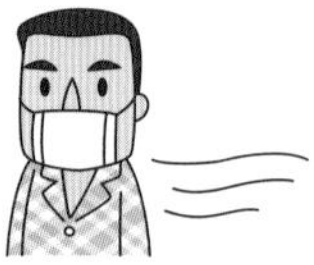					結核菌は，咳，く る可能性がありま ＊ほかの人に感染 ＊痰は，感染の原 ＊トイレ後，食事	
説明	主治医から，入院時の検査，今後の治療計画，入院期間について説明があります。 看護師から，入院生活，日課，感染予防，活動・安静（入浴，気分転換活動など），入院中の検査，感染症法による公費負担について説明します。 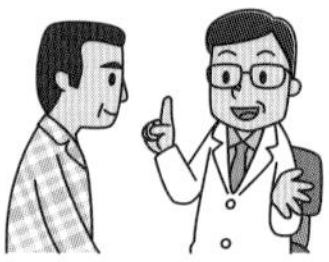					＊病気や療養生活， 　主治医，担当の ＊ご家族や退院後 　一緒にお話しを	
その他	管轄の保健所から，保健師の訪問があります。					診断書・証明書な	

▷図6-19　結核患者の入院から退院までのクリニカルパスの例（患者用）

主治医 _____　　　看護師長 _____

8日目 （　／　）	9日目 （　／　）	10日目 （　／　）	11日目 （　／　）	12日目 （　／　）	13日目 （　／　）	～	退院日 （　／　）
解して回復へ向けて目標をもちましょう。 薬を自己管理してみましょう。 　　　退院後の生活について考え，気がついたことを話したり書いたりしてみましょう。再発を予防するためにできることを考えてみましょう。							
以後，痰，血液検査：1回／週，胸のレントゲン：1回／10～14日 視力検査：1回／月（エタンブトール内服中の方） 聴力検査：1回／月（ストレプトマイシン内服，注射治療中の方）					胸部 CT		定期的な通院が必要です。
				痰の塗抹検査の結果が3回続けて陰性になることが，退院の目安となります。			退院の前に薬剤師から服薬についての説明があります。 **退院後も内服は必要です。薬は入院中と同じように自分で管理して必ず飲みましょう。** **禁煙は継続しましょう。** 飲酒は医師と相談しましょう。
散歩・外出・外泊は主治医が検査結果に応じて判断します。 散歩は病院の敷地内で，病院外に出るときは外出・外泊許可書が必要です。 **病棟を離れるときは，必ず看護師に声をかけてください。**							**主治医からの説明** ・検査結果について ・社会復帰について ・治療期間など **看護師からの説明** ・退院後の生活について ・外来受診の方法について ・再発の徴候について ・退院後の相談窓口について 　　　　　　　　など
しゃみ，話をするときに飛び散るしぶきにまじっていて，それを吸った人が感染す す。 する可能性がありますので，検査や散歩など病棟を離れるときは，マスクをしましょう。 因となることがあるため，ティッシュペーパーにとって決められたゴミ箱に捨てましょう。 の前以外でもこまめに手洗いをしましょう。							
今後の生活についてわからないこと，知りたいことは遠慮なく 看護師におたずねください。 に一緒に生活をされる方が看護師に聞きたいことがありましたら， しましょう。							
ど必要な方は日数がかかりますので早めにお申し出ください。							感染症法第 37 条-2 申請 （医療費公費負担申請書）

間の隔離が必要であることを説明する。

(6)隔離は危険性の高い排菌期間のみであり，確実な薬物療法を行って療養生活を送ることにより症状が改善し，それが制限期間の短縮につながることを説明する。また，隔離を解除する条件(有効な治療が行われ，臨床的な症状が改善し，3日間連続塗抹検査が陰性になること)を明確に伝える。

(7)治療中断による結核菌の耐性化の危険について理解できるように説明する。

(8)病気に関して知りたいこと・理解できないことや，疑問・不満・不安・ストレスを言葉で表出できるように，受容的態度で接する。

(9)日常生活を維持するための適度な運動，気分転換，リラクセーションの方法をともに考え，実施する。

(10)経済的問題がある場合は，感染症法による医療費公的負担が得られることを説明する。

(11)服薬や感染予防など，遵守できていることをフィードバックし，療養に対する努力をねぎらう。

(12)血痰・喀血など目に見える症状が確認されたときには，すみやかに対応するとともに，精神的動揺に対して援助する。

(13)家族の思い，生活に関する情報を聞き，患者へのサポートが継続するように援助する。

▌その他

(1)セルフケアの不足を補う。

◆ 慢性期の看護

　2週間以上の標準的化学療法が実施され，臨床症状が改善し，喀痰から排菌が消失すれば，退院が可能である。ただし，結核の再発は化学療法終了後1年以内におこることが多いため，化学療法終了後2年間の追跡が必要となる。不規則な食事や睡眠不足などの不摂生，過労，ストレスは発病の要因となることが多い。

　入院期間中は，入院前の生活に戻ったときに望ましい生活の再構築へ向けて自覚した行動ができるように援助する。また，入院が長期化した場合は，体力・筋力の低下，疲労感から，退院後の生活に不安を感じている場合もある。

　結核の慢性期の治療では，個人的・社会的な問題を含んでいることが多いため，退院へ向けて患者のみならず家族や周囲の人々の理解と協力が得られるようにする。

▌アドヒアランス

　化学療法は最低6か月間行われる。糖尿病患者，骨関節結核，副腎皮質ステロイド薬内服患者，免疫抑制薬内服患者などはさらに長期間の化学療法が必要となる。服薬期間が長期化すると，副作用の出現，生活状況と服薬時間との不一致，症状がないことによる安心から服薬を中断する患者も出現する。

　患者がきちんと服薬をするには，医療者の指示をいかにまもらせるかだけではなく，患者自身が病気や治療の意義を理解したうえで治療に参加し，薬物療法を実行することが必要となる。患者と医療者との信頼関係を確立し，アドヒアランスを高めるように援助する。

▎健康管理の維持

　患者と家族・キーパーソンに自己管理に必要な内容・方法を説明する。

(1) 入院中の治療に対する反応，生活状況，嗜好，社会的役割，健康に関する価値観・信念，今後の生活へ向けての意向，家族の有無と相互関係，社会資源の活用に関する要望，今後の治療計画に対する反応などをアセスメントする。

(2) 予防のために必要な確実な服薬，副作用に関する知識と対処方法，規則正しい食事・必要量・栄養のバランス，睡眠，運動，ストレスの回避に関する必要性と方法など，自己管理に関して説明されていることを確認する。

(3) 退院後の服薬に関して他者の援助が必要となる場合の適任者について検討する。

(4) 退院後の生活状況を整える方法を患者，家族・キーパーソンとともに検討し，確認する。

(5) 受診方法，再発の徴候について説明し，定期的な受診行動の必要性を説明する。

(6) 感染予防行動と必要性について確認する。

▎退院後の予期的不安

　社会復帰へ向けての不安を緩和する。

(1) 発達課題，疾患の理解，再発への認識と予防に関する理解，表情，言動，性格傾向，不安の程度，経済状況，支援体制，社会復帰後の生活環境などについて，アセスメントする。

(2) 治療計画や通院期間などの見通しと今後の社会生活との関係をアセスメントする。

(3) 患者に退院後の生活に関する不安について表現するように援助する。

(4) 今後の生活について，病院内の外来看護師，理学療法士など医療チームメンバー，家族，職場の担当者などと話し合う機会を設ける。

(5) 経済的不安に関して，感染症法による医療費の公的負担があることを説明する。

(6) 退院後の相談・支援場所(外来，保健所，結核予防会など)があることを説明する。必要に応じてピアサポートやカウンセリングなどを検討する。

(7) 病院と地域との連携をはかる。

4　気管支喘息患者の看護

　成人喘息の定義は，「気道の慢性炎症を本態とし，変動性をもった気道狭窄に喘鳴，呼吸困難，胸苦しさや咳などの臨床症状で特徴づけられる疾患」

である[1]。喘息管理の目標は，症状のコントロールと将来のリスク回避の2点に集約される。

　目標達成のために，看護師は患者が増悪要因を回避し，発作をおこさず安定し，充実した日常生活を送れるように援助する（●166ページ）。

1 アセスメント

　気管支喘息患者のアセスメントを●表6-15に示す。発作をおこした状況や原因を可能な限り把握する。ただし，重症の喘息発作の場合には会話も困難であり，意識が低下していることがあるため，状態に応じて家族から状況を把握する。

2 看護目標

　喘息発作時の看護は，生命の危機となる気管支の閉塞状態をすみやかに改善し，安楽に呼吸ができること，慢性安定期の看護は，患者自身が正しい情報理解のもとに自己管理を行い，日常生活のコントロールをしていくことが重要になる。このため，状況に合わせて以下の目標を設定する。

（1）呼吸困難が改善し，安楽な呼吸ができる。

（2）喘息発作予防の意義と重要性を知り，発作を誘発する要因を回避・制御する生活を理解し，実践する。

●表6-15　気管支喘息患者のアセスメント

項目	内容
発作状況	①呼吸困難出現時の状況・時間，②増悪因子：食品添加物，飲酒，喫煙（受動・能動），薬物，呼吸器感染症，運動，過呼吸，過労や精神的ストレス，気圧の変化
既往歴・併存症	①アレルギー素因，②他疾患の既往歴，③薬物の使用歴：非ステロイド性抗炎症薬・β遮断薬・ACE阻害薬などは発作の誘因や増悪因子となりうる。内服薬だけでなく貼付薬・塗布薬なども意識して確認する，④過去1年間の喘息発作による入院の既往・救急外来受診の有無，⑤家族歴：家族にも気管支喘息やほかのアレルギー疾患の合併をみとめることがある
自覚症状呼吸状態	①自覚症状，②呼吸状態（呼吸回数，鼻翼呼吸，口すぼめ呼吸，努力性呼吸，起座呼吸），③喘鳴，④咳嗽，⑤喀痰，⑥呼気の延長，⑦補助呼吸筋を使用した呼吸，⑧ピークフロー値
全身状態	①意識状態，②チアノーゼ，③低血圧，④頻脈，⑤奇脈（吸気時に脈拍が小さくなり，ときには触知されなくなるもの），⑥心電図異常（肺性P波，心室性期外収縮），⑦皮下気腫
検査所見	①肺機能検査：閉塞性障害（1秒率の低下，気道抵抗の増大），②胸部X線検査：発作がある場合に肺の過膨張の所見がみられる（横隔膜低位，肺野が明るい），気胸，③動脈血ガス分析：軽度の発作時は過呼吸のため$PaCO_2$低下，pH上昇がみられる。重症になると呼吸が十分に行えないためPaO_2低下，$PaCO_2$上昇，pH低下がおこる，④SpO_2低下，⑤血液検査（好酸球・好中球・CRPなどの炎症反応）
生活環境	①住居・生活環境（ハウスダスト・ダニ，ペット，大気汚染など屋内・屋外の住居環境），②日常生活用品（化粧品や歯みがき粉に含まれる安息香酸ナトリウムなどが発作の原因となりうる）やアルコールなどの嗜好品
その他	①喫煙歴，②健康に関連する生活習慣，③病気の受けとめ方，治療に対するアドヒアランス，④発達課題の達成状況，ライフイベントの有無（喪失体験など），⑤恐怖や不安を表現する言動（窒息に対する恐怖心など），⑥女性の場合は月経周期との関連，⑦肥満の有無，⑧職業歴

1）日本アレルギー学会喘息ガイドライン専門部会監修：喘息予防・管理ガイドライン2021. p.2, 協和企画, 2021.

（3）薬物療法の必要性・作用を知り，服薬方法をまもる重要性を理解し，実践する。

（4）客観的な指標により自分の状態を知り，急性増悪時（発作時）は早期に対応する。

（5）発作を誘発する要因を回避・制御し，呼吸機能の低下を抑制し，社会生活を営むことができる。

3 看護活動

◆ 急性期（喘息発作時）の看護

急性増悪時は，呼吸困難の程度により発作の強度をみきわめ，すみやかに対処して気管支の閉塞状態を改善させる。

▌安楽な体位の援助

発作時には，息苦しくて横になれないことが多い。横隔膜や呼吸補助筋を効率よく活用するために起座位にし，呼吸困難を軽減させる。ベッドの背もたれやオーバーテーブルの高さを調節し，ふとん・枕・クッションなどを利用して，安定した安楽な体位がとれるようにする。

▌安静の保持

会話や体動（排泄や更衣）といった酸素消費量の増加に伴う呼吸困難が増強する動作を避ける。発作をおこしているときは，呼吸困難と窒息感による強度の不安から不穏状態になり，興奮しやすくなる。それが呼吸困難を助長することになるため，患者をひとりきりにせず，一時的な呼吸困難であることを説明して，精神的動揺をしずめるようにする。鎮静薬は呼吸抑制作用があるため使用できないことを説明し，患者の理解と協力を得る。

▌呼吸法

気管の慢性炎症により過敏になった気管支に，増悪因子などが加わり気道粘膜液の分泌亢進，炎症と毛細血管透過性の亢進に伴う気道粘膜の浮腫により気道が狭窄して呼吸困難となる。さらに呼気時の気管支の収縮もあり，呼気時間が延長するため，二酸化炭素がたまりやすい。しかし，患者は苦しいからもっと息を吸わなくてはと思い，呼息が不十分であるにもかかわらず吸息するという悪循環に陥る。

このような場合には，呼吸の妨げとならないよう，下着や衣服をゆるめ，むやみに咳嗽を誘発しないように口をすぼめてゆっくりと息を吐かせる。10〜15回/分程度を目標とし，腹式呼吸を併用して行う。

▌酸素療法

呼吸困難が強い場合や，PaO_2 測定値が 80 mmHg 未満（SpO_2 95％未満）の場合は，酸素吸入が行われるため，すみやかに準備・実施する。一連の治療を行っても症状が改善しない場合は，気管挿管や人工呼吸器装着もありうる。患者・家族の不安が増強しないように配慮しつつ，いつでも緊急の状況に対応できるように準備する。

分泌物の除去

患者が咳嗽をしやすい体位(起座位)にし,痰の喀出へ向け援助する。必要に応じて体位ドレナージを行い,気道の清浄化をはかる。

医師の指示によりネブライザや定量噴霧器で気管支拡張薬を吸入する。このとき分泌物を除去しようと胸部をたたくことにより,気管支攣縮をおこすことがあるので注意する。

多量の痰,過度の呼吸,発汗などにより水分摂取量の不足から痰の粘稠度が増し,痰の喀出がより困難になり,無気肺を生じる可能性がある。経口摂取が可能な場合は,飲水を励行する。できない場合は,点滴により補正をはかる。また,室内を加湿して痰が喀出しやすいようにする。

薬物療法

患者の状態に応じて吸入や点滴を行う。実施の際は,正しい方法で吸入できているかを確認する。中等症以上の発作では副腎皮質ステロイド薬を併用する。指示に従ってすみやかに投与し,使用薬物による動悸や振戦などの副作用の発現を注意深く観察する。薬物の効果が得られるまでの時間が長く感じられる患者心理を理解し,援助する。

誘因の回避

室内環境を整える。発作の原因あるいは増悪因子を除去するために,温度・湿度を調整し,換気による寒冷刺激や刺激物(香水・柔軟剤・花など)への曝露を避ける。

その他

セルフケアの不足を補う。

◆ 慢性期(安定期)の看護

慢性安定期の看護は,喘息の二次予防(すでに喘息に罹患している患者の増悪〔発作〕予防)が中心となる。喘息発作や症状が生じない状態を維持し,通常の社会生活を営むことができ,QOL の向上を目標とする。患者と治療目標を共有し,良好なパートナーシップを形成する。そして患者のアドヒアランスを高め継続的な自己管理に向けての教育と,治療を継続することに伴うライフスタイルの変化に対する支援を行う。

喘息日記

喘息日記は,季節,気象条件,時間,随伴症状,治療内容,日常生活内容などとのかかわりのなかでの状態の変化(発作の強さ・頻度,ピークフロー値)を把握して客観的に評価し,悪化の兆候をとらえることができる。日記の目的と毎日の正確な記載が必要であることを説明する。日記を書くことで自分の病状を知り,自己管理への自覚を促す。

ピークフローモニタリング

喘息患者は,ときに実際の気道閉塞状態と自覚症状が一致しない場合がある。気道閉塞を早期に的確に把握するため,ピークフロー値を定期的に測定し,喘息の長期管理に関して患者と治療目標を共有する(●89 ページ)。その際,症状に応じて家庭での具体的な対応が書かれた自己管理計画書(アク

ションプラン）を確認する。

▍環境整備

　アレルゲンが特定されている場合は，それを極力回避する。ハウスダストやダニなどの場合は，生活環境から完全に除去することは不可能であるが，可能性のあるものをできるだけ排除する。とくに寝室（寝具）はその中で過ごす時間も長いため，清潔に保つことは喘息発作の予防においてとくに重要である。寝具類はダニの生育を阻害するように除湿し，寝具両面に掃除機をかける。布団カバーやシーツはこまめに洗濯し，材質もダニが通過できない高密度繊維の使用をすすめる。

　ほかにも，布製のソファ，ぬいぐるみやクッションなどは避け，空調装置や室内環境を清潔に保つ。そのうえで空気清浄機を使用しなければ，効果は限られたものとなる。室内環境の管理がいきとどかない部分でダニやカビは繁殖するため，抗原を除去するために年に1回は大掃除を行う。ペット（イヌ・ネコ・トリなど）の毛や糞などがアレルゲンとなることもあるため，飼わないように説明する。

▍感染予防

　ウイルスなどによる呼吸器感染症は喘息死の重要な危険因子である。喘息症状を悪化させる病原体を吸入しないことが重要である。手指からの接触感染を予防するために，適切な手指衛生や含嗽が習慣となるように説明する。必要に応じてサージカルマスクを着用する。

　感染症状が出現したら，がまんしないように伝え，早期に対処する。感染状況の情報収集を行い，リスクがある場所を把握して注意する。

▍運動

　発作をおこすことなくスポーツを楽しむことはQOLの向上になる。しかし，冷たく乾燥した空気を過剰に吸入することで喘息発作が誘発されることがあるため，注意が必要である。

　運動開始前には十分なウォーミングアップを行う，運動間に休息を入れるなどして，急激な運動による換気亢進状態とならないようにする。気道過敏性が亢進し，喘息症状が不安定な患者の場合は，運動時に悪化することがあるため，主治医と相談して予防対策をとるように説明する。

▍食事

　食物アレルゲンや食品添加物の摂取，香辛料などが発作を誘発することもあるため，含有物が不明な食品は極力避ける。また，胃が充満すると物理的な刺激により発作を誘発することがあるといわれるため，過食を避ける。

▍嗜好品

　喫煙は喫煙者だけでなく，受動喫煙の場合も毒性が強く，気道粘膜に刺激を与える。本人に禁煙教育を行い，同居者や周囲にも理解と協力を求める。アルコールは発作を誘発する可能性があるため，禁止するように説明する。

▍心理・社会的因子

　ストレスに適切に対処できない，喪失体験，愛情や承認の欲求が満たされないなどの状況により感情の表現が激しくなると，換気亢進や低二酸化炭素

血症をおこし，発作を誘発することがある。また，二次的には喘息発作がおきるのではないかという予期不安，予後への悲観，看病する家族の感情的反応に対する不満や怒りなどがアドヒアランスに影響を与え，それが喘息発作に結びつくことがある。

　原因となっている心理・社会的要因の除去に努め，ストレッサーに対処できる問題解決方法（コーピング）を患者とともに検討する。また，利用可能な援助システムの情報を提供し，自分だけで問題をかかえこまないよう説明する。

▌気象条件

　気温・湿度・気圧などの気象条件の変化は喘息増悪に関係する。影響を受ける気象条件には個人差があるため，気象予報などを参考に外出を計画するように説明する。気圧の変化は，気象条件以外に飛行機に乗ったときにもおこる。患者が不安な場合は，主治医と相談し，予防対策をとるように説明する。

▌休息

　疲労感・多忙感が持続しないように，十分な休息をとり，過労を防ぐように説明する。不規則な生活が症状の発現と結びつく場合は，患者とともに生活習慣の改善に向けて検討する。

▌薬物療法

　多くの場合，長期の薬物療法が必要になる。気管支喘息の治療薬は長期管理薬と発作治療薬に大別され，目的に応じた使用が重要である。

　長期管理薬は，喘息症状の軽減・消失とその維持および呼吸機能の正常化をはかる薬剤である。抗炎症薬と長時間作用性気管支拡張薬に分けられ，定期的に使用して発作をおこさないようにする薬である。自己判断により服薬量を調整・中止しないように説明する。

　発作治療薬は，発作時に使用する薬剤である。早期に治療することにより急性増悪を予防し，発作による日常生活制限を少なくする。

　いずれも薬剤に対する正しい理解に基づき，適切に内服することが大切である。いざというときに発作治療薬がないと，不安のため大きな発作へつながる可能性がある。緊急用の発作治療薬はつねに所持するように説明する。また，地震などの自然災害時の状況を想定した対策を考えて備える。

▌吸入療法

　慢性安定期に欠かせない吸入副腎皮質ステロイド薬を使用する場合には，正しい方法で吸入しないと効果が得られないため，説明は重要である。吸入副腎皮質ステロイド薬を使用した場合は，口腔・咽頭カンジダ症，嗄声，のどの痛みや違和感出現の可能性がある。したがって，口腔・咽頭症状の出現を予防するため，吸入後は必ず含嗽をし，患者がその必要性を理解して継続できるように援助する。

▌周囲の人々への教育と連携

　周囲の人々の理解や励ましは，患者が治療を継続していくことへの支えとなる。患者は，発作により呼吸ができなくなるのではないかという不安や喘

息死への恐怖，社会から取り残される思い，日常生活を遂行できなくなることによる自己喪失感，経済的不安などを感じながら生活をしている。こうした思いを同居者や周囲の人々と率直に語り合える関係であるのかを知る。そして，患者のアドヒアランスを高め，治療を中断することがないよう，同居者や周囲の人々にも理解度に合わせた支援を行う。

　成人の喘息死は減少しているとはいえ，発作開始後 3 時間以内は急死の危険性が高い。死亡前 1 年間の喘息の重症度は重症が約 40% であるが，近年は中等度の割合が高くなる傾向にあり，軽症の喘息患者でも喘息死にいたることがあることを医師・患者・周囲の人は認識しておく必要がある[1]。アドヒアランスの不良は喘息死の危険因子である。家族や周囲が迅速に対応することで一命を取りとめる可能性があることを伝え，救急外来受診の目安や喘息発作時の対処方法を説明する。

　また，地域内の医療職が連携して，患者を中心とした多職種医療連携ネットワークを構築していくことが求められる。

5　慢性閉塞性肺疾患（COPD）患者の看護

　COPD に対する根本的な治療法はなく，病態の進展を阻止し，症状を緩和する対症療法を主体としている。COPD の管理目標は，QOL の改善，増悪を予防して身体活動性を維持し生活することである。

　主症状である労作性呼吸困難は，患者の活動を制限して QOL を低下させる。しかし，呼吸困難感は個人差もあり，典型的な症状は重症になるまで出現しないことが多いともいわれる。労作性呼吸困難などは加齢現象のひとつと解釈され，対処されずにいることも多い。患者は慢性的な呼吸困難感をかかえて生活しており，「苦しい」という訴えには酸素化の数値で判断できない患者の苦しみや不安があると推察される。

　看護師は，患者が増悪要因を回避し，疾患の進行を抑制しながら最後まで自分らしい生活ができるように全人的な支援をする（●172 ページ）。

1　アセスメント

　COPD は肺の疾患であると同時に，全身に影響を及ぼす疾患でもある。初期の COPD であっても合併症のリスクがあるため，活動に伴う呼吸困難など生活や QOL への影響を観察する。COPD 患者のアセスメントを●表6-16 に示す。

2　看護目標

　急性増悪時は呼吸不全による生命の危険が予測されるため，早急に気道を清浄化し，換気の改善によって呼吸困難を軽減するとともに，不安の緩和に焦点をあてた看護を行う。同時に，呼吸状態の悪化に伴いセルフケアレベル

1）日本アレルギー学会喘息ガイドライン専門部会監修：喘息予防・管理ガイドライン 2021. pp.27-32, 協和企画, 2021.

○表6-16　COPD患者のアセスメント

項目	内容
既往歴・ 併存症	①気道刺激物の吸入歴，②肺合併症（気胸・喘息・肺炎・肺がんなど），③心血管疾患（虚血性心疾患・肺高血圧症・心不全・心房細動など），④骨粗鬆症，⑤消化器潰瘍，⑥不安・抑うつ
呼吸状態	①頻回で持続する咳嗽，②咳嗽に伴う起床時から午前中に多い粘性の喀痰，③労作時の呼吸困難，④頻呼吸，⑤補助呼吸筋を使用した呼吸，⑥口すぼめ呼吸，⑦鼻翼呼吸，⑧呼吸音の減弱，⑨呼気延長，⑩喘鳴，⑪副雑音
全身状態	低酸素血症あるいは高二酸化炭素血症による次の症状の有無と程度：①チアノーゼ，②傾眠・記憶障害・興奮・混乱・昏睡，③落ち着きのなさ，④頻脈，⑤心房性不整脈（期外収縮・心房細動），⑥心電図異常（右心負荷を反映した肺性P波・右軸偏位・不完全右脚ブロック），⑦浮腫・頸静脈怒張・肝腫大，⑧ばち指，⑨倦怠感，⑩食欲不振，⑪体重減少，⑫便秘
検査所見	①呼吸機能検査：閉塞性換気障害（1秒率の低下・1秒量の減少，フローボリューム曲線の下降脚の急激な下降，肺活量の低下），残気率の上昇・機能的残気量の増加，②動脈血ガス分析：低酸素血症・高二酸化炭素血症，③胸部X線：肺野の透過性亢進，横隔膜の低位・平坦化，心胸比（CTR）の減少，④胸部CT：肺気腫病変
その他	①喫煙歴，②生活環境（大気汚染の有無，住居構造），③薬物の使用状況，④酸素の使用歴，呼吸補助器具の使用歴，⑤病気の受けとめ方，治療に対するアドヒアランス，⑥社会的役割，⑦発達課題の達成状況，⑧セルフケアレベル，⑨支援体制，⑩経済的影響

が低下するため，基本的なニーズを充足するための援助を行う。

　安定期にはセルフケアの維持に必要なことが実践できるよう，患者と家族のアドヒアランスを高める援助を行う。状態に応じて以下の目標を設定する。

（1）気道を清浄化し，換気の改善をはかり安楽な呼吸ができる。

（2）疾患の進行予防，増悪を回避し，快適な生活を可能にするためのセルフケアについて理解できる。

（3）必要な支援を受けながら理解したセルフケアを実践することで，長期にわたり安定した呼吸状態を維持できる。

（4）適切なセルフケアを維持し，制約がある生活のなかでも快適で充実感のある生活を送ることができる。

（5）患者・家族・医療チームはアドバンスケアプランニングを重ね，よりよい最期（死）を迎えられる。

3　看護活動

◆ 慢性期（急性増悪期）の看護

　COPDの急性増悪時は，安定していた状態がなんらかの原因で急激に呼吸機能が低下し，多くは動脈血ガス分析値の急激な悪化をみとめる。患者には，強い呼吸困難感と生命への危機感（死への恐怖）がある。看護師はすみやかに患者の気道の清浄化に努め，換気を改善し不安を緩和することに焦点をあてて援助する。

■ 気道の清浄化

　気道内に貯留した気道内分泌物は気流閉塞の悪化や無気肺の原因となる可能性があるため，粘液の分泌過多による分泌物を除去する。

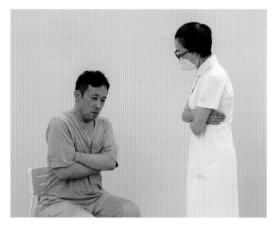

MOVIE

▶**図 6-20　排痰に効果的な咳嗽方法の説明**
1. 胸郭を両手で押さえ，深く息を吸い込む。
2. 胸郭をしぼるようにしながら息を吐く。
3. 痰がからむ感じがしたら咳をして痰を出す。

(1) 痰・気道内分泌物の位置と性状，呼吸状態についてアセスメントする。

(2) 動脈血ガス分析値，SaO_2 をモニタする。

(3) 効果的な咳嗽方法について説明し，実践する（▶図6-20）。自力で痰を喀出できない場合，あるいは排痰により疲労が著しい場合などは吸引を行い，気管・気管支の清浄化をはかる。必要に応じて気管支鏡下で吸引を行うことがあるため，患者の苦痛を緩和する援助を行う。

(4) 医師の指示に従い，気管支拡張薬の吸入を行う。

(5) 患者の状態に応じて体位ドレナージを行う。

(6) 分泌物の粘稠度を下げ喀出を容易にするため，心機能に問題がないことを確認し，十分な水分補給を行う。

(7) 咳嗽後は口腔ケアを行う。

(8) 気管支刺激物質や刺激となる因子（花粉やほこりなど）を除去するため，病室環境を整える。

▌ 換気の改善

呼吸筋の疲労または慢性的な気流制限による換気低下の改善をはかる。

(1) 呼吸数，呼吸音，呼吸補助筋の動き，呼吸パターン，CO_2 ナルコーシス，皮膚や口唇の状態についてアセスメントする。

(2) 動脈血ガス分析値，SaO_2 をモニタする。

(3) 安楽に呼吸できる体位❶にする。

(4) 口すぼめ呼吸や腹式呼吸（横隔膜呼吸）について説明する（▶図6-21, 22）。

● **口すぼめ呼吸**　口をすぼめてゆっくり息を吐くことにより，気道内圧を高めて気管支内外の圧較差を減らし，気道の虚脱をおこりにくくすることを目的とする。口すぼめ呼吸により，①呼気時間が延長し，呼吸数が減少し，1回換気量が増加する，②気道内圧の上昇により末梢気道の虚脱を防ぐ，③呼吸困難が軽減するなどの効果が期待される。

● **腹式呼吸**　COPD 患者は肺や胸郭の過膨張がおこり，横隔膜が押し下げられるため呼吸運動が制限され，呼吸補助筋を使用した浅くて速い呼吸となる。腹式呼吸により，①呼吸困難が軽減する，②1回換気量が増加し，呼吸数が減少する，③呼吸補助筋の活動（上胸部の動き）が少なくなり，横隔膜の

□NOTE
❶**安楽に呼吸できる体位**
上肢で体幹を支えるような前傾姿勢をとる。

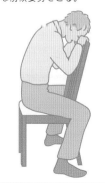

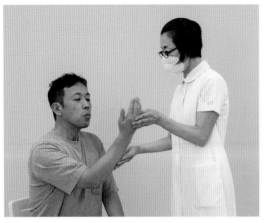

▶**図6-21　口すぼめ呼吸の説明**
1. 鼻から息を吸い込む。
2. 口をすぼめてゆっくりと息を吐く。

MOVIE

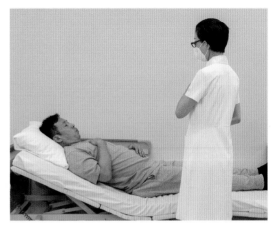

▶**図6-22　腹式呼吸の説明**
1. 上腹部と上胸部にそれぞれ手を置く。
2. 吸気の2倍の時間をかけて息を吐き，腹部
　が沈むことを意識する。
＊ 全体が見えるようにベッド柵を外して撮影。

MOVIE

活動（腹部の動き）が増加する，④ガス交換が改善するなどの効果が期待される。ただし，中等度から重症の場合には，横隔膜呼吸（腹式呼吸）により胸郭の動きや呼吸効率が減少し，呼吸困難の増悪がないかを確認する。
(1) 病室環境を整え，気管支刺激物質や刺激となる因子（花粉やほこり，空調のエアフィルタのよごれなど）を除去し，室内空気を清浄に保つ。
(2) 腹部膨満による横隔膜の挙上や，胸郭の拡張が抑制されることによる呼吸への悪影響を防ぐために，食事は1回摂取量をとりすぎないようにし，ガスを発生する食品は避けるように説明する。

ガス交換
　肺胞でのガス交換効率の改善をはかる。
(1) 低酸素血症による症状，呼吸筋の動き，皮膚や粘膜の状態をアセスメントする。
(2) 動脈血ガス分析値，SaO_2，酸塩基平衡，電解質，心電図をモニタする。
(3) 気管・気管支の清浄化をはかる。
(4) 必要な酸素療法を行っても症状が改善しない場合は，医師の指示により換気補助療法を行う。その際は，マスクはフィットしていてもれがないか，指示された条件であるか，作動状態に問題はないかなどを確認する。
(5) 気道確保が必要な場合には，挿管あるいは気管切開により侵襲的陽圧換気療法が行われるため，挿管の準備と救急カートの点検を行う。COPDの増悪による侵襲的陽圧換気療法は，それ以前の患者の状態などを総合的に判断し，患者・家族と十分に相談して決められる。

感染症の対応
　急性増悪の原因は気道感染が最も多い。細菌感染による場合には喀痰は膿性化する。発熱は酸素需要を増加させて心身を消耗させるため，感染をみとめる場合には早期に症状の改善をはかる。

（1）感染徴候，呼吸状態，呼吸・循環動態（血圧，脈拍数・リズム，頸静脈
　　怒張，尿量），体液バランス，栄養状態をアセスメントする。

（2）気道内分泌物を除去し，気管・気管支の清浄化をはかる。

（3）指示された酸素療法，抗菌薬の投与を実施する。

（4）手指衛生を行う。患者は喀痰の適切な処理をする。

（5）口腔ケアを行い，清潔な口腔の状態を維持する。

▌不安の緩和

　COPD の急性増悪時には，呼吸困難のために強い不安をいだいているこ
とが多い。また，低酸素血症・高二酸化炭素血症のため，不安定な精神状態
を示すことがある。不安の増強は酸素需要の増加につながるため，すみやか
に患者・家族の不安を緩和する援助を行う。

（1）不安の徴候と精神状態をアセスメントする。

（2）安楽な体位，口すぼめ呼吸などの呼吸方法を説明し，看護師とともに実
　　践する。

（3）患者・家族が安心できる環境を提供する。呼吸困難が強い場合には，患
　　者をひとりにしないように配慮する。

（4）患者・家族の不安を軽減するために，治療環境（処置・音・病室など）や
　　治療を受けている場所・時間についてオリエンテーションを行う。

（5）呼吸状態に合わせ，患者の不安や心配事について率直に表現するように
　　援助し，傾聴する。

（6）検査方法，治療方法，入院期間の見通しなどについて，医師と協力して
　　患者・家族が理解しやすい言葉で情報を提供する。

（7）家族の協力が得られるようにはたらきかける。

▌睡眠の援助

　COPD の急性増悪時は，呼吸困難や不安，仰臥することによる呼吸困難
の悪化，ふつうに呼吸するために使用するエネルギー消費量が多いことによ
る疲労感，低酸素血症による不整脈などによって十分な睡眠・休息を得るこ
とができない。看護師は，患者が十分な睡眠・休息が得られるように援助す
る。

（1）睡眠・休息の状態をアセスメントする。

（2）安楽な体位および患者が安心する睡眠環境を整える。

（3）就寝前に十分な排痰を行い，夜間の咳嗽を予防するための処置を行う。

（4）不安を緩和するための援助を行う。

（5）睡眠薬使用による影響を説明する。

▌排泄の援助

　呼吸困難に伴う運動量の低下や食事摂取量の減少，心不全への懸念から水
分摂取量を制限することにより，便秘になりやすい。便秘によって腸内容物
が横隔膜運動を妨げ，排便時の努責は酸素消費量を増加させて呼吸困難の悪
化につながる。したがって，看護師は排便習慣を整え，呼吸困難の緩和をは
かり，悪化を予防する。

（1）排便習慣・排泄環境をアセスメントする。

(2)便秘を予防するためにバランスのよい食事や水分摂取を促す。

(3)時間を決めて排便する習慣を形成する。

(4)腸内ガスが多く発生する食品を避け，患者・家族が排泄に影響を与える食品の選択ができるように説明する。

(5)努責による呼吸困難を避けるため，必要に応じて緩下剤の使用を検討する。

▍その他

セルフケアの不足を補う。増悪の症状が改善したとき，実践してきたセルフマネジメントの評価を行う。

◆ 慢性期（安定期）の看護

COPD は閉塞性換気障害の進行を遅らせることはできても，根治療法はない。しかし，適切な長期管理により，生命予後の改善が期待できる。患者が適切な自己管理行動を維持し，QOL を確保するために，看護介入はきわめて重要である。継続的な自己管理とライフスタイルの変更に適応し，制約のあるなかでも充実感が得られる生活に向けての援助を行う。

安定期の管理については，●図 6-23 にまとめた。

▍QOL を考慮した患者教育

COPD は全身疾患であり，病気そのものが完治することは望めない。したがって，患者が疾患の理解を深め，安定期・増悪期における自己管理能力を獲得する教育は重要である。そのために患者は自分自身と向き合い，自分の価値観を知る。そして医療者と協働しながら，自分のもつ力を発揮して生活を維持できるよう，課題解決方法を知り自信をもって健康管理に取り組めるように支援する。支援は，社会資源の活用を含め多職種が協働した医療チームによって行う。

(1)患者教育は，行動科学や行動心理学の学習原理に基づいて計画・実践する。

(2)教育は実践的であり，セルフマネジメント行動へのアドヒアランスを高める内容とする。

(3)患者とともに長期目標，達成しやすい短期目標を設定し，具体的な行動計画（アクションプラン）を立案する。また，患者自身が日常生活で実行した内容についてセルフモニタリングを行い，自己評価する。このとき患者の自己効力感が高められ，自己管理行動が継続するように支援する。

(4)患者が自己管理の重要性を理解し，責任をもって取り組んでいけるように支援する。

(5)患者のニーズと課題，長期・短期目標，達成状況などの情報を多職種医療チームで共有する。チームスタッフの役割を明確にし，患者側・医療者側の治療におけるアドヒアランスを阻害する因子を明らかにし，患者が生活習慣を改善・維持できるように支援する。

▍呼吸リハビリテーション

多職種によるチーム医療で実施され，とくに運動療法とセルフマネジメン

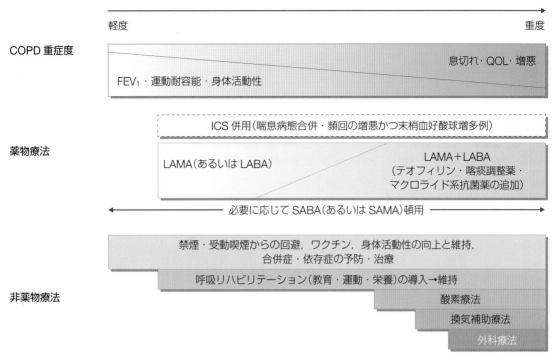

- COPD の重症度は，FEV₁ 低下の程度のみならず，運動耐容能や身体活動性の障害程度，さらに息切れの強度，QOL の程度（CAT スコア）や増悪の頻度と重症度を加味して総合的に判断する。これらの評価は初診時のみでなく，定期的に繰り返すことが大切である。
- 禁煙は，一般のタバコのみならず，電子タバコ・加熱式タバコも例外ではない。また，受動喫煙からの回避のための教育および環境整備を行う。
- ICS は喘息病態合併患者に追加併用を行う。また，頻回の増悪（年間の中等度の増悪が 2 回以上，および / または，重度の増悪が 1 回以上）かつ末梢血好酸球増多（参考値 300/μL 以上）患者において ICS の追加併用を考慮する。ただし，本邦で ICS 単剤は COPD に保険適用ではない。
- 肺合併症や全身併存症の診断，重症度の評価および予防，治療を並行する。特に喘息病態の合併は薬物療法の選択に重要な因子である。

○**図 6-23　安定期 COPD の重症度に応じた管理**

（日本呼吸器学会 COPD ガイドライン第 6 版作成委員会編：COPD（慢性閉塞性肺疾患）診断と治療のためのガイドライン，第 6 版．p.96，メディカルレビュー社，2022 による，一部改変）

ト教育は呼吸リハビリテーションの中核である。呼吸リハビリテーションにより，呼吸困難の軽減，運動耐容能の改善，健康関連 QOL（HQOL），ADL の改善，不安・抑うつの改善が期待される。

　看護師は専門職者間のコーディネーターとして連携をはかり，患者・家族を支援していく。安定期の COPD では，薬物療法や酸素療法などとともに，呼吸リハビリテーションを実施し，身体活動レベルを高めていく（○108 ページ）。

日常生活の工夫と息切れの管理

　息切れとは，呼吸に伴う不快な感覚であり，息が苦しくなる症状を意味している。日常生活で息切れによりどのような活動が制限されているのかを把握し（○図 6-24），息切れのセルフマネジメントに有用な方法，日常生活における息切れを軽減する具体的な自己管理の方法を提示する。基本原則を○表 6-17 に示した。

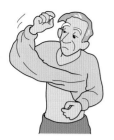

a.　上肢挙上を含む動作

袖に腕を通す，髪を洗うなど

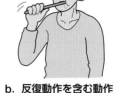

b.　反復動作を含む動作

歯をみがく，身体を洗うなど

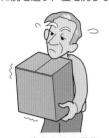

c.　息をとめる動作

重いものを持ち上げる，排泄するなど

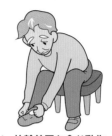

d.　体幹前屈を含む動作

靴下や靴をはく，足の爪を切るなど

◉**図6-24　息切れをおこしやすい動作**

◉**表6-17　息切れの自己管理のための基本原則**

1.　息苦しくなる動作を理解する
2.　息切れに慣れる
3.　みずから呼吸を整えることを覚える
4.　負担のかからない動作の方法や要領を工夫する
5.　ゆっくりと動作を行う
6.　休息のとり方を工夫する
7.　計画性をもった余裕のある生活リズムを確立する
8.　低酸素血症が強い場合には適切な酸素吸入を行う
9.　居住環境を整備し，道具を利用する

▌禁煙教育

　喫煙は気流制限を引きおこし，肺機能を低下させる主要な危険因子である。したがって，禁煙により発症予防とともに肺機能の低下速度を遅らせることができる。喫煙はニコチン依存ととらえ，長年の喫煙習慣がある場合は身体的・心理的依存からの脱却の困難さを理解しつつ，本人・同居者が禁煙の必要性を理解して実行するように支援する。

（1）患者の喫煙状況・生活習慣を把握する。

（2）禁煙治療の重要性・メリットを伝え，禁煙のたすけとなる情報や禁煙外来の受診，カウンセリングなどの解決策を提案する。

（3）受診ごとに患者の喫煙状況や禁煙の意思を質問し，変化ステージを評価する（◉図6-25）。

（4）達成可能な目標を設定し，成功体験を積み重ねることで患者の自信を強化する。

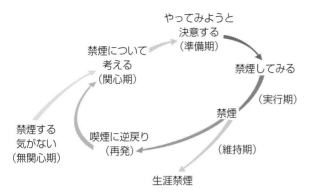

やってみようと
決意する
（準備期）

禁煙について
考える
（関心期）

禁煙してみる

（実行期）

禁煙

禁煙する
気がない
（無関心期）

喫煙に逆戻り
（再発）

（維持期）

生涯禁煙

◉**図6-25　禁煙のプロセス**

（5）禁煙の意思がない患者には，禁煙の障害となっていることを確認し，解決方法を助言する。また，禁煙に向けてのはたらきかけを繰り返し行う。

（6）再喫煙防止のために，禁煙開始から同居者や周囲の人たちの理解と協力を求める。周囲の人の適切な支援や共感によって，患者は達成感や自己満足感が得られ，禁煙の継続につながる。

（7）ニコチン禁断症状によりうつ症状が出現することがあるが，離脱症状の1つであることを説明する。しかし，症状が重篤な場合は，専門医への紹介，カウンセリング，薬物治療を行う。そのため，禁煙教育の前に精神疾患の治療歴を確認する。

（8）禁煙できなかった場合は，患者とともにふり返りを行い，今後の対処方法を検討する。ニコチン依存は再発しやすいが，繰り返し治療することにより完治する慢性疾患ととらえ，何度でも禁煙にチャレンジできるよう多職種でセルフマネジメント支援を継続する。

▍薬物療法

　薬物療法は，COPDの症状軽減や増悪を防いで活動性を維持するために必要であり，なによりも継続することが重要である。薬物療法の必要性を理解し，QOLの向上のためにも服用を継続できるように援助する。

（1）服用している薬剤の必要性・作用・用量・おこりうる副作用に関する理解度を確認し，理解や服用の継続が不十分であると思われることについてわかりやすく説明する。

（2）確実な服用を継続するため，服用スケジュール表を作成する，薬剤を時間ごとに分別する箱を用意するなど，患者のニーズに合わせた工夫をする。

（3）吸入療法は，初回導入時だけでなく実施状況を確認しながら繰り返し適切な教育を行い，有効な吸入が継続できるようにアドヒアランスを高める援助を行う。

（4）薬剤の副作用を減らすには正しい使用方法をまもることが重要である。重大な副作用については初期症状と対処方法を説明する。また，薬剤の相互作用がおこる可能性があるため，市販薬を服用しないよう説明する。ほかの薬剤を併用している場合には，拮抗作用がないことを確認する。

（5）治療効果を自覚症状で判断して中断しないよう，治療の見通しや薬剤の
役割を理解できるように説明する。

■ 栄養状態の改善

　COPDは慢性の消耗性疾患である。肺の過膨張，横隔膜の平坦化，気道
閉塞による呼吸効率低下によって，呼吸筋のエネルギー消費量は増える。し
かし，COPD患者は，気流閉塞，喫煙や薬剤の影響，消化管機能の低下，
呼吸困難などが複合的に関与し，身体活動に必要なエネルギー量を摂取する
ことが困難な場合が多い。その結果，栄養障害がみとめられることが多く，
とくにⅢ度（高度の気流閉塞）以上の患者になると約40％に体重減少がみら
れる。体重減少のある患者は，QOLの低下や増悪，入院のリスクが高く，
呼吸不全への進行や死亡のリスクも高いことから，COPD患者にとって体
重減少は気流閉塞とは独立した予後因子である。

　症状の増悪を防ぎ，よりよい生活を送るために適切な栄養状態を維持する
ことは必要不可欠な援助である。なお，食事に関することは，管理栄養士・
医師・看護師・理学療法士などによる栄養サポートチームで行うことが望ま
しい。

（1）患者の栄養状態を主観的包括的評価と客観的栄養評価の両面からアセス
メントする。主観的包括的評価では，食習慣や食事摂取時の臨床症状の
有無，アルコールなどの嗜好品などを問診し，病歴として消化器系の手
術歴，糖尿病，心疾患の有無など，咀嚼・嚥下，歯牙・口腔などの身体
症状・所見を確認する。客観的栄養評価では，身体計測，体成分分析，
血液・生化学検査，生理機能検査などを確認する。

（2）栄養状態のアセスメントに基づき，介入計画を立案する。

（3）食生活は，その人の生きてきた歴史・社会・文化でもある。説明の際に
は患者の生活を尊重した内容にし，一度に大量の情報を提示しないよう
留意する。

（4）適正体重を維持できるように，食事への介入計画を実施する。

- 食事を含め，生活リズムをつくる。
- 口腔ケアを行い，食べる意欲を高めると同時に，誤嚥性肺炎の予防をはか
る。また，部屋を換気するなど食事をする環境を整える。
- 腹部膨満による横隔膜の挙上や，胸郭の拡張が抑制されることによる呼吸
への悪影響を防ぐため，腸内ガスを発生させる食品（炭酸飲料など）を避け
る。
- 便秘を予防する。
- 高エネルギー・高タンパク質の食品を摂取するように説明する。COPD
患者は骨粗鬆症の合併頻度が高いため，カルシウムの摂取も重要となる。
- 1日3回の食事にこだわらず，4〜6回の分食をすすめる。
- 体重減少がみとめられる場合には，選択する栄養剤・補助食品，至適摂取
エネルギーについて，栄養士や医師など栄養サポートチームと相談し，積
極的に栄養補助食品を利用し，必要量を満たすように説明する。
- 食料品を購入する際には，宅配を利用するなど疲労しない方法について説

明する。

(5)体重や食事内容，生活状況，運動，自覚症状などのセルフモニタリングについて説明する。

(6)定期的に目標の達成状況を評価し，介入計画を追加・修正する。

▍ワクチン接種

COPDの急性増悪のおもな原因として呼吸器感染症があるため，増悪予防にワクチン接種が重要となる。患者・家族・介助者にも，ワクチン接種の必要性，感染予防行動について説明する。

(1)患者・同居する家族にCOVID-19ワクチン・インフルエンザワクチン・肺炎球菌ワクチンの接種を推奨する。

(2)上気道感染を予防するため，正しい手指衛生について説明する。また，排痰後や食後は口腔ケアを行い，清潔な口腔を維持するよう説明する。必要に応じてサージカルマスクを着用することを説明する。

(3)感染徴候を理解し，感染症に罹患した場合はがまんすることが症状の悪化につながることを説明し，対処方法について説明する。

▍酸素療法

在宅酸素療法(●102ページ)について説明する。在宅酸素機器を使用する患者では，地震などの災害時の状況を想定した対策を説明する。

▍パニックコントロール

パニックとは，急に動くなどにより息切れが強くなったとき，生命の危険を感じて精神的な安定を保つことができなくなる結果，さらに呼吸が速くなったり，動悸・冷汗などの症状があらわれたりすることである。パニックをおこしそうになったとき，あるいはおこったときに，パニック状態からスムーズに回復できるように対応することをパニックコントロールという。

患者が自分にとっての対処方法(たとえば，呼吸がらくになる姿勢：腕に上半身をあずけるようにして壁や台にもたれかかるなど)を習得すると，落ち着いて呼吸を調整し，息切れ状態からスムーズに回復できる。同時に家族・介護者もこの方法を理解できると強みになる。患者は，息切れをコントロールできたと感じられることにより，その後の自信につながる。体調のよいときにパニックコントロールについて考える機会をもつ。

▍心理的支援

精神的ストレスは，気管支刺激物質と同様の作用をおこすおそれがあるため，ストレスへの対処方法，カウンセリングなど心理的支援を行う。

▍意思決定支援

状態が安定しているときから，これからの人生の計画を含めた治療，ケアに関する希望を含めた話し合いをする(**アドバンスケアプランニング**)。とくに人工呼吸器使用の選択や，最期を迎える場などについて，本人の意思はもちろん，家族・医療チームで決定していく。

▍緩和ケア

COPDは生命をおびやかす疾患であり，全人的苦痛が予想される(トータルディスニア，●232ページ)。定期的に臨床症状，サルコペニアやフレイル

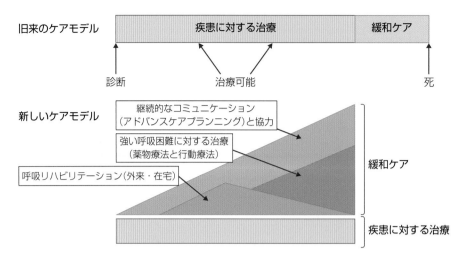

○**図6-26　COPDにおける緩和ケアの考え方**
(Vermylen, J. H. et al.: Palliative care in COPD: an unmet area for quality improvement. *International Journal of Chronic Obstructive Pulmonary Disease*, 10(1): 1548, 2015による)

などの全身的衰弱徴候を確認・評価する。そして生命をおびやかす問題に直面している患者・家族が終末期を迎える前の早い段階から全人的苦痛を緩和し，QOLを向上する緩和ケアの考え方に基づき，多職種によるケアが受けられるようにする（○図6-26）。

◆ 終末期の看護

　終末期になると，呼吸困難の悪化，喀痰量の増加と窒息への恐怖感，頻回な咳嗽に伴う疲労感，疼痛などさまざまな症状が出現する。それだけでもつらく苦しいが，全身性炎症，骨格筋機能障害，心血管疾患，骨粗鬆症，抑うつなどを併発した場合は，社会活動が著しく制限され，ADLやQOLが低下する。患者は生きていくうえでかかせない基本的欲求の充足にも援助を受けるようになると，スピリチュアルペインは増強する。

　また，終末期にいたる前に症状が悪化して入退院を繰り返すことが多いが，そのような状況になっても入院前の状態に回復するという期待から，今回が最後の入院と認識できる患者・家族は少ない。このようにCOPD患者の予後は予測がむずかしい。予後の予測がむずかしいCOPD患者の全人的苦痛を緩和し，最後までその人らしく生きることを支援する。

（1）患者・家族との信頼関係を構築し，インフォームドコンセントやアドバンスケアプランニングの内容（意思決定をしてきた経緯，患者・家族の価値観，事前指示，看取りについてなど）を確認する。（非がん性呼吸器疾患の）終末期の意思決定支援を困難にする要因には，疾患の経過が多様であることに加え，病状を十分に理解していないことや医療チームが患者の価値観について理解できていない場合もある。また，生死に関することを判断する心理的負担などが関係する。面談する際には，確認した患者・家族の状況に基づき，相互理解に基づいた意思決定ができるよ

うに多職種医療チームで支援する。

（2）患者・家族の現状と全人的苦痛を明らかにする。

（3）患者・家族の価値観を尊重した看護計画を立案する。

（4）多職種医療チームと協働し，安楽な呼吸への援助を行う。呼吸困難は主観的な経験であり，生理学的機序は複雑とされ，症状は多様である。終末期で最も多くつらい身体症状であり，死への不安・恐怖につながる。同時に，家族は呼吸困難を訴える患者に対してできることはなにかと苦悩する。呼吸困難は ADL を低下させ，患者の「自分でできる・する」という思いや意欲を妨げてしまう。したがって，呼吸困難の緩和ケア，呼吸リハビリテーションは，患者の自尊感情を維持することにつながり，家族へのケアにつながる。

（5）倦怠感・食欲不振・便秘・せん妄などの苦痛症状を緩和する。

（6）呼吸困難がさまざまな方法でも改善しない場合は，オピオイドや抗不安薬の使用が考慮される。その際，状態によって会話できなくなる可能性があることなどを十分に説明して，患者・家族の理解を得る。同時に医療間で情報を共有し，統一した緩和ケアを行う。

（7）オピオイド使用に伴う副作用を観察し，その症状を緩和する。

（8）セルフケア不足を補う。可能であれば，清潔ケアを行う際に家族とともに実施するなど，ともにケアに参加する機会をもつ。

（9）患者・家族のニーズをもとに，最後までその人らしく尊厳を保ちながら安寧な時間がもてるように環境を整える。

6 肺血栓塞栓症患者の看護

　肺血栓塞栓症（PTE）は，肺動脈が血栓塞栓因子により閉塞する疾患で，急性 PTE と慢性 PTE に分けられる。症状は，まったく無症状のものから，急激な呼吸困難，胸痛を伴い急性肺性心から死へといたるものまでさまざまである。血栓性塞栓子の約 90％は下肢あるいは骨盤内で形成された血栓であり，検査や治療などの医療行為により発症することもある。

　肺血栓塞栓症の死亡率は，未治療の症例で約 30％と高いが，十分に治療を行えば 2〜8％まで低下するとされており，早期診断と適切な治療が死亡率を改善するとされている[1]。したがって，その危険性を知り発症予防（○ 272 ページ）に重点をおき，意図的な情報収集とアセスメントによって早期発見に努め，発症後にすみやかな対処ができるようにする（○177 ページ）。

1 アセスメント

　肺血栓塞栓症の発症リスクは多岐にわたる。呼吸状態だけにとどまらず，全身状態や特徴的な発症状況などを確認する。肺血栓塞栓症患者のアセスメントを ○表 6-18 に示す。

　1）肺血栓塞栓症および深部静脈血栓症の診断，治療，予防に関するガイドライン 2017 年改訂版. pp.6-9.

○表6-18　肺血栓塞栓症患者のアセスメント

項目	内容
既往歴・併存症	①静脈血栓塞栓症，②血液凝固能亢進に関連するもの：先天性凝固異常（プロテインC欠乏，アンチトロンビン欠乏症など），悪性腫瘍，ネフローゼ症候群，脂質異常症，糖尿病，高リン脂質抗体症候群，熱傷，手術，骨折，感染症，脱水，③血流のうっ滞に関連するもの：長期臥床，肥満，心肺疾患（うっ血性心不全，慢性肺性心など），全身麻酔，④血管内皮障害に関連するもの：各種手術，外傷・骨折，中心静脈カテーテル留置，喫煙
呼吸状態	①呼吸困難（突発性，漸増性），②胸痛，③頻呼吸，④咳嗽，⑤血痰
全身状態	低心拍出量と低酸素血症による次の症状の有無と程度：①意識状態，②チアノーゼ，③血圧の低下，④頻脈，⑤発熱，⑥発汗，⑦心電図異常（洞性頻脈，肺性P波，右軸偏位，右室負荷など，急性広範性の重症例では発症時に洞性徐脈を伴う），⑧下肢の発赤・腫脹・熱感・疼痛
検査所見	①胸部X線検査：心拡大，血管陰影の変化，②動脈血ガス分析：低酸素血症，低二酸化炭素血症，呼吸性アルカローシス，③経胸壁心臓超音波検査：右室拡大，右室機能不全など，④右心カテーテル検査：右室圧上昇，⑤CT：右室拡張，⑥血液検査：BNP上昇
その他	①特徴的発症状況として，安静解除後の最初の歩行時，排便・排尿時，体位変換時，②整形外科の下肢手術後，③凝固異常をきたす薬剤（経口避妊薬，エストロゲン）の服用状況，④妊娠・出産，⑤長時間の同一体位保持や長期臥床（脳血管障害，心疾患，手術後，長時間飛行機に乗るなど）

2　看護目標

　急性肺血栓塞栓症（PTE）発症後の迅速な対処と再発防止にポイントをおいて，以下の看護目標を設定する。
（1）肺の循環動態が改善し，症状が改善する。
（2）危険を回避する行動がとれる。
（3）予後・再発リスクへの不安が軽減する。

3　看護活動

　軽度から中等度の肺血栓塞栓症は，急な呼吸困難と胸痛または背部痛を訴えることが多い。肺動脈の主幹部が閉塞された重症の場合は，突然の意識消失（失神），頻呼吸，頻脈などがおこる。発症時はガス交換の障害による低酸素血症，呼吸困難への援助と，心拍出量の維持，突然の発症による疼痛や不安・恐怖を緩和する。

■ガス交換

　血液ガスデータの改善，呼吸の安定がはかれるよう援助する。
（1）全身状態，SpO_2，血液ガスデータ，呼吸状態（呼吸音・呼吸数，胸郭運動，チアノーゼ），咳嗽，喀痰の性状を経時的に観察する。
（2）低酸素血症の改善のために，指示に従って酸素療法を行う。酸素療法を行っても血液ガスデータが改善されず患者の呼吸困難が増悪する場合は，気管挿管が行われ人工呼吸器による管理がなされることを予測し，準備する。
（3）活動による再梗塞を防ぐため床上安静にする。安静により，体内に残る血栓塞栓因子による新たな肺血栓塞栓症を予防し，会話や体動などによる酸素消費量の増加から呼吸困難となることを回避する。

（4）頭部を挙上し，胸郭の動きが促進されるようにする。

（5）無気肺を予防するために深呼吸を行う。効果的な咳嗽をすすめ，分泌物を除去する。必要時には，気管吸引を行う。

▎疼痛の緩和

疼痛が緩和されるよう援助する。

（1）疼痛の部位と強さ，痛みを増強する因子などをアセスメントする。

（2）胸痛に対しては鎮痛薬が処方される。指示に従ってすみやかに投与し，患者の反応を観察する。

（3）患者の疼痛に伴う不安や死への恐怖の訴えを傾聴し，不安を緩和する。

▎循環動態の安定

循環動態の安定がはかれるよう援助する。

（1）全身状態・循環動態（血圧，心電図モニタによる波形・不整脈，心拍出量，右心房圧，中心静脈圧，頸静脈怒張，尿量など），低酸素血症，脳血流障害の徴候（不穏状態，意識レベル，精神状態の変化）を経時的に観察する。

（2）血圧が低下したときは，ショック体位として静脈還流量を増加させる。

（3）塞栓によって生じる肺血管抵抗の増加に対して右心室の収縮力を高めるために昇圧薬が処方される。指示に従ってすみやかに投与し，経時的に循環動態の厳重な管理をする。

（4）活動に伴う負担を減少させるため，床上安静とする。

（5）セルフケアへの援助を行う。その際，抗凝固療法による出血傾向があることを考慮する。

（6）長期臥床をしていた場合の安静解除後の最初の歩行時，排便・排尿時，体位変換時は，必ず看護師が付き添い，症状の観察を行う。

（7）術後は合併症の徴候を注意深く観察し，静脈血流のうっ滞を予防するための援助を行う。

▎与薬

抗凝固薬，血栓・塞栓溶解薬の注射（点滴）が行われる。抗凝固薬の点滴後に経口抗凝固薬が投与される。

（1）血液検査の結果によって指示量が変化するため，与薬時には注意する。

（2）抗凝固療法による副作用に出血傾向があることを説明する。排泄物（尿・便・喀痰），皮膚，鼻腔，口腔の観察を行う。また，抗凝固療法を行っている間は，筋肉内注射は行わない。

（3）経口薬のワルファリンは，ビタミンKを多く含む食品（とくに納豆）により抗凝固作用が阻害されるため，内服を開始するときに注意する食品について説明する。

（4）経口薬のワルファリンには催奇形性があるため，妊娠の可能性がある場合や妊娠を希望する患者の場合は，発達課題を考慮した意思決定を支援する。

▎心理的援助

呼吸困難と疼痛による不安や死への恐怖を緩和する。とくに手術後に発症

した場合，手術が成功して安堵したところに新たな生命への危機が出現したことによる衝撃と不安は大きいことを理解して援助する。

(1)突然の発症に伴う死への恐怖や不安の徴候と状態をアセスメントする。

(2)患者・家族の不安や怒りなどの感情表出を受けとめ，誠実な態度で接する。

(3)指示に従って鎮痛薬を使用し，疼痛の緩和をはかる。

(4)静かな環境をつくる。身のおきどころがないような苦しさがある場合には，そばにいて患者をひとりにしない。

(5)患者・家族が医師から説明される内容(現在の状況，検査・治療方法，予後に関する情報など)をどのように理解しているのかを確認する。必要に応じて面談を設定する。

(6)手術が必要になった場合は，身体的・精神的な準備が整うように援助する。

▎再発予防

アドヒアランスを高め，再発を予防するための患者教育を行う。

(1)肺血栓塞栓症の再発症状(呼吸困難・息切れ・胸痛など)や危険性について説明し，症状が出現した際の受診方法を説明する。

(2)抗凝固薬が処方されている場合は，処方どおりに正確に内服するよう説明する。

(3)抗凝固薬の内服に伴う出血徴候(血尿，血便，歯肉出血など)について説明する。また，日常生活での出血を予防するための注意事項について説明する(たとえば，ひげそりは電気シェーバーを使用する，転落や転倒，けがをしないように注意するなど)。

(4)他科受診時に抗凝固薬を内服していることを医療者に知らせるように説明する。

(5)抗凝固薬を内服している場合は，定期的な受診による検査が重要であることを説明する。

(6)深部静脈血栓症のリスク因子について説明し，再発を予防するための生活面での具体的な予防策を説明する(長時間の同一体位をしない，膝を屈曲した姿勢〔正座など〕をしない，禁煙する，体重の増加を防ぐ，脂肪分の多い食品を控える，脱水を予防するなど)。

7 急性呼吸窮迫症候群患者の看護

急性呼吸窮迫症候群(ARDS)は，先行する基礎疾患・外傷により急速に発症した非心原性肺水腫の総称である。正常なガス交換ができず，通常の酸素投与のみでは改善しない重篤な低酸素血症が特徴である。急性の低酸素血症により障害は多臓器にわたるため，すみやかに呼吸管理を行う必要がある。長期間におよぶ人工呼吸管理となる患者を支え，合併症を予防するための看護が求められる(○183ページ)。

●表 6-19　ARDS 患者のアセスメント

項目	内容
既往歴・併存症	①肺炎，②多発外傷，③敗血症，④大量輸血，⑤誤嚥，⑥長時間の心肺バイパス，⑦酸素中毒
呼吸状態	①呼吸困難，②頻呼吸，③咳嗽，④泡沫状の喀痰，⑤異常呼吸音（crackle 音など）
全身状態	①頻脈，②チアノーゼ，③不穏，④発熱，⑤発汗，⑥冷感，⑦不安定な血圧
検査所見	①Pao_2・$Paco_2$，②呼吸性アルカローシス，③胸部 X 線：両肺野陰影，④胸部 CT
その他	①全身性の合併症（ショック，不整脈，播種性血管内凝固症候群〔DIC〕，消化管出血，肝機能障害，腎不全），②喫煙歴，アルコールの摂取状況

1 アセスメント

　急性呼吸不全のなかでも ARDS は重篤で緊急性を要する病態であることから，すみやかに患者の状態を把握する必要がある。ARDS 患者のアセスメントを●表 6-19 に示す。

2 看護目標

　ARDS の患者・家族は，急性の経過，呼吸不全による集中治療および治療環境から死への不安・恐怖が強い。同時に長期に及ぶ人工呼吸管理はセルフケアレベルを低下させる。また，呼吸困難や意識障害に伴い倫理的な問題も生じやすい。したがって，以下の目標を設定する。

（1）換気を改善し，生命を維持する。

（2）セルフケアの充足をはかり，合併症を予防する。

（3）進行する呼吸不全症状，人工呼吸療法による不安・恐怖を表現することができ，それらが軽減する。

（4）ガス交換機能が改善し，人工呼吸器から離脱でき，その人らしい生活が送れる。

（5）医療チーム内で患者・家族の意思決定を支え，患者の尊厳をたもつ。

3 看護活動

　呼吸状態を改善させることによる生命の維持を最優先とし，以下の看護活動を行う。

▐ 気道の清浄化

　気道が開通性を維持し，容易に換気できるように援助する。

（1）呼吸状態，呼吸音，意識状態，動脈血ガス分析値，Sao_2 を観察し，アセスメントする。

（2）排痰の必要性を説明し，痰の喀出を促す。必要に応じて吸引，体位変換などを行い，気道の清浄化をはかる。気管内吸引操作による低酸素血症が予測される場合は予防的処置を行い，バイタルサインに注意しながら短時間で行う。気管内吸引後は合併症に注意し，観察する。

（3）人工呼吸器に関連した合併症を予防する（●254 ページ）。

（4）定期的に口腔ケアを行う。

▌ガス交換

肺胞でのガス交換の改善をはかる。

（1）呼吸状態，精神状態，不整脈や血圧などの全身状態を経時的に観察する。

（2）指示に従って，酸素を投与する。患者には深呼吸を促す。

（3）酸素投与後の SaO_2 をモニタし，合併症の徴候，異常の早期発見に努める。

（4）体位変換を行うなど無気肺を予防する援助を行う。中等症から重症例の ARDS に対して腹臥位療法を行うことがある。

（5）必要に応じて人工呼吸器装着の準備を行う。

（6）治療・処置時は医師の指示により鎮静・鎮痛薬を使用するなどして苦痛を緩和し，筋の緊張，興奮をしずめ，酸素消費量を低下させるように援助する。

（7）合併症を予防し，早期に人工呼吸器から離脱できるように援助する（◯256ページ）。

▌心理的な援助

患者・家族の不安・恐怖が緩和されるように援助する。

（1）急速な状態の変化，呼吸不全症状による死への不安や恐怖の徴候と状態をアセスメントする。

（2）不安や恐怖を言葉で表現するように励ます。ただし，呼吸困難や気管挿管に伴い会話できない場合は，呼吸困難の悪化，人工呼吸器との不同調をまねくため，無理をしない。

（3）患者・家族と十分なコミュニケーションをとり，家族の不安やニーズを把握する。また，家族が正直に感情を表出できる機会をつくり傾聴する。医療チームは情報を共有し，意思統一をはかり，家族が状況を正しく理解できるよう援助する。

（4）患者の周囲での会話は，患者の病状に関することや誤解を生じやすい内容を避け，不安を増強させないように配慮する。

（5）家族が落ち着いて面会できるよう環境を整える。必要に応じて，家族がケアに参加できるようにする。

（6）苦痛の緩和をはかるため，鎮痛・鎮静薬の使用を検討する。医療チームのなかで鎮静の目的と鎮静指標の目標スコアについての協議・評価を行い，共通認識をもつ。鎮静中は客観的指標を用い，定期的に鎮静の深度と質の評価を行う。

▌その他

（1）水分出納バランス，酸塩基平衡に注意し，指示されている薬剤，輸液が正確に投与されるように管理する。

（2）セルフケアの不足を補う。

（3）残存機能をいかした生活について説明する。

（4）患者の回復が不可能と判断された場合には，患者の尊厳がまもられ，看取りができるように援助する。

8 睡眠時無呼吸症候群患者の看護

　睡眠時無呼吸症候群とは睡眠関連呼吸障害にふくまれる病態であり，「10秒以上の無呼吸が1時間の睡眠中に5回以上出現する状態」と定義される。閉塞性睡眠時無呼吸症候群と中枢性睡眠時無呼吸症候群に分類される。臨床的には前者の頻度が高い。

　患者はパートナーによるいびきの指摘や日中強い眠けにおそわれて生活に支障をきたすことで受診することが多い。睡眠時無呼吸症候群は運転者の交通事故とともに報道され，社会的に認知されるようになったが，受診行動には結びついていない。また，重篤な合併症を有している場合も多く，合併症の進行を防ぐためにも，無呼吸に伴うガス交換障害，睡眠障害に起因する障害を緩和し，アドヒアランスを高めるように援助する（◉186ページ）。

1 アセスメント

　睡眠時無呼吸症候群患者は，病気であるという自覚が乏しいことがある。そのため，患者・家族に睡眠や活動などの身体状況に加えて，日常生活への影響を含めてていねいに確認する。睡眠時無呼吸症候群患者のアセスメントを◉表6-20に示す。

2 看護目標

　病状を正しく認識し，治療に対するアドヒアランスを高めるよう以下の目標を設定する。

（1）病気に対する正しい認識をもち治療を行うことにより自覚症状が軽減し，充実した日常生活を送る。

（2）日常生活のコントロールをすることにより，合併症を予防する。

◉表6-20　睡眠時無呼吸症候群患者のアセスメント

項目	内容
既往歴・併存症	①肥満，②高血圧，③虚血性心疾患，④心房細動，⑤脳血管障害，⑥うっ血性心不全，⑦肺高血圧症・肺性心，⑧糖尿病
呼吸状態	①いびき，②睡眠中の無呼吸，窒息感，あえぎ呼吸
全身状態	①日中の過度の眠け，②疲労，③早朝の頭痛，④注意力散漫，⑤記憶障害・判断力の低下，⑥不安・うつ状態，⑦睡眠中の頻回な覚醒と排尿，⑧昼間の幻覚，⑨異常行動（本人は意識しくいない首を振る・手や足を動かすなどの行動），⑩難聴
検査所見	①終夜睡眠ポリグラフ検査：無呼吸の型，無呼吸指数，低酸素血症の程度，睡眠障害の程度，不整脈や心拍変動の出現，②睡眠時の Sao_2 低下，③動脈血ガス分析：日中の低酸素血症・高二酸化炭素血症，④末梢血検査：赤血球の増加・多血症，⑤生化学検査：脂質異常症，肝機能障害，⑥内分泌機能検査：甲状腺機能低下など，⑦頭頸部画像診断：無呼吸の原因となる気道狭窄部位の確認，下顎の後退，⑧ホルター心電図：睡眠時の徐脈，不整脈，⑨心電図，心エコー，右心カテーテル検査：肺性心，肺高血圧症，右心不全所見
その他	①患者の主観的評価法（エプワースの眠けスケール）（◉60ページ，表3-13），②症状の受けとめ方，③治療に対するアドヒアランス，④社会的役割遂行への影響，⑤発達課題の達成状況

3 看護活動

体重のコントロール

　体重増加は閉塞型睡眠時無呼吸症候群の大きな要因となる。肥満は横隔膜を挙上させ換気量の減少を引きおこし，無呼吸時の低酸素血症は心血管系に対する影響が大きい。したがって，適正な体重を維持することが重要となる。

(1) 体重をアセスメントし，目標体重を設定する。

(2) 患者は健康によいと思って食べているものに隠されている問題がひそんでいることがある。ふだんの食事パターン，内容，摂取エネルギーをアセスメントする。

(3) 日常生活パターンと運動量，消費エネルギーをアセスメントする。

(4) 食事療法や運動療法の必要性を患者・家族に説明する。

(5) 栄養士や理学療法士の協力を得て，食事療法・運動療法を行う。

(6) 食事療法・運動療法の実施にあたっては，合併症の高血圧や循環器疾患などが悪化しないように計画する。

(7) アルコールは増悪因子となるため，禁酒の必要性を説明する。

(8) 成果がわかるよう体重表などを使用し，減量の意思が継続し適正体重が維持できるように援助する。

経鼻持続陽圧呼吸(nasal CPAP)療法

　閉塞型睡眠時無呼吸症候群の患者に鼻マスクを介して気道内を陽圧に保ち，気道閉塞を防ぐ治療法である（◐187ページ，図5-20）。使用時間が治療効果に影響することを理解し，長期使用のアドヒアランスの向上をはかる。

(1) 経鼻持続陽圧呼吸療法の目的・必要性と期待される結果について，患者・家族の理解が得られるように説明する。

(2) マスク装着による不快感や呼吸困難などの自覚症状を確認し，最適なマスク❶を選択し，装着方法を説明する（◐図6-27）。

(3) 経鼻持続陽圧呼吸療法を実施した場合の睡眠に関する満足感の変化，自覚症状の程度を記録し，アドヒアランスを高める。

(4) わずらわしさから使用を中断しないように，使用方法について習熟する。

(5) メンテナンスなどの十分なフォローアップが得られることを説明する。

NOTE

❶マスクの種類

　鼻全体をおおう鼻マスクのほか，鼻腔のみをおおうタイプ（写真上）や，口までおおうタイプのマスク（写真下）がある。

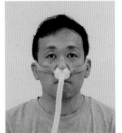

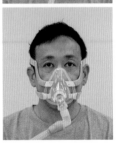

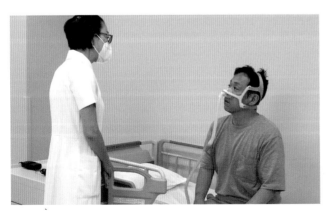

◐図6-27　CPAPマスク装着方法の説明

鼻全体をおおう鼻マスクが最も使用される。

（6）受診時に治療を継続したことによる体調の変化について記録したものを
　　持参して相談するように説明する。

▊ 非侵襲的陽圧補助呼吸

　吸気時と呼気時で陽圧のレベルをかえ，吸気時に呼気時よりも高い圧をか
ける補助換気療法である。経鼻持続陽圧呼吸療法よりも換気量の増大が期待
できる。この治療法について理解し，長期使用のアドヒアランスの向上をは
かる。

▊ 歯科装具

　閉塞型睡眠時無呼吸症候群の患者に対して，歯科装具を装着して下顎を前
方へ移動させることにより，気道閉塞を防ぐ治療法である。治療法を行う前
には口腔内の清潔を保持し，齲蝕を予防するように説明する。長期使用によ
り顎関節へ影響を与える可能性があるため，歯科医と連携をはかる。

▊ その他

（1）寝具の選択（とくに枕が高すぎると気道閉塞につながる）について患者と
　　ともに検討する。
（2）睡眠時は側臥位になり，中咽頭の閉塞を防ぐように説明する。
（3）自動車の運転とリスクについて説明する。
（4）セルフケアの不足を補う。

⑨　肺がん患者の看護

　肺がんは，腫瘍の占める部位によってさまざまな症状を示し，組織型・広
がりの程度（病期）により治療方針が決められる。どの治療法も患者にとって
は侵襲の大きな治療である（●188ページ）。肺がんの診断は，患者のみなら
ず家族にも精神的動揺をもたらす。

　看護は，診断・治療法が確定するまでの不安な時期から，治療により恒常
性の急激な変化を伴う急性期，終末期までの幅広い時期にある患者と家族を
対象とする。また，治療や病状の進行に伴って，肺炎などの感染症の罹患や
腫瘍の転移などが生じることもあり，全身への影響が大きい。**がんサバイ
バー❶**として診断されたときから適切な緩和ケアが行われ，がんになっても
安心して治療・療養・社会活動ができるように支援する。

1 アセスメント

　肺がんは腫瘍の占める部位により症状が異なるので注意深く観察する。ま
た，喫煙などの生活習慣，生活環境，治療への考えなど療養生活に与える影
響を確認する。肺がん患者のアセスメントを●表6-21に示す。

2 看護目標

　ここでは内科的治療を受ける患者の看護について述べる。治療は苦痛や副
作用を伴い，生命に直結する問題となるリスクもある。看護師は医療チーム
の一員として患者・家族とアドバンスケアプランニングを重ね，患者ががん

▭**NOTE**
❶がんサバイバー
　がんの診断を受けたすべ
ての人，がんを経験しなが
ら生きている人をいう。

○表6-21　肺がん患者のアセスメント

項目	内容
既往歴・併存症	①呼吸器疾患の既往歴，②がんの既往歴，③家族のがんの既往歴，④発がん性物質への被曝歴
呼吸状態	①咳嗽・喀痰，②血痰，③胸痛・背部痛，④発熱，⑤胸水貯留，⑥呼吸困難，⑦呼吸パターン，⑧呼吸音の減弱や消失，喘鳴，胸膜摩擦音
全身状態	①発熱，②体重減少，③全身倦怠感，④嚥下困難，⑤嗄声，⑥食欲不振，⑦上腕の痛みやしびれ，運動障害，⑧顔面や上肢の浮腫，⑨眼瞼下垂，縮瞳，⑩意識状態，⑪ばち指
検査所見	①胸部X線：異常陰影，腫瘍の大きさ，②喀痰細胞診・気管支鏡を用いた細胞診：がん細胞の種類，③胸部CT・胸部MRI：腫瘍の大きさ，胸壁や縦隔への浸潤の有無，縦隔リンパ節への転移を疑わせる腫大の有無，胸水貯留の有無，胸膜播種巣の有無，④骨シンチグラフィ・MRI・脳CT・腹部CTまたはエコー・PET：全身への遠隔転移の有無，⑤腫瘍マーカー（CEA，SLX，SCC，CYFRA，ProGRP，NSE），⑥遺伝子変異の検査
その他	①喫煙歴（本人・家族），②生活環境（大気汚染，アスベストなど），③食習慣（飲料水に含まれるヒ素，サプリメント），④病気の受けとめ方，⑤入院・病状説明に関する情報収集能力と対処方法・対処能力，治療に対するアドヒアランス，⑥発達課題の達成状況，⑦家族の支援体制

サバイバーとして安楽で充実したときを過ごせ，生きてきた過程への肯定感をもてるよう全人的なケアを行う。

（1）治療法を選択し，安全・安楽に過ごす。

（2）治療による合併症を予防する。

（3）患者・家族の不安が軽減し，安楽な状態で過ごす。

3　看護活動

　肺がんの治療には，手術療法❶・薬物療法・放射線療法がある。これらの治療は，患者の病期に合わせて選択される（◐197ページ，表5-22）。治療法は，年齢，がん以外の合併症，肺機能を含む全身の状態などを確認して，身体の状態がその治療法に耐えられるかどうか総合的に判断され決められる。全身の状態を確認するときには，**パフォーマンスステータス** performance status（**PS**）❷という指標が用いられる。

　患者は治療に対する期待・希望とともに予後への不安をかかえるなかで意思決定をし，治療にのぞむ。看護師は，がんサバイバーとしての患者の意思決定を支え，患者が主体的に治療に取り組みQOLの向上につながるように援助する。

◆　全身療法：薬物療法

　がんに対する薬物療法❸は，治癒あるいは延命・症状緩和を目的として行われる。薬物療法には，細胞傷害性抗がん薬，分子標的薬，免疫チェックポイント阻害薬があり，実際には複数の薬剤を組み合わせて治療が行われる。近年，分子標的治療薬や免疫チェックポイント阻害薬の開発が進み，がん治療における薬物療法への期待は高い。

　患者の使用する薬剤により副作用が異なり，個人差は大きい。細胞傷害性抗がん薬は分裂の盛んな細胞に影響を与えやすく，白血球や血小板の減少と

NOTE
❶手術療法を受ける患者の看護に関しては，◐267ページ参照。

NOTE
❷パフォーマンスステータス
　日常生活の制限の程度を示す指標で，数種類の基準が存在する。

NOTE
❸がん薬物療法
　慣例的に，細胞傷害性抗がん薬，分子標的薬，免疫チェックポイント阻害薬を含めた治療を総称して薬物療法とよび，細胞傷害性抗がん薬を中心とした治療を化学療法とよぶことが多い。

いった骨髄抑制，口内炎，下痢，脱毛などの症状が出ることがある。分子標的薬と免疫チェックポイント阻害薬にもさまざまな副作用があらわれる。こうした薬物療法を外来で実施する場合は，厳しい状況のなかで継続してセルフケアができるように，ていねいな説明を行う。そして，患者の気力がとぎれることなく治療が完遂できるように支援する。

▌薬物療法開始前

(1) 患者の全身状態(骨髄機能，心機能，肺機能，腎・排泄機能，栄養状態，口腔の状態，神経系，既往歴など)をアセスメントする。

(2) 患者・家族の疾患・治療に対する受けとめ方，治療への期待感あるいは不安，支援体制，情報収集能力と対処能力，経済的問題，発達課題と達成状況についてアセスメントする。治療が妊娠や出産に影響することがあるため，患者が将来子どもをもつことを希望している場合，その可能性がある場合は，**妊孕性**(にんよう)の温存(妊娠するための力を保つこと)について担当医に相談するように調整する。

(3) 治療への認識を確認し，理解の不足があった場合には補足説明を行う。とくに分子標的薬や免疫チェックポイント阻害薬を使用する場合には，副作用に関する注意事項を再確認し，異常の早期発見につながるようにする。

(4) パンフレットなどを用いて副作用に関して患者自身が自分の状態の変化に気づき，医療者に伝え，早期対処ができるセルフモニタリングについて説明する。

(5) 治療目標が達成できなかった場合のことや予後への不安など，患者の具体的な思いを傾聴し，ともに考えて主体的に治療に取り組めるように支援する。

(6) 今後の治療スケジュールや副作用の出現時期，それらへの具体的対処方法について説明する。

(7) 緩和ケア・支持療法❶の準備をする。

▌薬物療法実施時

(1) 細胞傷害性抗がん薬に関する正しい知識をもち，ガイドライン[1])などにのっとり安全に薬剤を取り扱う。使用薬剤の種類・投与量・濃度，投与の順番に誤りがないよう複数人で確認する。

(2) 静脈内注射・動脈内注射・胸腔内注射で行う際，細胞傷害性抗がん薬はがん細胞だけではなく正常細胞にも作用するため，血管外や胸腔外に漏出しないように細心の注意をはらう。

(3) 使用する抗がん薬の代謝・排泄経路を理解して観察する。とくにシスプラチンなどの白金製剤使用中は尿量(腎機能)に注意する。

(4) 全身性の副作用が出現する苦痛の伴う治療であるため，緩和ケア・支持療法により苦痛の緩和をはかる。

(5) 患者の基本的な生活(食事・睡眠・休息・排泄・清潔)を整え，セルフケ

NOTE

❶支持療法

　がんによる症状や，がんの治療に伴う副作用・合併症・後遺症を軽減するために実施される予防・治療・ケアをいう。

---

　1) 日本がん看護学会ほか編：がん薬物療法における職業性曝露対策ガイドライン 2019 年版. 金原出版, 2019.

アへの支援をする。

▌副作用のマネジメント

（1）看護師は副作用症状の発現機序と発現時期を理解し，患者とともに症状のモニタリングを行い，セルフケアを支援する。

（2）医師の指示により支持療法を実施し，その反応を観察する。

● **吐きけ・嘔吐**　白金製剤（シスプラチンなど）投与の場合は，とくに吐きけ・嘔吐対策が重要となる。持続する吐きけ・嘔吐により，脱水・電解質異常・低栄養になることもある。闘病意欲に影響を及ぼすことも考えて対策する。

（1）支持療法の制吐薬を使用するなどして可能な限り体力の低下を予防する。

（2）吐きけ・嘔吐は細胞傷害性抗がん薬に対する正常な反応であることを説明し，自覚症状を遠慮なく的確に表現するように支援する。

（3）嘔吐があった場合は吐物を観察し，すみやかにかたづけ，換気するなど室内環境を整える。

（4）水分出納バランス，体重，栄養状態などを観察する。

● **下痢・便秘**　微小血管阻害薬（パクリタキセルなど）を使用した場合は，高度の下痢や便秘になることがある。好中球減少時に発症すると，致死的な薬物有害反応がおこることがあるため，患者の状態を注意深く観察する

（1）従来の排便状況を知り，薬物療法前から排便コントロールを行う。

（2）高度の便秘による努責で，呼吸困難が悪化することがあるため，排便状態を把握する。

（3）排便の性状に合わせて緩下剤や止痢剤で調整する。

（4）水分出納バランス，体重，栄養状態などを観察する。

● **腎機能障害**　白金製剤（シスプラチンなど）は尿細管が障害され，腎機能障害をおこしやすい。吐きけ・嘔吐，下痢により水分摂取量が低下して脱水傾向になると，腎機能障害のリスクは非常に高くなる。

（1）消化器症状をコントロールする。

（2）適切な水分摂取を促し，出納バランス，体重を経時的に観察する。

（3）必要に応じて補液の説明を行い，異常の早期発見・予防をはかる。

● **骨髄抑制**　細胞傷害性抗がん薬の投与後，造血機能が一定期間抑制され，白血球・赤血球・血小板が減少する。白血球（好中球）の最低値は7〜14日程度とされている。抗がん薬投与後に発熱をみとめた場合は，発熱性好中球減少症を考えてアセスメントし，早期に適切な対処を行う。生命にかかわることもあるため，注意深い観察と感染予防への支援が必要である。

（1）経時的な血液データを観察する。

（2）白血球が減少する前から，感染予防対策（含嗽，手指衛生，口腔ケア，必要時のマスク着用など）について説明する。

（3）血小板が減少した場合には，全身状態を観察し，出血傾向とその危険性，日常生活上の注意事項について説明する。また頭痛などの自覚症状は的確に報告するように伝える。

（4）努責による直腸粘膜の損傷や脳出血を予防するために，排便のコント

ロールを行う。

(5) 赤血球が減少した場合には，貧血の程度，症状，活動への影響をアセスメントし，安全に過ごせるようセルフケアの不足を補う。

● **肺障害**　分子標的薬(ゲフィチニブなど)や免疫チェックポイント阻害薬(ニボルマブなど)を使用した場合は，T細胞(Tリンパ球)が自己を認識するしくみを阻害し，不可逆的で死にいたることもある間質性肺炎が生じる危険性がある。

(1) 肺がんの進行に伴う症状の増悪なのか，副作用によるものなのかを判断するために，呼吸状態や倦怠感などを注意深く観察する。

(2) 異常の早期発見のためにも間質性肺炎の副作用について説明し，自覚症状を的確に表現する重要性の理解を求める。

● **腫瘍崩壊症候群**　細胞傷害性抗がん薬や放射線治療開始後，大量のがん細胞が短期間で壊された場合，死滅するがん細胞により高尿酸血症，高カリウム血症，低カルシウム血症，高リン酸血症，代謝性アシドーシス，腎不全，呼吸不全など重篤な合併症が生じることがある。

(1) とくに治療開始後48時間以内は，尿量測定と血液検査を行い，注意深く観察するとともに飲水や点滴により水分を補給する。

(2) 指示により予防的に薬剤を内服する。

● **口内炎**　口腔粘膜の基底細胞死により粘膜代謝が障害を受け，細胞傷害性抗がん薬による免疫機能の低下が引きがねになり発症すると考えられている。患者自身のセルフケアが必要不可欠である。

(1) 体調がすぐれないなかでも，適切な口腔ケアが習慣化されるように支援する。

(2) 喫煙は口腔粘膜を刺激して口内炎のリスクとなるため，禁煙する。

(3) 口内炎による食事摂取量の減少に伴う，栄養状態の低下に注意する。

● **脱毛**　細胞傷害性抗がん薬(微小管阻害薬〔パクリタキセルなど〕)が，毛母細胞を傷害することにより発症すると考えられている。脱毛は一過性・可逆性であり，薬剤投与終了1〜2か月で再生が始まると説明されているが，美容的な観点から精神的動揺は大きい。患者の希望を明らかにし，対処方法，活用できる社会資源をいかして支援する。

● **末梢神経障害**　細胞傷害性抗がん薬(白金製剤(シスプラチンなど)，微小管阻害薬(パクリタキセルなど)など，薬剤によりメカニズム，出現時期は異なる。末梢感覚の低下により感覚異常，運動障害などによる転倒，けがや熱傷の危険性がある。水・湯を使う入浴，料理，手指衛生など日常生活での具体的な注意点についてていねいに説明する。

◆ 局所療法：放射線療法

放射線療法は，身体的負担が比較的少なく，身体機能を温存できてQOLを保持できるというメリットがある一方で，副作用というデメリットもある。限られた施設でしかできない保険診療外の高額な放射線療法もある。

看護師は，患者の治療に対する不安や期待を確認し，症状の緩和をはかり

ながら，予定通りの期間に治療が行われるように身体的・精神的支援を行う。

▊ 放射線療法開始時

(1)患者のマーキング部位，全身状態をアセスメントする。

(2)患者・家族の疾患・治療に対する受けとめ方，治療への期待感あるいは不安，支援体制，対処能力，経済的問題，発達課題と達成状況などについてアセスメントする。

(3)治療への認識を確認し，理解の不足があった場合には補足説明を行う。

(4)治療の効果がなかった場合のことや予後についての不安など患者の具体的な思いを傾聴し，ともに考えて主体的に治療に取り組めるように支援する。

(5)パンフレットなどを用いて，治療体位，スケジュール，有害事象の出現時期・対処方法などについて説明する。また，そうした情報をもとに患者自身が自分の状態の変化に気づき，医療者に伝えて早期対処ができるセルフモニタリングについて説明する。

▊ 放射線療法実施時

(1)放射線療法の診察・治療に同席し，治療状況と患者の応答を観察する。必要に応じて補足説明を行う。

(2)治療開始に伴う放射線宿酔症状を観察する。

(3)治療のための通院や疲労について傾聴する。

(4)放射線宿酔症状の出現をアセスメントし，患者の基本的な生活(食事・睡眠・休息・排泄・清潔)を整え，セルフケアへの支援をする。

▊ 副作用のマネジメント

　副作用には，治療中から治療後1か月以内におきる急性のものと，治療後1〜3か月におきる亜急性のものがある。

● **放射線宿酔**　放射線照射直後から数日の間に，上腹部停滞感，食欲不振，吐きけ・嘔吐，倦怠感，頭重感などの症状が出現する。しだいに消失する。

(1)出現する症状には個人差があること，正常な反応であることを説明し，遠慮なく表現するように支援する。

(2)倦怠感などは他者に理解されにくいため表現しない患者もいることから，表情や動作などに注意して観察する。

(3)宿酔症状を不定愁訴として対処せずに，精神的な問題と関連していないかをアセスメントする。

(4)患者の基本的な生活(食事・睡眠・休息・清潔)，安静と運動のバランスを整えるなど，セルフケアへの支援をする。

(5)疼痛や栄養状態がよくない場合に症状が強く出ることがあるため，疼痛や消化器症状をコントロールする。

● **放射線食道炎**　照射野に肺門や縦隔が含まれる場合，照射開始から3週目ごろより疼痛(嚥下時)，胸焼け，嚥下困難，食道のつかえ感(閉塞感)を自覚する。個人差はあるが治療終了後2〜4週間で回復する。

(1)食事摂取量を観察する。

(2)粘膜保護薬や消炎鎮痛薬は食前に内服するように説明する。

(3)食事は刺激物(香辛料や喫煙)，酸味の強いもの，熱いもの，極度に冷たいものを避ける。

(4)食事の形態は，のどごしがよく食べやすいものを少量ずつ数回に分けて食べるように説明する。

(5)食事が摂取できないことによる体力の低下が，闘病意欲の低下にもつながることがあるため，身体症状だけではなく精神的な訴えにも注意し，照射が完了できるように支援する。

(6)疼痛を緩和し，安楽に過ごせるようにする。

● **放射線皮膚炎**　外部照射の場合，炎症症状として皮膚発赤，熱感，瘙痒感，疼痛が出現する。皮膚の基底細胞(幹細胞)，皮脂腺や汗腺，微小血管が影響を受ける。その結果，血管内細胞の崩壊と血管透過性の亢進により浮腫と炎症，皮膚の防御機能の低下，乾燥がおこる。皮膚表面に炎症症状がみとめられなくても，深部で症状がおきていることもあるため，注意を要する。皮膚反応は，照射部位と反対側に強く出現することもある。

(1)皮膚への機械的刺激を避け，寝衣，保湿と清潔ケアなどについて説明し，皮膚損傷を予防する。個人差はあるが治療後1〜3か月で治癒するが，晩期の皮膚炎は治癒が困難となる。

(2)皮膚炎のGrade❶に適したスキンケアを行う。

(3)日常生活の留意点として，①こすったり，かいたりしない，②自己判断でパウダーやローション，市販薬などを使用しない，③下着はやわらかく吸水性のよい清潔なものを着用する，④入浴は短時間にして湯の温度は低めにする，⑤石けんは低刺激のものを使用することなどを説明する。

□ **NOTE**

❶**皮膚炎の Grade**
「有害事象共通用語規準v5.0日本語訳JCOG版」により，皮膚炎の重症度に応じてGrade1(軽症)〜Grade5(死)に分類される。

● **放射線肺炎**　放射線肺炎は肺胞の隔壁におこる炎症で，照射方向と範囲に一致して変化をおこすことが多い。晩期障害には放射線肺線維症がある。胸部照射期間中から終了後数か月の間に発症することがある。喫煙歴やCOPDなど肺機能が低下している場合は発症率が高くなる。初期症状は無症状が多く，咳嗽・発熱・息切れ・呼吸困難を伴うことがある。まれに症状が悪化し，死にいたることもあるため，注意深い観察による早期発見が重要である。

(1)禁煙を徹底する。

(2)症状について説明し，症状出現時はすみやかに報告する。

(3)細菌感染を合併すると症状が重篤化するため，日常生活での感染予防行動(手洗い，含嗽，加湿器などによる居室の空気の乾燥予防)について説明する。

(4)不足しているセルフケアを補う。

◆ 日常生活への援助

▌疼痛の緩和

痛みは主観的体験である。がんの進行による痛みは持続痛であることが多く，ときに突出痛を伴う。こうした痛みはその人の生活・思考・人格にも影響を及ぼすため，患者にとって許容可能なQOLが維持できるように疼痛の

緩和をはかる。

(1) アセスメントツールを用い，疼痛に関する包括的評価(痛みの部位・範囲，痛みの経過，痛みの強さ・パターン・性状，増悪因子・軽快因子，日常生活への影響(食事・睡眠・排泄・入浴・更衣など)，現在行っている治療への反応，有害作用など)を行う。

(2) 患者とともに治療目標を設定する。

(3) 病態・痛みの機序に応じた鎮痛薬を確実に投与する❶。鎮痛薬の形状・投与回数・時間・経路や経済的負担が日常生活に影響を与えていないか細かに配慮する。

(4) 疼痛を増強させている全人的苦痛への介入を行う。

(5) 鎮痛薬の効果，日常生活の改善，副作用を評価する。

(6) 睡眠・休息がとれるように援助する。また，患者とともに安楽な体位について検討し，実施する(あてもののかたさ・大きさ・あてる部位，体位変換の方法・時間など)。

(7) 気分転換やリラクセーションをはかる。

(8) 温度・湿度・空気の清浄化など，室内環境を整える。

▭ NOTE

❶鎮痛薬投与の4原則は，①経口投与を基本とする，②時刻を決めて規則正しく，③患者ごとの個別の量で，④そのうえで細かい配慮を，である。

▌ 安楽な呼吸の援助

病状が進行するとふつうに呼吸をするだけで「暑い」「息を吸っていても苦しい」といった訴えが聞かれるようになる。また，咳嗽はエネルギーを消耗し，睡眠・休息を妨げる。呼吸がおびやかされることは死への不安と結びつく。

呼吸困難を身体的側面だけではなく，精神的・社会的・スピリチュアルな側面も含む多面的なトータルディスニア(●232ページ)ととらえて，援助する。また，無気肺などの合併症を併発すると呼吸困難が増強するため，少しでも安楽な呼吸が維持できるよう最善をつくす。

(1) 呼吸状態(呼吸数，呼吸パターン，呼吸音，喀痰の量と性状・喀出状況，動脈血ガス分析値，SaO_2)について観察し，アセスメントする。また，主観的な息苦しさと客観的な数値が必ずしも一致しないことに留意する。

(2) 医師の指示に従い，酸素を投与する。

(3) 横隔膜の動きを妨げない呼吸しやすい体位にする。

(4) 患者の希望を聞き，室温・湿度を調整する。患者のまわりに空気の流れがあると呼吸がらくになることもあるので，直接風があたらないようにしながら換気をたすける。

(5) 効果的な深呼吸・咳嗽ができるように援助する。適切な水分を補給して分泌物の喀出をたすけ，喀出後に口腔ケアを行う。必要に応じて吸引を行い，気道の清浄化に努める。吸引には苦痛が伴うため，的確な技術で実施して苦痛を最小限におさえる。

(6) 入院による療養環境の変化，孤独，ADL の低下に伴う自尊心の低下などにより呼吸困難が増強することがある。患者に寄り添い，呼吸困難の要因を観察し，明らかにする。

(7) 胸郭の動きを妨げず安楽に呼吸ができる寝衣を選択し，身づくろいする。

(8)発熱や感染徴候をアセスメントする。発熱は酸素消費量が増加し，呼吸
　　困難の増強や体力の消耗につながるため，解熱への援助を行う。

▊ 活動の援助

　日常生活習慣を維持するための活動を援助する。歯みがきや更衣といった
日常生活行動を行うことにより，みずからをコントロールしているという感
覚（自己制御感）を失わないようにする。

(1)セルフケアレベルと達成度をアセスメントする。

(2)不足しているセルフケアへの援助を行う。同時に患者が毎日行ってきた
　　生活習慣を維持する。

(3)患者の目標とすることや生きがいと考えている大切な活動に参加できる
　　ように援助する。

(4)病状が進行してからは，転倒・骨折を予防する。

▊ 栄養状態の改善

　必要栄養量を摂取できるように援助する。

(1)味覚の変化，腹痛，口腔内の炎症，便秘などの食事摂取を阻害する症状
　　をアセスメントする。

(2)適切なカロリーと必要な栄養素を含んだ食事を提供する。嗜好を考慮し
　　た食事については随時，栄養士や家族と相談する。

(3)口腔ケアを行い，口臭や喀痰が残らないようにすると同時に口内炎を予
　　防する。

(4)歯肉が衰えると義歯のかみ合わせがわるくなるため，義歯の調整が必要
　　な場合は，歯科との連携がはかれるように調整する。

(5)食事環境を整える。

(6)食事時の誤嚥を防止する。

▊ 不安の緩和

　患者・家族の不安や恐怖が軽減され，安楽に過ごすことができるように援
助する。

(1)治療や予後に対する不安，喪失感に関する訴え，性格，対処行動などを
　　アセスメントする。また，精神状態がライフスタイルや日常生活に及ぼ
　　す影響を観察する。

(2)患者・家族に不安や恐怖の感情を表出するように励まし，訴えを傾聴す
　　る。その際，直接ケアをする看護師だから語れないことがある場合は，
　　選択肢としてカウンセラーや臨床心理士に依頼し，心理的な安寧をはか
　　る。

(3)ライフスタイルへ及ぼす影響，病気の特徴・治療予定・治療に伴う副作
　　用に対する理解，治療・回復への期待などを言葉で表現するように促す。

(4)静かな環境をつくり，患者・家族の話を傾聴する。同時に，患者・家族
　　が病状から考えると達成困難と思われる希望を語る場合や，言語的に表
　　現しきれない迷いや苦悩を非言語的に表現していると感じた場合は，看
　　護師はその場を取りつくろったり否定したりせず，そのようにする心
　　理を受けとめ，語っている「場」を共有する。

（5）患者の疼痛や呼吸困難をコントロールする。

（6）自分のケアについての意思決定に参加できることを説明し，患者が積極的に参加できるような雰囲気づくりに努める。

（7）必要に応じてアドバンスケアプランニングを調整する。

（8）不安を緩和する方法(音楽，リラクセーション法など)を検討する。

● **家族の予期的不安への援助**　家族は発病から患者とともに過ごし患者を支えてきた。一方で近い将来に予想される死という予期的悲嘆の渦中にあり，さまざまな思いが交錯している。看取りに関する意思決定を迫られることのストレスは大きい。そこで，家族が悲嘆の過程をのりこえていけるように，身体的・精神的・社会的な支援を行う。

（1）患者を喪失すること，看取りに関連した家族の言動や不安についてアセスメントする。

（2）今後予測される身体症状や経過について，医師の説明が受けられるように調整する。

（3）患者のいない場で，正直に感情を表出できる機会をつくり，傾聴する。

（4）やがて迎える喪失，大切な人の死のもつ意味，喪失の過程において残されたときをどのように過ごしていきたいのか，ケアへの希望などを話し合う機会をつくる。

（5）家族がそばにいなかったときの患者の状況を説明する。

（6）病状が悪化したときに家族がそばにいること，語りかけること，日常生活の援助に参加することなどに意味があることを説明する。

（7）家族のケアへの参加を促し，喪失への過程をともに過ごし，家族のニーズが満たされるように援助する。

（8）病状が悪化しても，見苦しくないように身づくろいがされている，シーツや寝衣の清潔が維持されている，あるいは環境が整えられていると，家族は患者が大切にされていると感じる。そうした心情をふまえて，看護師はていねいで細やかなケアを行う。

（9）がん患者家族に対するサポートグループ，患者相談窓口，経済的支援などの活用できる社会資源情報を提供する。

（10）悲嘆の過程(グリーフワーク)❶への支援に関する情報を提供する。

□NOTE
❶**グリーフワーク**
　悲嘆(グリーフ)とは，近親者などの大切な人との死別・別離をはじめとして愛着の対象を喪失した際に生じる反応をいう。グリーフワークとは，喪失からさまざまな変化を自覚し，新しい環境に適応していく過程をいう。

10 自然気胸患者の看護

　気胸とは，臓側胸膜と壁側胸膜との間に空気が入り肺が虚脱した病態である。自覚症状は，突然の患側の胸痛，呼吸困難，乾性咳嗽であるが，ときにほとんどみられない場合もある。通常は強烈な症状の出現はないが，緊張性気胸となった場合には，患側の胸腔内圧が上昇して肺は完全に虚脱するため，縦隔は反対側に偏位する。心臓への静脈還流が阻害され，循環不全，呼吸不全に陥ってショック状態となり，死にいたることもあるため，緊急に胸腔ドレナージが必要となる。再発を繰り返す場合には，外科的療法(近年では胸腔鏡下での手術)が行われる。

　患者は突然の発症により呼吸がうまくできないことから不安になる。また，再発率が高いため予防のための教育を行い，社会的な役割を無理なく遂行していけるように援助する（●205ページ）。

1 アセスメント

　肺の虚脱による症状とともに，日常生活への影響について観察する。自然気胸患者のアセスメントを●表6-22に示す。

2 看護目標

（1）肺の虚脱が改善され，正常に呼吸できる。
（2）合併症をおこさない。
（3）再発防止のための日常生活上の注意を理解し，スムーズに社会復帰ができる。

3 看護活動

▌安楽な呼吸の援助

　肺の虚脱によるガス交換障害が改善され，活動時にも安楽に呼吸できるように支援する。

（1）呼吸状態，動脈血ガス分析値，呼吸困難，胸痛，意識状態，心電図をモニタし，アセスメントする。
（2）胸腔内圧を正常に戻すために行われる治療（胸腔穿刺あるいはドレーン挿入）への援助を行う。
（3）強い咳嗽や努責，積極的な深呼吸を避けるように説明する。
（4）心身の安静により酸素消費量を減少させる。日常生活動作では過度の身体的負担がかからないように援助する。移動時には必要に応じて車椅子を使用する。
（5）便秘による努責を予防するため，排便習慣を整える。
（6）安楽に呼吸できる体位への援助を行う。
（7）酸素療法について説明し，効果的に酸素が供給されるように援助する。
（8）指示に基づき鎮痛薬を投与し，反応をアセスメントする。

●表6-22　自然気胸患者のアセスメント

項目	内容
呼吸状態	①呼吸状態（呼吸数，呼吸パターン，深さ），②患側呼吸音の減弱，左右呼吸音の非対称化，③呼吸困難，④胸痛，⑤肩呼吸，鼻翼呼吸，⑥吸気時の鎖骨上窩陥没，⑦補助呼吸筋の使い方，⑧乾性咳嗽，⑨息切れ
全身状態	①チアノーゼ，②頻脈，③血圧低下，④心室性期外収縮，⑤不穏
検査所見	①胸部X線：胸腔内の空気の存在，状態によっては縦隔の偏位，②動脈血ガス分析：低酸素血症・高二酸化炭素血症，呼吸性アシドーシス，③胸部CT：気腫性嚢胞の確認
その他	①治療に対するアドヒアランス，②セルフケアレベル，③発達課題の達成状況

▊ 不安の緩和

　患者の不安を緩和する。

（1）不安の徴候と状態をアセスメントする。

（2）患者の不安，心配事について言葉で表現するように援助し，傾聴する。

（3）検査方法，治療方法，予後，入院期間の見通しなどについて，医師と協力して患者が理解しやすい言葉で情報を提供する。必要に応じて医師との面談を設定する。

（4）家族の援助が得られるようにはたらきかける。

▊ 再発予防のための生活指導

　日常生活上の注意を説明する。

（1）自然気胸の再発の可能性，再発の徴候と症状について説明する。

（2）禁煙の必要性を説明する。

（3）外気圧が著明に変化することにより再発の危険がある行動（飛行機での旅行，スキューバダイビングなど）について説明する。

（4）再発の危険がある行動（急に重い物を持ち上げることによる努責など）を避けるように説明する。

▊ その他

（1）セルフケアの不足を補う。

▐✎ work　復習と課題

❶ 呼吸器疾患に特徴的な症状をあげて，それらの症状でとくに注意すべきことを説明してみよう。

❷ 気管支鏡検査において看護師が行う手順を説明してみよう。

❸ 気道を清浄化する処置の手順と注意点について説明してみよう。

❹ 胸腔ドレナージを受ける患者の看護において注意すべきことをまとめてみよう。

❺ COPD の慢性期（安定期）の患者教育について説明してみよう。

❻ 気管支喘息のアレルゲンにはどのようなものがあるか調べてみよう。

❼ 在宅酸素療法を受ける患者に提供される社会資源について調べてみよう。

第 **7** 章

事例による看護過程の展開

A 慢性閉塞性肺疾患の急性増悪により 緊急入院した患者の看護

　呼吸は生命を維持する営みである。それが障害されると生命への不安をかかえ QOL に影響する。本事例の成人男性は，慢性閉塞性肺疾患（COPD）と診断されてからも自己管理が十分にできず，在宅酸素療法を行いながら生きている自分の存在価値を認められず，急性増悪にいたった。本事例のような入院患者にかかわる看護師は，退院後には在宅酸素療法を行いながら生きていくことになる患者・家族の生活を見すえて援助を行うことが期待される。

1 患者についての情報

1 患者のプロフィール

- **年齢・性別**：E さん（62 歳・男性）。
- **既往歴**：肺炎（52 歳，61 歳），高血圧。
- **喫煙歴**：20 歳から 61 歳まで 30 本/日，61 歳（肺炎で入院）以降は禁煙。
- **家族歴**：とくになし。
- **家族構成**：妻と同居，息子 2 人は独立し別居。
- **職業**：放送・映像会社勤務（舞台美術担当）。

2 入院までの経過

　50 歳代後半から平地歩行でも息切れを自覚するようになり，A クリニックを受診，肺気腫と診断された。仕事を続けながら吸入ステロイド薬・長時間作用性吸入 β_2 刺激薬配合剤とテオフィリン徐放製剤を使用していたが，61 歳時に肺炎に罹患後は洗面や洗髪でも息切れを自覚するようになったため，62 歳時 5 月に B 大学病院を紹介受診した。7 月には再度肺炎に罹患して B 大学病院に 3 週間入院し，退院後は自宅で在宅酸素療法（安静時・夜間 0.5 L/分，労作時 1.5 L/分）を行うことを機に退職した。11 月上旬から咳嗽と粘性喀痰が増加し，同 6 日夕方より安静時でも呼吸困難を訴え，意識障害も伴ってきたため，救急車で B 大学病院の救急外来を受診した。

3 入院時の患者に関する情報

- **身体所見**：身長 172 cm，体重 50 kg，BMI 16.9，ジャパンコーマスケール（JCS）I-3，血圧 140/70 mmHg，脈拍 105/分，呼吸数 24 回/分，動脈血酸素飽和度 92%（酸素流量 2L/分，鼻腔カニューレ），貧血なし，黄疸なし，心音：純，呼吸音：両肺野で減弱，連続性副雑音（ラ音）あり，腹部：平坦・軟，下腿浮腫なし。
- **血液データ**：総タンパク（TP）6.8 g/dL，アルブミン（Alb）4.2 g/dL，AST 30 U/L，ALT 27 U/L，乳酸脱水素酵素（LDH）225 U/L，ALP 257 U/L，総ビリルビン（TB）1.3 mg/dL，血中尿素窒素（BUN）22 mg/dL，クレアチニン（Cr）0.69 mg/dL，ナトリウム（Na）138 mEq/L，カリウム（K）5.0 mEq/L，塩素（Cl）92 mEq/L，C 反応性タンパク（CRP）0.67 mg/dL，脳性

ナトリウム利尿ペプチド（BNP）157 pg/mL。

- 動脈血ガス分析（酸素流量2L/分，鼻腔カニューレ）：動脈血酸素分圧（PaO_2）108 mmHg，動脈血二酸化炭素分圧（$PaCO_2$）91 mmHg，酸塩基平衡（pH）7.224，炭酸水素イオン（HCO_3^-）36.4 mEq/L。
- B大学病院初診時の呼吸機能検査：肺活量（VC）2.01 L，％肺活量（％VC）53％，1秒量（FEV_1）0.66 L/秒，1秒率（FEV_1/FVC）33％。
- 胸部X線所見：両側肺過膨張・透過性亢進，滴状心。
- 胸部CT所見：両側肺野の高度肺気腫。
- 喀痰培養：緑膿菌（1＋）。
- 健康知覚・健康管理：COPDになる以前は舞台美術担当であり，期日に追われ不規則な生活をしていた。仕事仲間も同様なので，健康を気にすることなく喫煙・飲酒をしていた。COPD診断後も禁煙できずにいた。最初の肺炎で入院したとき，この病気で死ぬことはないと高をくくっていたが，死ぬと思うくらい苦しい体験をしたため禁煙した。ブリンクマン指数1230。薬剤，酸素吸入器具の管理はEさんが行い，吸入は息どめしないなど自己流で，うがいをしないときがある。内服は忘れずに行っているが，症状がよくなると吸入は自己判断で中断することがあった。インフルエンザワクチンは年に1回接種していた。
- 栄養・代謝：BMI 16.9。退職してから妻と一緒に食事をするようになったが，食事をすると呼吸困難が出現するため，摂取量は減った。起床時間が遅いため，朝昼兼用の食事となりパン食が多い。義歯はないが咀嚼に必要な歯は歯周病により抜けている。
- 活動・運動：入院前の血圧128/70 mmHg，呼吸数20回/分，動脈血酸素飽和度92％（酸素流量1.5 L/分，鼻腔カニューレ）。自宅2階に寝室があることから，外出するのがめんどうで，着がえずに1日の大半を自宅で過ごしていた。入院前，更衣は自分で行っていた。動くときに息を吐くことや咳嗽・排痰方法が自己流になっていた。浴室のある1階まで下りるのがめんどうで，入浴は週3回（シャワー浴），酸素吸入器具を外して入る場合もあった。呼吸困難のため浴槽にはつからない。洗面は毎日，歯みがきは1日2回（朝食後と就寝前）。洗濯・掃除は妻が行っていた。
- 排泄：排尿は5～6回/日，排便は1回/2～3日（有軟便～軟便）。活動すると息切れするためトイレに行く回数を増やさないように，水分量を減らしていた。
- 睡眠・休息：深夜から朝にかけて6時間くらい眠る。ベッドを使用。酸素吸入器具を装着して眠るが，自然に外れていることが多かった。
- 認知・知覚：眼鏡をかけている。家族からテレビの音量が大きいと言われていた。認知・記憶は問題ないが，Eさん自身はもの忘れが多くなったと自覚していた。酸素療法が火気厳禁であることは理解している。
- 自己知覚・自己概念：もともとやせ型であったが，最近は肋骨が浮き出ている自分の身体を鏡で見て，みすぼらしいと感じていた。呼吸困難のため仕事を早期退職したこと，酸素療法をしながら生きていることで「やっかい者になった」と思っていた。最低限，自分のことは自分でしたいと思っている。
- ストレス・コーピング：キーパーソンは妻。以前はストレス対処の方法として喫煙や飲酒をしていたが，現在はとくにない。ものごとの受けとめは「なるようになる」と考えている。

- **役割・関係**：仕事を退職し，経済的基盤は年金と貯蓄，妻のパート収入で生活している。仕事関係者以外との交流はなかったため，退職した現在は家族との交流のみ。息子は自立している。妻は近所のスーパーに週 3〜4 回勤務し，近隣住民や職場の人間関係は良好。家は持ち家。
- **性・生殖**：息子が 2 人いる。
- **価値・信念**：人に迷惑をかけてまで生きていたくはない。

4 入院後の検査結果と治療方針

　重症 COPD の急性増悪による呼吸不全，CO_2 ナルコーシスと診断された。短時間作用性 β_2 刺激薬の吸入を行ったが改善せず，集中治療室に入院。ベンチュリーマスク(Fio_2 31%)での酸素投与に切りかえたが，$Paco_2$ は 92 mmHg と低下せず，非侵襲的陽圧換気(NPPV)を開始した。β_2 刺激薬の吸入を継続するとともに，副腎皮質ステロイド薬(メチルプレドニゾロン)全身投与，抗菌薬(タゾバクタム・ピペラシリン水和物)投与を開始した。翌 11 月 7 日朝には Pao_2 89 mmHg，$Paco_2$ 71 mmHg，pH 7.33，HCO_3^- 36.5 mEq/L と改善がみられた。

　11 月 8 日に集中治療室から一般病室に移動した。11 月 14 日には日中は NPPV 離脱可能となり，夜間のみ継続となった。NPPV を離脱して COPD の急性増悪を繰り返さないようにセルフマネジメントを見直し，退院できることを目標とする。

5 入院中の状態

- **食事**：経口摂取，全がゆを誤嚥（ごえん）なく摂取できる。
- **排泄**：トイレに行くには介助が必要，夜間はおむつを着用。
- **清潔**：清拭，シャワー浴許可，洗面・更衣は一部介助が必要。
- **活動**：車椅子使用。杖ではバランスがとれないが，歩行器なら自力歩行可。眼鏡あり，補聴器なし。

6 退院へ向けて自宅の環境を含む情報

- **家族**：妻と 2 人暮らし。長男・次男は車で 30〜40 分程度の距離に住んでいる。
- **自宅**：2 階建て。寝室(ベッド使用)は 2 階にあり，エレベーターはなく階段を昇降。洋式トイレは 1・2 階ともにあり，手すりは設置されている。浴室は 1 階にあり，手すりは設置されていない。
- **家事**：調理・洗濯・掃除などは妻が行っている。
- **薬剤・器具管理**：入院前は E さんが薬剤・在宅酸素療法の器具を管理しており，妻はあまり理解していない。
- **要介護度**：退院前に要介護 4 と認定された。

✓ 情報収集のポイント

- ☐ **入院までの患者の状況**：COPD 急性増悪の病態を復習し，患者の生活習慣から今回の急性増悪の要因がなにかをアセスメントする。
- ☐ **退院支援**：入院前，入院直後，退院に向けての COPD の治療について確認し，理解を深める。
- ☐ **COPD の病態**：COPD に伴う全身症状と日常生活への影響について確認し，理解を深める。
- ☐ **セルフケア行動の自立へ向けた支援**：成人患者が自分でできていたことができなくなり支援を受けることに伴う心理についてアセスメントする。
- ☐ **社会的支援**：慢性呼吸不全患者への社会的支援(呼吸機能障害の認定，医療費補助，介護保険制度など)について確認し，理解を深める。

2 看護過程の展開

1 アセスメント

◆ 栄養状態

　BMI は 16.9 であり，やせに分類される。総タンパク 6.8 g/dL，アルブミン 4.2 g/dL であるが，食事に伴う腹部膨満が生じて横隔膜運動が制限され，強い呼吸困難感があり必要量を摂取できていない。歯周病のため，十分に咀嚼できていない可能性がある。COPD では呼吸補助筋の酷使により安静時エネルギー消費量が増大する。

　栄養状態は予後を左右する重要な因子であるため，高カロリー・高タンパク食を基本に，5 大栄養素をバランスよく摂取する必要がある。しかし，食事は食べる楽しみがあるときはよいが，E さんのように食事に伴う腹部膨満感があると，食事は治療・義務であり苦痛にもなる。そのため，食事が負担とならず楽しい時間となるように環境を整え，食事内容を見直し少量でカロリーの高い栄養補助食品を使用する利点が理解できるようにする。

◆ 日常生活

　入院前は，生活動作により呼吸困難が出現するため安静にして過ごすことが多く，筋力低下につながっている。また，脳性ナトリウム利尿ペプチド(BNP)が高く(157 pg/mL)，心室機能が低下していることから，呼吸困難により活動量が減少し，食事・清潔・排泄といった生活にも影響を及ぼすなど悪循環となっている。活動時の呼吸方法や咳嗽・排痰方法が自己流になっているため，有効な呼吸や咳嗽ができない。さらに，長期喫煙の影響により線毛運動が低下していることから，去痰困難・呼吸困難となるリスクがある。こうした悪循環をとめるために呼吸リハビリテーションが必要と考える。

　入院中は，杖では安定せず歩行器を使用していることから，帰宅後も手すりなどにつかまり歩行しないとセルフケアはむずかしいと考える。これまで

は自宅2階で過ごしていた。トイレに手すりは設置されているが浴室にはない。筋力が低下している現在の状況では，転倒の危険性は高いと考えられる。ADLの維持・向上のためには，包括的呼吸リハビリテーションとともに，自宅の階段や浴室などの生活環境を見直し，介護認定を受けて訪問看護や訪問リハビリテーションといった社会資源を活用していく必要がある。そのため，当院の退院調整看護師を中心に，病棟看護師，Eさん在住地域のケアマネジャー，主治医らとともに退院カンファレンスを行い，連携をはかる。

◆ 自己の存在の苦痛と今後への不安

　不眠ではないが，「更衣をするのもめんどう」などおっくう感がみとめられる。同時に，セルフケアをする際に呼吸困難があり，いままでと同じようにできない自分に「やっかい者になった」という思いは強く，「人に迷惑をかけて生きたくない」という自己像とは開きがある。

　肺炎による再入院をし，自分のセルフケアが満足にできない状態で介助が必要となった。今後への展望もいだけず生きる希望を見いだせていないことから，村田のいう「自己の存在と意味の消滅からくる苦痛」[1]があり，自分の存在価値を認めることができていないと考えられる。家族も今後の生活の再構築への不安を感じている。こうした状況でセルフケアを見直し，ADLの向上をはかるのはむずかしい。

　今後Eさんの悪循環を改善するためには，呼吸リハビリテーションとともに生活を見直し，状態に合わせた調整を行っていく。また，介護を行う家族を含めた包括的な介入が必要である。

2 看護問題の明確化

　上記のアセスメントの結果から，以下の看護問題を明らかにした。

#1　セルフケア不足

　①活動に伴う呼吸困難が悪化することへの不安，②入院・治療に伴う筋力低下，③呼吸困難を軽減する動作方法，咳嗽・排痰方法が身についていないこと，④在宅生活環境の不整備に関連して，セルフケアの不足が生じやすい。

#2　必要栄養摂取量の不足

　①食事に伴い呼吸困難が増悪すること，②起床時間が遅いため1日2食となること，③食事する楽しみや喜びを見いだせないことに関連して，栄養摂取量が不足しやすい。

#3　在宅酸素療法をしながらの今後の生活に関連した不安

#4　COPD増悪のリスク

　①効果的な咳嗽・排痰方法が身についていないこと，②低い自尊感情に関連して，COPDの症状が増悪するリスクがある。

#5　転倒のリスク

　①呼吸困難による活動量の低下による筋力低下，②在宅生活環境の不整備

1）村田久行：終末期がん患者のスピリチュアルペインとそのケア．日本ペインクリニック学会誌18（1）：1-8，2011.

に関連して，転倒のリスクがある。

3 看護目標と看護計画

#1　セルフケア不足

▌看護目標

呼吸困難が出現せずに不足していたセルフケアを補うことができる。

▌看護計画

観察計画・援助計画・教育計画に分けて記述する。

● 観察計画

(1)安静時の呼吸状態，心不全徴候，胸部X線写真，血液データを観察する。

(2)ボルグスケールを用い，セルフケアによる息切れの状態を評価する。

● 援助計画

(1)活動レベルに合った介助を行う。

(2)呼吸リハビリテーションを行う。

(3)自宅の状況をリハビリテーション科医師とともに確認し，修繕・配置の変更が必要な場所を確認し，環境改善を一緒に考える。

● 教育計画

(1)ボルグスケールを使用することで，Eさんが息切れの状態が自覚できるようにする。

(2)呼吸同調歩行を説明する。

(3)口すぼめ呼吸を説明する。

(4)酸素需要を高め，息切れや低酸素血症をおこしやすい4つの動作パターン(◐312ページ，図6-24)を図示し，改善方法とともに説明する。

(5)活動時に酸素吸入器具(鼻腔カニューレ)を外さないように説明する。

(6)呼吸困難時の対処方法について説明する。

(7)退院後のEさんのセルフケアの援助方法について妻に説明する。

#2　必要栄養摂取量の不足

▌看護目標

栄養摂取の必要性を理解し，楽しんで食事ができ，BMIが改善する。

▌看護計画

● 観察計画

(1)体重の変化，BMI，食事摂取量(内容・量・回数)，皮膚・粘膜の状態，血液データを観察する。

● 援助計画

(1)食事に伴う体験，現在の思いを傾聴する。

(2)食事の環境を整える。

(3)食事前に休息をとり，呼吸困難が出現しないようにする。

(4)1回の食事内容・量・回数・食事時間，食べ方を患者と検討し，食事に伴う呼吸困難，不快感を緩和する。

(5)高カロリーゼリーなど栄養補助食品を検討し，試す。

（6）食前に咳嗽や排痰，うがいなどにより口腔を清潔にしてから食事をする。

（7）食後は口腔ケアを行う。

（8）便秘を予防する。

● **教育計画**

（1）食事をつくる妻とともに呼吸筋の機能維持に必要な栄養素と食事について説明する。

（2）息苦しくならない食事の食べ方について説明する。

（3）可能な限り孤食を避け，楽しんで食事ができるように環境を整える必要性を説明する。

（4）体調の変化を知るために，食事・体重・体調などを記録することの重要性を説明する。

（5）便秘を予防する必要性と便秘時の対処方法（朝食後はトイレに行くことを習慣化するなど）について説明する。

#3　在宅酸素療法をしながらの今後の生活に関連した不安

■ **看護目標**

　在宅酸素療法や今後の生活についての不安を言葉にして表現する。

■ **看護計画**

● **観察計画**

（1）言動や不安の兆候，ストレスへの対処方法を観察する。

（2）バイタルサイン，睡眠，食事摂取量など身体状況を観察する。

（3）在宅酸素療法を行う環境を観察する。

● **援助計画**

（1）介護をする妻と患者とともに，現在の状況，在宅酸素療法を生活に取り入れていくこと，今後の生活への不安（スピリチュアルな側面を含め）について傾聴する。

（2）共感的態度で接する。

（3）効果的なコーピング行動がとれるように援助する。

（4）精神科医やカウンセラーなどと連携をはかり，支援する。

（5）#1「援助計画」（3）（◖343ページ）で確認したことをもとに試験外泊を行い，不安な点を再確認して安心して退院できるように問題を解決する。

（6）医師から今後の病状推移について説明を受ける機会を設け，よりよい終末期を迎えるために本人・家族とともにアドバンスケアプランニングに取り組む。

（7）地域連携室と調整をはかる。

● **教育計画**

（1）妻や息子に，患者に肯定的感情を表現することの意味を説明する。

（2）在宅酸素療法の目的，生命予後への利点について説明する。

（3）妻・息子・患者に機器の使用・管理方法と停電・災害時の対処方法について説明する。

（4）利用できる社会資源（身体障害者福祉法に基づく身体障害者手帳の申請

など)について説明する。

(5) 緊急時の対応，体調の変化についての相談方法などバックアップ体制について説明し，安心できるようにする。

#4　COPD 増悪のリスク

▐ 看護目標

効果的な咳嗽・排痰方法を身につけ，状態が安定する。自己肯定感がもてる。

▐ 看護計画

● 観察計画

(1) 安静時の呼吸状態，咳嗽・排痰方法，喀出された痰，呼吸に関連するデータ(胸部 X 線写真，動脈血酸素飽和度，動脈血ガス分析など)を観察する。

(2) 感染を予防する行動(マスク，口腔ケア，手洗い)を観察する。

(3) セルフケアの充足状態を観察する。

(4) 生活しているなかでの自尊感情，生活意欲に関する言動を観察する。

● 援助計画

(1) 呼吸リハビリテーションを行う。

(2) 不足しているセルフケアを補う。

● 教育計画

(1) 効果的な咳嗽・排痰方法について資料を用いて説明する。

(2) 活動に伴う効果的な呼吸方法について資料を用いて説明する。

(3) 呼吸状態の悪化や肺炎の徴候など異常の早期発見につながるよう資料を用いて説明する。

(4) 緊急時の対応，体調の変化についての相談方法などバックアップ体制について説明する。

#5　転倒のリスク

▐ 看護目標

転倒の危険性を理解し，在宅療養環境を整えて危険を回避する行動がとれる。

▐ 看護計画

● 観察計画

(1) 活動状態を観察する。

(2) #3「援助計画」(5)(◑344 ページ)で確認した不安点・改善点の状況を確認する。

● 援助計画

(1) 患者の自分でやりたい気持ちを尊重する。

(2) 効率のよい運動トレーニングを行う。

● 教育計画

(1) 転倒を予防するため，着脱しやすい寝衣や洋服の選択，はき物の選択や

そのはき方，歩行などについて説明する。

（2）日常生活動作がリハビリテーションにつながることを説明する。

4　実施と評価

#1　セルフケア不足

自己効力理論に基づいてEさんが「できる」という見込み感がもてるように，医療チームで情報を共有した。そして，退院を目ざし，ボルグスケールを使用して日常生活動作を評価した。当初はボルグスケールを使用して自分の呼吸困難の程度を表現するのにとまどい，非常に苦しくても「10」とは表現しなかった。看護師の問いかけを意識するようになり，現状を正直に伝えられるようになった。その結果，Eさんはどれくらい動くとボルグスケールの「7」（とても強い）になるかを自覚するようになった。

しかし，シャワー・シャンプーは介助が必要な状態であり，退院後も介護を行う妻に注意事項を引き継いだ。トイレは他人の世話にならず自分で行くという強い思いがあり，伝い歩きができ行けるようになった。更衣と洗面は長年の習慣があり，最初は自己流であった。看護師が息切れや低酸素血症をおこしやすい4つの動作パターンを示した図を病室のオーバーテーブルや壁にはり，妻や看護師が繰り返し説明した。Eさんはしだいにそれらの動作パターンを考え，「こうかな」とつぶやきながら実践するようになった。心肺機能は悪化することなく，目標を達成することができた。

#2　必要栄養摂取量の不足

好きな食べ物や，食事に対する思い・体験を傾聴した。夜型の生活をしていた習慣が残り，朝が苦手である。妻の出勤後に起床し，「好きな食べ物は身体にわるいものばかり」であると苦笑していた。また，かむときに力強くかめない，冷たいものがしみる（知覚過敏）などの不調が明らかになった。退院後に通院する歯科の受診予約をした。同時に，息切れや低酸素血症をおこしやすい動作パターンを図示し，一緒に歯みがきや洗面の練習をした。排便時に努責ができないため，朝食後にトイレに行く習慣を継続することとした。

余裕をもって食事の準備をして，姿勢を整えてから座位になり食事をした。退院後の食事の注意点（会話しながらの食事は空気を飲み込み誤嚥につながるなど）と酸素吸入器具について患者と妻に説明したことは実行していた。こうしたことで，呼吸困難を自覚することは減少した。会話しなくても妻のまなざしがEさんに向けられていることは伝わっていた。退院後は妻のパート勤務があるため，起床時間を早めて一緒に朝食をとることが可能かは今後の課題とされた。また，食事・体重・体調の記録は開始したばかりなので，通院時に記録を持参してもらい，確認することとした。

#3　在宅酸素療法をしながらの今後の生活に関連した不安

Eさんと妻の現状の受けとめ，不安について傾聴した。妻からは，退院後に2人で生活していくことへの不安，実際の介護では息子を頼れないこと，

経済的不安などが語られた。Eさんからは，今後どれくらい動けるようになるのか，思うように動けず情けない気持ち，死ぬときに家族に迷惑をかけたくないことなどが語られた。お互いを思いやっているが，それを言葉に出して伝えられていなかった。

　退院前に医師と面談し，今後の病状の推移予測，終末期医療についての説明を受けた。「自己の存在と意味の消滅からくる苦痛」は続いているが，率直な話を聴いたことにより，終末期医療について2人で考えていく機会となった。今後も継続してアドバンスケアプランニングにかかわっていく。舞台美術をしていたことから，なにかを描いて残せたらという思いも聴かれるようになった。経済的不安に関しては，身体障害者手帳の申請を検討しはじめた。また，住み慣れた家で過ごせるように，看護師は訪問看護や訪問リハビリテーションが受けられるよう，地域支援連携室と連携をはかった。

　試験外泊の際は，息子が車で病院に迎えにきた。移動時の介助方法，在宅酸素療法で使用する器具の取り扱い方法，注意点，容態急変時の対応について文書・パンフレットを用いて説明できた。妻（息子にとっての母親）の不安についても伝えた。退院後は妻が介護をするため，2階でEさんが生活しつづけるのは困難であり，外泊前に1階にベッドを移動した。いままでとは異なり生活音による不眠をみとめた。また，①酸素濃縮器のコードや延長チューブの整理が必要，②移動のときに手すりが必要，③シャワーは介助が必要であるという解決すべきことが明らかになった。それでも住み慣れた自宅で生活できたことは喜びにつながった。試験外泊を経て，漠然としていた不安を言葉にして具体的な解決に結びつけることはできたと考える。自己肯定感がもてるようになるには，継続的な支援が必要である。

#4　COPD増悪のリスク

　呼吸リハビリテーションを行った結果，咳嗽力が向上してきた。口腔ケアの必要性を理解でき，看護師とともに実践できるようになった。息切れや低酸素血症をおこしやすい動作パターン，呼吸状態の悪化や肺炎の徴候についてはパンフレットをもとに説明し，Eさんと妻はそれを活用することができた。手もとに残る資料を準備したことで理解が深まった。呼吸状態が改善し，入院後21日目に自宅に退院することができた。

#5　転倒のリスク

　運動トレーニングを目ざしたコンディショニング，ADLトレーニング，低負荷の全身持久力トレーニングを行った結果，杖歩行が可能になった。トイレまで歩行してもボルグスケールは「7」（とても強い）にならなくなった。試験外泊の結果，注意する場所や改善点が明らかになった。寝衣は丈を短めにして腹部を締めつけないようにリフォームした。室内ばきは滑らない靴にしたが，はくときに前かがみになると前のめりになるため，転倒の危険性は残されている。自宅での生活環境を整えて，訪問看護や訪問リハビリテーションを導入し，安全に生活が送れるよう支援を継続していく。

3 事例のふり返り

　慢性期の患者が療養行動を実行できない背景には，必ず理由があることが示唆された事例である。成人として自立・自律して生活したいという思いと呼吸困難の折り合いをつけながら生活すること，病（やまい）とともに自分らしく生きることは容易ではない。それまで生きてきた患者・家族の過程（経過）をよく聴きアセスメントすることで，死への不安，ケアを受けることへの葛藤や準備状況が明らかになる。「その人」らしさを考え看護を実践していくためにはとても重要なことである。

B 肺がんの胸腔鏡手術を受ける患者の看護

　肺がんは，部位別がん罹患数第 2 位（2019 年），部位別がん死亡数第 1 位（2021 年）であり，けっしてめずらしくない疾患である。現代医療をもってしてもその予後はよいとはいえない。一方で，手術療法が第一選択となるステージ I 期・II 期の肺がん患者においては，無症状であることも多い。

　近年，内視鏡併用下での手術が普及したことで患者の手術侵襲（しんしゅう）は軽減し，入院期間は短縮された。しかし，患者にとって手術を受けることは，臓器切除することの身体的負担，QOL の低下，診断されたことそのものや今後の生活に対する不安などのさまざまな影響を及ぼし，侵襲の大小に関係なく大きなライフイベントといえる。周術期に携わる看護師は，上記を念頭において患者の療養生活を援助することが期待される。

1 患者についての情報

1 患者のプロフィール

- **年齢・性別**：A さん（53 歳・男性）。
- **既往歴**：高血圧（32 歳時より降圧薬を服用中）。
- **喫煙歴**：20 歳から 35 歳まで 30 本/日，長男が生まれたのを機に禁煙した。
- **家族歴**：とくになし。
- **家族構成**：妻と 18 歳の息子の 3 人暮らし。
- **職業**：医療機器メーカー会社役員。

2 入院までの経過

　3 か月前に受けた会社の定期健診の胸部 X 線検査で右肺に異常陰影を指摘され，医療機関を受診するようにすすめられた。自覚症状はない。かかりつけ医に B 大学病院を紹介されて受診した。

3 検査結果

- **入院時身体所見**：身長 175 cm，体重 83 kg，BMI 27.1，血圧 146/80

mmHg, 脈拍 79 回/分, 呼吸数 14 回/分, 動脈血酸素飽和度 97%（室内気）, 眼瞼・眼球結膜：貧血・黄疸所見なし, 心音：清, 呼吸音：両肺野で清, 副雑音（ラ音）なし, 腹部：平坦・軟。

- **胸部 X 線所見**：右下肺野に径 20 mm 程度の辺縁が不正な腫瘤をみとめる, 両側肺野は清明で拡張も良好。
- **胸部 CT 所見**：右肺 S⁹ に肺末梢型の径 30 mm 大の腫瘤影をみとめる, 有意なサイズのリンパ節腫大をみとめない, 胸水をみとめない。
- **PET-CT 所見**：右下葉の腫瘤に一致してやや強い集積をみとめる（SUVmax2.4）, 肺門部・縦隔に集積をみとめない, その他の臓器にも異常な集積をみとめない。
- **脳 MRI 所見**：異常所見をみとめない。
- **動脈血ガス分析・血液検査・生化学検査・腫瘍マーカー・尿検査・呼吸機能検査**：◐表 7-1 参照。
- **病理検査**：気管支鏡検査で右気管支 B3b からの擦過細胞診にて classⅤ（腺がん）。
- 以上により, 病期は T1bN0M0 でステージ IA3 期と診断された。

◢ 入院までの準備状況と入院時の患者に関する情報

- **患者と妻への説明**：診断はステージ IA3 期の原発性肺腺がんであり, 手術の適応となる。最終的には切除検体を用いた病理診断の結果を待たなければわからないが, 手術を実施した場合の 5 年生存率は, 現時点で 70% 以上と予想される。手術は胸腔鏡を用いて右肺下葉を確認し, 迅速病理診

◐表 7-1　検査データ

種類	検査項目	数値	種類	検査項目	数値
動脈血ガス分析（室内気）	動脈血酸素分圧（Pao₂）	83 mmHg	血液検査	白血球	5,600/μL
	動脈血二酸化炭素分圧（Paco₂）	40 mmHg		赤血球	326 万/μL
	酸塩基平衡（pH）	7.401		ヘモグロビン（Hb）	13.2 g/dL
	炭酸水素イオン（HCO₃⁻）	26.7 mEq/L		ヘマトクリット（Ht）	41.50%
生化学検査	総タンパク（TP）	7.6 g/dL		血小板	24.8 万/μL
	アルブミン（Alb）	4.1 g/dL	腫瘍マーカー	CEA（基準値 0〜5.0 ng/mL）	2.9
	ALT	21 U/L		SLX（基準値 0〜38.0 U/mL）	26.3
	AST	30 U/L		SCC（基準値 0〜2.5 ng/mL）	1.6
	乳酸脱水素酵素（LDH）	182 U/L		ProGRP（基準値 0〜76.9 pg/mL）	47.2
	ALP	70 U/L	尿検査	タンパク	―
	総ビリルビン（TB）	0.9 mg/dL		糖	―
	血中尿素窒素（BUN）	20.1 mg/dL		潜血	―
	クレアチニン（Cr）	0.84 mg/dL		白血球	―
	ナトリウム（Na）	139.7 mEq/L	呼吸機能検査	肺活量（VC）	3.88 L
	カリウム（K）	4.1 mEq/L		%肺活量（%VC）	98%
	塩素（Cl）	99 mEq/L		1 秒量（FEV₁）	2.48 L/秒
	C 反応性タンパク（CRP）	0.12 mg/dL		1 秒率（FEV₁/FVC）	67%

断を実施したうえで可能な限り切除する。

● 上記内容について説明し，Aさんは手術を希望された。

● **患者の受けとめ**：手術できる段階で病気がわかってよかったです。妻も息子も僕の手術をしたいという考えを尊重すると言ってくれています。仕事は忙しいですが入院期間はどうにか休みをとれました。退院後はすぐに復帰しなくてはなりませんが，しばらくは外まわりの営業や会食はせずにデスクワークのみの仕事内容に調整できそうです。

● **健康知覚・健康管理**：職場へは20分程かけて自転車通勤をしており，休日にはサイクリングに出かける。仕事では取引先との会食が多いが機会飲酒，ビール350 mL/週程度。

● **栄養・代謝**：食品アレルギーなし。義歯なし。食欲良好，食事3回/日，BMI 27.1。

● **排泄**：排尿5〜6回/日，排便1〜2回/日。

● **活動・運動**：セルフケアは自立している。サイクリングなどの軽い運動時の息切れや呼吸苦の自覚はない。

● **睡眠・休息**：平均5〜6時間の睡眠。中途覚醒（かくせい）なし。疲労感を感じない。

● **認知・知覚**：眼鏡を使用している。コミュニケーションに問題はない。

● **自己知覚・自己概念**：自分のことは，おだやかな性格だと思っている。

● **役割・関係**：会社に病気や手術について話しているものの，役員であり退院後はすぐに仕事復帰が必要な状況。父親として長男の大学受験が控えていることが気がかりである。

● **コーピング・ストレス耐性**：妻からみた夫は，おだやかではあるが自分の感情をため込むこともあり，痛みなど入院中に感じるつらさを医療者に表出できない可能性を心配している。

● **性・生殖**：結婚して1人の子どもがいる。

● **価値・信念**：仕事熱心で，家族を大切にしている。

⑤ 手術の情報と術後の状態

● **術式**：全身麻酔下（左右分離換気）で胸腔鏡下右下葉部分切除術＋縦隔リンパ節郭清（かくせい）術。

● **手術時間**：2時間30分，出血量：40 mL。

● **手術当日**：問題なく手術は終了した。補液と酸素投与を実施し，心電図/SpO$_2$モニターを装着してICUに入室した。

● **手術翌日（術後1日目）**：朝，飲水を開始する。呼吸苦の自覚なく，SpO$_2$が基準値内であることを確認のうえ，酸素投与を終了。午前中より病棟内での離床を許可され，看護師付き添いのもと廊下を歩行する。術前を過ごしていた一般床に戻り，昼から食事を開始。採血データ，胸部X線所見が術後1日目相当であることを医師に確認される。

● **術後2日目**：空気もれ（肺瘻（はいろう））のないことを確認し，胸腔ドレーンを抜去される。疼痛コントロール目的に使用していた硬膜外麻酔は終了となる。院内の歩行が許可される。

● **術後3日目**：看護師による創部洗浄方法の指導のもと，術後初回シャワー浴を行う。積極的に院内を歩行することを奨励される。

● **術後4日目**：主治医からかかりつけ医への診療情報提供書が渡され，高血圧の治療は継続してかかりつけ医で行うようにと説明を受ける。午前中に退院する。

- □ **術前**：肺がん発見の経緯，入院までの準備状況，術前の検査結果をアセスメントし，成人期にある患者の手術の受けとめ方，看護問題を明らかにする。
- □ **術後**：合併症に関して理解を深め，予防的支援に結びつける。
- □ **退院後の生活へ向けて**：患者は比較的術後早期に退院を迎える。それぞれの患者に応じた，退院後の生活を見すえた支援についてアセスメントする。

2　看護過程の展開

1　アセスメント

◆ 入院までの準備

はじめての入院・手術であるが，入院までに十分な病状説明を受けて，入院や手術に納得している。不安はあるが，がんが早い段階で発見されたことから手術での治療に期待している。家族や会社へも病気や手術について話せており，退院後早期に復帰しないといけないが，会食や営業は控えてデスクワークのみとし，仕事内容を調整することができた。

また，手術に向けて耐術能❶確認のための各検査を受け，周術期の麻酔説明のため麻酔科外来を受診した。呼吸器外科外来では，外来看護師から周術期の流れについて簡単なオリエンテーションを受け，質問しながら聞くことで疑問点を解決することができた。呼吸リハビリテーションの説明を受け，術後に実施できるように腹式呼吸の訓練や，傷が極力痛まないような咳嗽の方法を練習した。以上のように手術に向けて準備を整えることができた。

◆ 呼吸機能

呼吸機能検査にて1秒率は67％と基準値（70％以上）より低く，軽度の閉塞性障害があるため，痰を出す力が弱い可能性がある。現在は禁煙しているものの，15年間の喫煙歴（ブリンクマン指数450）に加え，全身麻酔により痰を出す線毛運動の低下は，呼吸器合併症のリスク因子である。PaO_2は基準値をやや下まわっているが，$PaCO_2$は基準範囲内である。また，BMIは27.1と肥満であり，臥床した際には腹部脂肪により腹腔内圧が上昇し，横隔膜の動きを妨げるため，術後の換気障害のリスクを高める。

◆ 全身麻酔

全身麻酔は一時的に患者の意識を消失させ，患者は意思表示ができなくなるため，看護師には倫理的配慮が求められる。呼吸機能が抑制されるため，呼吸数や肺活量が減少し，換気機能が低下する。また，気管粘膜の線毛運動が抑制されるため，術後は喀痰量が増加する。さらに腸蠕動も一時的に停止するため，術後は便秘に注意が必要である。

◆ 手術侵襲

　手術は健側を下にした側臥位・分離換気で行われる。側臥位により上側の肺(本症例でいうと右肺)は術野となり，下側となった健側(本症例でいうと左肺)の胸郭は腹圧などにより広がりにくく，気道内分泌物は下側になった気管支内に貯留しやすい。手術側の肺は一時的に陽圧による影響を受ける。また，手術侵襲により酸素消費量は20%程度増加するといわれており，術後は術前以上の分時呼吸量が要求される。よって，ガス交換の指標となる動脈血酸素飽和度や動脈血ガス分析のデータを確認する。さらに，術中体位による皮膚障害や神経障害にも注意が必要である。

◆ 術後の安静

　術後は床上安静のため，腹腔内臓器の圧迫により横隔膜運動が制限される。全身麻酔による反射や筋弛緩薬(きんしかん)の使用，疼痛，胸腔ドレーンの挿入などにより，力強い咳嗽は困難になり，気道内分泌物が貯留しやすくなる。また，肥満や安静による血流の停滞，手術による血管壁損傷の影響として，静脈血栓塞栓症への注意も必要となる。

◆ 術前身体機能

　術前検査データから，栄養状態，電解質，心機能，腎機能，肝機能，免疫機能，凝固系において手術に影響する問題はない。

◆ 精神的側面

　Aさんの飲酒量は週にビール350 mL(純アルコール量14 g)程度であり，せん妄のリスクといわれる1日あたり純アルコール量60 gにはいたらない。しかし，飲酒習慣のあることや手術侵襲そのもの，留置される胸腔ドレーンや点滴，術後疼痛はせん妄のリスク因子となる。発症予防として術後の身のまわりの環境整備や適切な疼痛コントロールが必要である。

◆ 社会的側面

　Aさんは現在成人期にあたる。高校生の子どもがおり，親役割を担っている最中である。入院・手術に伴い，経済的基盤である仕事を短期間ではあるが休職せざるをえない状況で，退院後にはすぐに仕事復帰しなくてはならない。しかし，Aさんは納得して今回の入院・手術にのぞんでおり，現段階では手術に向けて準備が整えられ，不安は表面化していない状況である。今後もこれまでと同様に生活が続いていくことを見すえて，合併症をおこすことなく退院できるように援助することが必要である。

2　看護問題の明確化

　上記のアセスメントの結果から，以下の看護問題を明らかにした。

#1　術後呼吸器合併症のリスク

　術後は下記のような要因があり呼吸器合併症のリスクが高いため，予防的介入が必要である。

- 閉塞性障害による呼気流の低下
- 肺切除に伴う肺機能低下
- 手術中に気管挿管されることによる気道内分泌物の増加
- 肥満(BMI 27.1)や，術後の安静仰臥位による横隔膜運動の抑制
- 麻酔による気管の線毛運動の低下，術後疼痛，胸腔ドレーン挿入による痰の排出困難
- 喫煙歴があることによる線毛運動の低下と喀痰量の増加

#2　急性疼痛

　手術操作に伴う皮膚や肺の切除，また神経が障害される可能性もあり，手術後は創部痛や神経痛が発生する。疼痛は，頻脈や血圧上昇の原因や，離床や痰の排出を妨げる要因となりうるため，さまざまな合併症の発症に起因する可能性がある。A さんの性格上，疼痛があってもがまんしてしまう可能性がある。疼痛は患者の精神的ストレスとなり，QOL の低下にもつながるため，医師に相談しながらできる限り痛みをやわらげる援助が必要である。

3　看護目標と看護計画

#1　術後呼吸器合併症のリスク

▌看護目標

呼吸器合併症をおこさずに退院する。

▌看護計画

観察計画・援助計画・教育計画に分けて記述する。

● 観察計画

(1)術後の呼吸状態と比較できるよう術前の呼吸状態の観察を行う。

(2)術後の全身状態と呼吸状態，胸腔ドレーン排液の観察を行う。

● 援助計画

(1)患者・家族に術前に説明された内容の理解と疑問点，生活上の変化，不安について確認し，疑問の解消や不安の軽減をはかる。

(2)術前，外来看護師と入院病棟看護師は外来の受診状況について連携をはかる。

(3)手術後は，帰室直後から定期的な体位変換を行う。

(4)術後 1 日目からバイタルサイン確認後に，離床，歩行訓練を行う。

(5)定期的な深呼吸，容量式インセンティブ-スパイロメトリ，咳嗽を行う。

(6)不足しているセルフケアを補う。

● 教育計画

(1)術前に外来や病棟で術前オリエンテーションを行う。

(2)術前に呼吸訓練(容量式インセンティブ-スパイロメトリの容量・回数・注意点)，腹式呼吸の方法について説明する。

(3)術後は排痰法や呼吸法を正しく実施できているかを確認し，方法の追加

や修正をはかる。

（4）術後は咳嗽をがまんせず痰を排出するよう指導する。

#2　急性疼痛

▌看護目標

　疼痛をできるだけ最小に抑えることで，早期離床ができ合併症を予防できる。

▌看護計画

● 観察計画

（1）バイタルサインを測定する。

（2）術後の疼痛部位を聴取する。

（3）疼痛評価スケールの1つであるNRSを用いて，疼痛の度合いを聴取する。

（4）どのようなときに疼痛が強くなるか聴取する。

（5）鎮痛薬の使用状況や使用後の効果，副作用の出現がないかを観察する。

（6）睡眠状況を観察する。

● 援助計画

（1）医師の指示により鎮痛薬を投与する。

（2）鎮痛薬の使用状況によって，医師へ薬剤の調整や投与タイミングを相談する。

（3）点滴や胸腔ドレーン，尿道留置カテーテルなどのライン類の位置を調整する。

（4）安楽な体位を工夫する。

（5）療養環境を調整する。

（6）不安が軽減されるよう受容的なかかわりをする。

● 教育計画

（1）術前から，手術後の療養環境や挿入されるライン類を説明しておく。

（2）術前から，疼痛はがまんせずにコントロールする必要があることを指導する。

（3）疼痛の評価スケールについて説明する。

（4）疼痛をできるだけ最小に抑えられるように，呼吸法・排痰法・起き上がり法を指導する。

4　実施と評価

#1　術後呼吸器合併症のリスク

　医師から病名・手術について説明を受けた日や，麻酔科を受診した日に，約束どおりに術前の看護外来を訪れた。手術後への前向きな思いをいだいていることを強みにして，術前オリエンテーションを実施した。その結果，説明を受けた術前訓練の目的・内容・方法は理解していた。容量式インセンティブ-スパイロメトリは安定して1回吸気量2,000 mLを実施していた。睡眠・食事・会話など不安が高まると変化することがある日常動作について

Aさんと妻に確認したところ，とくに生活上の変化はないとの返事であった。外来看護師と入院病棟看護師は，電子カルテによる情報共有，定例の術前看護連絡会議により連携をはかり，手術にのぞむことができた。

　手術後から定期的な体位変換を行い，喀痰をがまんしないよう指導したことで自主的に痰を排出することができた。Aさんは「術前にしっかり呼吸練習をしました」と話し，術後1日目から咳嗽，深呼吸，容量式インセンティブ-スパイロメトリを実施することができた。とくに定期的に行う腹式呼吸は，決められた時間以外にも実施していた。術後1日目に酸素投与を終了してからも，呼吸状態は大きくかわることなく経過した。また，術後1日目の午前・午後に病棟内を歩行することができた。胸部X線写真に異常はみとめられず，胸腔ドレーンを抜去した。看護師間の情報の共有と医療チームの連携，術後の適切な鎮痛，術前に練習した呼吸訓練を実施した結果，術後呼吸合併症をおこさずに術後4日目に退院できた。

#2　急性疼痛

　術前の外来で妻から「感情をため込む性格で痛みをがまんしてしまう可能性がある」という情報を受け，術後計画に反映することができた。手術後は鎮痛薬を使用しながら早期離床を計画・実行できた。Aさんは疼痛により眠りが浅くなり，また午前中に歩行訓練をする際に疼痛が増強していた。Aさんや医師と相談のうえ，鎮痛薬を就寝前と起床時に内服するように計画したことで，疼痛は緩和されてリハビリテーションを継続することができた。また，病棟内で用いる疼痛評価スケールをNRSに統一したことで，どの看護師が担当しても同様にAさんの疼痛の度合いを評価することができた。合併症をおこすことなく退院を迎えることができた。

3　事例のふり返り

　成人期のがん患者は，仕事や育児などの社会的役割を果たしながら療養生活を送っている。在院期間の短縮化が進む現代において，医療者は入院前から患者についての情報収集やアセスメント，信頼関係の構築に取り組む必要があり，外来と入院部署，医師と看護師などの多職種との連携がこれまで以上に重要となる。看護師には，患者が手術によって心身だけではなく社会生活にどのような影響を受けるか考慮しながら意思決定支援を行うこと，またすみやかに社会復帰できるよう退院後の生活を見すえた支援を行うことが期待されている。

参考文献

1. 池田恢ほか監修：放射線治療・放射線化学療法とサポーティブケア．じほう，2015.
2. 井上智子・窪田哲朗編：疾患別看護過程＋病態関連図，第4版．医学書院，2020.
3. 鎌倉やよい・深田順子：周術期の臨床判断を磨くⅠ，第2版．医学書院，2023.
4. 河内文雄ほか編：一歩先のCOPDケア．医学書院，2016.
5. 環境再生保全機構：呼吸リハビリテーションマニュアル③日常生活の工夫．2014.（https://www.erca.go.jp/yobou/pamphlet/form/01/archives_24914.html）（参照2023-08-01）
6. 北島泰子・中村充浩：周術期看護ぜんぶガイド．照林社，2020.
7. 厚生労働省：禁煙支援マニュアル，第2版増補改訂版．2018.（https://www.mhlw.go.jp/topics/tobacco/kin-en-sien/manual2/dl/addition01.pdf）（参照2023-08-01）
8. 厚生労働省：新型コロナウイルス感染症診療の手引き，第9.0版．（https://www.mhlw.go.jp/content/000936655.pdf）（参照2023-08-01）
9. 厚生労働省：新型コロナウイルス感染症診療の手引き　別冊罹患後症状のマネジメント，第2.0版．（https://www.mhlw.go.jp/content/000952747.pdf）（参照2023-08-01）
10. 小尾口邦彦：こういうことだったのか!! 酸素療法．中外医学社，2017.
11. 竹内登美子編：術中/術後の生体反応と急性期看護，第3版．医歯薬出版，2019.
12. 竹末芳生・藤野智子編：術後ケアとドレーン管理のすべて．照林社，2016.
13. 日本アレルギー学会：喘息予防・管理ガイドライン2021．協和企画，2021.
14. 日本緩和医療学会編：患者さんと家族のためのがんの痛み治療ガイド，増補版．金原出版，2017.
15. 日本緩和医療学会編：専門家をめざす人のための緩和医療学，第2版．南江堂，2019.
16. 日本呼吸器学会：COPD診断と治療のためのガイドライン，第6版．メディカルレビュー社，2022.
17. 日本呼吸器学会：NPPV（非侵襲的陽圧換気療法）ガイドライン，第2版．南江堂，2015.
18. 日本呼吸器学会：咳嗽・喀痰に関するガイドライン2019．メディカルレビュー社，2019.
19. 日本呼吸器学会・厚生労働省科学研究費補助金難治性疾患政策研究事業「難治性呼吸器疾患・肺高血圧症に関する調査研究」班監修：睡眠時無呼吸症候群（SAS）の診療ガイドライン2020．南江堂，2020.
20. 日本呼吸器学会・日本呼吸ケア・リハビリテーション学会編：非がん性呼吸器疾患緩和ケア指針2021．メディカルレビュー社，2021.
21. 日本呼吸ケア・リハビリテーション学会ほか編：呼吸器疾患患者のセルフマネジメント支援．日本呼吸ケア・リハビリテーション学会誌32（特別増刊号），2022.
22. 日本呼吸療法医学会：人工呼吸器安全使用のための指針，第2版．2011.（https://www.nihonkohden.co.jp/iryo/respirator_guide/pdf/respirator_guide.pdf）（参照2023-08-01）
23. 日本呼吸療法医学会：人工呼吸中の鎮静のためのガイドライン．（https://square.umin.ac.jp/jrcm/contents/guide/page03.html）（参照2023-08-01）
24. 日本サイコオンコロジー学会・日本がんサポーティブケア学会：がん患者におけるせん妄ガイドライン2019年版．2019.（https://jpos-society.org/pdf/gl/delirium/all_jpos-guideline-delirium.pdf）（参照2023-08-01）
25. 日本集中治療医学会ほか：人工呼吸器離脱に関する3学会合同プロトコル．2015.（https://square.umin.ac.jp/jrcm/pdf/pubcome00701.pdf）（参照2023-08-01）
26. 日本循環器学会ほか：肺血栓塞栓症および深部静脈血栓症の診断，治療，予防に関するガイドライン（2017年改訂版）．2018.（https://js-phlebology.jp/wp/wp-content/uploads/2020/08/JCS2017.pdf）（参照2023-08-01）
27. 日本創傷・オストミー・失禁管理学会：ベストプラクティス スキン-テア（皮膚裂傷）予防と管理．照林社，2015.
28. 日本理学療法学会連合：理学療法ガイドライン，第2版．2021.
29. 畑田みゆき編：呼吸器ビジュアルナーシング．学研メディカル秀潤社，2016.
30. 三浦久幸：在宅医療における非がん性呼吸器疾患・呼吸器症状の緩和ケア指針．AMED長寿・障害総合研究事業 長寿科学研究開発事業「呼吸不全に対する在宅緩和医療の指針に関する研究」，2022.（https://www.ncgg.go.jp/hospital/overview/organization/zaitaku/news/documents/higann.pdf）（参照2023-08-01）
31. 道又元裕：臨床で実際に役立つ疾患別看護過程 part3 呼吸器疾患．総合医学社，2021.
32. 道又元裕編：新人工呼吸ケアのすべてがわかる本．照林社，2014.
33. 三村芳和：外科侵襲学ことはじめ．永井書店，2009.
34. 村田久行：改訂増補 ケアの思想と対人援助．川島書店，1998.
35. 守本とも子編：看護職・看護学生のために「痛みケア」．ピラールプレス，2017.
36. 四元秀毅編：医療者のための結核の知識，第5版．医学書院，2019.
37. Lubkin, I. M. and Larsen, P. D. 著，黒江ゆり子監訳：クロニックイルネス 人と病いの新たなかかわり．医学書院，2007.
38. Owens, W. 著，田中竜馬訳：人工呼吸器の本 エッセンス．メディカル・サイエンス・インターナショナル，2018.
39. Strauss, A. ほか著，南裕子監訳：慢性疾患を生きる ケアとクオリティ・ライフの接点．医学書院，1987.
40. Travelbee, J. 著，長谷川浩・藤枝知子訳：人間対人間の看護．医学書院，1974.

呼吸器領域でよく用いられる略語・記号

A-aDO₂ 肺胞気-動脈血酸素分圧較差 alveolar arterial oxygen gradient	**DIC** 播種性血管内凝固症候群 disseminated intravascular coagulation
ABPA アレルギー性気管支肺アスペルギルス症 allergic bronchopulmonary aspergillosis	**DLCO** 一酸化炭素拡散能 diffusing capacity of the lung for carbon monoxide
AEP 急性好酸球性肺炎 acute eosinophilic pneumonia	**DLST** 薬物リンパ球刺激試験 drug lymphocyte stimulation test
AHI 無呼吸低呼吸指数 apnea-hypopnea index	**DOT** 直接服薬確認療法 directly observed treatment
AMV 補助換気 assist-control mechanical ventilation	**DOTS** 直接服薬確認下短期化学療法 directly observed treatment, short course
ARDS 急性呼吸窮迫症候群 acute respiratory distress syndrome	**DPB** びまん性汎細気管支炎 diffuse panbronchiolitis
BA 気管支喘息 bronchial asthma	**DPI** ドライパウダー吸入器 dry powder inhaler
BAE 気管支動脈塞栓術 bronchial artery embolization	**DVT** 深部静脈血栓症 deep vein thrombosis
BAG 気管支動脈造影 bronchial arteriography	**EBUS-TBNA** 超音波気管支鏡ガイド下針生検 endobronchial ultrasound-guided transbronchial needle aspiration
BAL 気管支肺胞洗浄 bronchoalveolar lavage	**EGPA** 好酸球性多発血管炎性肉芽腫症 eosinophilic granulomatosis with polyangiitis
BE 気管支拡張症 bronchiectasis	**ESS** エプワースの眠けスケール Epworth sleepiness scale
BHL 両側肺門リンパ節腫脹 bilateral hilar lymphadenopathy	**FDG** フルオロ-2-デオキシグルコース ^{18}F-fluoro-2-deoxy-glucose
CaO₂ 動脈血酸素含有量 arterial oxygen content	**FEV₁** 1秒量 forced expiratory volume in one second
CAP 市中肺炎 community-acquired pneumonia	**FEV₁%** 1秒率 forced expiratory volume % in one second
CEP 慢性好酸球性肺炎 chronic eosinophilic pneumonia	**FEV₁/FVC** 1秒率 forced expiratory volume in one second / forced vital capacity
CMV 調節換気 controlled mechanical ventilation	**FiO₂** 吸入気酸素濃度 fraction of inspired oxygen
CMV サイトメガロウイルス cytomegalovirus	**FVC** 努力肺活量 forced vital capacity
COP 特発性器質化肺炎 cryptogenic organizing pneumonia	**HAP** 院内肺炎 hospital acquired pneumonia
COPD 慢性閉塞性肺疾患 chronic obstructive pulmonary disease	**HOT** 在宅酸素療法 home oxygen therapy
COVID-19 新型コロナウイルス感染症 coronavirus disease 2019	**ICS** 吸入ステロイド薬 inhaled corticosteroid
CPAP 持続陽圧呼吸 continuous positive airway pressure	**IGRA** インターフェロン-γ遊離試験 interferon gamma release assay
CTEPH 慢性血栓塞栓性肺高血圧症 chronic thromboembolic pulmonary hypertension	**IIP** 特発性間質性肺炎 idiopathic interstitial pneumonitis
CTR 心胸比 cardiothoracic ratio	**ILD** 間質性肺疾患 interstitial lung disease

IPF	特発性肺線維症 idiopathic pulmonary fibrosis	**PIE**	好酸球性肺疾患 pulmonary infiltration with eosinophilia
IPPV	侵襲的陽圧換気 invasive positive pressure ventilation	**pMDI**	加圧式定量噴霧器 pressured metered dose inhaler
LAA	低吸収領域 low attenuation area	**PPD**	ツベルクリン purified protein derivative
LABA	長時間作用性β_2刺激薬 long-acting β_2 agonist	**PSV**	プレッシャーサポート pressure support ventilation
LAMA	長時間作用性抗コリン薬 long-acting muscarinic antagonist	**PTE**	肺血栓塞栓症 pulmonary thromboembolism
LTBI	潜在性結核感染症 latent tuberculosis infection	**QFT**	クォンティフェロン®-TB quantiFERON®-TB
MAC	*Mycobacterium avium*と*Mycobacterium intracellulare*の総称 Mycobacterium avium complex	**RATS**	ロボット支援下手術 robot-assisted thoracoscopic surgery
MDD	集学的検討 multidisciplinary discussion	**SABA**	短時間作用性β_2刺激薬 short-acting β_2 agonist
MDI	定量噴霧器 metered dose inhaler	**SAMA**	短時間作用性抗コリン薬 short-acting muscarinic antagonist
MERS	中東呼吸器症候群 Middle East respiratory syndrome	**SaO₂**	動脈血酸素飽和度（動脈血ガス分析で測定） arterial oxygen saturation
NHCAP	医療・介護関連肺炎 nursing and healthcare-associated pneumonia	**SARS**	重症急性呼吸器症候群 severe acute respiratory syndrome
NOAC	非ビタミンK拮抗経口抗凝固薬 non-vitamin K antagonist oral anticoagulant	**SAS**	睡眠時無呼吸症候群 sleep apnea syndrome
NPPV	非侵襲的陽圧換気 non-invasive positive pressure ventilation	**SBRT**	定位放射線照射 stereotactic body radiation therapy
NSAIDs	非ステロイド性抗炎症薬 non-steroidal anti-inflammatory drugs	**SFT**	孤立性線維性腫瘍 solitary fibrous tumor
NSIP	非特異性間質性肺炎 nonspecific interstitial pneumonia	**SIMV**	同期型間欠的強制換気 synchronized intermittent mandatory ventilation
NTM	非結核性抗酸菌群 nontuberculous mycobacteria	**SpO₂**	動脈血酸素飽和度（パルスオキシメータで測定） percutaneous oxygen saturation
OSAS	閉塞型睡眠時無呼吸症候群 obstructive sleep apnea syndrome	**SUV**	FDGの集積値 standardized uptake value
PaCO₂	動脈血二酸化炭素分圧 partial pressure of carbon dioxide	**TB**	結核 tuberculosis
PAH	肺動脈性肺高血圧症 pulmonary arterial hypertension	**TBLB**	経気管支肺生検 transbronchial lung biopsy
PaO₂	動脈血酸素分圧 partial pressure of oxygen	**TLC**	全肺気量 total lung capacity
PCR	ポリメラーゼ連鎖反応法 polymerase chain reaction	**TSLP**	胸腺間質性リンパ球新生因子 thymic stromal lymphopoietin
PCV	プレッシャーコントロール pressure controlled ventilation	**TV**	1回換気量 tidal volume
PEEP	呼気終末陽圧換気 positive end-expiratory pressure	**VAP**	人工呼吸器関連肺炎 ventilator-associated pneumonia
PEFR	ピークフロー peak expiratory flow rate	**VATS**	胸腔鏡手術 video-assisted thoracic surgery
PET	陽電子放出断層撮影 positron emission tomography	**VC**	肺活量 vital capacity

動画一覧

QR コードから動画サイトのリンクを読み込むことができます。

1 胸腔鏡手術：自然気胸の
ブラ切除術　　　　　　p.123

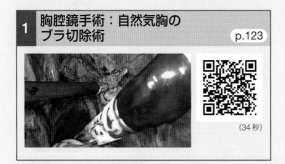

(34 秒)

2 ロボット支援下手術：肺動脈の
剥離・切離（右下葉切除）　p.124

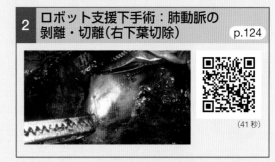

(41 秒)

3 漏斗胸のナス法手術　　　p.204

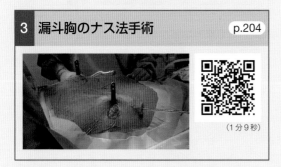

(1 分 9 秒)

4 携帯用酸素ボンベ使用時の
動作音と歩行の様子　　　p.244

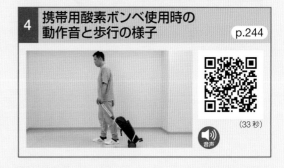

(33 秒)

5 胸腔ドレナージの呼吸性移動　p.266

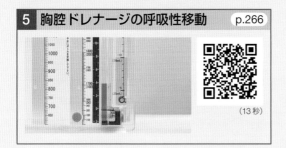

(13 秒)

6 胸腔ドレナージのエアリーク　p.266

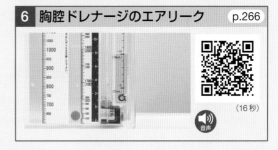

(16 秒)

7 排痰に効果的な咳嗽方法の説明	p.307

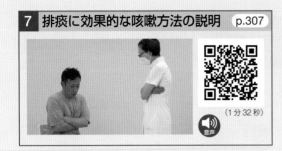

(1分32秒)
音声

8 口すぼめ呼吸の説明	p.308

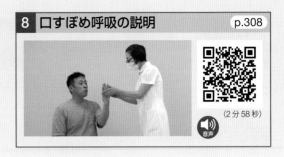

(2分58秒)
音声

9 腹式呼吸の説明	p.308

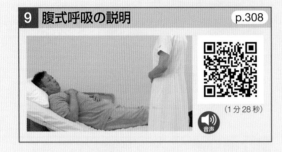

(1分28秒)
音声

10 CPAP マスクの装着方法の説明	p.324

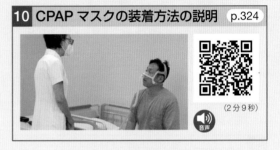

(2分9秒)
音声

索引

数字

1回換気量　91
Ⅰ型呼吸不全　181
1秒率　88
1秒量　**87**, 88
Ⅱ型呼吸不全　182
Ⅲ型アレルギー　161
3槽式水封式ドレナージ　116-118
Ⅳ型アレルギー　161
5年相対生存率　7
6分間歩行試験　110

ギリシャ文字

α_1-アンチトリプシン欠損症　173
αフェトプロテイン　210
βラクタマーゼ　141

A

A-aDo$_2$　93
ABPA　165
ACE　67
A/Cモード　105
ADLトレーニング　109
AEP　164
AFP　210
AHI　186
ALK阻害薬　200
*ALK*融合遺伝子　86
AMV　**105**, 106
ANCA　165
APTT　179
ARDS　183
　──患者のアセスメント　321
　　　患者の看護　320
auto-PEEP　107

B

BA　166
BAE　44
BAL　83
BCG接種　154
BCGワクチン　148
BCYEα培地　69
BE　171

B (続き)

BHL　160
Bordet-Gengou培地　69
*BRAF*遺伝子変異　86
B細胞　166

C

CA19-9　196
CAP　138
CEA　196
CEP　164
CMV（サイトメガロウイルス）　144
CMV（調節換気）　**105**, 106
CO$_2$ナルコーシス　29, **30**, 61, 176
coarse crackle　**57**, 59
COP　159
COPD　8, **172**
　──患者のアセスメント　306
　──患者の看護　305
COVID-19　135
CPAP　**187**, 324
CRP　67
CT　73
CTEPH　178
CTガイド下肺生検　86
　──を受ける患者の看護　239
CYFRA21-1　196
C反応性タンパク　67

D

DLco　91, **97**
DLST　66
DOAC　179
DOT　151
DOTS　9
DOTSカンファレンス　9
DPI　**100**, 240
DVT　178

E

EB　151
EBUS-TBNA　81
ECMO　246
*EGFR*遺伝子変異　86
EGFR阻害薬　200
EGPA　165

E (続き)

ELISA法　149
ELISPOT法　149
ESS　60

F

FDG　78
FDG-PET　78
FEV$_1$　**87**, 88
FEV$_1$/FVC　88
fine crackle　**57**, 59
Fio$_2$　183
FVC　88

H

HA　132
HAP　139
hCG　210
HCO$_3^-$　33, **94**
HOT　102
HRCT　74

I

IGRA　66
IIP　157
IL-4　166
IL-5　166
IL-13　166
ILD　156
INH　151
intrinsic PEEP　107
IPPV　104

K

KL-6　**67**, 157

L

LAA　174
LAK療法　201
LTBI　154

M

MAC　155
MDCT　74
MDD　159
MGIT　69

mmHg 29
MPO 165
MPO-ANCA 165
MRC スケール 48, **49**
MRI 77
MST 199
Mycobacterium abscessus species
　　　　　　　　　　　　　155
Mycobacterium avium 155
Mycobacterium intracellulare 155
Mycobacterium kansasii 155

N

N95 マスク 153
NA 132
nasal CPAP **187**, 324
NHCAP 140
NICE スタディ 8
NOAC 179
NPPV **104**, 176
　　──を受ける患者の看護 257
NRS 278
NSAIDs 170, **278**
NSE 196
NSIP 159
NTM 155

O

OK-432 200
OSAS 60, **186**

P

pack-year 64
PaCO$_2$ 29, **92**
PAH 180
p-ANCA 165
PAO$_2$ 93
PaO$_2$ 29, **93**
PCA 279
PCR 法 69
PCV **105**, 107
PD-1 87
PD-L1 87
PEEP **106**, 107
PEFR 90
PET **78**, 79
PET-CT **78**, 79
pH 94
PIE 164
pMDI **100**, 240
ProGRP 196
PS 326
PSG 98

PSV **105**, 107
PT 179
PTE 177
PZA 151

Q

QFT-Plus 149
qSOFA スコア 136

R

RATS 124
RET 融合遺伝子 86
RFP 151
rhonchus 57, 59
ROS1 阻害薬 200
ROS1 融合遺伝子 86
RS ウイルス 131

S

SaO$_2$ 94
SAS 186
SBRT 198
SFT 208
sIL-2 160
SIMV **105**, 106
SM 151
SOFA 136
SP-A **67**, 158
SP-D **67**, 158
SpO$_2$ 94
SSI 274
SUV 値 78

T

TB 146
TBLB 81
　　──を受ける患者の看護 237
TNM 分類 194
Torr 29
TSLP 166
T-SPOT®.TB 149
TT **67**, 179
T 細胞 166

V

VALI 249
VAP **104**, 108, 249
VAP 予防バンドル 254
VATS **122**, 275
VC 87
VEGF 199
VEGFR 阻害薬 200

W

wheeze **57**, 59

X

X 線検査 73

あ

悪性胸膜中皮腫 208
悪性細胞 **69**, 70
悪性腫瘍 188
悪性新生物 6
握雪感 122
アシドーシス **33**, 95
アスピリン 170
アスピリン喘息 170
アスベスト 68, **163**, 208
アスベスト小体 163
アスペルギルス 143
アスペルギルス-フミガーツス 165
アセトアミノフェン 278
アテゾリズマブ 201
アデノウイルス 131
アドバンスケアプランニング 13,
　　　　　　　　　　　217, 315
アドヒアランス 12, **216**
アトピー咳嗽 40
アトピー型喘息 167
アトピー素因 167
アトロピン硫酸塩水和物 235
アニオンギャップ 97
アバスチン® 200
アファチニブマレイン酸塩 200
アマンタジン塩酸塩 133
アミオダロン塩酸塩 163
アミカシン硫酸塩 156
あらい断続音 57
アルカリ血症 33
アルカローシス **33**, 95
アレクチニブ塩酸塩 200
アレセンサ® 200
アレルギー検査 67
アレルギー性気管支肺アスペルギル
　　ス症 165
アンギオテンシン変換酵素 67
安静吸気位 91
安静呼気位 91

い

息切れ 174
　　──をおこしやすい動作 312
医原性気胸 206
医原性血痰 44

意識障害　60
異常音　57
石綿　⇒「せきめん」
イソニアジド　151
一次結核症　147
一酸化炭素拡散能　91, **97**
遺伝子検査　69
遺伝子診断　86
遺伝性出血性毛細血管拡張症　202
いびき　60
いびき音　**57**, 59
医療・介護関連肺炎　**138**, 140
イレッサ®　200
陰圧吸引療法　204
インセンティブ-スパイロメトリ
　　272
インターフェロン-γ遊離試験
　　66, **148**
インターロイキン　166
院内肺炎　**138**, 139
インフォームドコンセント　269
インフルエンザ　132
　——の典型的な例　135
インフルエンザ(H1N1)2009　133
インフルエンザウイルス　131, **132**
インフルエンザ菌　141
インフルエンザ菌肺炎　141
インフルエンザワクチン　**134**, 175

う

ウィーニング　256
右主気管支　19
運動療法　176

え

エアートラッピング　91
エアウェイ　**111**, 112
エアブロンコグラム　141
エアリーク　266
エアロゾル感染　135
液化酸素　103
液体培地　149
エコー　76
エコーウイルス　131
エコノミークラス症候群　178
エタンブトール　151
エナジーデバイス　124
エプワースの眠けスケール　60
エリスロポエチン　199
エルゴメーター　109
エルロチニブ塩酸塩　200
炎症細胞　69
炎症細胞診　68

エンテロウイルス　131
エンドセリン受容体拮抗薬　181
エンパワメント　216

お

横隔膜　26
　——の疾患　210
横隔膜破裂　213
横隔膜ヘルニア　211
横隔膜麻痺　211
オウム病クラミドフィラ　142
オーラミン-ロダミン染色　69
小川培地　**69**, 149
悪寒戦慄　53
オシメルチニブメシル酸塩　200
オピオイド　278
オフェブ®　159
オプジーボ®　201
オメプラゾール　211

か

加圧式定量噴霧器　**100**, 240
カーフポンプ　273
回帰熱　54
開胸術　**119**, 274
外固定　213
外傷性気胸　205
外傷性ヘルニア　212
咳嗽　38
　——のある患者のアセスメント
　　226
　——のある患者の看護　225
咳嗽介助　251
回復期の看護　174
　——, 間質性肺炎患者の　289
　——, 手術を受けた患者の　281
　——, 肺炎患者の　287
　——, 肺がん患者の　223
化学受容体　29
過換気　185
過換気症候群　62, **185**
下気道感染症　6
可逆性気流制限　166
拡散　**27**, 32
拡散能　98
喀痰　23, **41**
　——のある患者のアセスメント
　　226
　——のある患者の看護　225
喀痰検査　67
過呼吸　56
過誤腫　188
加湿器肺　161

ガス希釈法　91
ガス交換　18, **27**, 31
ガス交換機能検査　91
ガス交換障害　**181**, 182
かぜ症候群　128, **131**
画像診断　73
下側肺障害　250
肩枕　111
喀血　42
　——のある患者のアセスメント
　　228
　——のある患者の看護　227
活性化部分トロンボプラスチン時間
　　179
過敏性肺炎　161
ガフキー号数　149
下葉　19
可溶性インターロイキン2受容体
　　160
可溶性グアニル酸シクラーゼ刺激薬
　　179, 181
簡易法　149
換気　27
換気運動　29
換気機能検査　87
換気血流比不均衡　33
換気量　55
間欠的空気圧迫法　273
間欠熱　54
がんサバイバー　325
間質　**19**, 156
間質性肺炎　129, **157**
　——患者のアセスメント　289
　——患者の看護　288
　——のおもな診療の流れ　157
間質性肺疾患　7, 129, **156**
冠状断　78
乾性咳嗽　39
間接訓練　145
感染症　128, **131**
含鉄小体　68
肝転移　192
がんの個別化治療　87
乾酪壊死　146
関連痛　46

き

奇異呼吸　55
キイトルーダ®　201
気管　**19**, 22
気管カニューレ　261
気管支　**19**, 22
気管支炎　128, **132**

気管支拡張症　171
気管支拡張薬　**100**, 176
気管支鏡　**79**, 80
　　──検査を受ける患者の看護
　　　　　234
気管支痙攣　100
気管支腺　23
気管支洗浄　82
気管支喘息　128, **166**
　　──患者のアセスメント　300
　　──患者の看護　299
　　──のおもな診療の流れ　128,
　　　　　166
　　──の典型的な例　128, **170**
気管支損傷　214
気管支動脈　19
気管支動脈造影　76
気管支動脈塞栓術　44
気管支軟骨　19
気管支熱形成術　169
気管支肺胞呼吸音　65
気管支肺胞洗浄　83
気管支瘻　282
気管切開　**113**, 114
　　──を受ける患者の看護　258
気管挿管　113
気管損傷　214
気管軟骨　19
気胸　26, **205**, 249
奇形腫　188, **209**
起座呼吸　50
気腫型　173
キシロカイン®　235
季節性インフルエンザ　133
喫煙　40, **110**, 172
喫煙指数　64
喫煙歴　64
吃逆　26, **210**
気道　23
　　──のクリアランス　23
気道確保　111
気道過敏性亢進　166
気道疾患　129, **166**
気道上皮細胞　41
気道抵抗　30
機能的残気量　91
ギムザ染色　69
逆流性食道炎　40
吸気　24
　　──の成分　28
吸気筋　30
急性咳嗽　39
急性期の看護

──, COPD 患者の　306
──, 間質性肺炎患者の　289
──, 気管支喘息患者の　301
──, 結核患者の　293
──, 肺炎患者の　286
──, 肺がん患者の　221
──, 慢性閉塞性肺疾患患者の
　　　　　306
急性気管支炎　132
急性好酸球性肺炎　164
急性呼吸窮迫症候群　183
　　──患者の看護　320
　　──の典型的な例　184
急性呼吸不全　182
急性膿胸　205
吸息　24
吸入気酸素濃度　183
吸入指導　168
吸入ステロイド薬　168
吸入療法　99
　　──を受ける患者の看護　240
キュレット　81, **82**
仰臥位呼吸　51
胸郭　24
胸郭動揺　213
胸腔　**24**, 26
胸腔鏡　84
胸腔鏡下肺生検　86
　　──を受ける患者の看護　239
胸腔鏡下ブラ切除術　123
胸腔鏡手術　**122**, 275
　　──を受ける患者の看護　348
胸腔穿刺　85
　　──を受ける患者の看護　237
胸腔ドレナージ　**114**, 277
　　──を受ける患者の看護　265
胸腔内圧　30
胸骨後ヘルニア　211
胸鎖乳突筋　64
胸水　**26**, 70
　　──の色調　71
胸水検査　70
胸水貯留　26, **71**
胸腺　24
胸腺がん　191
胸腺間質性リンパ球新生因子　166
胸腺腫　191, **209**
胸痛　45
　　──のある患者のアセスメント
　　　　　231
　　──のある患者の看護　230
胸部 CT　73
胸部外傷　212

胸部固定帯　120
胸部単純 X 線撮影　73
胸膜　25
　　──の疾患　204
胸膜炎　204
胸膜腔　26
胸膜腫瘍　208
胸膜中皮腫　128, **208**
胸膜肺摘除術　121
胸膜播種　191
胸膜摩擦音　59
胸膜癒着剤　205
巨大肺嚢胞　208
去痰薬　100
気流制限　166
　　──のメカニズム　89
気量　90
禁煙　**110**, 175, 272
　　──のプロセス　313
禁煙外来　**110**, 175
禁煙教育　312
緊張性気胸　207

く

区域気管支　22
区域切除術　120
空気感染　147
空気塞栓　178
空洞性病変　150
クォンテイフェロン®　148
クスマウル大呼吸　**55**, 56
口すぼめ呼吸　55, 109, 174, **307**
クライオバイオプシー　82
グラスゴー－コーマ－スケール　60
クラミジア肺炎　142
グラム染色　68
グリーフワーク　334
クリゾチニブ　200
クリニカルパス　269, 296
クリプトコッカス－ネオフォルマン
　　ス　143
クレゾール石けん水　154
クレブシエラ肺炎　142
グロコット染色　69

け

経気管支肺生検　81
　　──を受ける患者の看護　237
蛍光法　149
頸静脈怒張　64
携帯用酸素ボンベ　244
珪肺　162
経鼻持続陽圧呼吸　187

──療法を受ける患者の看護
324
頸部リンパ節生検　85
稽留熱　54
血液検査　65
結核　9, 66, 128, **146**
　　──患者のアセスメント　293
　　──患者の看護　291
　　──のおもな診療の流れ　148
　　──の典型的な例　155
結核医療の基準　150
結核菌　146
結核緊急事態宣言　9
結核性胸膜炎　150
結核低蔓延国　146
結核に対する特定感染症予防指針
9
結核予防法　9
血管内皮成長因子　199
血管内皮成長受容体　200
月経随伴性気胸　207
血漿成分　66
血清　67
血性胸水　71
血栓性塞栓　178
血痰　42
　　──のある患者のアセスメント
228
　　──のある患者の看護　227
ゲフィチニブ　200
ゲムシタビン塩酸塩　199
健康日本21　8
検査　65
　　──を受ける患者の看護　234
顕性誤嚥　145
原発性肺がん　128, **188**

こ

抗IgE抗体　169
抗IL-4受容体α鎖抗体　169
抗IL-5抗体　169
抗IL-5受容体α鎖抗体　169
抗PD-1抗休薬　87
抗PD-L1抗体薬　87
抗TSLP抗体　169
抗インフルエンザ薬　133
硬化性血管腫　188
硬化性肺胞上皮腫　188
口腔内カンジダ症　242
抗結核薬　151
抗原特異的ヒスタミン遊離試験　66
膠原病　163
好酸球　66

好酸球性気道炎症　166
好酸球性多発血管炎性肉芽腫症
165
好酸球性肺疾患　164
抗酸菌　155
抗酸菌検査　149
硬性気管支鏡　80
硬性鏡　79
抗線維化薬　159
光線力学的治療　196
拘束性換気障害　87
後側方開胸　119
抗体医薬　169
好中球　66
喉頭結核　150
口内炎　329
高二酸化炭素血症　30, **61**
広背筋　24
広範囲多剤耐性結核菌　153
高分解能CT　74
硬膜外麻酔　279
後葉　19
高流量鼻カニューレ酸素療法　102
誤嚥　19
誤嚥性肺炎　7, 19, **144**
呼気　24
　　──の成分　28
呼気筋　30
呼気終末陽圧換気　**106**, 107
呼吸　27
呼吸音　57
呼吸介助　109
呼吸器疾患　128
呼吸機能検査　87
呼吸器領域特有の疾患　129
呼吸筋　28
呼吸筋群　24
呼吸訓練器具　272
呼吸困難　47
　　──のある患者のアセスメント
232
　　──のある患者の看護　231
呼吸細気管支　**19**, 22
呼吸システム　28
呼吸性アシドーシス　**34**, 95
呼吸性アルカローシス　**34**, 62, 95
呼吸中枢　**28**, 29
呼吸調節　29
呼吸トレーニング　109
呼吸不全　128, 130, **181**
呼吸補助筋　64
呼吸リハビリテーション　**108**, 310
コクサッキーウイルス　131

国民の健康の増進の総合的な推進を
　図る基本的な方針　8
固形培地　149
呼息　24
骨関節結核　150
骨髄抑制　328
骨性胸郭　25
骨転移　193
コッホ現象　154
細かい断続音　57
孤立性線維性腫瘍　208
コロナウイルス　132
混合性換気障害　88
コンディショニング　108
コンプライアンス　30, **31**

さ

ザーコリ®　200
サージカルマスク　154
サージョンコンソール　124
サーファクタントタンパク　157
細気管支　**19**, 22
細菌性肺炎　141
最大吸気位　91
最大呼気位　91
在宅医療　14
在宅酸素療法　**102**, 176
　　──を受ける患者の看護　244
サイトカイン　166
サイトメガロウイルス　144
サイトメガロウイルス肺炎　144
細胞学的検査　69
細胞診　84
細胞診ブラシ　81
サイラムザ®　200
杯細胞　41
左主気管支　19
嗄声　**59**, 192, 282
擦過細胞診　82, 85, **86**
サドル血栓　178
サルコイドーシス　160
酸塩基平衡　27, 33, **94**
残気量　91
酸血症　33
酸性NSAIDs　170
酸素解離曲線　95
酸素吸入器具　102
酸素供給源　103
酸素濃縮器　**103**, 244
酸素飽和度　32, **94**
酸素ボンベ　103
酸素マスク　102
酸素療法　101

──を受ける患者の看護　242

し

シールテスト　154
死因順位　6
ジェットネブライザ　**99**, 240
ジオトリフ®　200
自覚症状　38
磁気共鳴画像法　77
死腔　31
死腔換気量　92
ジクロフェナクナトリウム　278
自己抗体　67
自己調節鎮痛法　279
支持構造　18
矢状断　78
支持療法　327
シスプラチン　199
自然気胸　123, 128, **205**
　　──患者のアセスメント　335
　　──患者の看護　334
　　──のおもな診療の流れ　206
　　──の典型的な例　208
自然免疫　166
自然リンパ球　166
市中肺炎　138
弛張熱　54
湿性咳嗽　39
自動縫合器　124
自発呼吸　248
脂肪塞栓　177
ジャクソン-リース回路　246
しゃっくり　210
シャトルウォーキング試験　110
シャルコー-ライデン結晶　68
シャント　33
従圧式換気　**105**, 107
縦隔　23
　　──の疾患　209
縦隔炎　209
縦隔気腫　209
縦隔鏡　84
　　──検査を受ける患者の看護
　　　　　　　　　　　236
縦隔腫瘍　209
縦隔条件　74
集学的検討　159
縦隔リンパ節生検　85
住居関連過敏性肺炎　161
重症筋無力症　210
修正 MRC スケール　48, **49**
修正ボルグスケール　110
終末期の看護

──, COPD 患者の　219, **316**
──, 慢性閉塞性肺疾患患者の
　　　　　　　　　219, **316**
終末細気管支　**19**, 22
絨毛がん　210
従量式換気　**105**, 106
手術　118
　　──を受ける患者の看護　267
手術部位感染　274
術後合併症　282
術前アセスメント　268
術前オリエンテーション　269
受動喫煙　189
腫瘍　188
腫瘍塞栓　177
腫瘍崩壊症候群　329
腫瘍マーカー　67, **195**
純赤血球無形成症　210
小顎症　60
少呼吸　56
小細胞がん　191
上大静脈症候群　192
上皮成長受容体　200
小発作　170
上葉　19
食道裂孔ヘルニア　211
徐呼吸　56
シリカ　162
新型インフルエンザ　133
新型コロナウイルス感染症　10, **135**
神経内分泌腫瘍　191
心原性肺水腫　183
人工呼吸器　104
　　──装着時の体位ドレナージ
　　　　　　　　　251
　　──の構造　247
人工呼吸器関連肺炎　**104**, 108, 249
　　──の予防　254
人工呼吸器関連肺損傷　249
人工呼吸療法　104
　　──を受ける患者のアセスメント
　　　　　　　　　249
　　──を受ける患者の看護　246
侵襲的陽圧換気　104
滲出性胸水　72
腎性代償　96
心臓サルコイドーシス　161
塵肺　162
心肺運動負荷試験　110
塵肺法　162
深部静脈血栓症　**178**, 272

す

水封式ドレナージ　115
水泡音　**57**, 59
睡眠時呼吸モニタリング　98
睡眠時無呼吸症候群　98, 128, **186**
　　──患者のアセスメント　323
　　──患者の看護　323
　　──の典型的な例　187
スーフル®　272
スクイージング　109
ステイプラー　124
ストライダー　57
ストレプトマイシン　151
スパイロメータ　87, **88**
すりガラス陰影　**73**, 190

せ

生検　84
　　──を受ける患者の看護　237
生検鉗子　81
成熟奇形腫　210
精上皮腫　210
生体肺移植　212
咳　38
　　──のある患者のアセスメント
　　　　　　　　　226
　　──のある患者の看護　225
咳エチケット　150
赤芽球癆　210
咳喘息　40
咳中枢　38
石綿　163
石綿健康被害救済法　209
石綿による健康被害の救済に関する
　　法律　209
石綿肺　163
赤血球　66
舌根沈下　111
接触者健診　155
セミノーマ　210
遷延性咳嗽　39
腺がん　190
前鋸筋　24
潜在性結核感染症　154
穿刺吸引細胞診　84
前斜角筋　64
全身持久力トレーニング　109
全人的苦痛　220
喘息　128, **166**
　　──患者のアセスメント　300
　　──患者の看護　299

──のおもな診療の流れ　128, **166**
──の典型的な例　128, **170**
前側方開胸　120
全肺気量　91
前方開胸　120
喘鳴　**57**, 166
せん妄　**252**, 268
線毛運動　41
線毛上皮細胞　23
前葉　19
腺様嚢胞がん　191

そ

増悪　176
早期離床　280
臓側胸膜　25
僧帽筋　24
側臥位呼吸　51
続発性自然気胸　206
粟粒結核　150
組織診　85
ソ連型　133

た

体位ドレナージ　109, **228**
──, 人工呼吸器装着時の　251
体温調節中枢　53
体外式膜型人工肺　246
大喀血　42
大胸筋　24
大細胞がん　190
胎児性がん　210
代謝性アシドーシス　**34**, 95
代謝性アルカローシス　**34**, 95
耐術能　351
代償　**34**, 96
帯状疱疹　47
ダイナミック CT　74
大発作　170
他覚症状　38
タグリッソ®　200
多血症　51
多呼吸　56
多剤耐性結核　153
脱酸素化ヘモグロビン　51
脱毛　329
ダニ　167
ダビンチサージカルシステム　124
タルク末　205
樽状胸郭　64, **174**
タルセバ®　200
痰　23, **41**

──のある患者のアセスメント　226
──のある患者の看護　225
短時間作用性吸入 β_2 刺激薬　168
弾性ストッキング　273
弾性線維　22
断続音　**57**, 59

ち

チアノーゼ　51
チール-ネールゼン染色　**69**, 149
チェーン-ストークス呼吸　56
置換型腺がん　190
蓄痰　42
チャンピックス®　110
中間生存期間　199
中枢化学受容体　29
中枢型睡眠時無呼吸症候群　186
中枢性チアノーゼ　52
中発作　170
中皮腫　208
中葉　20
超音波気管支鏡　80
──ガイド下針生検　**81**, 82
超音波検査　76
超音波ネブライザ　100
長期管理薬　169
長時間作用性吸入 β_2 刺激薬　169, 176
長時間作用性吸入抗コリン薬　169, 176
調節換気　**105**, 106
直接訓練　145
直接接種　154
直接服薬確認下短期化学療法　9
直接服薬確認療法　151
沈降抗体　67

つ

ツベルクリン検査　148

て

低 γ グロブリン血症　210
低悪性度腫瘍　191
定位放射線照射　198
低吸収領域　174
低酸素血症　51
低二酸化炭素血症　61
定量噴霧器　**100**, 240
テオフィリン徐放製剤　176
デコンディショニング　108
テセントリク®　201

デラマニド　153
転移性肺腫瘍　**188**, 201
電子スコープ　80

と

同期型間欠的強制換気　**105**, 106
凍結肺生検　82
糖タンパク抗原　**67**, 157
同定検査　69
糖尿病性ケトアシドーシス　56
動脈血ガス分析　91
動脈血酸素分圧　29, **93**
動脈血酸素飽和度　94
動脈血二酸化炭素分圧　29, **92**
トータルディスニア　232
トータルペイン　**220**, 232
特発性間質性肺炎　157
特発性器質化肺炎　159
特発性自然気胸　206
特発性肺線維症　157
──の典型的な例　159
吐血　44
ドセタキセル水和物　199
塗抹鏡検　68
ドライバー遺伝子　86
ドライパウダー吸入器　**100**, 240
トリインフルエンザウイルス　133
鳥関連過敏性肺炎　161
トリコスポロン・アサヒ　161
トリフロー II®　272
努力肺活量　88
トレッドミル　109
トロッカーカテーテル　115
トロンボテスト　**67**, 179
貪食像　**68**, 69

な

内固定　213
内視鏡　79
内視鏡検査　79
──を受ける患者の看護　234
内臓痛　45
ナス法　203
夏型過敏性肺炎　161
納豆　179
軟骨間膜　19
難治性気胸　207

に

肉腫　188
ニコチネル TTS®　110
ニコチン依存症　110
ニコチン貼付剤　110

二次結核症　147
ニボルマブ　201
日本版 21 世紀型 DOTS 対策戦略
　　　　　　　　　　　　　　　9
乳び胸　282
乳び胸水　71
ニューモシスチス-イロベチー　144
ニューモシスチス肺炎　144
尿毒症　56
尿路系結核　150
ニンテダニブエタンスルホン酸塩
　　　　　　　　　　　　　　159
妊孕性　327

ぬ

ヌーナン症候群　203

ね

熱型　54
ネブライザ　**99**, 240
粘液性痰　68
粘液膿性痰　68
捻髪音　**57**, 59
粘表皮がん　191

の

ノイラミニダーゼ　132
膿胸　71, **205**, 282
膿性痰　**42**, 68
脳転移　192
ノカルジア　149

は

肺　18
　── の区域　20
肺 NTM 症　155
肺アスペルギルス症　143
肺移植　212
肺炎　7, 121, 128, **136**, 282
　── 患者のアセスメント　285
　── 患者の看護　284
　── のおもな診療の流れ　139
肺炎桿菌　142
肺炎球菌　141
肺炎球菌肺炎　141
肺炎球菌ワクチン　**141**, 175
肺炎クラミドフィラ　142
肺外結核　150
肺活量　87
肺化膿症　146
肺カルチノイド　191
肺がん　7, **188**
　── 患者のアセスメント　326

　── 患者の看護　325
　── の TNM 分類　195
　── のおもな診療の流れ　189
　── の胸腔鏡手術を受ける患者の
　　　看護　348
肺気腫病変優位型　173
肺気量分画　91
肺クリプトコッカス症　143
肺結核　150
肺血管造影検査　75
敗血症　183
肺血栓塞栓症　122, 128, **177**, 272
　── 患者のアセスメント　318
　── 患者の看護　317
　── の典型的な例　180
肺高血圧症　180
胚細胞性腫瘍　210
肺腫瘍　130, **188**
肺循環疾患　130, **177**
肺静脈　19
肺真菌症　143
肺水腫　183
肺性心　182, **184**
肺性脳症　61
肺線維症　157
肺全摘術　120
肺塞栓　282
肺損傷　213
排痰手技　109
培地　69
肺摘除術　120
肺転移　192
肺動静脈瘻　202
肺動脈　19
肺動脈性肺高血圧症　180
肺動脈造影　76
肺非結核性抗酸菌症　155
背部叩打法　233
ハイフローセラピー　**102**, 242
肺分画症　202
肺胞　**18**, 21, 22
肺胞管　**21**, 22
肺胞換気量　**31**, 55, 92
肺胞気酸素分圧　93
肺胞気-動脈血酸素分圧較差　93
肺胞呼吸音　65
肺胞上皮細胞　18
肺胞低換気　181, **182**
肺胞嚢　22
肺毛細血管楔入圧　183
肺門　24
肺野条件　74
肺葉　19

肺葉外肺分画症　202
培養検査　69
肺葉切除術　120
肺葉内肺分画症　202
肺瘻　282
ハウスダスト　167
パクリタキセル　199
バストバンド　120
ばち指　52, **53**
バッグバルブマスク　246
白血球　66
白血球数　66
発熱　53
パニックコントロール　315
パパニコロウ染色　70
ハフィング　109
バレニクリン酒石酸塩　110
パフォーマンスステータス　326
パラインフルエンザウイルス　131
パルスオキシメータ　94, **242**
パンコースト腫瘍　192
パンデミック　133

ひ

非アトピー型喘息　167
ピークフロー　**89**, 90
鼻咽頭ぬぐい液　70
ビオー呼吸　**56**, 57
皮下気腫　122
比較的徐脈　54
非乾酪性肉芽腫　160
非気腫型　173
鼻腔カニューレ　101, **102**
鼻腔ぬぐい液　70
非結核性抗酸菌　149
非結核性抗酸菌症　155
ピシバニール®　200, 205
非小細胞がん　190
非上皮性悪性腫瘍　188
非心原性肺水腫　183
非侵襲的陽圧換気療法　**104**, 176
　── を受ける患者の看護　257
非ステロイド性消炎鎮痛薬　278
微生物学的検査　68
非セミノーマ　210
鼻中隔彎曲症　60
非定型肺炎　**139**, 142
非同調呼吸　252
非特異性間質性肺炎　159
ヒト絨毛性ゴナドトロピン　210
非膿性喀痰　42
ビノレルビン酒石酸塩　199

非ビタミン K 拮抗経口抗凝固薬
　　179
飛沫核感染　147
飛沫感染　133
びまん性肺疾患　156
びまん性汎細気管支炎　89
ヒメネス染色　69
ヒュー-ジョーンズの分類　48
表在痛　45
標準開胸　119
病理病期　194
ピラジナミド　151
ピルフェニドン　159
ピレスパ®　159
貧血　66
頻呼吸　56
ビンデシン硫酸塩　199

ふ

ファイティング　252
ファイバースコープ　79
フィットテスト　154
フーバー徴候　55
フェノール　154
フェンタニルクエン酸塩　278
副雑音　**57**, 65
腹式呼吸　307
副腎転移　193
副鼻腔気管支症候群　40
腹部突き上げ法　233
腹膜播種　191
不顕性誤嚥　145
不整脈　122
フットポンプ　273
部分切除術　120
ブラ　26, 206, **207**
ブラッシング　82
ブリンクマン指数　64, **188**
フルオロ-2-デオキシグルコース
　　78
フルルビプロフェンアキセチル
　　278
フレイル-チェスト　213
プレガバリン　279
プレッシャーコントロール　**105**,
　　107
プレッシャーサポート　**105**, 107
ブレブ　26, 206, **207**
フロー　90
フローボリューム曲線　90
プロスタサイクリン誘導体　181
プロトロンビン時間　67, 179
分圧　27

分画　66
分時換気量　92
分子標的治療薬　86, **200**

へ

ペア血清検査　67
平滑筋　19
平均喫煙箱数　64
ペイシェントカート　124
閉塞型睡眠時無呼吸症候群　60, **186**
閉塞性換気障害　**88**, 167
平地歩行　109
ペーパーバッグ法　186
壁側胸膜　25
ペクタスバー　203
ベダキリンフマル酸塩　153
ベバシズマブ　199, 200
ヘパリン　179
ヘムアグルチニン　132
ペムブロリズマブ　201
ペメトレキセドナトリウム水和物
　　199
ヘモグロビン　66
ヘリカル CT　74
ペルオキシダーゼ　42
ベル型　57
ベルクロ・ラ音　57
ヘルニア　211
片側性横隔神経麻痺　211
ベンチュリーマスク　102
扁桃腫大　60
扁平上皮がん　189

ほ

包括的呼吸リハビリテーション
　　176
放散痛　46
放射線宿酔　330
放射線食道炎　**198**, 330
放射線肺炎　**163**, 198, 331
放射線皮膚炎　331
蜂巣肺　158
補助換気　**105**, 106
ホスホジエステラーゼ-5 型阻害薬
　　181
発作　166
発作治療薬　169
ボディプレチスモグラフィ　91
ボホダレク孔ヘルニア　211
ポリソムノグラフィー　98
ボリューム　90
ボルグスケール　110
ホルネル症候群　192

香港型　133

ま

マイコプラズマ-ニューモニエ　142
マイコプラズマ肺炎　142
膜型　57
膜組織　19
膜様部　19
マスト細胞　166
末梢化学受容体　29
末梢気道病変優位型　173
末梢性チアノーゼ　52
麻薬性鎮痛薬　278
マルファン症候群　203
慢性咳嗽　39
慢性期の看護
　――, COPD 患者の　216, **310**
　――, 気管支喘息患者の　302
　――, 結核患者の　298
　――, 慢性閉塞性肺疾患患者の
　　216, **310**
慢性血栓塞栓性肺高血圧症　178
慢性好酸球性肺炎　164
慢性甲状腺炎　210
慢性呼吸不全　182
　―― の急性増悪　183
慢性膿胸　205
慢性閉塞性肺疾患　7, 8, 128, **172**
　―― 患者の看護　305
　―― のおもな診療の流れ　173
　―― の急性増悪により緊急入院し
　　た患者の看護　338
　―― の典型的な例　177

み

ミエロペルオキシダーゼ　165
未熟奇形腫　210
ミノサイクリン塩酸塩　205
ミラー-ジョーンズの分類　67
ミロガバリンベシル酸塩　279

む

無気肺　**121**, 249, 282
無機粉塵　162
無菌室　141
無呼吸　56
無呼吸低呼吸指数　186

め

メサコリン　167
滅菌蒸留水　115
免疫学的診断　87

免疫チェックポイント阻害薬 **87**, 201

免疫療法　200

も

毛細血管　18
モラクセラ-カタラーリス　141
モラクセラ肺炎　141
モルガニーヘルニア　211
モルヒネ塩酸塩水和物　278
モロヘイヤ　179
問診　64

や

夜間発作性呼吸困難　50
薬剤感受性検査　69
薬剤性肺炎　163
薬物リンパ球刺激試験　66

ゆ

遊離珪酸　162

よ

陽圧呼吸　248
葉気管支　22
陽電子放出断層撮影　78
溶連菌抽出物　200
ヨードアレルギー　74

予備吸気量　91
予備呼気量　91

ら

ライ菌　155
ライトの基準　72
ライノウイルス　132
ラ音　**57**, 65
ラムシルマブ　200
卵黄嚢がん　210
ラングハンス巨細胞　146
ランデュ-オスラー-ウェバー病
　　　　　　　　　　　202

り

離脱症状　110
リドカイン塩酸塩　235
リネゾリド　153
リファンピシン　151
流量　90
良性腫瘍　188
両側性横隔神経麻痺　211
両側肺門リンパ節腫脹　160
緑膿菌　142
緑膿菌肺炎　142
輪状甲状間膜穿刺　112
臨床病期　194
リンパ球　66, 166

リンパ節結核　150

る

類鼾音　**57**, 59
類上皮細胞　160
類上皮肉芽腫　146

れ

冷膿瘍　205
レーザー治療　196
レジオネラ-ニューモフィラ　143
レジオネラ肺炎　143
連続音　**57**, 59

ろ

ロイコトリエン受容体拮抗薬　169
漏出性胸水　72
漏斗胸　202
ロキソプロフェンナトリウム水和物
　　　　　　　　　　　278

肋間筋　24
肋骨　24
肋骨骨折　213
ロボット支援下手術　124

わ

ワクチン　134, 135, 141, 148, 315
ワルファリン　179